阿尔茨海默病

Alzheimer's Disease

主　编　赵　斌　蔡志友
副主编　晏　勇　韩景献　肖　明　杨文明
编　委　（按姓氏汉语拼音排序）

蔡志友（湖北医药学院）
陈婉君（重庆医科大学）
陈亚丽（南京医科大学）
高俊英（南京医科大学）
韩景献（天津中医药大学）
黄　丹（南京医科大学）
黄汉昌（北京联合大学）
黄　璜（南京医科大学）
贾玉洁（天津中医药大学）
姜招峰（北京联合大学）
刘　浩（蚌埠医学院）
钱银峰（安徽医科大学）
任明山（安徽医科大学）
王家宁（湖北医药学院）
肖　明（南京医科大学）
晏　宁（重庆医科大学）
晏　勇（重庆医科大学）
杨文明（安徽中医药大学）
张荣信（安徽中医药大学）
张媛媛（蚌埠医学院）
赵　斌（广东医学院）
赵保路（中国科学院生物物理研究所）

科学出版社

北　京

· 版权所有 侵权必究 ·
举报电话:010-64030229;010-64034315;13501151303(打假办)

内 容 简 介

本书以阿尔茨海默病的病理生理机制、诊断和治疗为核心,多角度地全面论述了阿尔茨海默病流行病学、发病机制、临床诊断、鉴别诊断、预防、治疗等基本知识。本书共有4篇:总论篇、基础篇、诊断篇和治疗篇。总论篇主要对阿尔茨海默病的历史和流行病学进行了简述;基础篇主要内容包括阿尔茨海默病的解剖学、病理学、病理生理学、分子生物学、动物模型等;诊断篇重点在于最新诊断的运用、量表的使用、辅助诊断和鉴别诊断的简释;治疗篇相对应于阿尔茨海默病的发病机制进行了较为全面的论述,也在非药物治疗上进行了集结,并对阿尔茨海默病治疗措施做了全方位的阐述。

图书在版编目(CIP)数据

阿尔茨海默病/赵斌,蔡志友主编.—北京:科学出版社,2015.1
ISBN 978-7-03-043035-9
Ⅰ.①阿… Ⅱ.①赵… ②蔡… Ⅲ.老年痴呆症-诊疗 Ⅳ.R592

中国版本图书馆CIP数据核字(2015)第009554号

责任编辑:王 颖 周万灏 / 责任校对:张怡君
责任印制:苏铁锁 / 封面设计:范璧合

版权所有,违者必究。未经本社许可,数字图书馆不得使用

科学出版社出版
北京东黄城根北街16号
邮政编码:100717
http://www.sciencep.com
北京凌奇印刷有限责任公司印刷
科学出版社发行 各地新华书店经销
*
2015年1月第 一 版 开本:787×1092 1/16
2023年2月第七次印刷 印张:18
字数:429 000

POD定价: 168.00元
(如有印装质量问题,我社负责调换)

前　言

今年是伟大的神经病理学家阿尔茨海默(Alois Alzheimer)诞辰150周年,如今阿尔茨海默病(Alzheimer's disease, AD)已广为人知。我们普遍认为AD是一种进行性发展的神经退行性疾病,临床表现为认知和记忆功能不断恶化,日常生活能力进行性减退,并有各种神经精神症状和行为障碍为主要表现的年龄相关疾病。患病率研究显示,美国2000年的AD例数为450万;年龄每增加5岁AD患者的百分数将上升1~2倍,也就是说,65岁人群的患病率约为5%,而85岁人群的患病率约为30%。随着我国社会经济快速发展和人民生活水平提高,人均寿命不断延长与社会老龄化,AD的患病率也逐渐升高,AD的致残率和致死率居肿瘤和心脑血管病之后,列第三位,这种以进行性认知障碍为特征的疾病这些将会给家庭和社会带来沉重负担。

关于AD的研究,多年来都是基础医学与临床医学研究的热点之一,然而,国内系统介绍AD的发病机制、诊断和治疗书籍很少,出版一本全面阐述AD的发病机制、诊断和治疗的专著,不仅具有重要的学术价值,而且对于AD的防治等具有重要的社会价值。

本书以AD的病理生理机制、诊断和治疗为核心,多角度地全面论述了AD流行病学、发病机制、临床诊断、鉴别诊断、预防、治疗等基本知识。治疗篇,在AD发病机制理论基础上,更注重循证医学的临床证据。同时,本书也对AD的流行病学和解剖学基础也做了详细的阐述,对于从事衰老研究、神经病学、精神病学等相关学科领域的医学同行及学生,全新认识AD发病机制和诊治提供前沿参考。

由于作者水平有限,本书难免有不足之处,恳望同仁给予指正和批评,在此先致谢意。

赵　斌　蔡志友

2014年8月

目　录

治 疗 篇

总 论 篇

第一章 阿尔茨海默病的概念和历史

阿尔茨海默病(Alzheimer's disease,AD)是一种进行性发展的致死性神经退行性疾病,临床表现为认知和记忆功能不断恶化,日常生活能力进行性减退,并有各种神经精神症状和行为障碍。AD 是老年人中最常见的神经系统退行性疾病,其临床特点是隐袭起病,逐渐出现记忆力减退、认知功能障碍、行为异常和社交障碍,通常病情呈进行性加重,逐渐丧失独立生活能力,发病后 10 ~20 年因并发症而死亡。它是最常见的老年痴呆症,其发病率随年龄增长急剧增高。在欧美国家,在 65 岁的人群中其发病率为 5% 左右,而在 85 岁老年人中,其发病率则高达 50% 。由于 AD 患者伴有不同程度的记忆缺失、认知障碍,生活不能自理,不但严重影响患者自身的生活质量,还给家庭和社会带来沉重的负担。因此 AD 是当今公认的医学和社会学难题,已引起各国政府和许多研究人员的广泛重视。

历史发展至今天,回首百余年的历程,AD 研究已经从早期简单的临床观察和单一的病理染色发展到目前运用包括分子神经病理学、神经生物学、分子遗传学、神经影像学、神经流行病学等在内的多种研究手段,进入了针对其病因、病理学特征、发病机制、临床表现、生物学标志及治疗进行全面研究的崭新阶段,并在上述领域取得了一系列重要的研究进展,极大地推进了对 AD 发病机制的认识,以及临床诊断与治疗水平的提高。

1901 ~1906 阿尔茨海默病的发现及命名

在 1906 年 11 月 3 日的第 37 届德国西南精神病学年会上,来自德国的病理学家 Alois Alzheimer 公布了一位 1901 年由家人陪同前来就诊的 51 岁已婚妇女 Auguste Deter 的病历。Auguste Deter 有严重的记忆障碍,毫无根据地怀疑丈夫的忠诚,讲话困难并且很难理解别人对她说的话。她的症状迅速恶化,短短几年就卧床不起,最后于 1906 年春天因为褥疮和肺炎导致的重度感染去世。4 年后,Alois Alzheimer 首次在其脑组织中发现小血管里布满了脂肪沉积物,坏死的脑细胞和异常的沉积物充满了四周,尤其是大脑皮层部分。Alois Alzheimer 医生发表了他对 Auguste Deter 的研究结果,该论文于 1907 年被收录进了医学文献。1910 年,以命名和分类大脑疾病著称的精神病学家 Emil Kraepelin,提议将此病命名为阿尔茨海默病(图 1-1)。

由于早期"阿尔茨海默病"概念的模糊和研究方法的局限,近年一些有趣的再研究发现,当时报告的一些 AD 病例中可能混入了额颞叶痴呆(FTD)、克雅病(CJD)等其他痴呆类型。

划时代革命:β-淀粉样沉积的发现

1984 年 Glenner 等分别成功地完成了某蛋白的分离和测序工作,发现此蛋白是由 39 ~43 个氨基酸残基组成,因其具有一个 β 片层的二级结构,遂命名为 β 淀粉样蛋白,简称 Aβ。

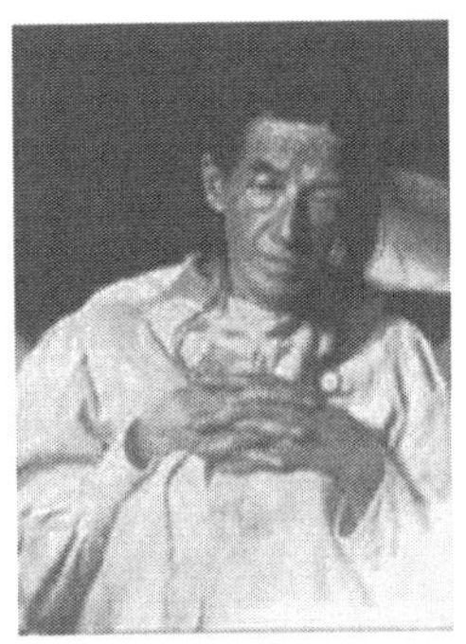

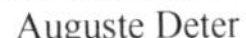

Auguste Deter

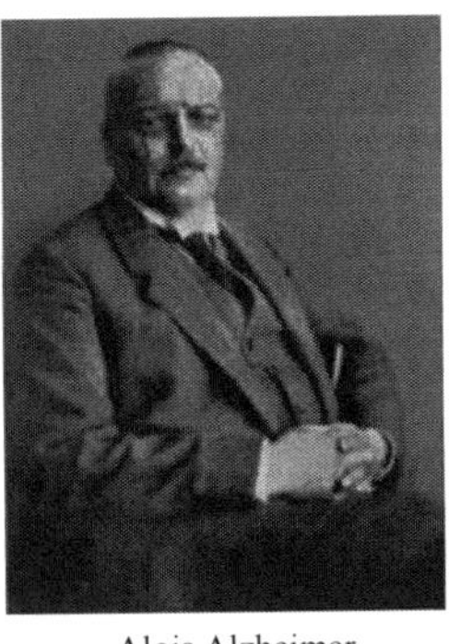

Alois Alzheimer

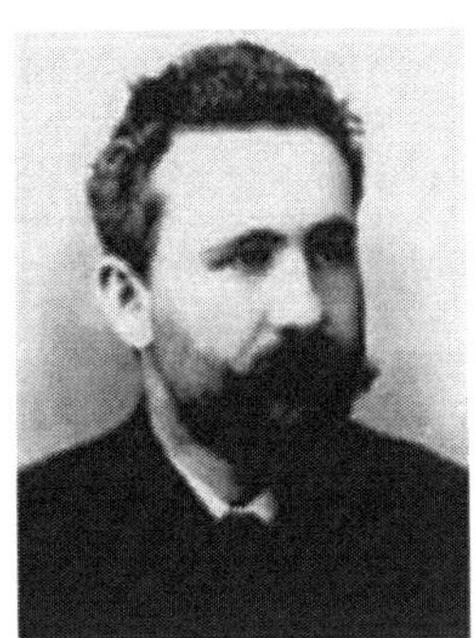

Emil Kraepelin

图 1-1

其实早在 1930 年，Divry 用刚果红对 AD 患者脑中的损害区域进行染色，成功地使沉积在细胞外的老年斑着色，进而发现老年斑的主要成分是一种嗜刚果红的淀粉样蛋白。

主要研究历史轨迹和事件

1906 年，首次在一例女性患者的脑组织中发现大量老年斑和神经原纤维缠结。

1910 年，Alzheimer 报告的病例被正式命名为“阿尔茨海默病”。

1932 年，Schottky 首次报告常染色体显性遗传性阿尔茨海默病病例。

1940 年 Van Bogaert、1946 年 Essen-Moller 相继报告家族性阿尔茨海默病（FAD）病例等。

1963 年，电子显微镜观察发现双螺旋细丝样物质组成神经原纤维缠结。

1964 年，电子显微镜观察发现淀粉样蛋白纤维组成老年斑。

1976 年，Davies 和 Maloney 提出胆碱能缺陷学说。

1980 年，阿尔茨海默病协会成立。

1984 年，发现 AD 患者脑内 Aβ 沉积，同时确立了 AD 的诊断标准。

1984 年，Glenner 和 Wong 命名 Aβ 并发现相关序列。

1986 年，AD 的另一病理标志物磷酸化的 Tau 蛋白被发现。

1989 年，Goate 等克隆 APP 基因并定位于第 21 号染色体。

1990 年，St George-Hyslop 等发现 AD 的遗传异质性。

1991 年，Goate 等在家族性 AD 病例中发现 APP 基因错义突变。

1993 年，1993 年，第一个由美国 FDA 批准治疗 AD 的药物——他克林（tacroline）上市。他克林是非选择性可逆性 AchE 抑制剂，易透过血-脑屏障，除可抑制 AchE 外，也可直接作用于 M 受体和 N 受体，可促进 Ach 释放，抑制单胺氧化酶。临床研究表明，该药可改善轻度 AD 患者的临床症状。

1993 年，Strittmatter 等发现 AD 相关基因 ApoEε4。

1995 年，Games 等建立 APP 转基因小鼠模型。

1996 年，美国 FDA 批准多奈哌齐可用于治疗 AD。多奈哌齐由日本卫材制药株式会社研发，并与辉瑞合作进行全球市场的开发。1996 年 11 月获得美国 FDA 的特许批准用于临床。1997 年首先在美国上市，随后在全球 50 多个国家地区上市，是目前全球抗老年痴呆症药物市场的领军品种。

1999 年，Vassar 等定位克隆 β 分泌酶。

1999 年，Schenk 等 Aβ 主动免疫治疗在动物实验中获得成功。

1999 年，Aβ 疫苗研究在小鼠体内获得成功。1999 年 Schenk 等用 Aβ1-42 分子为多肽疫苗免疫 PDAPP 转基因小鼠，经过治疗，幼年小鼠脑组织没有产生 Aβ 沉积、神经细胞萎缩等 AD 的典型病变。已经发病的老龄鼠，治疗后病变明显减轻。

2000 年，利斯的明（艾斯能）获 FDA 批准上市治疗 AD。

2001 年，加兰他敏获 FDA 批准上市治疗 AD，艾斯能和加兰他敏同属胆碱酯酶抑制剂。

2003 年，NMDA 受体激动剂 Memantine 被 FDA 批准用于治疗中重度 AD。

2003 年，Aβ 主动免疫治疗的临床试验因出现无菌性脑膜脑炎而终止。

2003 年，美国国立阿尔茨海默病基因研究协会成立。

2007 年，国际老年痴呆协会中国委员会设立每年的 9 月 17 日为我国的“中华老年痴呆防治日”。

2008 年，国际阿尔茨海默病研究和治疗协会成立。

2010 年，AD 临床研究数据库成立。包括 4000 例患者和 11 项药物研究。

2012 年，一种用于治疗癌症的药物在小鼠体内可用于逆转 AD。该药物名为蓓萨罗丁，自 1999 年起就被批准用于治疗一种皮肤癌。在基因鼠中进行的这项新的试验显示，该药物可以很快清除脑内的 β-淀粉样斑块。

（蔡志友　赵　斌）

参 考 文 献

Cramer PE. 2012. ApoE-directed therapeutics rapidly clear beta-amyloid and reverse deficits in AD mouse models. Science, 335 (6075): p. 1503-1506.

Goedert MA, Klug RA. 2006. Crowther, Tau protein, the paired helical filament and Alzheimer's disease. J Alzheimers Dis, 9(3 Suppl): p. 195-207.

Gracon SI. 1998. Safety of tacrine: clinical trials, treatment IND, and postmarketing experience. Alzheimer Dis Assoc Disord, 12(2): p. 93-101.

Lage JM. 2006. 100 Years of Alzheimer's disease (1906-2006). J Alzheimers Dis, 9(3 Suppl): p. 15-26.

Lucci BL, Lorusso. 2007. Gaetano Perusini (1879-1915): his contribution to the description of Alzheimer's disease. Med Secoli, 19(1): p. 327-335.

Moller HJ, MB Graeber. 1998. The case described by Alois Alzheimer in 1911. Historical and conceptual perspectives based on the clinical record and neurohistological sections. Eur Arch Psychiatry Clin Neurosci, 248(3): p. 111-122.

Perez-Trullen JM, JV Lafuente. 1996. The 1906 neurological meeting in Tubingen and the first Alzheimer's disease case. A critical study. Rev Neurol, 24(134): p. 1283-1289.

Plosker GL, KA. 2005. Lyseng-Williamson, Memantine: a pharmacoeconomic review of its use in moderate-to-severe Alzheimer's disease. Pharmacoeconomics, 23(2): p. 193-206.

第二章　阿尔茨海默病的流行病学

目前,全世界可能有数千万的人正在遭受AD的折磨。随着全球老龄化的加速,AD已经成为当今世界的一个关注热点,据国际阿尔茨海默病协会2005年公布的最新资料表明:全球每7秒钟就会产生一个新的痴呆患者。仅美国,据估计就有450万AD患者,65岁以上发病率为5%,而85岁以上发病率近30%。据专家估计,我国AD患者人数已超过500万,占全世界所有患病人数的1/4,预计到2040年我国痴呆患者达2250万,将成为痴呆第一大国。最新发布的《中国财政政策报告2010/2011》指出,2011年以后的30年里,中国人口老龄化将呈现加速发展态势,到2030年中国将成为全球人口老龄化程度最高的国家。在60岁以上的老年人群中,年龄每增加5岁,AD的患病危险就可增加1.85倍。AD死亡率高,仅次于心血管疾病、脑血管疾病、癌症。同样,AD致残率也高。因此,AD将成为21世纪威胁人类的最严重疾病之一。

1. AD的患病率

流行病学数据提示在非洲和亚洲的某些社区中AD患病风险比起西方国家要低一些。居住在印第安纳波利斯的年龄在65岁或以上的非洲美国人中,几乎25%的都有可以测定的认知问题。当控制年龄后,在尼日利亚依巴丹表现出的症状要少一半(Unverzagt et al. 2001)。移民到美国的日本人中患病比率增加。所有这些都提示生活方式对于患AD的风险有很大的影响。EURODEM(欧洲痴呆流行病学和预防社区协调活动组)仅仅根据诊断为AD的病例计算出了这些患病率(Hofman et al. 1991)。以下的因素使得精确估计患有痴呆的人数很困难:许多患有痴呆的人从未接受过AD的诊断。估计并不包括哪些痴呆早期尚未诊断的病例。65～69岁的人群患病率为2%,而85～89岁的人患病率增加到22%。

据估计,有450万美国人有AD,其中包括20万<65岁的年轻患者。预计到2050年,AD新发病每秒33个,或每年有100万新发病例,AD的发病人数将达到1100万～1600万。估计有80万AD患者(1/7)独自居住,高达一半患者无人照顾。超过400万的美国人患有AD。美国人口中的非高加索人种的患病百分率增加迅速。到2050年为止大于65岁的美国人的患病率将会从现在的16%增加到34%。非洲美国人和西班牙美国人可能比白种人有更高的患病风险(Tang et al. 1998)。

有关中国的AD患病率在报道上差别较大。20世纪80年代末,在上海近50万人群中以整群抽样的方法,对其中55岁以上5055人进行的调查结果表明,55岁以上和65岁以上AD的患病率分别为1.0%和2.0%。对广州市区75岁以上人群的调查表明AD患病率为7.49%,女性的患病率约为男性的5倍。张振馨等对中国东北、西北、东南、西南4个地区3960万人群进行分层、多级、整群抽样研究,经加权调整抽样误差后的结果显示,55岁以上人群AD患病粗率合计为2.0%,65岁以上为3.5%。

我国流行病学资料表明:我国目前已有痴呆患者为400万～500万,其中南方地区65岁以上老年人痴呆患病率为3.9%,北方地区为6.9%,北京地区第四次人口普查数字表明北京地区痴呆患病率为8.7%。我国60～69岁人群中老年痴呆病的发病率为2.3%,70～79岁为3.97%,80岁以上为20%～32%。

2. AD的发病率和死亡率

AD的发病率随着年龄的增长而成倍上升,在整个人群当中,患病率平均为4.2%。年龄每增长5~10岁,发病率约增长一倍。在65岁以上的人群中发病率约为5%;85岁以上,发病率增加到25%;而95岁以上的人群当中高达60%。也有人认为95岁以上的人群发病率是下降的,因为95岁以上的人群数量和统计数据较少,故尚不能定论。目前,江西省65岁以上老年人的发病率已达10%,80岁以上的发病率达到30%。据估计,江西AD患者高达30万人。

流行病学大规模综述性研究结果提示痴呆在中国被严重低估。研究最新数据显示:1990年中国痴呆患者为368万,2010年已达到919万。1990年AD患者为193万,2010年达到568万。2010年中国的AD患者人数已如中国的人口数一样跃居世界第一位。

1990~2010年间关于痴呆或AD的中文和英文的研究文献,评价9个年龄组的患病率、发病率和痴呆的标准化死亡率,并据此分析1990年、2000年及2010年的数据。总体数据显示,340247例患者,其中6357例AD患者。在1990年65~69岁各种类型痴呆的患病率为1.8%,而在95~99岁患病率为42.1%;在2010年,65~69岁年龄段的患病率为2.6%,而在95~99岁年龄段的患病率为60.5%。1990年中国的痴呆患者数为368万,2000年为562万,而在2010年为919万。同期的AD患者数1990年为193万,2000年为371万,2010年为569万。痴呆的发病率每1000人年为9.87例,AD的发病率为每1000人年为6.25例,血管性痴呆的发病率为每1000人年2.42例,其他罕见类型痴呆发病率为每1000人年0.46例。通过检索1032例痴呆患者及20157例健康对照者,随访3~7年发现,平均的标准死亡比为1.94∶1。

3. 病因学

从现有的流行病学资料来看,AD可能是一组异质性疾病,在多种因素(包括生物和社会心理因素)的作用下才发病。虽然AD神经病理学,特别是分子生物学研究有了很大进展,为AD病理生理和病因学研究奠定了基础,但仍处于探索阶段,AD的病因尚远未阐明。流行病学研究分析AD的危险因素,为寻找病因提供了线索,但危险因素并非病因。从目前研究来看,AD的可能因素和假说多达30余种,如年龄、家族史、性别(女性比男性高发病率)、头部外伤、低教育水平、甲状腺病、母育龄过高或过低、感染等。都是同一个问题不同侧面的探讨,可能都是正确的,并不互相排斥。从目前研究来看,AD可能存在不同原因,下列因素与本病发病有关。

年龄:AD是最常见的与年龄相关的痴呆性疾病。随着人类平均寿命的增长,AD患者不断增多。早年发病的类型只占2%~7%的病例,通常是由遗传性基因突变所引起。常见的类型影响60岁以上的人群,其发病率随年龄的增长而增高。年龄是AD最危险的因素。

遗传:绝大部分的流行病学研究都提示,家族史是AD的危险因素。某些患者的家属成员中患同样疾病者高于一般人群,此外还发现先天愚型患病危险性增加。进一步的遗传学研究证实,本病可能是常染色体显性基因所致。痴呆与遗传有关是比较肯定的,但遗传的作用到底有多大还很难肯定。多数报道提示AD存在家族聚集现象,AD与一级亲属阳性家族史的关系也比较肯定。对载脂蛋白E(Apo E)基因型在人群中分布频率的研究,进一步支持遗传因素对AD的发病作用。已经证明Apo E等位基因ε4是AD的重要危险因素。Apo Eε4基因的频率在家族性和散发性AD中都明显增高。Apo Eε4基因在尸解证实的AD患者中的频率为40%左右,而在正常对照人群中约为16%,带一个ε4等位基因患AD的危险是普通人群的2~3倍,而携2个ε4等位基因的患病危险约为普通人群的8倍。现在已经清楚Apo Eε4等位基因并不是AD发病的必备因素,它对AD发病的预测作用还有待前瞻性研究来证实。

饮酒和吸烟:饮酒、吸烟可以使AD早发。在AD发病危险因素中饮酒和吸烟是最重要而且是可以预防控制的危险因子。大量饮酒和吸烟可以相互作用,其协同加强作用,促进AD的早期发病。若能降低饮酒和吸烟量或使其戒除,便可以明显的推迟AD的发病,从而降低正好在那个年龄阶段发病的患者人数。大量饮酒者与饮酒量较少者相比,发病年龄早4.8年。大量吸烟与吸烟量较少者相比,发病年龄早2.3年。携带危险基因者发病年龄早3年。同时有这三种危险因子的患者发病年龄早8.5年。

女性:目前,女性患病率高于男性,但女性的寿命长于男性,而AD的发生与年龄密切相关,故这种现象可能与女性的寿命相对较长有部分关系。

血管性因素:有研究表明,高血压、高血胆固醇水平、动脉粥样硬化、心脑血管疾病、糖尿病都可能与AD的发生有关。

生活方式:饮茶、参加社会活动可能对AD的发病起保护作用,而重大不良生活事件可能是危险因素。

躯体疾病:如甲状腺疾病、免疫系统疾病、癫痫、偏头痛等,曾被作为AD的危险因素研究。有甲状腺功能减退史者,患AD的相对危险度为2.3。AD发病前有癫痫发作史较多,偏头痛或严重头痛史与AD无关。不少研究发现抑郁症史,特别是老年期抑郁症史是AD的危险因素。最近的一项病例对照研究认为,除抑郁症外其他功能性精神障碍如精神分裂症和偏执性精神病也与AD有关。比较早年中枢神经系统感染史,例如脑炎、脑膜炎、疱疹病毒感染,以及家畜接触史,食用动物脑史等未能证明这些因素与AD有关。曾经作为AD危险因素研究的化学物质有重金属盐、有机溶剂、杀虫剂、药品等。铝的作用一直令人关注,因为动物实验显示铝盐对学习和记忆有影响;流行病学研究提示痴呆的患病率与饮水中铝的含量有关。法国一项痴呆患病率研究的初步结果报道,铝是AD的患病危险因素,但进一步分析后又否认了此结果。此后有多项研究未能证实铝是AD的危险因素。对重金属接触史包括接触铝的人进行病例对照研究也没有发现哪一种重金属与AD有关。可能由于铝或硅等神经毒素在体内的蓄积,加速了衰老过程。铝虽然是一种神经毒性物质,但就已有的研究看,它还不能作为AD的患病危险因素。有报道发现吸烟非但不是AD的危险因素,相反对AD起保护作用。而有作者未发现两者关联。烟民患AD少可能由于他们平均寿命短,未到老年即夭折之故。

头部外伤:头部外伤指伴有意识障碍的头部外伤,脑外伤作为AD危险因素已有较多报道。临床和流行病学研究提示严重脑外伤可能是某些AD的病因之一。就目前资料来看,头部外伤可能是AD的一个危险因素,但还不能肯定。

文化程度:文化程度越低,发病的可能性越高。低文化程度多指文盲以及受教育年限低于6~8年者。这可能与早期的文化教育增加了大脑的功能性储备有关,因为功能性储备的增加可能延缓AD的出现。低教育水平与痴呆的患病率增高有关的报道越来越多。上海报道痴呆和AD的患病率文盲为6.9%,学龄大于6年为1.2%。意大利一篇流行病学调查也有类似发现。由于多数流行病学研究都是采用二阶段筛查检查法,对筛查阳性的患者再进行诊断性检查,这样文盲或文化程度低的人可能在筛查阶段认知测验得分低,容易进入诊断性检查阶段并诊断为痴呆,使得患病率增高,而事实上这些人可能根本就没有认知功能下降。认为这是由于文盲本身生物学特征所决定,而并非教育问题,而且教育与社会经济状况有关,进一步使这个问题复杂化了。然而,张明园等在筛查时根据筛查对象的文化程度不同,采用不同的筛查分界值,避免了这种系统误差,结果低教育水平者痴呆的患病率仍较高。此后有数项研究证实了这一结果。低教育水平与AD的病因联系仍不太清楚,可能的解释是早年的教育训练促进了皮质突触的发育,使突触数量增加和"脑储备"增加,因而推迟了痴呆的发病时间。这一假说得到了一些临床观察的支持,例如,高教育水平的AD患者,即使在晚期仍可保留一些认知功能,他们从确定诊断到病死的病程相对较短。低教育水平与血管性痴呆及其他继发性痴呆也有相似的关系。

其他免疫系统的进行性衰竭、机体解毒功能削弱及慢病毒感染等,以及丧偶、独居、经济困难、生活颠簸等社会心理因素可成为发病诱因。工作环境常接触到的工业溶剂、铅、杀虫剂、除草剂、油漆、电磁场等;营养成分缺乏、血清维生素 B_{12} 和叶酸的缺乏、铝的摄入、母亲怀孕时的年龄等均可成为发病诱因。

(蔡志友　赵　斌)

参考文献

陈生弟,王刚. 2010. 阿尔茨海默病的昨天、今天和明天:痴呆研究的历史、现状与展望. 中国现代神经疾病杂志,10(2):147-150.

程琦,程晓娟,姜国鑫. 2007. 我国阿尔茨海默病流行病学研究. 内科理论与实践,2(2):71-74.

De Figueiredo JM. 2002. Methodological aspects of comparative research in the epidemiology of Alzheimer's disease. Am J Geriatr Psychiatry,10(4):p. 373-385.

Hyman BT. 1995. Quantitative analysis of senile plaques in Alzheimer disease: observation of log-normal size distribution and molecular epidemiology of differences associated with apolipoprotein E genotype and trisomy 21(Down syndrome). Proc Natl Acad Sci U S A,92(8):p. 3586-3590.

Ismailov RM. 2013. Erythropoietin and epidemiology of Alzheimer's disease. Alzheimer Dis Assoc Disord,27(3):p. 204-206.

Mayeux RY Stern,2012. Epidemiology of Alzheimer's disease. Cold Spring Harbor Perspect Med,2(8).

Mayeux R. 2006. Genetic epidemiology of Alzheimer's disease. Alzheimer Dis Assoc Disord,20(3 Suppl 2):p. S58-62.

Postuma RB. 2013. Comment: epidemiology of dementia with Lewy bodies—the Alzheimer-Parkinson overlap. Neurology, 81(9):p. 838.

Reitz C C Brayne,R Mayeux. 2011. Epidemiology of Alzheimer's disease. Nat Rev Neurol,7(3):p. 137-152.

Reitz C R Mayeux. 2014. Alzheimer's disease: epidemiology, diagnostic criteria, risk factors and biomarkers. Biochem Pharmacol,88(4):p. 640-651.

Slooter AJ,CM van Duijn. 1997. Genetic epidemiology of Alzheimer's disease. Epidemiol Rev,19(1):p. 107-119.

Zigman W. 1997. The epidemiology of Alzheimer's disease in intellectual disability: results and recommendations from an international conference. J Intellect Disabil Res,41(Pt 1):p. 76-80.

基 础 篇

第三章　阿尔茨海默病的解剖学基础

在 AD 的整个发病中,海马和皮质的形态结构都发生了一系列的变化。海马和皮质的萎缩在 AD 的发生和发展过程中具有重要作用。海马为 AD 最先发生病变的脑区,海马萎缩是 AD 的特征性病理之一。AD 脑萎缩的影像学对 AD 早期诊断,以及评估 AD 病程进展、治疗效果和预后等方面具有重要的实际应用价值。大脑皮质渐进性萎缩和神经退行性变是导致 AD 患者认知功能障碍进行性加重的病理基础。总体而言,AD 病程中内嗅皮质和海马最先罹患,然后蔓延至顶叶内侧皮质、颞叶外侧皮质和额区,最终可波及整个大脑皮质。

第一节　海 马 萎 缩

海马是大脑边缘系统的一部分,在空间记忆以及方向定位等脑生理功能方面起重要作用。大量证据表明,海马对缺氧、低灌注、低血糖、应激和癫痫发作等多种损伤因素高度敏感。海马为 AD 最先发生病变的脑区,海马萎缩是 AD 的特征性病理之一。AD 患者海马萎缩的机制尚不完全明确,可能与 Aβ 的累积、Tau 蛋白高度磷酸化和神经纤维缠结的形成,连同其他损害因素如高血压、糖尿病、高脂血症、癫痫、情感障碍和应激等导致海马神经元的丢失与神经纤维变性有关。研究表明 AD 患者脑萎缩和认知功能障碍之间存在密切的相关性。AD 脑萎缩的影像学对 AD 早期诊断,以及评估 AD 病程进展、治疗效果和预后等方面具有重要的实际应用价值。

1. 海马的正常解剖结构和生理功能

海马(hippocampus)是人类和其他脊椎动物的大脑的重要组成部分,解剖学家 Giulio Cesare Aranzi(约 1564 年)首先使用海马一词形容这部分脑结构,源于此部位貌似海洋生物海马。海马属于边缘系统(limbic system),又称为边缘叶(limbic lobe),这一部分脑回因位于大脑半球底面在脑干周围组成环形边缘而得名,包括扣带回(cingulate cortex)、海马旁回(parahippocampal gyrus)、海马、嗅皮质(olfactory cortex)和杏仁核簇(amygdaloid nuclear complex)等结构。

人类和其他哺乳动物海马位于内侧颞叶,皮质表面的下方,左右各一,其整体形状为弯曲的管状,在很大程度形似“海马”或“香蕉”的形状。HE 或尼氏染色的啮齿类动物的海马冠状位切片可见 3 ~ 6 层的锥体神经元密集排列,形成“”形状的连续细胞层,即锥体细胞层(pyramidal layer),具体可分为 CA1 ~ CA3 三个亚区(或 CA4,常称为 hilus 区并被认为是齿状回的一部分)。而齿状回(dentate gyrus),则由 8 ~ 12 层的颗粒神经元密集排列,形成“”与 CA3 区相互嵌合在一起。

另外与海马密切相关结构,被称作"海马区"(hippocampal region),包括齿状回(dentate gyrus)、海马、下托(subiculum)、前下托(presubiculum)、傍下托(parasubiculum)、内嗅皮质(entorhinal cortex)。其中齿状回、海马和下托合称"海马结构"(hippocampal formation)。

对于海马的生理功能,人们最早认为海马参与了嗅觉的形成。海马的作用后来又被认为和其他大脑边缘系统一样,司控情绪。著名的患者 HM 的病例报告开启了人们对海马和记忆功能之间联系的研究。目前海马与记忆的关系已经为人所了解,即海马对于某些记忆以及学习有着基本的作用,可将经历的事件形成新的记忆的能力(情景记忆)。海马的损伤不仅造成新的记忆形成障碍(顺行性失忆症),而且造成难以搜索过去的记忆(逆行性失忆症)。海马对于空间记忆的形成以及方向定位也具有至关重要的作用。海马受损的患者无法记住曾经去过的地方,并丧失搜寻前往想去的地点的能力。功能影像学研究显示,在寻找方向时,海马神经活动处于明显活跃状态。

啮齿动物海马被广泛用于空间记忆和突触可塑性等方面的神经科学研究。海马的长时程突触增强(long-term potentiation,LTP)被广泛认为是学习记忆的分子基础。

2. 海马萎缩原因

β-淀粉蛋白(β-amyloid,Aβ)的代谢异常或清除障碍导致 Aβ 在海马和大脑皮质等脑区负荷增加,并由此导致海马和皮质神经元死亡,进而引起脑萎缩。并且海马作为具有较强的功能可塑性大脑结构,易受各种刺激的伤害,如缺氧、低灌注、低血糖、应激、癫痫等。大脑缺氧可造成神经元死亡,同时也可加重、加速 Aβ 造成的神经损伤。大脑长期慢性的低灌注可能使 Aβ 降解酶表达减少或活性降低,使 Aβ 的含量增加。缺氧、低灌注、低血糖、应激、癫痫等交互作用引起脑内炎症反应,加速海马萎缩。

另外,高血压、糖尿病、高脂血症等都是导致海马萎缩的高危因素。高血压本身可破坏血-脑屏障,血压调节紊乱可导致皮质下血管透明变性及神经病变。不仅如此,高血压还会引起动脉粥样硬化、大脑淀粉样血管病导致血流灌注障碍,损害海马。糖尿病通过血管或非血管的途径加剧海马损伤,糖尿病患者的微血管结构发生变化,毛细血管数目减少,基膜增厚,动静脉短路增加等都可影响营养物质向神经组织转运,降低海马受损的阈值,使海马更易受破坏。另外,胰岛素具有营养和修复神经的作用,糖尿病患者胰岛素及其受体异常将造成海马等脑区神经元凋亡、变性和坏死,进而影响学习和记忆功能。

3. AD 患者海马萎缩的病理特征和机制

AD 患者海马萎缩大体病理主要表现为海马体积缩小、脑回变窄,并伴有邻近的侧脑室变大。镜下病理改变主要有大量神经元和突触丢失、残存的神经细胞胞体萎缩、突起减少,并伴有 Aβ 沉积、胶质炎性反应和脑微血管损害等。

AD 患者海马大量神经元丢失是导致海马萎缩主要因素。AD 进程中海马大量神经元丢失的确切机制并不完全清楚,可能是多种机制综合作用的结果。但陆续的证据表明,AD 进程中神经元细胞内 Aβ 的异常聚集以及继发性氧化应激、线粒体能量代谢、Ca^{2+} 超载以及凋亡通路的激活、神经纤维缠结的形成,物质运输障碍等是导致皮质和海马发生大量不可逆性退行性变的主要机制。基底前脑胆碱能神经元的退行性变可能是导致海马内胆碱能纤维终末萎缩或丢失的重要因素。另外,如前所述 AD 发病的风险因素如高血压、糖尿病、高脂血症、癫痫、情感障碍和各种应激,均可加剧海马神经元的死亡。

4. 海马萎缩在AD进程中的作用

海马作为学习、记忆等高级脑活动的控制中枢,其病理改变在AD的发生发展过程中起重要作用。已有证据揭示海马萎缩是AD发病的起始点,而许多伴有海马萎缩的患者最终将会有很大可能发展成AD。

AD患者认知功能障碍出现较早的是情景记忆的损害,这提示了海马功能的障碍。海马神经元和突触的丢失是AD患者发生认知功能渐进性、不可逆转性损害的病理基础。海马萎缩被看成是与记忆损伤相关的重要指标。海马体积与简易智能精神状态检查量表(mini-mental state examination,MMSE)评分呈显著正相关,MMSE能在一定程度上反映总体认知功能。海马萎缩程度也是预测轻度认知损害(mild cognitive impairment,MCI)是否会转化为AD的有效指标。一些跟踪性研究表明海马萎缩越明显的MCI患者,罹患AD的比率越高。AD患者尸检研究发现海马区,尤其是内嗅皮质,是AD进程中最先产生病变的脑区,甚至在出现Aβ斑块沉积之前,该部位就已发生神经元变性与丢失。上述这些研究表明AD发病的起始点可能在海马,而海马萎缩则可能掌控着整个疾病发展的关键点,具有临床预警价值。

5. 海马萎缩的临床诊断方法

海马萎缩和AD的发病密切相关,海马萎缩不仅表现为形态学上体积的缩小,还有生理病理的改变。其中Aβ斑块沉积是海马萎缩进程中重要的病理改变。现阶段海马萎缩的临床诊断包括病史采集、神经病学检查、神经心理学测试、影像学检查及生化检测等。其中影像学是诊断海马萎缩主要手段。

海马萎缩的影像学检查主要有磁共振成像(magnatic resonance imaging,MRI)、正电子发射断层显像(positron emission tomography,PET)、多巴胺转运体扫描(dopaminergic transporter,DAT)和经颅多普勒超声(transcranial Doppler,TCD)。海马MRI检查显像清晰,分辨率高,可在任意层面进行断层,一般以垂直海马长轴的斜冠状进行连续扫描,使整个海马结构影像学得以采集,并对其面积,体积进行定量分析。有研究表明,AD患者海马萎缩主要是头、体部体积缩小,鉴于这点,在海马萎缩的诊断中须着重关注头、体部体积的变化。国外学者大部分报道海马体积基本在2.00~3.57cm^3。国内海马体积的报道样本数较多,但相差较大,介于2.062~5.448cm^3。研究显示用MRI检查显示海马萎缩作为AD患者与正常老年人的区分指标,其敏感度为80%~90%。PET是一种借助扫描放射性示踪剂在人体内活动,获取细胞活动或代谢信息,用以成像。海马萎缩的部位会有不同程度能量代谢的降低,通过反映葡萄糖代谢的显像剂(^{18}F-FDG),能显示出海马萎缩的部位及葡萄糖代谢变化,从而评估海马萎缩的情况。TCD是一种无创、简便、准确测定脑动脉流速的方法,能量代谢紊乱继而可能会出现血流动力学的改变。结合PET和TCD将有助于海马萎缩的诊断,并可间接判断其痴呆严重程度。

测定脑脊液中一些特殊的Aβ代谢标记物以及磷酸化的Tau蛋白浓度也被有效用于诊断海马和大脑皮质病理损害和功能障碍的程度。在AD的早期阶段,海马出现萎缩的时候,患者脑脊液中的$Aβ_{1-42}$表达下降,磷酸化的Tau蛋白181(phospho-Tau181)、Tau蛋白231(phospho-Tau231)表达增高,这些都成为监测海马萎缩的间接指标。

近年来随着新的示踪剂的问世,如匹茨堡化合物B(^{11}C-PIB,为硫磺素-T的碳-11-标记的苯并噻唑衍生物),可以穿过血-脑屏障并且靶向Aβ斑块,最后通过PET成像,从而实现了脑内Aβ成像,为诊断海马萎缩提供了新手段,有利于早期诊断AD、甚至预测AD的发病。

另外,借助数据统计模型和更高级的影像技术,如弥散张量成像(diffusion tensor imaging, DTI)、数字点片成像(digital spot imaging, DSI)等将用于AD的预防性诊断。

总之,海马萎缩诊断的发展将表现为多手段、多途径联合诊断的趋势,影像学和病理学手段的联合应用将为海马萎缩提供更准确的诊断,以实现和其他脑部疾病的鉴别诊断。

6. 海马萎缩在AD诊断和治疗中的应用价值

大量的研究表明海马萎缩和AD发病具有密切关联,一些MRI影像学研究显示MCI和海马、灰质区的萎缩相伴出现。大部分MCI患者存在AD早期的病理改变,如神经元丢失最早见于内嗅皮层,并逐渐扩展至海马及其周围结构。这说明还未进入AD明显的发病阶段,海马萎缩和功能障碍就已经发生。而认知功能障碍是评估AD的重要指标之一。如MCI个体的海马萎缩的程度为78%、轻度AD为89%、中重度为96%。因此,海马体积是否缩小可以比较有效地预测MCI是否会发展成AD。

海马影像学检查不仅有利于AD的早期诊断,而且连续、跟踪性研究在评价AD病理进程进展中,具有重要的诊断价值。有研究应用MRI进行为期3年的追踪观察MCI海马萎缩,发现海马萎缩与认知损害两者之间的进程呈正相关。另外,影像学动态观察海马萎缩及其发展速度,也可用于评估AD治疗效果。抗胆碱酯酶药物被证明了可以有效减缓海马萎缩的速度,这可能是由于增强了胆碱能神经元合成和释放神经生长因子。美金刚作为一种兴奋性氨基酸受体拮抗剂,对轻、中、重度AD患者海马萎缩有一定的减缓作用,可明显改善患者的认知功能,日常生活能力。另外,通过采取控制血压和血糖这些易引起海马萎缩的因素也可以降低AD的发病率,减缓疾病发病的进程。

就此而言,海马萎缩作为临床诊断AD的可靠辅助指标,有助于临床上正常衰老与早期轻度AD的鉴别,有助于评估AD严重程度、病程进展、疗效和预后。防治海马萎缩是减低AD发病、延缓病程进展的有效途径。

海马具有重要的生理功能,尤其在空间记忆、方向定位等方面具有至关重要的作用。海马萎缩引发AD相关的认知功能障碍。通过影像学以及结合其他检查方法诊断海马萎缩成为筛查AD早期发病的方法之一。对于可能影响海马萎缩的高危因素(高血压、糖尿病、高脂血症、癫痫、情感障碍和应激等)进行早期干预,有助于控制AD发病进程,提高老年人生存质量。

(陈亚丽　肖　明)

第二节　皮质基础

人类的大脑皮质高度分化,是机体各种功能包括运动、一般感觉、视觉、听觉以及意识、思维、学习、记忆和语言等调控中枢。大脑皮质渐进性萎缩和神经退行性变是导致AD患者认知功能障碍进行性加重的病理基础。总体而言,AD病程中内嗅皮质和海马最先罹患,然后蔓延至顶叶内侧皮质、颞叶外侧皮质和额区,最终可波及整个大脑皮质。海马萎缩已在前面一章介绍,这里主要介绍与参与认知功能调控的脑区在AD进程中特征性变化及潜在机制。

1. 大脑皮质的外形和分叶

人类的大脑(cerebrum),高度分化,是中枢神经系统中体积的最大部分,被大脑纵裂分为左、右大脑半球。大脑纵裂的底有连接两半球的巨大纤维束,称为胼胝体(corpus callosum)。大脑半球表面有一层灰质,称大脑皮质(cerebral cortex);深部为白质,称大脑髓质(cerebral medulla);埋在髓质内的灰质核团,称基底核(basal nuclei)。左右大脑半球内部各有一腔隙,称侧脑室(lateral cerebral ventricle)。

大脑半球表面有许多皱褶,显著的增加了大脑皮质的表面积和体积。凹陷部位称为沟(sulcus),隆起部位称为回(gyrus)。每侧大脑半球可分为背外侧面、内侧面和底面。上有三条比较深的恒定的沟,即外侧沟、中央沟和顶枕沟,将半球分为额、顶、枕、颞叶和岛叶五个叶。各叶上又有许多的沟存在,将各叶又分出相应的回(图 3-1)。

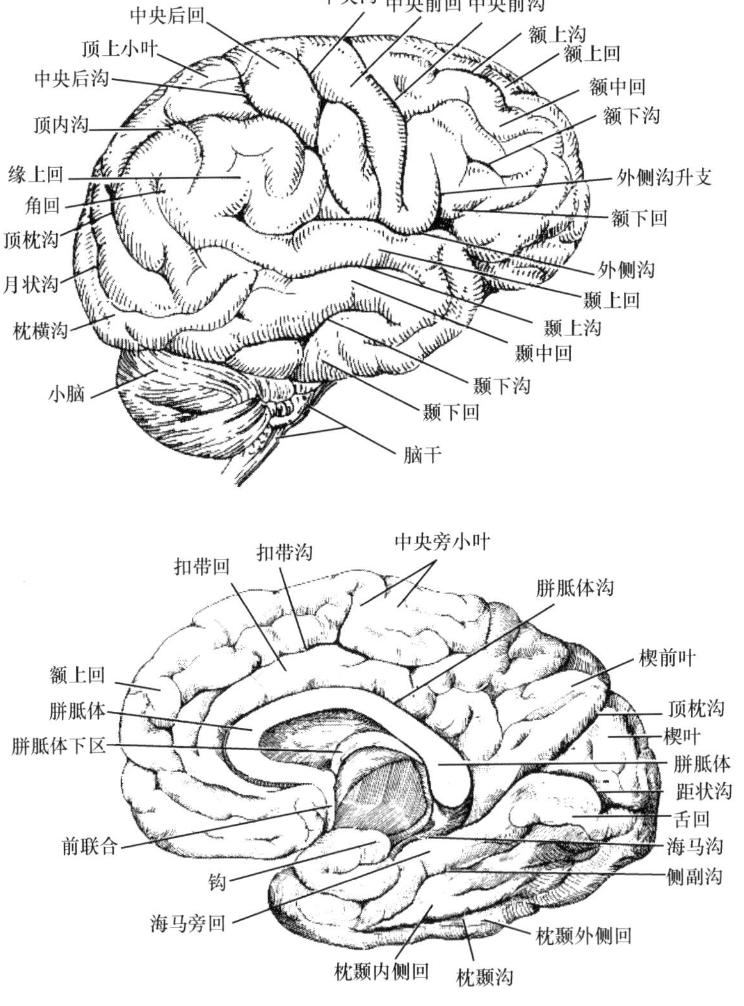

图 3-1 大脑半球背外侧面和内侧面观

额叶(frontal lobe):在外侧面上位于中央沟前方和外侧沟上方的区域。中央沟前方有平行的中央前沟,两沟之间为中央前回。自中央前沟向前有两条水平的沟,称额上沟和额下沟,将额叶外侧面其余部分分为额上回、额中回和额下回。

顶叶(parietal lobe):在外侧面上位于中央沟后方和外侧沟上方的区域。上有与中央沟平行的中央后沟,两者间为中央后回。自中央沟中部向后,弯曲而横行的沟为顶内沟,将中央后沟以后的顶叶分为顶上小叶和顶下小叶,后者又分前后两部,围绕外侧沟周围的为缘上回,围绕颞上沟末端的为角回。

颞叶(temporal lobe):上有两条与外侧沟大致平行的沟,即颞上沟和颞下沟。颞上沟与外侧沟之间为颞上回,颞上沟与颞下沟之间为颞中回,颞下沟以下为颞下回。自颞上回转入外侧沟的下壁上有两个短而横行的颞横回。

枕叶(occipital lobe):在外侧面,位于顶枕沟至枕前切迹连线的后方。枕叶在外侧面的沟回多不恒定。

岛叶(insula):埋藏在外侧沟的深部。

大脑半球内侧面中部的为前后方向略呈弓形的胼胝体(corpus callosum)。胼胝体背面有胼胝体沟,其上方有与之平行的扣带沟。扣带沟与胼胝体沟之间为扣带回(cingulate gyrus)。扣带沟上方,中央前、后回移行至内侧面的部分称中央旁小叶(paracentral lobule)。胼胝体后方有自前下行向后上方的顶枕沟。顶枕沟中点处有行向后方的距状沟。顶枕沟与距状沟之间的三角区,称楔叶(cuneate lobe)。距状沟的下方有自枕叶向前的侧副沟。侧副沟下、上方分别有与之平行的枕颞沟及海马沟。上述3条沟将内侧面颞叶自下而上分为枕颞外侧回、枕颞内侧回和海马旁回(parahippocampal gyrus)。海马旁回前端弯曲称钩。在海马沟处,部分皮质卷入侧脑室下角的底壁,形成一弓形隆起称海马(hippocampus)。

在额叶的下面有纵行的嗅束,其前端膨大为嗅球(olfactory bulb),嗅神经终止于此。

2. 大脑皮质的细胞构筑

大脑皮质由5类神经元构成:锥体细胞(pyramidal cells)、梭形细胞(fusiform cells)、颗粒细胞(granular cells)、水平细胞(parallel cells)和Martinotti细胞。前2类属投射神经元,后3类属中间神经元。根据进化,大脑皮质分为古皮质(archicortex)、旧皮质(paleocortex)和新皮质(neocortex),古、旧皮质与新皮质的过渡区为中间皮质,其中新皮质占极大部分。古、旧皮质分3层,中间皮质分4~6层,新皮质分6层,由浅入深分别为分子层(molecular layer)、外颗粒层(external granular layer)、外锥体层(external pyramidal layer)、内颗粒层(internal granular layer)、内锥体细胞层(internal pyramidal layer)和多形细胞层(polymorphic layer)。其中外颗粒层、外锥体层、内颗粒层是接受传入纤维的主要皮层,而内锥体细胞层和多形细胞层发出下行投射纤维至脊髓和脑干。

3. 大脑皮质功能区定位

大脑皮质各叶功能各有分工,其中额叶负责自主运动,书写、记忆、创造性思维、判断、远见、社会责任感等复杂的智力活动;顶叶的主要功能是对感觉信息的高级加工和整合;颞叶接受听觉刺激,参与空间记忆或情感等;而枕叶负责视觉和空间定位等功能。大脑各叶之间存在丰富的联络纤维,如上纵束、下纵束、弓状束、钩束以及扣带束,彼此之间密切联系、协调配合,从而执行多种复杂的神经精神活动。

学者们依据皮质的细胞和纤维构筑不同,将全部皮质分为若干区,现在广为采用的是Brodmann分区,可将大脑皮质分为52区。主要的功能区的定位和分区代号如下。

(1) 躯体运动皮质(somatic motor cortex):第一躯体运动区(primary somatic motor area):

位于中央前回与中央旁小叶的前部(4、6 区),负责管理对侧头面部、躯体的随意运动。

头、眼运动区(head and eye motor area):位于额中回后部(8 区)。负责两眼同向偏斜运动,头随眼转向对侧运动。

补充运动区(supplementary motor area):位于额叶内侧面中央旁小叶的前方。负责对侧半身的复杂运动和特定姿势的维持。

第二运动区(second motor area):位于中央前回的最下端。管理对侧手足运动。

(2) 躯体感觉皮质(somatosensory cortex):第一躯体感觉区(primary somatosensory area):位于中央后回与中央旁小叶的后部(1、2、3 区),负责管理对侧半身的痛、温、触、压觉以及位置觉和运动觉。

第二躯体感觉区(second somatosensory area):位于中央后回的最下端,管理对侧躯体感觉,特别是痛觉。

(3) 视觉皮质(visual cortex):第一视觉区(17 区)位于枕叶内侧面后部距状沟的两侧皮质,接受同侧外侧膝状体的视辐射纤维投射,感知来自双眼同侧半视网膜的信息。该区损伤引起视野缺陷。

视觉联络区(visual association area):包绕第一视觉区的皮质(18、19 区),诠释视觉信息和内容。该区损伤将导致个体不能识别物体,不理解物体的用途或生命的形式(如不能区别猫和狗)。

(4) 听觉皮质(auditory area):位于大脑外侧裂深面的颞横回(41、42 区),接受同侧内膝状体的接受的听辐射纤维投射,感知来自双耳的听觉信息。

(5) 味觉皮质(taste cortex):位于顶叶的岛盖部和附近的脑岛周围皮质(43 区)。

(6) 嗅觉区(olfactory area):位于钩附近皮质(34 区)。

(7) 内脏活动中枢(visceral motor center):主要包括扣带回、隔区、梨状叶等边缘叶。

(8) 语言区(language area):与语言有关的皮质区一般只存在于一侧大脑半球皮质。通常,右利者位于左大脑半球;左利者则在右大脑半球,但后者仍有 70% 在左大脑半球。语言区包括书写、说话、听讲、阅读 4 个中枢。

运动性语言区(motor language area)(说话中枢):位于额下回后部(44、45 区),又称 Broca 区。若受损则产生运动性失语症(motor aphasia)。

书写区(writing area):位于额中回后部(8 区)。若受损则产生失写症(agraphia)。

听觉性语言区(auditory language area)(听话中枢):位于颞上回部(22 区)。此区受损则产生听觉性失语(auditory aphasia),表现患者虽然能听到,但不能理解别人的讲话。

视觉性语言区(visual language area)(阅读中枢):位于角回(39 区)。此区受损,虽无视觉障碍,但不能理解文字符号的意义,称失读症(alexia)。

4. AD 进程中皮质损害

皮质萎缩是 AD 特征性病理变化,以内嗅皮层(entorhinal cortex)、海马、内侧颞叶和额顶区最为明显。大体病理主要表现为脑回变窄、脑沟增宽、皮质变薄、白质也有程度不等的体积缩小,并伴有侧脑室变大。镜下病理改变皮质区域除了有细胞外 Aβ 沉积、神经元胞体内磷酸化 Tau 蛋白积聚,还表现神经元细胞数量和密度下降、失去原有的正常细胞构筑,并伴有胶质炎性反应和脑微血管损害等。上述脑区的病理生理变化主要表现为脑血流低灌注、低代谢和神经电活动降低等。

AD 病程中大脑皮质各区域的损害存在一定的异质性,但总体而言,还是有一定的规律性。负责情景记忆(episodic memory)的内侧颞叶包括内嗅皮质和嗅周皮质(perirhinal cortex)以及海马最先罹患,然后随着病程的进展,逐渐蔓延至顶叶内侧皮质、颞叶外侧皮质和额区,最终可波及整个大脑皮质。与此一致,AD 患者的认知功能障碍进行加重,出现失语(aphasia)、失认(agnosia)、视空间知觉(visual space perception)损害、执行力障碍以及人格和行为改变等多个认知领域损害的表现,最终可出现意识功能完全丧失。

下面着重介绍 AD 进程中内侧颞叶和顶叶损害特征性变化。

内侧颞叶皮质与海马结构之间存在大量的往返纤维联系,负责基本的记忆功能,并在 AD 病程中最先受到累及。在轻度的认知障碍(mild cognitive impairment,MCI)的早期,内嗅皮质和嗅周皮质在功能性磁共振(functional MRI)影像学记忆任务测试活动出现了神经活动兴奋性异常增高。然而随着病程的加重,进入 MCI 的晚期,出现大量的记忆缺失症状时,神经活动性明显低于正常生理状态,并出现神经纤维缠结和神经元丢失以及海马结构与新皮层传入和传出神经正常纤维联系受损等病理变化。临床痴呆诊断阶段内侧颞叶皮质出现明显的萎缩和神经活动性明显下降。

需要指出的是,尽管内侧颞叶皮质萎缩是 AD 的早期病理改变,但是它作为预测 MCI 是否转变为 AD 的有效指标,缺乏一定的特异性。因为在其他类型的神经退行性疾病如路易体痴呆或帕金森病以及抑郁症,甚至在健康老年人也会出现。除此之外,颞区脑白质组织的损伤,包括颞叶癫痫的反复发作均有可能导致内侧颞叶萎缩。

近年来的研究发现顶叶尤其是顶叶内侧皮质,包括楔前叶(precuneus)和扣带回后部(posterior cingulate gyrus)结构和功能变化对于早期 AD 的诊断具有重要的作用。内侧顶叶皮质负责多种认知功能,包括注意力、定向力、计算、执行力、空间工作记忆以及情景记忆等。早期 MCI 患者,在视觉-语言情景性记忆、视觉-语言工作记忆、自传式叙述、语义记忆和视觉-空间记忆等多种记忆测试中,出现楔前叶的神经活动性增高。多种记忆缺失的晚期 MCI 患者,顶叶内侧叶的多个区域,如顶上小叶、顶下小叶、楔前叶、扣带回后部、压后皮质、缘上回和中央旁小叶后部等出现不同程度的皮质变薄、低灌注和神经活动度减弱,并伴有不同程度的多种联络纤维束如扣带束、上纵束、下纵束和枕额束等结构完整性受损。临床痴呆诊断阶段上述内侧顶叶各区域的结构、功能和代谢异常进一步加剧,尤其是楔前叶和扣带回后部出现明显萎缩。

5. 皮质损害的可能原因及机制

认知功能相关脑区的大脑皮质萎缩是 AD 特征性病理变化,但是其发生机制并未完全明了,推测可能是以下多种因素综合作用的结果。

(1) 年龄因素:众所周知,衰老是 AD 发生的最大危险因素,增龄性脑萎缩和认知功能减退是普遍存在的生理现象。有研究报道,自 50 岁起,人脑总体积以每年 0.2%~0.5% 的速率下降。进一步的纵向研究显示整个大脑皮质均存在萎缩,但存在一定的脑区差异性。传统观点认为与智力活动密切相关的额叶皮质在增龄性萎缩变化最明显,但是新近的一些研究证据表明,较额叶相比,颞叶皮质在健康的中年阶段就已出现不同程度的体积缩小,特别是海马和内嗅皮质尤其明显,年萎缩率分别达到 0.79%~2.0% 和 0.3%~2.4% 。另外,顶叶内侧皮质,包括楔前叶及其邻近的扣带回后部和压部皮质也有比较明显的年龄相关的脑结构变化。由此可见,增龄性脑萎缩不仅局限于额叶。

（2）脑活动和代谢的特异性因素：上述的 AD 进程中易罹患区域，包括前中额叶、内嗅皮质和扣带回后部、楔前叶、内侧颞叶以及顶下小叶等均属于“脑默认模式网络”（default mode network，DMN）。DMN 的特性是该网络脑区在静息状态就存在主动活动，执行特定功能，而在任务指向活动时反而表现受到抑制。这一特性提示，这些脑区在静息下处于自发持续激活状态，参与处理重要的功能信息。不仅如此，最近的研究表明脑内 Aβ 的产生是依赖于神经活动性，处于睡眠或静息状态下，DMN 区域神经活动性增强，细胞外间隙内可溶性 Aβ 含量明显高于其他脑区。由此可见，DMN 特有的脑功能活动，并由此所致的高 Aβ 负荷使得这些脑区在增龄过程中更易发生退行性变性。

（3）形态结构特异性因素：不仅如此，上述脑区尤其是顶叶内侧皮质的楔前叶和扣带回后部作为多种认知功能相关信息的处理中心，较其他脑区存在更为复杂的突触联系，从而对氧化应激损害更敏感。而且顶叶内侧皮质处于三条大的脑动脉终末分支分界区，与其他脑区相比，处于脑血流低灌注状态，对脑缺血和梗死等病理损害尤其敏感。不仅如此顶叶包括众多联络纤维束的髓鞘形成明显晚于其他脑区内的白质以及脑内的联合纤维如胼胝体。这一因素也是导致该区域的有髓纤维更容易发生脱髓鞘，从而影响到各认知相关脑区的信息传递和整合。

总之，认知功能相关脑区结构的复杂性和神经电活动特异性与 Aβ 高负荷，导致其在增龄性变化过程中，更容易受 Aβ 及其他各种因素包括脑缺血、缺氧以及代谢性炎性反应的损害，从而导致神经元丢失、脱髓鞘，进而出现大脑萎缩和认知障碍。

大脑皮质是机体学习、记忆、语言、思维、精神、情感等众多认知及其相关功能的调控中枢。认知功能相关脑区皮质渐进性萎缩和功能障碍是 AD 特征性的病理生理变化。利用多种影像学技术，包括功能磁共振（functional magnetic resonance imaging，MRI）、脑磁图（magnetic encephalography，MEG）、弥散张量成像（diffusion tensor imaging，DTI）以及脑内 Aβ 显像等，并结合电生理、脑血流代谢测定等手段进一步明确正常衰老、MCI 和 AD 进程中皮质结构、代谢和功能变化的各自特征，对于 AD 早期诊断以及疗效评价和预后判断有重要价值。

（高俊英　肖　明）

参考文献

赵亮，王冬青，朱颖，等. 2010. 阿尔茨海默病患者海马形态、体积变化的影像学特征研究. 中华行为医学与脑科学杂志，3：200-202.

Andrews-Hanna JR，Reidler JS，Sepulcre J，et al. 2010. Functional-anatomic fractionation of the brain's default network. Neuron，65（4）：550-562.

Apostolova LG，Steiner CA，Akopyan GG，et al. 2007. Three-dimensional gray matter atrophy mapping in mild cognitive impairment and mild Alzheimer's disease. Arch Neurol，64（10）：1489-1495.

Bai F，Watson DR，Yu H，et al. 2009. Abnormal restingstate functional connectivity of posterior cingulate cortex in amnestic type mild cognitive impairment. Brain Res，1302：167-174.

Bakkour A，Morris JC，Dickerson BC. 2009. The cortical signature of prodromal AD：regional thinning predicts mildAD dementia. Neurology，72（12）：1048-1055.

Barkhof F，Polvikoski TM，van Straaten EC，et al. 2007. The significance of medial temporal lobe atrophy：a postmortem MRI study in the very old. Neurology，69（15）：1521-1527.

Bokde AL，Karmann M，Born C，et al. 2010. Altered brain activation during a verbal working memory task in subjects with amnestic mild cognitive impairment. J Alzheimers's Dis，21（1）：103-118.

Boyle PA, Wilson RS, Aggarwal NT, et al. 2006. Mild cognitive impairment: risk of Alzheimer's disease and rate of cognitive decline. Neurology, 67(3): 441-445.

Braskie MN, Thompson PM. 2014. A focus on structural brain imaging in the Alzheimer's disease neuroimaging initiative. Biol Psychiatry, 75(7): 527-533.

Broadbent NJ, Squire LR, Clark RE. 2004. Spatial memory, recognition memory, and the hippocampus. Proc Natl Acad Sci U S A, 101(40): 14515-20.

Bruner E, Jacobs HI. 2013. Alzheimer's disease: the downside of a highly evolved parietal lobe? J Alzheimers Dis, 35(2): 227-240.

Buckner RL, Andrews-Hanna JR, Schacter DL. 2008. The brain's default network: anatomy, function, and relevance to disease. Ann NY Acad Sci, 1124: 1-38.

Buckner RL, Carroll DC. 2007. Self-projection and the brain. Trends Cogn Sci, 11(2): 49-57.

Cabeza R, Ciaramelli E, Olson IR, et al. 2008. The parietal cortex and episodic memory: an attentional account. Nat Rev Neurosci, 9(8): 613-625.

Carter MD, Simms GA, Weaver DF. 2010. The development of new therapeutics for Alzheimer's disease. Clin Pharmaeol Ther, 88(4): 475-486.

Cavanna AE, Trimble MR. 2006. The precuneus: a review of its functional anatomy and behavioural correlates. Brain, 129(Pt 3): 564-583.

Chetelat G, Villemagne VL, Bourgeat P, et al. 2010. Relationship between atrophy and beta-amyloid deposition in Alzheimer's disease. Ann Neurol, 67(3): 317-324.

Chua TC, Wen W, Slavin MJ, et al. 2008. Diffusion tensor imaging in mild cognitive impairment and Alzheimer's disease: a review. Curr Opin Neurol, 21(1): 83-92.

Daulatzai MA. 2010. Early stages of pathogenesis in memory impairment during normal senescence and Alzheimer's disease. J Alzheimers Dis, 20(2): 355-367.

Dhikav V, Anand K. 2011. Potential predictors of hippocampal atrophy in Alzheimer's disease. Drugs Aging, 28(1): 1-11.

Drago V. 2011. Disease tracking markers for Alzheimer's disease at the prodromal (MCI) stage. J Alzheimers Dis, 26(Suppl 3): 159-199.

Frisoni GB, Fox NC, Jack CR Jr, et al. 2010. The clinical use of structural MRI in Alzheimer's disease. Nat Rev Neurol, 6(2): 67-77.

Frisoni GB. 2010. The clinical use of structural MRI in Alzheimer disease. Nat Rev Neurol, 6(2): 67-77.

Gouw AA, Seewann A, Vrenken H, et al. 2008. Heterogeneity of white matter hyperintensities in Alzheimer's disease: post-mortem quantitative MRI and neuropathology. Brain, 131: 3286-3298.

Jacobs HI, Van Boxtel MP, Jolles J, et al. 2012. Parietal cortex matters in Alzheimer's disease: an overview of structural, functional and metabolic findings. Neurosci Biobehav Rev, 36(1): 297-309.

Karas G, Sluimer J, Goekoop R, et al. 2008. Amnestic mild cognitive impairment: structural MR imaging findings predictive of conversion to Alzheimer disease. AJNR Am J Neuroradiol, 29: 944-949.

Li J, Pan P, Huang R. 2012. A meta-analysis of voxel-based morphometry studies of white matter volume alterations in Alzheimer's disease. Neurosci Biobehav Rev, 36(2): 757-763.

Maguire EA1, Gadian DG, Johnsrude IS, et al. 2000. Navigation-related structural change in the hippocampi of taxi drivers. Proc Natl Acad Sci U S A, 97(8): 4398-4403.

Mayeux R, 2008. Alzheimer's disease: epidemiology, Handb Clin Neurol, 89: 195-205.

McDonald CR, McEvoy LK, Gharapetian L, et al. 2009. Regional rates of neocortical atrophy from normal aging to early Alzheimer's disease. Neurology, 73(6): 457-465.

Mega MS, Small GW, Xu ML, et al. 2002. Hippocampal atrophyin persons with age-associated memory impairment: volumetry within a common space. Psychosom Med, 64(3): 487-492.

Mehrabian S1, Raycheva M, Traykova M, et al. 2012. Neurosyphilis with dementia and bilateral hippocampal atrophy on brain magnetic resonance imaging. BMC Neurol, 12: 96.

Mizuno K, Giese KP. 2005. Hippocampus-dependent memory formation: do memory type-specific mechanisms exist? J Pharmacol Sci, 98(3): 191-197.

Pihlajamäki M, Jauhiainen AM, Soininen H. 2009. Structural and functional MRI in mild cognitive impairment. Curr Alzheimer Res, 6(2): 179-185.

Potkin SG. 2009. Hippocampal atrophy as a quantitative trait in a genome-wide association study identifying novel susceptibility-genes for Alzheimer's disease. PLoS One, 4(8): e6501.

Qiu C, Winblad B, Viitanen M, et al. 2003. Pulse pressure and risk of Alzheimer's disease in persons aged 75 years and older: a community-based, longitudinal study. Stroke, 34(3): 594-549.

Reitz C, Brickman AM, Brown TR, et al. 2009. Linking hippocampal structure and function to memory performancein an aging population. Arch Neurol, 66(11): 1385-1392.

Rosano C, Aizenstein HJ, Cochran JL, et al. 2005. Event-related functional magnetic resonance imaging investigation of executive control in very old individuals with mild cognitive impairment. Biol Psychiatry, 57(7): 761-767.

Salat DH, Tuch DS, van der Kouwe AJ, et al. 2010. White matter pathology isolates the hippocampal formation in Alzheimer's disease. Neurobiol Aging, 31(2): 244-256.

Seewann A, Kooi EJ, Roosendaal SD, et al. 2009. Translating pathology in multiple sclerosis: the combination of postmortemimaging, histopathology and clinical findings. Acta Neurol Scand, 119(6): 349-355.

Singh V, Chertkow H, Lerch JP, et al. 2006. Spatial patterns of cortical thinning in mild cognitive impairment and Alzheimer's disease. Brain, 129(11): 2885-2893.

Teipel SJ. Grothe M, Lista S, et al. 2013. Relevance of magnetic resonance imaging for early detection and diagnosis of Alzheimer disease. Med Clin North Am, 97(3): 399-424.

Wattjes MP. 2011. Structural MRI. Int Psychogeriatr, 23(Suppl 2): S13-24.

Whitwell JL. 2010. Progression of atrophy in Alzheimer's disease and related disorders. Neurotox Res, 18(3-4): 339-346.

第四章　阿尔茨海默病病理学

AD患者大体病理主要为脑萎缩，重量常少于1000g，尤以颞、顶及前额区的萎缩最明显，枕叶皮质和初级运动及躯体感觉皮质则无明显萎缩，冠状切面示脑室系统对称性扩大，皮质变薄。AD镜下病理改变主要为老年斑、神经原纤维缠结、神经元减少、脑淀粉样血管病，另外，还可见海马神经元颗粒空泡变性、胶质细胞增生等，而最常见的是老年斑和神经元纤维缠结。

大体病理：在AD患者可见大脑明显萎缩、沟回增宽、脑室扩大和重量减轻（图4-1）。大脑皮层的各个部分均有不同程度的萎缩，皮质厚度减薄且心室扩张明显，特别是在颞角、杏仁核和海马萎缩明显。然而，枕叶皮质通常变化不大。脑萎缩始于内嗅皮层，随病情进展逐渐扩展至海马、内侧颞叶、额顶区，而初级感觉和运动皮层（枕叶视皮层、中央前回和中央后回）相对保留。AD患者的脑中有严重的神经元丢失，伴随部分脑皮质的萎缩，这是被大家公认的脑萎缩的过程。这主要是额叶、颞叶和顶叶中神经元和突触数量的减少。除了皮层神经元萎缩，许多研究人员认为，损失的突触与神经元树突萎缩是AD的关键病理基础。

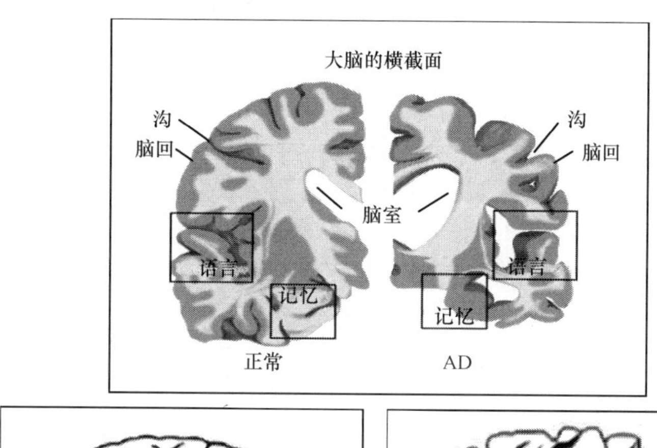

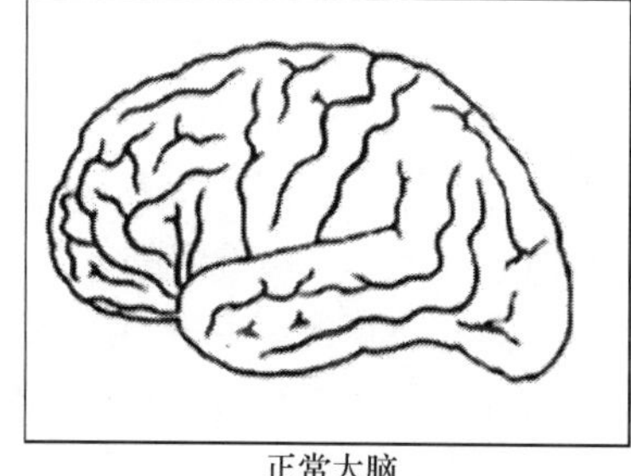

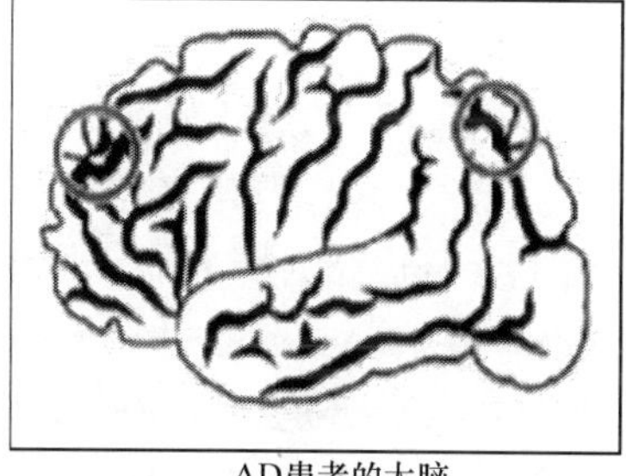

图4-1　与正常人比较，AD患者的大脑可见明显萎缩

镜下病理：镜下病理改变主要为老年斑、神经原纤维缠结、神经元减少、淀粉样血管变性，另外，还可见海马神经元颗粒空泡变性、胶质细胞增生等。神经纤维缠结和老年斑是Alzheimer于1907年描述的AD的两个组织病理学标志（图4-2）。

（1）老年斑（senile plaque，SP）又称神经炎性斑，是AD的主要病变之一。经典的神经炎斑块是球形的结构，位于细胞外，其核心成分是含有40～43个氨基酸的肽（Aβ），周围是

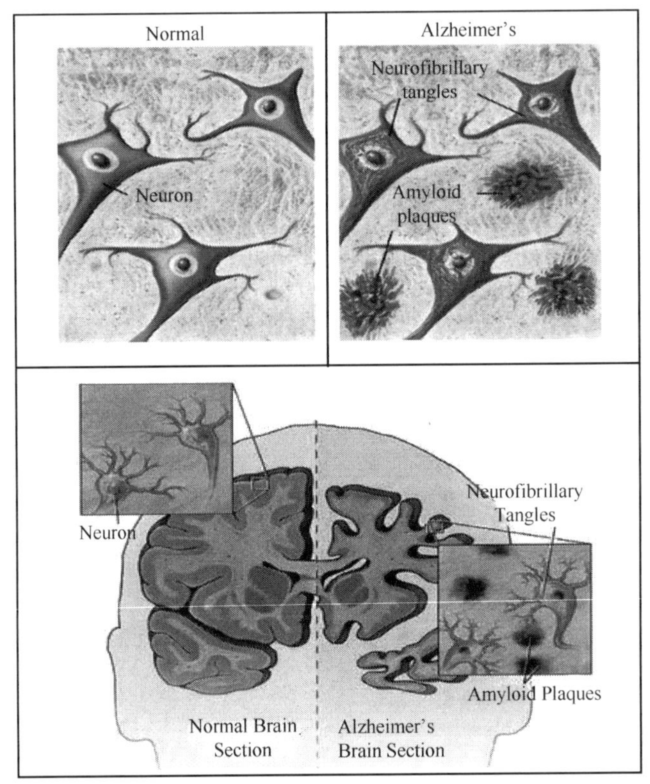

图 4-2 老年斑和神经元纤维缠结

由变性的轴突、树突、类淀粉纤维、胶质细胞突起和小胶质细胞组成的球状物。SP 在脑内的分布并不均匀，个体间差异较大，但总体上以海马、颞叶及额叶为集中区域。SP 为很小区域的组织变性，由沉着的颗粒和残存的神经元突起组成，老年斑呈不规则球形，直径 5～150μm，可以银深染，老年斑集中在大脑皮质和海马，但也见于纹状体，杏仁核和丘脑，与典型老年斑相似的淀粉样变性斑见于有些家族性 AD 患者的小脑中，典型老年斑有 3 层结构，最外层为变性的神经元突起，中层为肿胀的轴索和树状突，中心为淀粉样变性核心。用电镜观察，老年斑的组成为增厚的轴索，异常的树状突和呈结节状的隆起的异常终端，以及充满增厚神经原纤维的神经元突起，和围绕淀粉样纤维中心区的致密层状体。整个老年斑中突触显著减少，靠近老年斑边缘为肥大的星形细胞，而斑内可见小胶质细胞。

（2）神经原纤维缠结（neurofibrillary tangles，NFTs）是 AD 的另一个主要病理改变，位于神经元细胞质内，其主要成分是异常磷酸化的微管相关 Tau 蛋白。正常情况下，Tau 蛋白与微管结合，维持细胞骨架的稳定，在 AD 脑内，Tau 蛋白异常磷酸化，与微管结合点减少，异常磷酸化的 Tau 蛋白自身结合，形成双股螺旋细丝，最终导致形成 NFTs。NFTs 在脑内的分布有一定的模式，以海马最多，其次是杏仁核和颞叶，晚期可扩展到额叶和颞顶联合皮层。其分布脑区和密度与痴呆的程度相关。神经原纤维缠结在神经元胞质中，可用嗜银染色清楚地显示，这些嗜银纤维最先出现在胞质的树突底部，为粗而弯曲的纤维，以后聚集成团或奇特的三角形和襻形，缠结特别多见于新皮质的锥体细胞，如额叶、颞叶以及海马和杏仁核，电镜检查发现缠结由成对的螺旋形细丝组成，每一神经元细丝宽为 100Å（1Å＝0. 1mm，下同），而螺旋为每隔 800Å 就有一个扭结。

(3) AD 的第 3 个病理特征是神经元内颗粒空泡变性,由胞质内成簇的空泡组成,这些空泡大至 5μm,内含 0.5 ~145μm 的颗粒,中央颗粒可用常规的苏木精和伊红法染色,在 AD 中,颗粒空泡变性高度选择性地见于海马的锥体细胞或颞叶内侧,60 岁以上无痴呆的老年人的海马中,颗粒空泡变性的频度及程度也有增加,但无痴呆者极少达到严重程度。

(4) 各种病理过程最终导致 AD 脑内神经元丢失,尤其以海马和基底前脑胆碱能神经元丢失严重,神经元缺失可达 47% 。随病情进展,颞叶与额叶皮层也出现严重的神经元减少,初级感觉和运动皮层较少受累。AD 患者脑内神经元丧失,皮质紫褐质聚集和星形细胞增生,检查高尔基体发现受累神经元的树状突有进行性分解,水平的树状突分支首先受累,随后为顶部树状突和胞体的改变,核和核仁的体积,神经元内的 RNA 含量和蛋白质合成减少,神经元进行性丧失反映脑组织中神经节苷脂含量减少,白质内有轻度胶质增生,且白质内脑苷脂也相应减少。

(5) 淀粉样脑血管病常见于 AD 患者,发生率接近 90% ,血管中的淀粉样物质与神经炎性斑和其他沉淀中的 Aβ 是相同的蛋白,病变血管主要位于软脑膜及脑皮质。AD 患者的淀粉样血管病不同于单纯淀粉样变性脑血管病,后者是一独立的疾病,不伴 AD 的病理改变。

AD 不是弥漫性病,从神经影像学研究发现,与临床早期症状有关的海马,颞顶联合皮质和前额皮质显示或局部血流减少,或局部代谢下降,或局部体积减小,早期表现慢性进行性失语者。尸检证明后部皮质萎缩,组织学研究发现有特殊分布的变化,颗粒空泡变性几乎无例外地发生在海马,神经原纤维缠结和老年斑也选择性地累及皮质,这些变化在颞顶枕联合区最严重,且主要累及颞叶边缘区和扣带回后部,扣带回前部。初级运动皮质、初级躯体感觉皮质和枕区大多不受累,在边缘系统皮质中,海马、内侧颞区和杏仁核受累,杏仁核也是选择性地受累,尤其皮质内侧核群特别受累,而腹外侧核不受累。AD 的病变不仅累及大脑皮质,也累及皮质下。在基底核中也描述有神经细胞丧失、颗粒空泡变性和有神经原纤维缠结的神经元,非皮质区可见到神经原纤维缠结、老年斑和颗粒空泡变性。

(蔡志友 王家宁)

参考文献

Anderton BH. 1987. Alzheimer's disease. Progress in molecular pathology. Nature, 325(6106): p. 658-659.

Blass JP, LKo, HM Wisniewski. 1991. Pathology of Alzheimer's disease. Psychiatr Clin North Am, 14(2): p. 397-420.

Imahori K, T Uchida. 1997. Physiology and pathology of Tau protein kinases in relation to Alzheimer's disease. J Biochem, 121(2): p. 179-188.

Miyakawa T. 1988. Brain pathology in Alzheimer's disease. Ultrastructure of amyloid fibrils in Alzheimer's disease and Down's syndrome. Nihon Rinsho, 46(7): p. 1471-1474.

Miyakawa T. 2010. Vascular pathology in Alzheimer's disease. Psychogeriatrics, 10(1): p. 39-44.

Obulesu M, D M Rao. 2010. Animal models of Alzheimer's disease: an understanding of pathology and therapeutic avenues. Int J Neurosci, 120(8): p. 531-537.

Perez SE. 2013. Alzheimer's disease pathology in the neocortex and hippocampus of the western lowland gorilla(Gorilla gorilla gorilla). J Comp Neurol, 521(18): p. 4318-4338.

Rossor MN. 1993. Molecular pathology of Alzheimer's disease. J Neurol Neurosurg Psychiatry, 56(6): p. 583-586.

Royall D R, R F Palmer. 2013. Alzheimer's disease pathology does not mediate the association between depressive symptoms and subsequent cognitive decline. Alzheimers Dement, 9(3): p. 318-325.

第五章　阿尔茨海默病病理生理学

到目前为止，AD 发病的分子机制依然不清楚，根据实验研究提出了很多学说，如 Aβ 学说、Tau 蛋白代谢异常学说、神经细胞轴突转运障碍学说、代谢综合征学说、自由基损伤学说、钙离子通道受损学说、炎症反应学说以及胆碱能损害学说等。随着研究的不断深入，有的学说得到了许多科学家的认同。下面主要介绍下列几种学说：

第一节　Aβ　学　说

AD 之病因和发病机制迄今尚不十分明确，其中最重要的机制是 Aβ 学说。即 Aβ 的生成和沉积是 AD 发病机制的中心环节。该学说认为，Aβ 在大脑皮质和海马神经元外沉积并缓慢形成老年斑，引起神经胶质细胞炎症反应、突触功能异常和大量神经细胞消失，引起脑萎缩、神经结构和功能严重破坏。

1. Aβ 的形成

Aβ 是由淀粉样前体蛋白（amyloid precursor protein，APP）经过一系列蛋白水解过程产生的。Aβ 是 APP 连续水解产生的 β 皱褶层结构的多肽，含 36～43 个氨基酸，约 4kDa。APP 由 21 号染色体上的 APP 基因编码、含有多个功能区的复杂的 I 型跨膜糖蛋白，广泛存在于全身各组织细胞膜上，在脑组织中表达最高。在所有细胞中，APP 的半衰期很短，能够通过两种通路快速代谢：α 通路（α-pathway）和 β 通路（β-pathway），具体水解过程如图 5-1 所示。

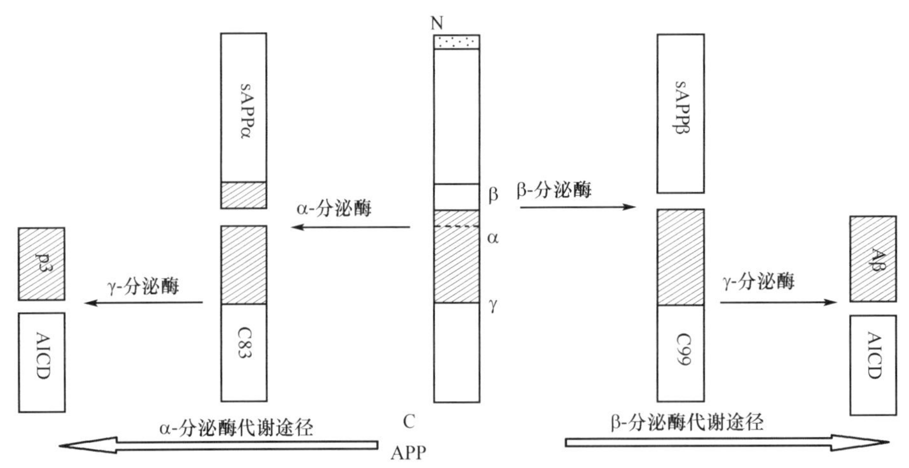

图 5-1　APP 的代谢途径及 Aβ 的形成

（1）α-分泌酶代谢途径：即非淀粉样蛋白形成途径，是 APP 的主要代谢途径。在 Aβ 序列的 16～17 位氨基酸之间，APP 经 α-分泌酶水解产生 10kDa 的可溶性的 N 端片段（sAPPα）和跨膜片段（C83 或 CTFα，含 83 个氨基酸的 C 端片段），后者经 γ-分泌酶从中间切割产生 3kDa 片段的 p3（即 Aβ17-42）和 AICD（APP intracellular domain）。由于分解部位在 Aβ 分子内，故产生的两个片段都不含完整的 Aβ，不具备形成淀粉样沉淀的能力。

sAPPα 参与神经发生、胚胎发育和具有神经保护作用、降低脑外伤后神经元的损害，并能改善认知功能;AICD 对神经发生具有负调节作用,也具有神经保护功能。关于 p3 与 CTFα 的作用目前仍不清楚,但最近有研究提示 p3 可能也有神经保护作用。

(2) β-分泌酶代谢途径:即淀粉样蛋白形成途径,是 APP 代谢的次要途径(仅占总代谢的 10%)。在 Aβ 序列的第 1 位氨基酸部位,APP 经 β 位-APP 裂解酶(β-site amyloid precursor protein-cleaving enzyme-1,BACE-1)水解,产生 12kDa 的可溶性的 N 端片段(sAPPβ)和跨膜片段(C99 或 CTFβ);后者与膜相连,在跨膜区 Aβ 序列的第 40/42 位氨基酸部位经 γ-分泌酶的蛋白水解产生 Aβ 和 AICD;$Aβ_{40}$ 和 $Aβ_{42}$ 是 Aβ 的两种主要成分,细胞产生的 $Aβ_{40}$ 远远多于 $Aβ_{42}$(9∶1),但 $Aβ_{42}$ 易于聚集形成淀粉样蛋白,对其周围的突触及神经元具有毒性作用。此外,γ-分泌酶的活性会影响 β-分泌酶的表达,介导氧化应激诱导的 BACE1 的表达,使 Aβ 过度生成。

因此,选择性地提高 α-分泌酶的活性或降低 β、γ-分泌酶的活性都可以减少 Aβ 的生成,成为治疗 AD 的策略。但是,激活 α-分泌酶是减少 Aβ 生成的间接途径,且它的激活需要通过激动神经递质受体系统来完成,激动 α-分泌酶同时也会激活 β-分泌酶途径,它引起神经递质受体激动对机体造成的影响不容忽视,在实际操作中较困难。虽然 β-分泌酶直接参与 Aβ 形成,但目前报道的 β-分泌酶抑制剂不多,且多为肽类,能否通过血-脑屏障发挥作用尚不清楚;另外 β-分泌酶广泛分布于体内各种细胞,其酶解催化区域大,对体内环境影响较大,寻找特异性的抑制剂难度大。最近研究表明抑制 γ-分泌酶活性能降低 Aβ 产生、减少氧化应激、增强线粒体活性,使细胞凋亡易感性降低,故抑制 γ-分泌酶被认为是治疗 AD 的重要靶点。

2. Aβ 级联反应学说

Aβ 在脑内沉积是 AD 病理改变的中心环节,可引发一系列病理过程,这些病理过程又进一步促进 Aβ 沉积,从而形成一种级联式放大反应。Aβ 级联反应学说认为引起 AD 病变的发生可能是由于遗传/基因的突变或其他环境因素或未知因素,这些因素导致 Aβ 降解减少,或直接影响 Aβ 的清除功能;Aβ 水平增加,其结果又使 Aβ 寡聚体形成和积聚。增多的 Aβ 在脑内沉积形成老年斑的核心,这些积聚的 Aβ 启动一连串复杂的、无法停止的、包括以下多步骤的连锁反应。

(1) 对神经突触产生作用和影响,逐渐形成弥散的 Aβ 沉积斑,即神经炎症斑。

(2) 激活小胶质细胞,激发小胶质细胞和星型胶质细胞参与炎性反应活动,出现胶质增生,引发炎性反应。

(3) 损害线粒体引起能量代谢障碍,氧自由基生成过多,导致氧化应激损害。

(4) 激活细胞凋亡途径,介导细胞凋亡。

(5) 激活蛋白激酶,促进 Tau 蛋白异常磷酸化,最终形成细胞内的以 Tau 蛋白为主的神经纤维缠结。

(6) Aβ 还可以损害胆碱能神经元,引起乙酰胆碱系统的病变。

在 AD 患者中,Aβ 对突触的损伤是显而易见的。突触和轴突的损伤可以导致认知性障碍。人类的学习和记忆需要神经元相互之间进行信息交换,因此,突触和轴突在人的学习和记忆能力中起到重要作用。在 AD 发生早期阶段,海马和新大脑皮层细胞的突触密度明显减少,突触的功能丧失是发生在 AD 的早期阶段,如果这时能够很好地保护突触功能,可以减缓 AD 的恶化,也可以保护大脑的认知能力。一旦突触功能丧失,几乎没有机会可以阻止

AD 的恶化,所以保护突触的功能可能成为早期阶段治疗 AD 的关键。

因此,级联反应学说主要是指一个不断积累、不断恶化、互相链接破坏的过程。当在某种特定条件下患者大脑清除 Aβ 能力下降,导致 Aβ 易于聚集,过多的蛋白聚集易于导致黏集沉淀,大脑中形成更多不溶性斑块,进一步导致广泛的神经元和突触功能异常以及引起选择性的神经元死亡、神经介质丧失,所有这些病理一旦启动发生则互相链接、不断恶化,最终导致痴呆的发生。

但 Aβ 沉积是否是 AD 发病的起始环节目前仍有争议,有研究发现淀粉样斑块出现早于神经原纤维缠结和神经元丢失,但另有研究发现 AD 病理改变最早出现在内嗅区,在没有 Aβ 沉积的情况下,此处出现神经原纤维缠结。

(陈婉君　晏　勇　蔡志友)

第二节　Tau 蛋白代谢异常学说

神经纤维缠结是 AD 的另一个特征性的病理学改变,过度磷酸化的微管相关蛋白 Tau 构成了其主要成分。Tau 蛋白是一种低分子质量的微管相关蛋白,它主要位于神经元的轴突。Tau 蛋白的正常功能是促进并稳定微管聚合。微管是神经细胞的骨骼支架,也是细胞胞体与树突及细胞胞体与轴突之间的重要运输工具。自从发现 Tau 蛋白是组成 AD 的神经原纤维缠结(neurofibrillary tangles,NFTs)的双螺旋细丝(paired helical filaments,PHF)的主要成分后,Tau 蛋白即成为一个研究的热点。

1. Tau 蛋白的生理学功能

人类 Tau 基因位于染色体 17q21 上,至少含有 16 个外显子,mRNA 的选择性剪接,能产生六种以上的 Tau 蛋白亚型,而翻译后修饰更是增加了这些蛋白亚型的复杂性。Tau 蛋白是一种主要的微管相关蛋白,通常存在于轴突,被认为在微管的装配中起到始动和稳定的作用,病理状态下,Tau 蛋白与细胞骨架分子肌动蛋白相互作用,介导了树突棘形状以及突触可塑性的变化。

Tau 蛋白的主要功能包括两个方面:一是促进微管的形成。Tau 蛋白结合的微管蛋白可作为微管组装早期的核心,进而促进其他微管蛋白在此核心上延伸聚集形成微管。二是保持微管的稳定性。在成人脑中 Tau 蛋白存在 6 种同工异构体。每个 Tau 蛋白的异构体都有靠近 C 端的 3 或 4 个与微管结合的重复区,其中具有 4 个重复区的 Tau 蛋白(4R Tau),比只有 3 个重复区的 Tau 蛋白(3R Tau)与微管结合能力更强。

2. Tau 蛋白的磷酸化

Tau 蛋白微管结合能力主要是由丝氨酸-苏氨酸指导的磷酸化来调节。这是 Tau 蛋白结合微管能力的最重要机制。在正常生理状态下,神经元 Tau 蛋白磷酸化处于相当低的水平。近年来研究发现,除了磷酸化以外,Tau 蛋白其他的修饰包括糖基化、泛素化、硝化和蛋白酶解。其他的后翻译调节也会对 Tau 蛋白与微管异常聚集和解离平衡有直接调节作用(图 5-2)。

神经生化层面上,尽管受到多种因素的调控,Tau 的磷酸化或过度磷酸化是维持正常生理功效或在神经系统疾病发生中的主要环节。Tau 的磷酸化促进着微管的组装,异常的过度磷酸化则通过降低 Tau 与微管的结合、稳定能力而干扰了其正常的生理功能,相反,由于病理性 Tau 蛋白所导致的功能缺失又能够被去磷酸化所恢复。激酶和磷酸酶之间的失衡是

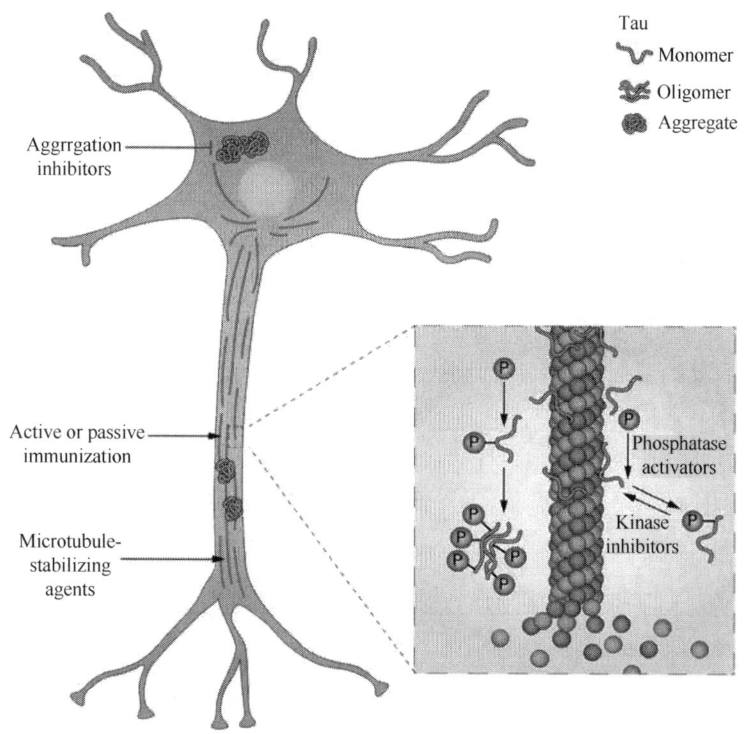

图 5-2 Tau 蛋白存在于神经元中的可溶性单体、低聚物和不溶性聚集体(神经纤维缠结)

导致过度磷酸化的关键因素,调控激酶和磷酸酶活性从而达到减少 Tau 蛋白引发的神经退行性改变目的,成为有潜在临床应用价值的研究热点。

Tau 蛋白具有 30 个以上的磷酸化位点,大量的脯氨酸和非脯氨酸指向性激酶在体外试验中证实能够磷酸化 Tau 蛋白,包括糖原合成酶激酶(GSK3-β)、cdk5、胞外信号调控激酶-2(ERK2)、微管亲和力调控激酶(MARK)、蛋白激酶 A(PKA)、应激激活蛋白激酶(SAPK)家族、Ca^{2+}/钙调节蛋白依赖性激酶Ⅱ和酪蛋白激酶Ⅰ、Ⅱ等。研究发现,这些酶的过度表达和活性的增强,会使 Tau 蛋白高度磷酸化和聚集,进而导致神经元脱失和神经变性的发生。抑制这些酶的活性,如应用锂剂可以抑制 GSK-3(图 5-3),并减少 Tau 蛋白的过度磷酸化,降低聚集性不可溶性 Tau 蛋白的水平。

3. Tau 蛋白异常磷酸化对细胞的毒性作用

Tau 蛋白的生物学活性是维持其功能的基础。正常的 Tau 的生物学功能主要体现在:①与管蛋白结合组装成微管;②与已经组装形成的微管结合以维持其稳定性。这两种活性可分别通过测定 Tau 蛋白与管蛋白(tubulin)的混合液在 350 nm 处光吸收值的改变、负染电子显微镜技术观察微管的组装(microtubule assembly away)以及 Tau 蛋白与紫杉酚催化生成的微管的结合(microtubule binding assay)能力而检测。异常磷酸化的毒性作用是:使 Tau 蛋白上述生物学活性降低或丧失;AD 样 P-Tau 除其本身丧失生物学活性外,还可与管蛋白竞争与正常 Tau 结合或从已经形成的微管上夺取 Tau 蛋白;AD 样 P-Tau 还可结合高分子质量的微管相关蛋白(high molecular weight-MAP,HMW-MAP)-1 和-2,并从已形成的微管上夺取 HMW-MAP,从而使微管解聚并最终崩溃。有趣的是:PHF-Tau 中的大部分异常磷酸化位点

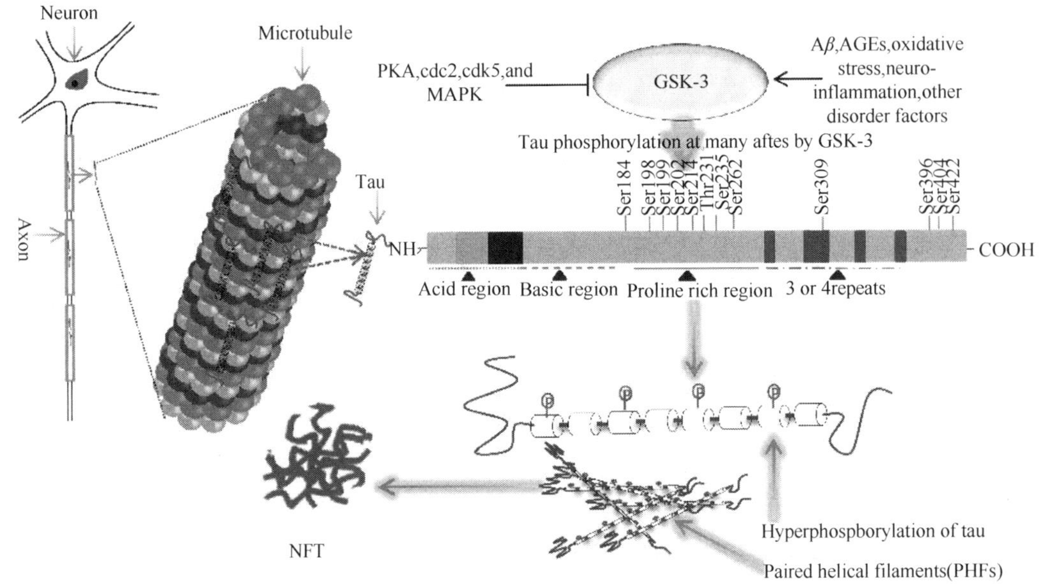

图 5-3 GSK-3 调节 Tau 蛋白磷酸化示意图

Tau 蛋白磷酸化，磷酸化的 Tau 蛋白从微管中分解分离，从而导致 Tau 蛋白聚集到成对螺旋丝的积累(PHF)，最终形成神经元纤维缠结(NFT)。GSK-3 参与了富含脯氨酸区和羧基末端区域的 Tau 蛋白磷酸化

都存在于大鼠及人类胎脑 Tau 蛋白分子中。然而，在胎脑中的 Tau 虽然以过度磷酸化形式存在，但仍保持其完好的生物学活性和功能，这一特性与 AD 样 P-Tau 和 PHF-Tau 迥异，其机制尚不清楚。

4. Tau 异常糖基化的细胞毒性

将 PHF-Tau/NFT 与糖苷酶在 37℃保温 30 min，再进行负染电子显微镜检查，发现经糖苷酶处理的样品其螺旋结构消失，形成更加紧密，伸展束状的纤维丝结构，束状纤维丝中单个纤维丝的直径为 2.5±0.5 nm。单纯去糖基化作用不能恢复 Tau 蛋白的生物学活性，也不显著增加 Tau 蛋白从 PHF/NFT 结构中的释放，然而，去糖基化后再用 PP-2A 处理可使 PHF/NFT 释放的游离 Tau 蛋白量比单纯用 PP-2A 去磷酸化所释放的 Tau 量显著增高。可见：①AD 患者的脑损伤至少在体外是可以逆转的；②Tau 蛋白的异常磷酸化在 PHF/NFT 的形成及稳定性维持中均起作用，而 Tau 蛋白的糖基化作用则主要与 PHF 结构的稳定性，尤其是 PHF 结构中螺旋的周期性维持有关。糖基化作用可引起分子间的广泛交联(cross-linking)，还可能引起“氧化应激”，“氧化应激”状态产生的氧自由基(oxygen free radicals)影响细胞的信息传递，并产生细胞毒性。

5. Tau 蛋白异常糖化

AD 脑中 Tau 蛋白被异常糖化(glycation)。糖化是指蛋白质分子自身的 ε-NH_3 与细胞内糖类物质的醛基经氧化形成 shiff's 碱，再经分子内重排而形成不溶性、抗酶解且不可逆的交联体-晚期糖化终产物(advanced glycation end products，AGE)的过程。Tau 蛋白分子中含赖氨酰残基约占其氨基酸总量的 10%，所以富含 ε-NH_3，极易形成 AGE。AGE 的形成可能促进了 PHF 转变成 NFT，神经细胞不可逆损害。在体外将重组 Tau 蛋白与葡萄糖一起保温，已经成功获得糖化的 Tau 蛋白。

6. Tau 蛋白异常泛素化

PHFⅡ-Tau 被泛素化(ubiquitination),这种修饰不存在于 C-Tau 及 AD P-Tau 和 PHFI-Tau 样品中。泛素是一个由 76 个氨基酸残基组成的多肽,通过其 C-端甘氨酸与靶蛋白的 α-或 ε-氨基结合。正常情况下,靶蛋白与泛素结合后通过泛素蛋白酶体(proteasome)途径被降解。若泛素降解途径功能异常或被降解的蛋白质结构改变,与泛素结合的靶蛋白不能被降解清除,则在细胞中积聚形成包涵体(inclusion),导致细胞退变死亡。AD 患者脑中泛素含量明显增高,并主要存在于 PHF Ⅱ/NFT 中。PHF Ⅱ-Tau 的泛素化修饰可能是机体试图对其进行降解清除的一种代偿反应。

7. Tau 蛋白异常截断作用

Tau 蛋白的截断作用(truncation)是指 Tau 蛋白 N 端或 C 端被酶切除而使其分子变短的过程。体外实验显示:截断后的 Tau 蛋白容易形成二聚体,并失去其生物学活性,Tau 蛋白的截断作用还参与小脑颗粒细胞的凋亡过程。最近对 AD 患者尸检发现,Tau 蛋白的截断现象参与了 AD 脑内 NFT 的形成过程。而在体外实验中,Tau 蛋白的截断片段可促进神经细胞凋亡。

8. Tau 蛋白异常硝基化

最近,在 AD 患者 NFT 和 Tau 包涵体中发现异常的硝基化 Tau 蛋白,提示 Tau 的硝基化可能参与 AD 的病理过程。体外用强的氧化剂过氧亚硝酸盐(peroxynitrite,ONNO-)处理 Tau 蛋白可导致 3-硝基酪氨酸(3-nitrotyrosine,3-NT)免疫反应性,并形成 SDS 和热稳定的寡聚体,此高规则聚积物双酪氨酸键稳定,而且这种 3-NT 修饰的 Tau 蛋白在 AD 脑内及脑脊液中异常增高。Tau 蛋白含有 5 个酪氨酸位点,分别是 Tyr18、Tyr29、Tyr197、Tyr310 和 Tyr394,体外使用过氧亚硝酸盐硝基化 Tau 蛋白时,发生硝基化的酪氨酸位点主要是 Tyr18 和 Tyr29,这些位点硝基化可抑制 Tau 蛋白聚积,但在 AD 脑内 Tau 蛋白的硝基化位点及性质尚不清楚。

9. Tau 蛋白的多胺化

多胺化(polyamination)指在组织谷氨酰胺转移酶的作用下,蛋白酪氨酸位点的主胺和谷氨酰胺位点结合,从而导致不溶性和对抗蛋白酶解的高分子质量复合物形成的反应。已有报道,体外及原位的组织谷氨酰胺转移酶均可使多胺与 Tau 蛋白结合。多胺化不影响 Tau 蛋白与微管结合的能力,但可降低 Tau 蛋白被 Ca^{2+} 活化的中性蛋白酶——calpain 降解的敏感性。从 AD 脑内分离的 PHF 对组织谷氨酰胺转移酶免疫反应阳性,表明该酶可能在 PHF 形成中起重要作用。体外实验证明,组织谷氨酰胺转移酶处理的重组人 Tau 蛋白可形成丝状结构。

Tau 蛋白为磷蛋白,其生物活性由其磷酸化程度来调控,过磷酸化的 Tau 蛋白可降低其稳定性及与微管结合的能力。在病理状态下,Tau 蛋白与微管结合的平衡被破坏。Tau 蛋白过磷酸化,并从轴突微管上解离下来,形成聚集,异常的 Tau 蛋白最终沉积并聚集在神经细胞的微丝中形成 NFTs。NFTs 与 AD 患者脑中海马神经元的丢失和突触退化的数量以及患者认知能力的减退程度有关,NFTs 的变化反映了 AD 的严重程度。Tau 蛋白过磷酸化丧失其促微管组装的生物学功能,导致细胞骨架的破坏、丝状物形成和神经缠结,轴突运输损害,进而导致突触蛋白失去功能和神经退行性病变。

在AD患者脑中,最早发现的变化是Tau蛋白的过磷酸化,Tau蛋白总量明显增高,异常过磷酸化的Tau蛋白的增加尤为突出。根据磷酸化状态、生物学活性和是否聚合形成PHF,AD患者脑中的Tau蛋白分为三种:AD-Tau、AD-P-Tau和PHF-Tau。AD-Tau可溶于水,其磷酸化程度和生物学活性类似于正常Tau蛋白。AD-P-Tau是异常过磷酸化的Tau蛋白,没有生物学活性,但未聚合成PHFs。PHF-Tau是从神经元纤维缠结中提取的异常过磷酸化的Tau蛋白。AD-P-Tau占异常Tau蛋白的40%,能阻断正常Tau蛋白和其他微管相关蛋白的联系,一方面引起微管解聚,另一方面,过磷酸化的Tau蛋白自身聚集形成PHF和直纤维丝。这使脑中受累神经元微管结构广泛破坏,正常轴突转运受损,引起突触丢失和神经元功能损伤,发生神经退行性改变。AD脑中Tau蛋白的异常过磷酸化的机制被广泛研究,目前认为,Tau蛋白磷酸化程度是体内多种蛋白激酶的磷酸化和蛋白磷酸酶脱磷酸化两种作用平衡的结果。

可见,Tau蛋白以多种异常修饰参与AD的发病过程(图5-4)。因此积极干预Tau蛋白的这些异常改变对防治AD以及其他神经原纤维变性疾病有重要的指导意义。

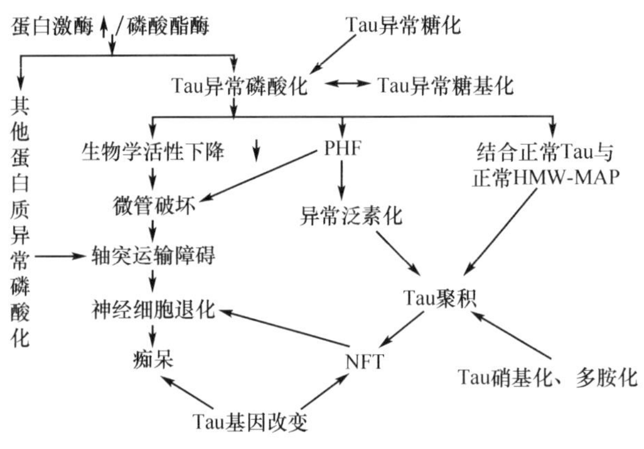

图5-4 Tau蛋白异常学说

总而言之,神经纤维缠结主要蛋白成分是过度磷酸化的Tau蛋白。当磷酸化酶和磷酸激酶失去正常生理的平衡或其他因素的影响,Tau蛋白发生过度磷酸化,然后脱离与微管的结合,形成过多的游离Tau蛋白并错误折叠聚集,不能履行Tau蛋白促进并稳定微管的聚合的功能,导致神经元轴突的转运功能障碍。当超过机体的清除能力后,Tau蛋白单体和寡体先形成Tau蛋白原纤维,直纤维丝或双股螺旋纤维丝,再聚集形成神经纤维缠结。也称为Tau病变。病理性Tau蛋白具有过度的磷酸化,溶解性降低,3R/4R比例改变,这些可促使Tau蛋白进一步集聚,减少了Tau蛋白与微管的结合能力,从而降低轴突转运,导致神经元功能丧失,甚至死亡。

(张媛媛 刘 浩 蔡志友)

第三节 突触减少,神经传导速度减低

突触是神经元接受、整合和传递信息的结构和功能单位。神经元通过突触连接形成了复杂的神经网络,是实现学习、记忆、语言和思维等高级脑功能以及对其他系统和器官生理活动进行调控的结构基础。突触损害和认知功能障碍之间存在密切的相关性。可溶性Aβ、

高度磷酸化 Tau 与突触损害存在密切的联系。除了神经元和突触丢失外，学习和记忆相关脑区少突胶质细胞的损害、脱髓鞘和轴突变性进而导致神经传导障碍在 AD 的发生发展中也起关键作用。本文将对此方面的研究现状进行简单综述。

1. 突触减少

（1）突触的结构：突触（synapse）由突触前膜、突触间隙和突触后膜三部分构成，是神经元之间信息传递的关键部位。人和高等哺乳动物神经元的轴突末梢经过多次分支，最后每一小支的末端膨大呈杯状或球状，称为突触小体，可以与多个神经元的细胞体或树突相接触，形成突触。另外，神经元胞体与胞体、树突与树突以及轴突与轴突之间均可形成突触。突触是神经元接受、整合和传递信息的结构基础和功能单位。神经元之间通过突触连接，形成了复杂的神经网络，从而实现生命活动信息整合和调节作用。

（2）突触的分类：根据神经冲动通过突触的方式将突触分为电突触和化学突触。化学突触的突触前成分借助化学信号将神经递质释放至突触间隙，与突触后膜上的受体或通道相结合，从而导致突触后神经元的兴奋性发生改变。电突触的突触前膜与突触后膜以缝隙连接（gap junction）相连，活动电流可以直接通过。人和哺乳动物进行突触传递的绝大部分都是化学突触；电突触主要见于鱼类和两栖类。

（3）突触标记蛋白：突触上有许多结构和功能蛋白表达。其中突触素（synaptophysin，SYN）、生长相关蛋白 43（growth-associated protein，GAP43）和突触后致密物 95（postsynaptic density 95，PSD95）是三种典型的突触相关蛋白。SYN 和 GAP43 主要分布在突触前膜；PSD95 主要位于突触后结构中。SYN 在突触形成、联系建立以及重建过程中具有重要作用；GAP43 在突触新的连接形成过程、神经发育及生长锥形成时期表达量增加，同时这些过程伴随着轴突的生长，进一步增加生长相关蛋白表达。PSD95 具有参与调节神经递质的分泌、积聚及相应受体的生物功能。这些突触标记物常用于评估各类神经系统疾病过程中突触损害情况。

（4）突触可塑性：相对于神经元胞体和其他结构而言，突触在结构和功能上具有更强的可塑性，在学习和记忆形成中起重要的作用。突触可塑性（synaptic plasticity）指突触不断变化的传递效能（长时程增强/长时程抑制）和形态结构（如 PSD 增厚或变薄）。众所周知，长时程增强（long-term potentiation，LTP）和长时程抑制（long-term depression，LTD）是学习记忆活动的细胞水平的生物学基础；并且突触可塑性具有神经元活性依赖性，在很大程度上反映了脑整体功能的可塑性。由此可见，突触可视为中枢神经系统中最小的功能单位，突触可塑性是学习、记忆、语言和思维等高级脑功能以及对其他系统和器官生理活动进行调控的结构基础。

（5）增龄生理性突触丢失及其机制：突触丢失是脑衰老的生理性表现和包括 AD 在内的神经退行性疾病的共同病理变化。增龄生理性突触丢失的确切机制尚不完全清楚，可能包括以下几个方面：① 突触相对于神经元其他结构而言，距离细胞体的距离最远，由此导致依赖于神经元胞体合成并经轴浆运输的各类细胞器，如线粒体和各类大分子物质，最易缺乏，所以自我修复能力差。② 作为神经信息传递的结构基础，突触较神经元其他部位具有更高的代谢水平，产生更多包括活性氧，加上突触部位自身合成抗氧化酶系和自由基清除剂等活性物质能力较弱，更易发生氧化应激损害。③ 突触是兴奋性神经递质谷氨酸合成、释放、再摄取和清除的主要场所，也是各种原因导致的谷氨酸兴奋毒性状态下最先受到累及的结构。

(6) AD 进程中突触丢失及其机制:相对于正常衰老,AD 进程中的突触丢失及其程度更加明显。广泛的突触丢失是 AD 患者认知功能发生不可逆性损害的分子病理基础。最初人们认为 AD 患者突触丢失和认知功能障碍主要是由于 Aβ 斑块沉积改变所致。但是随后的研究证据表明,AD 脑内斑块聚集与突触丢失以及痴呆的进程没有关联性。进一步研究发现可溶性 Aβ 具有突触毒性和认知损伤作用。在啮齿类动物脑内注射可溶性 Aβ 寡聚体,可以导致行为损伤、树突棘丢失和 LTP 抑制。表达人型突变型 APP 和早老素的模型动物在未出现明显斑块之前,就表现出明显突触丢失,进一步证实导致突触功能障碍的原因是可溶性 Aβ 而非 Aβ 斑块。

有关 Aβ 突触毒性作用可能包括以下几种途径。①影响谷氨酸神经递质作用。NMDA 受体是 Aβ 诱导 LTP 抑制所必需的;Aβ 寡聚体导致 AMPA 受体和 NMDA 受体内吞而使 LTD 加强。②钙平衡失调。Aβ 可以激活钙调磷酸酶,提高胞内钙离子浓度,进而导致线粒体的 ATP 合成、线粒体通透性转变孔道的开放等功能异常。③Aβ 也能诱导非凋亡 caspase 活化从而导致 LTD 增强和突触丢失。④同时激酶 Cdk5 的巯基亚硝基化也被证实可促进 Aβ 导致突触丢失。上述因素存在交互作用,最终导致突触功能障碍和丢失。

除了可溶性 Aβ,高度磷酸化 Tau 对突触也有损害作用。有关 Tau 病变模型的研究显示存在突触素蛋白表达水平下降、树突棘萎缩和突触丢失,并且这些病理改变发生在明显神经原纤维缠结形成之前。这一结果提示,是可溶性 Tau 而不是其聚集物对突触具有毒性作用。在神经元培养中,可溶性 Tau 错误着位的树突表现出明显的棘丢失,也提示可溶性 Tau 可以导致突触功能损伤。另外,在小鼠皮质下注射可溶性 Tau 可以导致海马树突棘的减少,再次证实可溶性 Tau 在突触丢失中的作用。但是 Tau 对突触损害的具体分子机制还有待于进一步研究。

2. 神经传导速度减低

(1) 有髓纤维的基本结构:有髓纤维是神经元轴突形成的一种特化结构,外被胶质细胞膜所形成的呈同心圆排列的螺旋膜板层,称之为髓鞘(myelin sheath)。除了近神经元胞体处和轴突终末以外,轴突其余部分均被多个髓鞘所包裹。相邻髓鞘之间存在轴突裸露区,称为郎飞结(node of Ranvier)。郎飞结两侧的轴突和胶质细胞之间形成隔状连接,称为节旁区(paranode)。

(2) 有髓纤维的分类:根据所在的位置不同,有髓纤维可分为两种:周围神经系统的有髓纤维和中枢神经系统的有髓纤维。前者由施万细胞所形成,后者由少突胶质细胞(oligodendrocytes)所形成。与施万细胞相比,少突胶质细胞突起末端的扁平薄膜可以分别包卷多个轴突,从而很大程度上提高了有髓纤维的形成效率,并减少了脑的总体积。两种类型的有髓纤维在化学组成和结构上略有不同,但是它们在轴突传导兴奋性冲动的过程中均执行相同的功能。

(3) 影响神经传导速度的因素

1) 轴突直径:动作电位的传导是通过局部电流实现的。轴突直径粗时,电阻明显下降(在无髓纤维,电阻与直径的平方成反比),因而形成的局部电流影响范围大,邻近静息膜电位达到阈电位水平所需的时间短,所以传导速度快。此外,不同直径的神经纤维膜上 Na^+ 通道密度不同。越粗的无髓神经纤维,其膜上 Na^+ 通道的密度越高。当它们开放时,沿 Na^+ 通道进入膜内的电流越大,故动作电位的形成及传导速度都快。

2）髓鞘:脊椎动物的许多神经纤维都包有髓鞘,这是动作电位传导速度增加的重要原因,比单纯增加纤维的直径更有效。髓鞘富含磷脂具有高电阻低电容的特性,而郎飞结区无髓鞘,并有密集分布的电压门控 Na^+通道,很容易发生去极化并达到阈电位,从而产生动作电位。髓鞘的这种结构和功能特性使得动作电位在郎飞结之间以 120 m/s 的速度呈跳跃式传导,从而极大地加速了神经冲动的传导速度,并且有效地节约了过程中所需的跨膜离子运动的总数和 ATP 消耗。

（4）AD 进程中轴突损伤:在形态学上,主要为学习记忆相关脑区轴突脱髓鞘、溃变以及由此引发突触数量的减少和变性。在功能学上,除了表现为动作电位的传递障碍,还表现为细胞器、囊泡、蛋白质等轴浆运输功能障碍。以上各环节相互联系、相互促进引发的神经元之间兴奋传导障碍,进而使患者出现认知功能障碍的临床表现。

如上所述,髓鞘是保证轴突高效快速传导神经冲动的基础,正常情况下,轴突的电压依赖性 Na^+只位于郎飞结处,而在髓鞘包裹的轴膜处含量非常少。脱髓鞘后的轴膜缺乏 Na^+通道,而结旁区有大量的 K^+通道,在这种情况下,轴突的动作电位传导将被阻断。为了对抗这一过程,脱髓鞘的轴突处代偿性增加 Na^+通道的表达,由此导致动作电位传导时大量的 Na^+进入轴突。此后,轴突通过动用 Na^+/K^+-ATP 酶清除过多的 Na^+,保持正常的 Na^+梯度。因此,在动作电位传导的瞬间,轴突中出现骤然的 ATP 浓度急剧下降,使轴突能量失衡。当 ATP 的水平下降到一定阈值并伴随着轴突内 Na^+浓度的增加,将会导致 Na^+/Ca^{2+}交换的翻转,谷氨酸和其他神经递质的释放,使轴突内出现 Ca^{2+}超负荷,而触发一系列的细胞事件,如线粒体功能障碍、酶过度激活和氧自由基的形成等,最终导致轴突变性。因此,脱髓鞘除了直接影响轴突的传导作用以外,也使轴突内外离子稳态破坏,导致轴变损伤。

轴突损伤破坏神经元线粒体、突触囊泡以及蛋白质和其他各种物质的正常轴浆运输。线粒体在神经元胞体合成,沿着轴突顺行运入轴突或者逆行运回胞体。因此,正常的线粒体功能不仅取决于线粒体的完整性,更依赖轴突对线粒体的稳定运输和精确定位。AD 病程中观察到的神经元胞体线粒体的高度聚集、轴突线粒体的减少、线粒体被自噬体的降解以及突触囊泡的减少均提示轴浆运输的障碍。

微管不仅是细胞骨架的主要成分,也是细胞运输的主要装置。细胞中的细胞器、囊泡、蛋白质和 mRNA 被“马达蛋白”(motor proteins)携带着,在微管上穿梭。微管的聚合和解聚依赖 Ca^{2+}的存在和微管相关蛋白的调控。微管相关蛋白(microtubule associated protein, MAP)包括 MAP1、MAP2 和 Tau。MAP2 在树突中大量表达,而 Tau 主要集中在轴突,具有促进微管的组装作用。微管聚合的调控是通过一系列蛋白激酶和磷酸化酶调节磷酸化的 Tau 蛋白的量而实现的。AD 病理进程由于 Tau 蛋白的过表达和高度磷酸化干扰微管的正常聚合和解聚以及降低马达蛋白对微管的亲和力来破坏,从而破坏了线粒体和突触囊泡的轴浆运输,进而影响了正常神经传导所依赖的 ATP 和神经递质的合成。

（5）AD 进程中少突胶质细胞的损伤:在 AD 病理进程中,多种因素可以导致少突胶质细胞的功能障碍。髓鞘的崩解与年龄高度相关,随着年龄的增加,髓鞘对基因和环境的易感性增加,而逐渐崩解。大量的研究表明髓鞘崩解始于中年,在衰老进程中加速,是认知功能下降和包括 AD 在内的神经退行性疾病的基础。髓鞘的崩溃和少突胶质细胞功能障碍的出现甚至早于淀粉样蛋白和 Tau 蛋白的磷酸化。此外,髓鞘的崩解可以促进有毒性的 Aβ 寡聚体的形成,Aβ 寡聚体又可以损伤更多的髓鞘,从而导致恶性循环,加剧了 AD 的病理进程。

研究表明 Aβ 可以通过氧化应激、炎性细胞因子释放以及细胞凋亡等多种途径导致少突胶质细胞功能障碍甚至死亡。不仅如此,Aβ 还可以通过影响少突胶质细胞前体细胞的正常分化和髓鞘碱性蛋白的表达和分布而损伤少突胶质细胞的成熟和髓鞘再形成、修复功能。此外类似于神经元内 Tau 蛋白的高度磷酸化和神经原纤维缠结等事件也发生在少突胶质细胞中。由此可见,Aβ 对少突胶质细胞具有直接毒性作用,从而在 AD 的病理进程中发挥重要作用。

(6) 神经传递相关的离子稳态的破坏:离子稳态在神经元的生理活动中发挥重要作用。无论是神经递质的释放、突触后动作电位的形成、神经冲动的传递以及细胞内的信号级联反应的发生等均依赖于神经元细胞及突触内外正常的离子浓度以及其所形成的电势差。Aβ 可以导致多种离子转运体、通道以及交换子的结构和功能损害,从而导致脑内 Na^+、K^+ 以及 Ca^{2+} 稳态破坏,影响了神经信号传递。

总之,突触和神经传导障碍是 AD 进程中认知功能损害的病理生理学基础。Aβ 是导致突触、轴突和髓鞘结构和功能损害的主要原因。进一步明确保护轴浆运输和少突胶质细胞功能的分子机制,将有助于发现 AD 治疗新靶标。

(黄 璜 肖 明)

第四节 神经递质异常

在 AD 患者脑内,各个神经递质系统均发生了改变,多数神经递质总体上呈减退态势,胆碱能系统改变最为明显。神经递质的适度减低可能是整个机体活力的一种适应性反应,但在 AD 的病理情况下,神经递质的改变超出了正常范围,调控功能失常,临床上则表现为认知和记忆的全面减退。

1. 神经递质

对于大多数神经元而言,神经元之间的信息传递是靠化学物质-神经递质介导的。经典意义上的神经递质是由突触前神经元合成并释放到突触间隙的化学物质,其与突触后细胞膜上的特异性受体结合,继而影响突触后神经元的膜电位,从而完成突触信号的传递过程。近年来的研究发现,脂溶性气体分子一氧化氮(NO)分子也可以在神经元间传递信息,其能自由透过细胞膜而无需与膜上的受体结合。

(1) 递质能神经元:神经元是高度特化的细胞,不同特化的神经元具有分泌不同的神经递质能力或者神经调质(神经肽)。作为协助突触信号传递的分子,神经调质本身不具有递质活性,大多与 G 蛋白偶联的受体结合后诱发突触前或突触后电位,不直接引起突触后生物学效应,但能调节神经递质在突触前的释放及突触后细胞的兴奋性,调节突触后细胞对递质的反应。根据神经元释放的神经递质(neurotransmitter)或神经调质(neuromodulator),还可分为:①胆碱能神经元(cholinergic neuron);②胺能神经元(aminergic neuron);③肽能神经元(peptidergic neuron);④氨基酸能神经元。研究发现,多种神经递质在神经元中存在共存现象,即一个神经元能分泌多种神经递质,但是不同的神经递质包装在不同的突触囊泡中。

（2）神经递质类型及功能：目前已经发现的神经递质超过 100 多种。脑内的神经递质按照作用后果可分为离子型（ionotropic）和代谢型（metabotropic）两类。其中离子型受体按照电位变化可分为兴奋型和抑制型两类。神经递质按化合物种类分为生物原胺类、氨基酸类、肽类、其他类型（如 NO、腺苷、花生四烯乙醇胺等）神经递质。生物原胺类神经递质是最先发现的一类，包括：多巴胺（DA）、去甲肾上腺素（NE）、肾上腺素（E）和 5-羟色胺（5-HT）等。氨基酸类神经递质包括 γ-氨基丁酸（γ-aminobutyric acid，GABA）、甘氨酸、谷氨酸、组胺和乙酰胆碱（Ach）等。肽类神经递质包括内源性阿片肽、P 物质、神经加压素、胆囊收缩素（CCK）、生长抑素、血管加压素和缩宫素等。神经递质非散状性地分布在突触前胞体内，而是被包装在不同的囊泡中。脑中常见的神经递质包括乙酰胆碱、GABA、5-羟色胺、多巴胺、去甲肾上腺素、肾上腺素、褪黑激素、脑内啡等。谷氨酸是脑与脊髓中最常见的神经递质，几乎 90% 的兴奋型突触是以谷氨酸作为神经递质的。γ-氨基丁酸是脑中最常见的抑制性神经递质，超过 90% 的抑制型突触是以 γ-氨基丁酸作为神经递质的；甘氨酸是脊髓中最常见的抑制型神经递质。乙酰胆碱是神经肌肉连接处的神经递质，在中枢神经系统中乙酰胆碱也是很重要的一种兴奋性神经递质。多巴胺在脑中有多种重要功能，包括运动行为的调节，动机与情绪激发相关的快感等；帕金森病与多巴胺不足有关，精神分裂症与较高水平的多巴胺有关。5-羟色胺在中枢神经有部分合成，具有调节食欲、睡眠、体温、记忆与学习、情绪、行为等功能。

（3）神经递质的输送

1）轴突囊泡传递：当轴突末梢与另一神经元的树突或胞体形成化学突触时往往先形成膨大突触扣。突触扣包含数量众多的直径在 30～150nm 的球形小泡–突触囊泡，还有含有较多的线粒体。神经递质储存于突触囊泡内。突触囊泡泡类型有：①球形囊泡（spherical vesicle），直径 20～60nm 的电子透明小泡，其中含有兴奋性非肽类神经递质，如乙酰胆碱（acetylcholine，Ach）和氨基酸类递质等。②颗粒囊泡（granular vesicle），囊泡内含有电子密度高的致密颗粒，按其颗粒大小又可分为两种：小致密性囊泡，直径为 30～60nm，通常含胺类神经递质如肾上腺素、去甲肾上腺素等；大致密性囊泡，直径可达 80～200nm，所含的神经递质为 5-羟色胺或脑啡肽等肽类。③扁平囊泡（flat vesicle），囊泡长径约 50nm，呈扁平圆形，其中含有抑制性神经递质，如 γ-氨基丁酸等。各种神经递质在胞体内合成并被包装成囊泡，神经递质通过囊泡包裹形式被快速顺向运输到轴突末端，大量球形囊泡聚集在轴突终末。

2）神经递质的释放：突触前膜释放神经递质的过程被称为胞吐（exocytosis）或胞裂外排。当神经冲动抵达末梢时，末梢产生动作电位，突触前膜 Ca^{2+} 通道开放，因此 Ca^{2+} 由膜外进入突触前膜内。突触前膜区域升高的 Ca^{2+} 介导一定数量的包含神经递质的囊泡与突触前膜紧贴融合，囊泡与突触前膜黏合处出现破裂口，囊泡内递质及其他内容物被释放到突触间隙内。Ca^{2+} 由胞外向胞内的转移水平对神经递质的胞裂外排起到很重要的作用，Ca^{2+} 是囊泡膜与突触前膜融合的必要因素，Ca^{2+} 的转移数量直接关系到神经递质的释放量。减少细胞外 Ca^{2+} 浓度，递质释放受到抑制；而增加细胞外 Ca^{2+} 的浓度则增加递质释放水平。Ca^{2+} 可能通过以下两种方式促进突触囊泡与突触前膜的融合：①降低轴突胞浆的黏度，有利于突触囊泡的迁移；②消除突触前膜内的负电位，以利于囊泡与突触前膜接触而发生融合。

3）神经递质的清除：被释放到突触间隙的神经递质在执行突触信息传递效应后应存在终止的途径，以防止突触后神经元接受长期应激信息。神经递质的突触传递作用可通过以余的神经递质回收至突触前神经元并储存于囊泡;其次是酶解,突触间隙的神经元扩散质突触外周被其他神经元或星形胶质细胞吸收、酶解成代谢物的形式储存或利用;另外,突触间隙可能存在一些特异性的酶,可以迅速降解神经递质。一些常见的神经递质系统及介导的神经效应见表 5-1。

表 5-1 一些常见神经递质系统

神经递质	突触后效应	前体物质	合成限速步骤	清除机制
乙酰胆碱	兴奋性	胆碱、乙酰辅酶 A	胆碱乙酰转移酶	乙酰胆碱酯酶
谷氨酸	兴奋性	谷氨酸盐	谷氨酰胺酶	转运体
GABA	抑制性	谷氨酸	谷氨酸脱羧酶	转运体
甘氨酸	抑制性	丝氨酸	磷酸丝氨酸	转运体
儿茶酚胺类	兴奋性	酪氨酸	酪氨酸羟化酶	转运体和酶解
5-羟色胺	兴奋性	色氨酸	色氨酸羟化酶	转运体、单胺氧化酶
组胺	兴奋性	组氨酸	组氨酸脱羧酶	转运体
神经多肽	兴奋性、抑制性	氨基酸	合成与转运	蛋白酶解

2. AD 与神经递质损伤

(1) 中枢胆碱能异常:乙酰胆碱(acetylcholine, Ach)是中枢神经系统中分布很广的神经递质,胆碱能神经元广泛分布在前脑、纹状体、边缘系统及脑干中。Ach 主要参与机体心血管活动、摄食、饮水、睡眠、觉醒、感觉和运动的调节。研究发现 Ach 还对学习和记忆也有调节作用,某些神经疾病和老年健忘症等都与脑内 Ach 的含量有关。乙酰胆碱由胆碱和乙酰辅酶 A 在胆碱乙酰转移酶(choline acetyltransferase, ChAT)的催化作用下合成, ChAT 是胆碱能神经元所特有的,故其也是该神经元的特异性标志物。释放到突触间隙的乙酰胆碱与其受体(acetylcholine receptor, AchR)结合传递神经冲动后,迅速被乙酰胆碱酯酶(acetylcholin esterase,AchE)水解成胆碱和乙酸。突触后膜含有特异的乙酰胆碱受体,包括烟碱型乙酰胆碱受体、蕈毒碱型乙酰胆碱受体。研究表明,大鼠训练获得后,皮层海马乙酰胆碱(Ach)和胆碱转移酶(ChT)升高,拟胆碱能药物或海马隔区内移植胆碱能胎胚组织均改善学习记忆功能;相反,抗胆碱能药物或损伤胆碱能基底核则破坏学习记忆功能。

1) 胆碱能变性:胆碱能神经元在中枢神经系统内分布极为广泛,基底前脑的胆碱能神经元主要位于 Meynert 基底核、Broca 斜角带核和隔核,合成乙酰胆碱,经投射纤维输送至大脑皮质和海马。胆碱乙酰转移酶是生成 Ach 的限速酶,常被作为胆碱能神经元的标志指标。乙酰胆碱酯酶(acetylcholin esterase, AchE)是 Ach 的水解酶,主要分布于海马,其次是顶叶和枕叶。

胆碱能损伤在 AD 中起了重要作用,病理学研究提示,基底前脑等部位胆碱能标志的改变与 AD 痴呆的严重性相平行,AD 患者脑部乙酰胆碱明显缺乏。乙酰胆碱酯酶和胆碱乙酰转移酶活性降低,特别是海马和颞叶皮质部位。乙酰胆碱的含量会随着年龄的增加而下降,正常老人比青年时下降 30%,而老年痴呆患者下降更为严重,可达 70%~80%。ChAT 和 AchE 活性反映了胆碱能神经元的活性,胆碱能调节大脑皮层和海马中神经生长因子(NFG)的合成与释放。Aβ 的沉积会增加 AchE 的表达,在 AD 患者的大脑中神经纤维缠结和老年斑内 AchE 活性显著升高,造成乙酰胆碱神经递质的异常。当投射到皮质和海马的乙酰胆

斑内 AchE 活性显著升高,造成乙酰胆碱神经递质的异常。当投射到皮质和海马的乙酰胆碱减少时,皮质和海马的 NFG 释放减少,使其营养作用得不到发挥,并进一步导致 Aβ 的沉积和神经纤维缠结的形成,产生恶性循环的 Aβ 毒害作用。毒蕈碱受体激动剂(RS86)增强了 APP 的非淀粉样水平途径,提升了老年大鼠脑区乙酰胆碱的释放水平、提高了大鼠的行为能力。

胆碱能系统主要与学习相关,在 AD 的发病过程中,胆碱能神经元丢失,乙酰胆碱酯酶活性和胆碱乙酰酯酶减低,进而导致学习,记忆等衰退,这被认为是阿尔茨海默病的主要临床特征。乙酰胆碱是中枢神经的主要的神经递质之一,在学习和记忆过程中起着重要作用,胆碱乙酰转移是合成乙酰胆碱的主要限速酶,研究发现在 AD 患者脑中胆碱乙酰转移酶的数目下降,并且发现与 Aβ 含量成正比。将 Aβ 注入大鼠基底巨细胞核后,大鼠皮层细胞乙酰胆碱释放明显减少,其胆碱功能传递功能的损伤可能是造成大鼠工作记忆衰退的原因。体外实验也发现,拟胆碱药能缓解 Aβ 的神经毒性,目前乙酰胆碱酯酶抑制剂仍是 AD 的主要治疗药物。但是近二十多年来,临床上用拟胆碱能药物对 AD 患者进行了大量的治疗观察,拟胆碱药物对 AD 的治疗作用非常局限,拟胆碱药物对轻度 AD 的症状有一定的缓解作用,但对中度、重度 AD 并没有显著的治疗作用。就其原因,可能与 AD 患者除了中枢胆碱能神经系统出现病理改变外,其他递质系统如去甲肾上腺素(NE)能、5-羟色胺(5-HT)能、谷氨酸能等神经系统也有损害有关。

AD 基底前脑的胆碱能神经元丢失,伴随着乙酰胆碱的合成、储存、释放减少,从而导致以记忆和认知功能障碍为主的多种临床表现。研究表明,乙酰胆碱的改变区域有选择性。额叶和顶叶皮质中胆碱含量降低 40%~50%,维持某些亚型胆碱能受体功能的胆固醇也较常人大为降低。在 AD 患者脑中,颞中回、顶叶和额叶皮质及海马中的 ChAT 活性明显低下,而在脑干、小脑、中央前后回和枕叶皮质其水平正常。AchE 的变化一般后于 ChAT,因此在 AD 发病初期,由于 ChAT 异常所致合成减少的 Ach,仍被正常的 AchE 分解,致使突触间 Ach 含量的减少。随着病程的进展,AchE 活性降低,特别是在脑内起主要作用的 G4 型 AchE 活性减低尤其明显。AchE 在老年斑和胆碱能神经元丢失区域染色增强,在 Aβ 沉积区及其周围其酶活性增强。它们以不对称性结构存在,具有胶原样的尾部,从而促进 Aβ,形成 Aβ 沉积。

根据药理学反应特性不同,可将胆碱能受体分为:M 受体(muscarinic receptor)和 N 受体(nicotinic receptor)。M 受体属于 G 偶联蛋白、由第二信使介导的受体家族,分 5 个亚型,即 M1-M5。N 受体是五聚体,属于离子通道偶联的受体家族,主要调控细胞内外 Na^+、K^+ 和 Ca^{2+} 的流动,其激活后主要通过对膜电位的调节而影响细胞功能活动。17 种亚基组成了 N 受体,其中参与中枢神经系统不同 N 受体构成的有 12 种亚基,分别是 α2~α9 和 β2~β5。在中枢神经系统中主要表达 α4 和 β2 两种 N 受体亚型,在年龄相关的神经退行性变过程中出现的亚型改变最明显的是 α4 亚型 N 受体。

各型胆碱能受体在 AD 脑中的变化有所不同。M1、M2、M3 受体均可以选择性地作用于 Aβ 前体蛋白(amyloid precursor protein, APP),使非 Aβ 生成增多,而 M1 还可以使 PC12 细胞 Tau 蛋白脱磷酸化。故 M 受体可影响 AD 病程中的 Tau 蛋白高度磷酸化和神经纤维缠结生成。AD 病程中主要发生变化的 M 型受体是 1 型和 2 型,1 型是突触后受体,主要参与调节 Ach 效应;2 型是突触前受体,主要抑制 Ach 的释放。M1 型在脑中的密度无明显变化,而 M2 型则显著下降,主要原因是 M1 受体主要位于突触后膜,不受胆碱神经纤维退变的影响,而 M2 受体主要位于突触前膜,受胆碱能神经纤维退变的影响大。尽管 AD 脑中 M1 受体数量未发生明显变化,但它与 G 蛋白的偶联受到影响,额叶皮质中与 G 偶联蛋白的 M1 型 AchR 呈显著减少,其与高亲和力激动剂的结合能力下降,解偶联的程度与 AD 患者额皮质蛋白激酶 C 活性和 *N*-甲基-*D*-天冬氨酸受体(*N*-methyl-*D*-aspartate receptor, NMDAR)密度降低有关,与痴呆症状的严重程度也相关。另外发现 M3 受体数量无变化,M4 受体数量增加。

N 受体是 Aβ 的高亲和力结合位点,Aβ 能阻断 nAchR 激动剂与海马神经元细胞上 nAchR 的结合。AD 脑内 N 受体数量下降显著,可达 40% ~70% ,在部位方面以大脑皮质和海马最显著,在亚型方面以 α4、β2 最为显著。有研究者推测,N 受体主要在轻度认知障碍向 AD 的转变过程中发生丢失。在蛋白质水平的对比测定中,与同龄的对照组相比,AD 患者颞叶 N 受体的 α3、α4 亚单位减少;海马的 α3、α4、α7 亚单位也有所减少。对 AD 患者尸解的脑组织标本进行 mRNA 检测,结果提示 AD 患者脑中 N 受体的缺陷主要体现在转录后水平。

2) 胆碱能变性的机制:AD 患者胆碱退行性变的机制尚未完全阐明。Aβ 的神经毒性作用、神经生长因子(nerve growth factor, NGF)异常、脑血流量改变以及炎症反应等原因导致了基底前脑胆碱能神经元丢失,并进一步导致了皮质投射区神经元 Ach 递质减少。

Aβ 在 AD 的发病机制中占据中心地位,AD 转基因鼠模型证实,Aβ 沉积可引起胆碱能神经损害。Aβ 可促使神经元释放胆碱至细胞外,使得 Ach 的合成因细胞内胆碱耗竭而受阻。其次,Aβ 通过损伤线粒体、引起内质网功能障碍、损伤突触等途径在细胞内扰乱细胞的正常结构和功能,并在细胞外活化小胶质细胞,使之释放大量炎性介质,导致胆碱能神经元变性坏死。

基底前脑中有 99% 的胆碱能神经元同时表达高亲和力神经生长因子(nerve growth factor, NGF) 受体。基底前脑胆碱能神经支配的靶区,如大脑皮质和海马都有高浓度的 NGF mRNA 表达,可以合成 NGF,经基底前脑胆碱能神经元的轴突摄取,逆行运输至胞体,对其神经元的存活、损伤修复以及轴突的再生发挥重要作用。相关研究结果提示,AD 患者基底前脑胆碱能神经元功能丧失与 NGF 受体减少密切有关。此外,尸检证明 AD 患者基底前脑的 NGF 水平下降,而皮层和海马的 NGF 蛋白水平并未降低,说明从皮层和海马到基底前脑神经元的 NGF 运输出现障碍,使基底前脑的神经元缺乏神经营养作用,难以修复机械和化学因素所导致的神经元损伤。当 NGF 缺失时,其靶神经元 Aβ 形成通路会被激活,Aβ 生成增多并聚积在细胞内外,从而引起细胞凋亡。而在大鼠 AD 模型和人类 AD 脑组织中,轴突缺陷都比 AD 相关的病理表现更早出现,轴突运输障碍会加重轴突受损并促进 Aβ 沉淀、老年斑的形成和 AD 的发展。

动脉粥样硬化可导致脑灌注不足,是痴呆发病的高危因素。在多数 AD 病例,神经变性与血管损伤共存并相互作用,加速认知功能减退;血流的减少会消极地影响记忆和学习所必需的蛋白质的合成。而 AD 患者的认知功能减退与脑微血管功能损伤也存在关联。缺血低氧使葡萄糖氧化受阻,丙酮酸生成减少,造成 Ach 的合成原料乙酰辅酶 A 减少,Ach 合成减少。同时 Ach 参与各类脑血管舒张反应,故在有血管损伤时,胆碱能系统的损害进一步减少了皮质下缺血敏感区血流,而血流减少又加重胆碱能系统损害,形成了恶性循环。另一方面,损伤的胆碱能神经元释出 AchE,脑组织中可溶性 AchE 水平增高,导致 Ach 水平进一步下降,加重学习记忆功能缺损,而 AchE 诱导的细胞凋亡又加重了胆碱能神经元损害。

此外,在 AD 患者的脑组织中,Aβ 大量沉积,激活星形胶质细胞和小胶质细胞,并促进其释放促炎因子和一氧化氮（nitric oxide，NO），从而引起炎症级联反应。另外，NO 可以直接扰乱线粒体的正常功能，还参与了氧自由基对神经元的损伤。

（2）谷氨酸与 γ-氨基丁酸：谷氨酸是脑内非常重要的兴奋性神经递质，大部分的兴奋性中枢神经元是谷氨酸能的。谷氨酸不能透过血-脑屏障，因此在大脑内存在谷氨酸的生成和水解微循环环境。突触前谷氨酸能神经元吸收由星形胶质细胞分泌的谷氨酸的前体物质（谷氨酰胺）后，线粒体的谷氨酰胺酶将谷氨酰胺催化生成谷氨酸，合成好的谷氨酸被包装成突触囊泡。另外，神经元内三羧酸循环过程中也可以通过转氨作用合成谷氨酸。突触间隙的谷氨酸通过突触前膜附近和星形胶质细胞膜上的谷氨酸转运体清除。被突触前神经元吸收后重新包装成谷氨酸突触囊泡；而经星形胶质细胞吸收后谷氨酸在谷氨酰胺合成酶的作用下重新生成谷氨酰胺。谷氨酸的生理代谢过程见图 5-5。

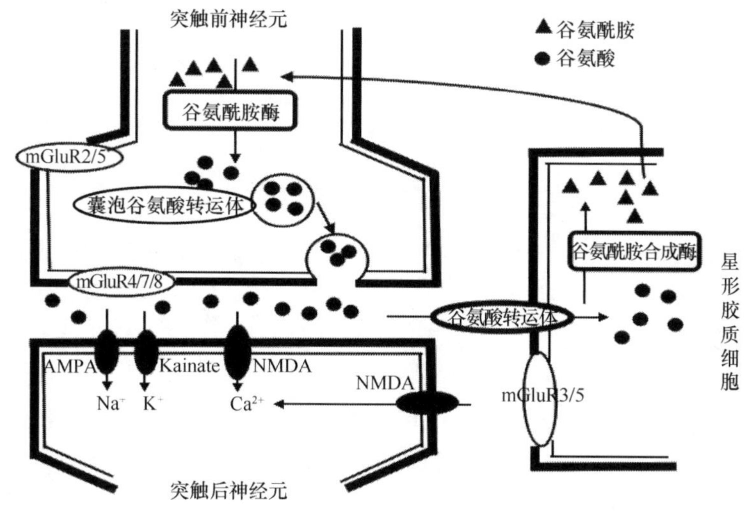

图 5-5　生理条件下神经元谷氨酸代谢

谷氨酸受体分为两类：一类为离子型受体，包括：*N*-甲基-*D*-天冬氨酸受体（NMDAR）、海人藻酸受体（KAR）和 α-氨基-3 羟基-5 甲基-4 异恶唑受体（AMPAR），这类与离子通道偶联，形成受体通道复合物，介导快速的信号传递；另一类为代谢型受体（mGluRs），它与膜内 G-蛋白偶联，这类受体被激活后通过 G-蛋白效应酶、第二信使等组成的信号转导系统，产生较缓慢的生理反应。谷氨酸对突触可塑性调节被认为是重要的学习和记忆的神经化学基础。过量的谷氨酸会导致兴奋毒性，引起靶细胞的死亡。

γ-氨基丁酸是脑和脊髓中一种重要的抑制性神经递质（另外，甘氨酸也是脊髓中的一种抑制性神经递质）。γ-氨基丁酸不是组成蛋白质的氨基酸，而是神经元所特有的。γ-氨基丁酸是由谷氨酸经谷氨酸脱羧酶（glutamate decarboxylase）作用下生成的。γ-氨基丁酸的释放和清除机制与谷氨酸类似，存在突触前神经元的吸收和突触周围星形胶质细胞的代谢分解途径。γ-氨基丁酸在星形胶质细胞内经线粒体转氨酶作用下生成谷氨酰胺。γ-氨基丁酸的生理代谢过程见图 5-6。

除了基底前脑胆碱能神经元受损之外，在 AD 脑组织可以见到萎缩的球状谷氨酸能末梢，且这些萎缩的神经元分布接近 Aβ 斑块，提示了皮质与皮质之间以及皮质向海马投射的谷氨酸通路的严重损伤。谷氨酸（glutamate，Glu）是神经系统中最重要的兴奋性神经递

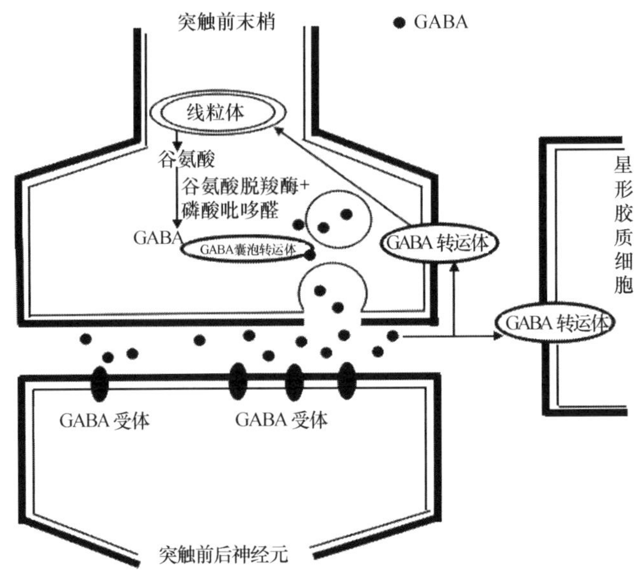

图 5-6 生理条件下 GABA 代谢

质,主要储存于突触前末梢内,在中枢神经系统广泛分布,但从新皮层到后脑含量逐渐减少。Glu 受体的 mRNA 表达几乎在所有神经元都存在,但以海马、大脑皮层及小脑的含量最丰富。Glu 及 Glu 受体在中枢神经系统功能中起着重要的作用,参与了神经元的兴奋性突触传递,调节脑多种形式的学习和记忆。

1) 谷氨酸转运体异常:谷氨酸转运体可分为 2 种类型:高亲和力的兴奋性氨基酸转运体(excitatory amino acid transporters, EAATs)和低亲和力的囊泡谷氨酸转运体(vesicular glutamate transporters, VGLUTs)。其中,EAATs 为维持正常的兴奋性突触的转运及受体激活所必需,分为 5 个亚型,即 EAAT1-EAAT5;VGLUTs 的功能是特异性地将突触囊泡外的谷氨酸转运至突触囊泡内,分为 3 个亚型,即 VGLUT1-VGLUT3。谷氨酸经囊泡上 VGLUTs 摄取后,主要储存于突触的囊泡内,释放后则通过突触受体的介导而起效,发挥作用后很快被位于星形胶质细胞和神经细胞胞浆膜的 EAATs 所终止。谷氨酸转运体的功能紊乱是包括 AD 在内的许多神经系统疾病进展的重要环节。

在对血小板和成纤维细胞的研究中,老年人较年轻人的谷氨酸摄取能力下降,EAAT1 表达减少,而在 AD 患者中,上述表现更加明显。在正常皮层锥体细胞内,EAAT1 很少出现,但在 AD 皮层锥体细胞内,EAAT1 与 Tau 蛋白共同出现。此外,老年斑附近的海马组织中表达 EAAT2 下降。在 AD 小鼠模型中,EAAT1 和 EAAT2 表达均减少,但在 mRNA 水平却与正常小鼠相类似,这提示 EAATs 的损伤发生在转录后水平。另外,EAAT3 蛋白表达的减少也为研究所证实。

VGLUT1 和 VGLUT2 是谷氨酸能神经的特异标记物,它们的表达变化能够反映神经退行性疾病谷氨酸能神经末端的完整性。在 AD 病程早期,前额叶皮质区未出现大量神经元丢失,但已出现 VGLUT1 和 VGLUT2 表达下降。VGLUT1 和 VGLUT2 的大量丢失大幅度降低了谷氨酸能传递的强度, 从而通过使该区域和其他皮层和皮层下区域失去正常的功能联系,从而对认知和语言等复杂的神经精神活动产生破坏性作用。

2) 谷氨酸受体异常:Glu 受体可分为离子通道型受体(ionotropic glutamate receptors,

iGluRs）和代谢型受体（metabotropic glutamate receptors，mGluRs）。iGluRs 包括 NMDA 受体、AMPA 受体（α-amino-3-hydroxy-5-methyl-4-isoxa-zolep-propionate receptor，AMPAR）和 KA 受体（kainic acid receptor，KAR）；根据氨基酸序列的同源性、激动剂的选择以及信号转导途径的不同，可将 mGluRs 分为三组，Ⅰ组为 mGluR1 和 mGluR5；Ⅱ组为 mGluR2 和 mGluR3；Ⅲ组为 mGluR4、mGluR6、mGluR7 和 mGluR8。不同的谷氨酸受体亚型对 APP 具有不同的调节作用，mGluRs 能调节 APP 的加工过程，使 APPs 的分泌增多，Aβ 的生成降低；而 iGluRs 虽能使神经元退化，但不能调节 APP 的分解过程。故 AD 可能是大脑皮质和海马的谷氨酸神经元受损、谷氨酸传递以及 mGluRs 的功能障碍而促使 Aβ 在这些区域沉积的结果。mGluRs 影响 APPs 的分泌是通过Ⅰ组 mGluRs 的信号途径实现的，Ⅰ组 mGluRs 在 AD 的发病中可能起重要作用。由于 mGluR5 在大脑皮质和海马中表达高，mGluR1 表达很低，进一步推测 mGluR5 是大脑皮质和海马神经元中增强 APPs 分泌的主要因素。

Glu 受体不仅参与快速兴奋性突触传递，还可调节递质的释放，诱发和维持长时程增强（long time potentiation，LTP）、长时程抑制（long time depression，LTD）等事件，与学习、记忆等行为密切相关。但是谷氨酸受体的过度激活可致神经元的退化、衰老和死亡，这种兴奋性毒性与 AD 发生发展联系密切。NMDA 受体广泛分布于颅内，并在与学习和记忆密切相关的海马和大脑皮层分布密度最高。NMDA 受体控制钙离子向神经元内的流动。生理条件下，NMDA 受体的离子通道被镁离子阻断。病理状态下，谷氨酸转运及再摄取功能下降，致使突触间隙中谷氨酸浓度持续升高，NMDA 受体过度兴奋，引起去极化，Cl^-、Na^+及水内流，导致细胞渗透性溶解；同时，因去极化激活膜电位依赖式 GluR，使大量 Ca^{2+} 内流，细胞内 Ca^{2+}超载，激活磷酸肌醇环路，破坏细胞的超微结构，使神经元变性死亡。

一般认为 NMDA 受体的过度激活是损伤的关键，但 AMPA 受体与 AD 的联系也被一系列研究所揭示。GluR2(+)AMPA 受体激活引起的去极化解除了 Mg^{2+}对 NMDA 受体的阻断，因而对 NMDA 受体诱导的 LTP 有"允许作用"。AMPA 受体在突触呈高度动态表达，其在静息突触(即静息状态下只有 NMDA 受体反应而无 AMPA 受体反应的突触)的插入能加快兴奋的突触传递，是 LTP 能够长期维持的关键。在突触后膜，AMPA 受体的插入能诱发和维持 LTP，促进学习记忆行为，而 AMPA 受体从突触后膜移除是 LTD 的重要环节。突触后膜 AMPA 受体缺失不仅可致 LTP 诱发和维持障碍，还可导致可致树突棘减少和 NMDA 受体缺失，均与认知障碍的发生有关，这种缺失可能是 Aβ 诱导突触受损和认知障碍的中间环节。进一步研究表明，Aβ 直接或间接地干扰 AMPA 受体在突触后膜的插入和定位，促进 AMPA 受体的胞吞和酶解，从而干扰 LTP 的诱发和维持，导致认知障碍。另一方面，早期研究表明，谷氨酸毒性可致 tau 基因过表达，AMPA 受体参与了这一过程。新近的研究提示，包括 AMPA 受体在内的谷氨酸受体介导的兴奋性中毒可促使 Tau 蛋白的异常磷酸化，参与 AD 时神经原纤维缠结的形成过程。

在 AD 病理条件中，大脑内聚集的 Aβ 可能对谷氨酸代谢循环造成影响，主要体现在以下三个方面：Aβ 增加谷氨酸能神经元释放谷氨酸的水平；Aβ 抑制星形胶质细胞对谷氨酸的吸收；Aβ 影响谷氨酸受体表达水平及活性。由于 NMDA 可使 Ca^{2+}经电压依赖的离子通道进入突触前终末，激活 Ca^{2+}依赖的囊包融合，因此 AD 早期 NMDA 含量增多，进而增强谷氨酸的释放。星形胶质细胞产生的谷氨酸转运体 EAAT2 表达水平与 APP751/770 mRNA 水平呈负相关，这表明 APP 的功能异常和加工可能会调节 EAAT2 的水平和功能，由此影响星形胶质细胞对谷氨酸的吸收。谷氨酸转运体的含量变化会出现在早期 AD 中，前额皮层和顶叶皮层谷氨酸转运体 VGLUT1 和 VGLUT2 水平减少,皮层和海马区 EAAT1 和 EAAT2 表达水平减少。有研究表明 Aβ 在含有 VGLUT1 和 VGLUT2 末梢处的积累要多于不含该转运体的末梢。病理条件下谷氨酸能系统成分的含量变化见表 5-2。

表 5-2 病理条件下谷氨酸能系统成分变化

谷氨酸能系统成分	脑中的变化情况
VGLUT1	细胞死亡和病理发生之前蛋白水平减少
VGLUT2	细胞死亡和病理发生之前蛋白水平减少
GLAST/EAAT1	早期临床阶段蛋白水平减少
GLT-1/EAAT2	早期临床阶段蛋白水平减少
谷氨酰胺合成酶	含量减少
NMDA 受体	轻度认知障碍阶段蛋白水平增加
NR1	蛋白水平减少
NR2A-B	蛋白水平减少
NR2C-D	没有影响
AMPA 受体	AD 早期含量增加
海人藻酸受体	受体结合力减弱
mGluR1	蛋白水平减少
mGluR2	蛋白水平增加

(3) 5-羟色胺能系统改变:5-羟色胺能系统,特别是 5-羟色胺 (5-hydroxytryptamine, 5-HT) 作为神经递质,在学习和记忆中起到重要的作用。5-HT 能系统的这些功能主要是通过它与胆碱能系统、γ-氨基丁酸能系统或谷氨酸能系统之间的相互作用来介导的。中枢神经系统的 5-HT 能神经元主要分布于低位脑干,向前脑和新皮质投射。5-HT 能神经元聚集分布的中缝核区域是 AD 病理中神经原纤维缠结形成及神经元丢失的重要部位。

目前已发现的 5-HT 受体有 7 类 14 种亚型,即 5-HT1 A-F、5-HT2 A-C、5-HT3、5-HT4、5-HT5 A-B、5-HT6 和 5-HT7,与 AD 相关的受体主要有 5-HT1A、5-HT2A、5-HT2C、5-HT3、5-HT4、5-HT6 和 5-HT7。记忆的形成和正常老化过程伴随着 5-HT 受体表达水平的改变,记忆形成过程需要 5-HT 受体的向下调节,但是 5-HT 受体的进一步减少可能与记忆障碍有关。5-HT 受体随着脑衰老和 AD 进程的进展而减少的事实支持这一推测。另一方面,增强 5-HT 的活性能够改善正常老龄人群和 AD 患者的记忆能力,而由 5-HT 消耗所引起的脑内 5-HT 水平下降则损害了他们的记忆。而 5-HT 水平的变化也同时影响着脑内 5-HT 受体的表达。这些证据都提示 5-HT 能系统对学习和记忆的调控具有重要的作用,AD 患者的认知能力衰退症状与 5-HT、5-HT 受体的表达改变密切相关。

(4) 去甲肾上腺素能系统改变:蓝斑是脑内合成去甲肾上腺素 (noradrenaline, NA) 及去甲肾上腺素合成酶的主要部位,蓝斑去甲肾上腺素能神经元轴突投射到海马、内嗅皮质、前额皮质等部位。NA 在脑内不仅是一种神经递质,而且是内源性抗炎因子,对维持中枢局部微环境的起重要作用。蓝斑内神经元丢失是 AD 的病理特征之一,蓝斑神经元丢失的死亡数目与 Aβ 沉积、神经原纤维缠结和痴呆程度呈正相关。动物模型表明,NA 或去甲肾上腺素 β 受体协同剂可以抑制 Aβ 所致的海马炎症反应。在 AD 中,NA 能神经元损害,其抑制血-脑屏障通透性增加、炎性细胞活化和炎性分子表达的功能被弱化。

脑内蓝斑 NA 神经元减少,引起其轴突投射区域的 NA 水平减低,引起脑毛细血管内皮间的蛋白构成改变,紧密连接减弱,血-脑屏障渗透性增加。同时,邻近 Aβ 斑块和神经原纤维缠结的毛细血管基底膜增厚和小胶质细胞被明显激活,导致血-脑屏障对血源性蛋白的通透性增加,促进 AD 病理过程的发生发展。

蓝斑神经元丢失及投射区域减少,导致脑内 NA 的水平降低,炎性分子 MHC-Ⅱ、ICAM-1、可溶性一氧化氮合酶 (inducible nitric oxide synthase, iNOS) 等表达上升,小胶质细胞激活,促进或启动脑内炎症反应;同时 AD 脑内炎症反应可以损伤投射区 NA 神经末梢,进而引起蓝斑 NA 神经元损伤和丢失,形成恶性循环。另一方面,促炎因子如 CCL2 和 IL-1 的释放可进一步加剧 Aβ 的沉积。Aβ 沉积激活小胶质细胞引起的炎性反应可能是 AD 的核心病理机制。

(5) 一氧化氮:近年来的研究发现,一氧化氮(nitric oxide, NO)是一种新型的神经递质。NO 能自由透过细胞膜而无需与膜上的受体结合,其在包括神经系统在内的全身都能起到信息传递的作用。NO 是目前所知最强的血管舒张因子和收缩因子, NO 不仅对心血管系统有调节作用,而且还参与包括中枢神经系统在内的生理和病理过程。NO 在细胞内由一氧化氮合酶(NOS)催化精氨酸而生成,在人体内 NOS 的同工酶有三种亚型,即正常状态下表达的神经元型一氧化氮合酶(nNOS)和内皮型一氧化氮合酶(eNOS)以及在损伤后诱导表达的诱导型一氧化氮合酶(iNOS)。nNOS 通常在突触后神经内表达,因此 NO 被认为是突触后神经元影响突触前神经元的反向信号分子。在中枢神经系统中,NO 促进其他神经递质的释放,调节突触可逆性过程,参与如学习和记忆功能的脑高级功能活动。有研究发现,海马 CA1 区神经元内释放 NO,并通过增强谷氨酸的释放量,兴奋 NMDA 受体,参与突触长时程增强作用。

3. 其他

AD 患者脑内尚有其他多种神经递质及其受体减少,如多巴胺、γ-氨基丁酸、生长抑素、血管加压素、促肾上腺皮质激素释放激素和 P 物质等。

在 AD 患者脑内,各神经递质系统改变的时间、范围、形式以及它与相关病理改变和临床症状之间的关系仍未完全阐明。AD 患者脑内神经递质的改变与其痴呆的严重程度之间无明显关系。也就是说痴呆越严重,其脑内神经递质并不一定降得越低。与神经递质含量改变相比,AD 患者脑组织内各种神经递质之间的平衡失调可能更为重要。神经递质改变是否具有足够的灵敏度和特异度以作为临床早期筛查的工具,也值得研究者进一步探索。

(黄　丹　肖　明　黄汉昌　姜招峰)

第五节　神经元变性坏死

AD 组织病理学可发现皮质、海马和基底核等学习记忆相关脑区神经细胞广泛丢失、残存神经细胞突触减少、神经原纤维缠结和神经无颗粒空泡变性等。AD 进程中神经元变性坏死发生机制复杂,这里主要综述 Aβ 神经毒性作用、神经原纤维缠结所致的轴浆运输障碍、胶质炎性反应、细胞凋亡信号途径等方面。

1. Aβ 神经毒性作用

AD 的发病机制十分复杂,其中 Aβ 沉积导致神经元变性和死亡,是各种原因诱发 AD 发生和发展的关键因素。细胞外与细胞内 Aβ 通过不同的机制参与 AD 的发病。细胞外 Aβ

通过糖基化终末产物受体(receptor for advanced glycation end product,RAGE)等受体直接作用于细胞膜发挥作用,并可激活胶质细胞引发炎症反应。细胞内 Aβ 可导致线粒体损伤、内质网应激、钙失衡和氧化应激,并可影响细胞凋亡信号转导等多种机制导致神经元变性坏死。

(1) 血-脑屏障(blood-brain barrier,BBB)破坏:BBB 是由脑毛细血管、基膜和神经胶质细胞所形成的结构,通过发挥选择性通透能力,保证脑内环境的高度稳定性。BBB 是脑内外 Aβ 进出的重要界面,它通过 RAGE 控制着血浆来源的 Aβ 进入中枢神经系统,而通过低密度脂蛋白相关蛋白(low-density lipoprotein receptor related protein 1,LRP1)来清除脑源性 Aβ 进入血浆。RAGE1 是脑血管内皮上的 Aβ 主要内向转运体,在 AD 和转基因动物实验模型中,受累脑血管、小胶质细胞和神经元中的 RAGE 表达明显上调。另一方面,在老龄动物模型以及 AD 患者中,脑血管内皮 LRP1 的表达明显减少,同时伴有 Aβ40 和 Aβ42 含量增加。因此,在 AD 患者脑部,血管内皮细胞向脑内转运 Aβ 增加,而 Aβ 外向清除能力明显减弱,导致 Aβ 在脑组织中大量蓄积。大量蓄积的 Aβ 对 BBB,特别是内皮细胞间紧密连接的构成蛋白有明显的毒性作用,导致更多外源性 Aβ 进入脑组织,形成恶性循环。

Aβ 的转运障碍导致脑组织局部神经毒性 Aβ 单聚体的形成,大量内皮素分泌,脑局部血流减少,脑组织缺氧和氧自由基的增加,进而导致神经细胞凋亡。同时 Aβ 损伤血管内皮细胞表面和神经元细胞表面葡萄糖转运蛋白(glucose transporter,GLUT),影响葡萄糖的转运,导致神经元的代谢障碍。激活的小胶质细胞从血液向脑组织募集,产生大量炎症因子,加重对血管内皮的损害,Aβ 逐步聚集,血管外周的淀粉样组织和神经原纤维缠结日益增多,最终导致突触和神经元的大量丢失,直至临床上表现为精神、情感、记忆和行为等一系列异常。

(2) 线粒体损伤和平衡破坏:线粒体是细胞产生能量的主要场所,具有调控细胞凋亡的作用,并且与细胞氧化应激密切相关。Aβ 可破坏线粒体膜电位,诱导神经细胞产生过量活性氧(reactive oxygen species,ROS),引起氧化应激,损伤线粒体的正常结构与功能,并促进线粒体凋亡途径相关蛋白的释放,启动线粒体凋亡途径,引发神经细胞凋亡。

在无 Aβ 存在的情况下,Aβ 结合醇脱氢酶(Aβ binding alcohol dehydrogenase,ABAD)在正常和应激条件下都有细胞保护作用。但是线粒体基质中的 Aβ 可与 ABAD 结合,抑制其酶活性,导致上游毒性代谢物聚积,进而导致细胞毒性。Aβ 还可以与线粒体通透性转运孔(mitochondrial permeability transition pore,MPTP)的组成蛋白亲环蛋白 D(cyclophilin D,CypD)结合,引起通道开放进而导致线粒体损伤。

损伤的线粒体释放细胞色素 *c* 入细胞质中,在 ATP/dATP 存在的条件下与凋亡活化因子 Apaf-1 结合,提供能量诱导 Apaf-1 多聚物形成,并通过 N 端黏附 caspase-9 前体形成凋亡体复合物,其中 caspase-9 前体多聚化导致构象改变,自身裂解并活化。活化的 caspase-9 可多步骤水解反应激活 caspase-3,形成级联放大反应,然后通过蛋白水解作用诱导细胞凋亡。细胞色素 *c* 释放还可通过引起线粒体呼吸链电子传递障碍,使 ROS 产生增加,介导细胞凋亡。

线粒体平衡(mitochondrial balance)包括线粒体的融合(fusion)与分裂(fission),这在正常细胞活动中有着重要的意义,线粒体的分布和活性与线粒体平衡有密切关系。在真核细胞中,线粒体沿着微管运动,在同一条微管上相遇的不同线粒体可发生融合。线粒体的融合对于线粒体 DNA 的稳定十分重要。线粒体分裂异常会导致线粒体破碎,进而影响线粒体的功能。线粒体分裂一方面会加强线粒体的自噬作用,另一方面分裂过程会增加细胞色素 c 的释放,改变了线粒体外膜通透性,进而引起细胞凋亡。

APP 的突变会导致线粒体分离增加,另外,可溶性的 Tau 因子也与线粒体异常有关。Aβ 和 Tau 因子主要通过损害氧化磷酸化、提高 ROS 的产生与线粒体相关蛋白相互作用等方式,相互促进影响线粒体平衡。在 AD 大脑中,可观察到锥体细胞的线粒体重新分布。此外,与线粒体融合相关的因子如线粒体融合蛋白(mitofusins,Mfn)Mfn1、Mfn2 明显下降,相反,与分裂相关的因子 Fist1 在 AD 脑中有所上升。

(3)氧化应激:脑由于代谢水平高、耗氧量大、细胞膜的不饱和脂肪酸含量较高、抗氧化酶相对不足,是自由基最易侵袭的靶器官。AD 患者脑部神经元中线粒体 DNA 氧化程度为正常水平的 3 倍。Aβ 通过多种途径导致脑氧化应激:①Aβ 本身可作为氧自由基供体,产生 ROS;②Aβ 可诱导产生 ROS;③Aβ 还可通过与特异的受体结合激活小胶质细胞,加剧氧化应激。

大鼠脑室内注射 Aβ 后,海马皮质、黑质等部位抗氧化物质,包括超氧化物歧化酶、谷胱甘肽等下降,表明 Aβ 能损害脑内抗氧化系统,进而发生了 Aβ 与氧自由基的恶性循环。自由基形成后即可引起神经细胞脂质过氧化,自由基及脂质过氧化的某些降解产物可以氧化修饰亚细胞结构并对生物大分子造成损伤,从而影响神经细胞膜结构与功能,引起神经组织一系列病理生理变化。

(4)内质网应激:内质网参与蛋白质合成、折叠与分泌,也是调控细胞内钙离子的重要细胞器。Aβ 导致内质网功能紊乱,影响蛋白质的正常合成,使得细胞内钙超载,引起内质网应激(endoplasmic reticulum stress,ERS),最终可导致细胞凋亡。内质网应激在 AD 的发病中起了重要作用,内质网上 IP3 受体基因敲除,可明显减少 Aβ 的生成。

内质网功能受损可引起 ERS,ERS 触发自适应程序未折叠蛋白质应答(unfolded protein response,UPR),增强蛋白质折叠能力、停滞多数蛋白质翻译、加速蛋白质降解等,以促进蛋白折叠调节。适度的 ERS 从转录和翻译水平避免错误折叠蛋白在神经元细胞中聚集,起到保护作用;而过度的 ERS 将伴有钙代谢的紊乱,未折叠蛋白聚集增加,内质网调节功能缺失。如内质网持续功能紊乱,最终将启动 caspase-12 依赖的细胞凋亡程序,导致细胞死亡。由此推测 Aβ 在内质网的产生和累积参与了这一凋亡程序的启动。

(5)钙超载:细胞内外钙稳态的维持对于神经元发挥正常生理功能所必需的。钙超载一方面损伤了氧化磷酸化,另一方面使得钙依赖性 ATP 酶的异常活动,结果导致细胞能量不足甚至耗竭。细胞结构和功能破坏影响了长时程突触增强效应,突触可塑性降低,同时钙超载还促进了脂质过氧化和自由基生成,增加细胞对氧化应激和兴奋性毒性的易感性,加剧细胞损伤。膜流动性降低引起膜上的酶活性下降、膜受体功能范围缩小及活性降低,还可使膜硬度增加,从而压迫膜蛋白并使其移位,甚至脱落导致其功能丧失,由此而影响相关功能。钙超载还过度激活钙蛋白酶,使其对多种细胞骨架和蛋白水解酶产生降解作用,从而改变蛋白质结构和酶的功能,造成组织损伤。

对 APP/PS1 转基因小鼠的研究发现,钙超载需要 Aβ 斑块的存在,Aβ 斑块所在的微环境扰乱了神经元对钙离子的控制。Aβ 可能通过如下途径影响细胞内 Ca^{2+}稳态:改变 IP3 含量、诱导膜磷脂过氧化、与膜表面受体结合后形成 Ca^{2+}通道而导致 Ca^{2+}内流。无论是通过胞外内流还是细胞器内外流,胞内钙离子的增加都会增加细胞对 Aβ 的敏感性,影响 APP 转运和剪切过程,由此形成一种恶性循环。

2. Tau 蛋白与神经退行性变性

Tau 蛋白是微管相关蛋白质,不仅具有稳定微管结构的功能,还能调节动力蛋白和驱动蛋白的运动速度,从而影响有马达蛋白(motor protein)结合的微管运输。Tau 蛋白高度磷酸化是 AD 发病机制的早期事件。高度磷酸化的 Tau 蛋白聚合形成双螺旋细丝(paired helical filaments,PHF)和神经原纤维缠结(neurofibrillary tangles,NFTs),沉积于神经原纤维中。

当老年斑形成后,可溶性的 Aβ 进入神经细胞激活 Tau 蛋白激酶,增强糖原合酶激酶 3(glycogen synthase kinase 3,GSK3)对 Tau 蛋白的磷酸化作用,使与微管蛋白相结合的 Tau 蛋白过多磷酸化,高度磷酸化的 Tau 蛋白脱离微管蛋白,促进 PHF/NFT 形成。Aβ 还导致钙离子浓度升高,过度激活钙蛋白酶,将 CDK5 的激活剂 p35 剪切为 p25,进而增强 CDK5 对 Tau 蛋白的磷酸化作用。另外,钙蛋白酶通过剪切 GSK3 也增强了其磷酸化活性。高度磷酸化的 Tau 蛋白对钙蛋白酶的水解具有高度的拮抗能力,难以清除。另一方面,Aβ 激活细胞凋亡相关的 caspases 家族,caspase-3 能降解 Tau 蛋白,并切割其 C 端的抗聚集的重复单元,从而加速 Tau 蛋白聚集。随后 Tau 蛋白 N 端被蛋白酶水解,产生细胞毒性更大的水解片段。

NFTs 不需要改变微管完整性就可对轴浆运输产生重大影响。高度磷酸化 Tau 蛋白降低马达蛋白在微管上的吸附力,抑制促微管组装活性,妨碍微管蛋白装配和影响微管的稳定性,削弱了神经元轴浆运输能力。高度磷酸化 Tau 蛋白还隔离参与微管装配的正常 Tau 蛋白、微管相关蛋白(microtubule-associated proteins,MAP)MAP1 和 MAP2,进一步破坏微管组装。于是,正常的细胞骨架结构和功能被破坏,轴浆转运损伤,突触功能障碍。

另外过度表达 Tau 蛋白可使细胞抵抗由 GSK-3β 介导的细胞凋亡。当细胞缺失 Tau 蛋白时,GSK3β 磷酸化生存因子 β-连环素(β-catenin)使之降解而无法发挥抗凋亡作用,细胞在凋亡信号的刺激下因缺少生存信号而凋亡。而当细胞中富含 Tau 蛋白时,Tau 蛋白可通过底物竞争,阻止 GSK-3β 对 β-catenin 的磷酸化作用,从而保存 β-catenin 的抗凋亡作用。此外,Tau 蛋白磷酸化还通过调节线粒体、p53 等凋亡途径,抵抗 Aβ 等因素引起的凋亡,而 Tau 蛋白去磷酸化促进细胞凋亡。高度磷酸化的 Tau 蛋白破坏微管和轴浆运输功能,导致神经元功能和结构异常而呈病态生存,又发挥了抗凋亡作用,使神经元逃逸急性凋亡,但最终发生慢性神经退行性变性死亡。

3. 胶质炎性反应

小胶质细胞引起的炎性反应是引起神经元丢失的重要原因。研究显示,AD 患者脑内老年斑附近有激活的小胶质细胞。这些激活的胶质细胞可以表达多种炎性细胞因子,并触发了一系列级联反应而发挥神经毒性作用。炎症因子可以促进 Aβ 的生成增加,进一步加重炎症反应,从而形成恶性循环,最终导致炎症反应的进行性加重。

小胶质细胞膜上的受体复合物与沉积在神经元周围的 Aβ 相互作用,激活了细胞内信号传导通路,并增殖活化,表达 IL-1、IL-6 和 TNF-α 等多种炎性介质。其中,IL-1 过度表达和释放是始动环节,IL-1 除上调小胶质细胞和星形胶质细胞表达细胞因子之外,还诱导补体、黏附分子、氧自由基、前列腺素、NO 等生成增加,这些分子通过作用于胶质细胞或神经元促使其他炎症分子的产生,这种交互作用促进相关慢性炎症产物的分泌,在 AD 病理损伤的不同阶段发挥作用,并贯穿其病理发展的全过程。

活化的小胶质细胞产生 C1q、C3、C4 等补体蛋白成分,“呼吸爆发”产生大量 ROS,并激活补体的经典途径和/或旁路途径,产生膜攻击复合物(membrane attack complex,MAC),引起神经元变性。MAC 有很明显的神经毒性,其作用可溶解神经元。活化的小胶质细胞还是脑内主要的抗原呈递细胞，它将 Aβ 作为抗原呈递给 T 细胞，引起 AD 患者外周血中 T 细胞对 Aβ 反应性增强。另外，激活的小胶质细胞大量释放 TNF-α，激活神经元细胞膜受体上的死亡域，进而引起 caspases 级联效应，导致细胞凋亡。

4. 细胞凋亡的分子信号途径

细胞凋亡在 AD 的发病中起重要作用，其机制与氧化应激、钙超载、炎症反应、早老蛋白基因突变、能量代谢障碍等有关。通过 Akt、Bcl-2/Bax、NF-κB、N-APP 等信号分子，细胞凋亡程序被最终激活。

（1）Akt：Akt 也称为蛋白激酶 B（protein kinase B，PKB），可通过下列途径促进细胞存活：①抑制 Bad、caspase-9 等促凋亡分子活化；②磷酸化多种转录因子，抑制凋亡基因的表达和增强抗凋亡基因的表达。Aβ 可减少神经元内 Akt 的磷酸化形式，抑制 Akt 活性，促进细胞凋亡。

（2）Bcl-2/Bax：细胞内 Bcl-2/Bax 比值决定细胞的存活。Bcl-2 增加时，Bcl-2/Bax 比值增加，细胞趋于存活；而 Bax 增加时，Bcl-2/Bax 比值下降，细胞趋于死亡。Bcl-2 可能通过抑制氧化应激、阻碍 caspase 激活、调节钙离子螯合作用和阻止 Bax/Bad 的促凋亡效应等途径抑制细胞凋亡；Aβ 促进 Bax 的表达进而改变 Bax/Bcl-2 间的平衡，Bax 嵌入线粒体形成通道，使细胞色素 *c* 溢出到胞质而活化 caspase 级联反应引起细胞凋亡。

（3）NF-κB：细胞核因子 κB 又称 κ 基因结合核因子（nuclear factor κ-gene binding，NF-κB）在神经细胞凋亡网络中具有双向性，既有抗凋亡作用又具有促凋亡作用，与 NF-κB 的激活程度和表达量不同有关。在神经细胞中适度的 NF-κB 活性可保护神经细胞免于氧化应激和凋亡，而在小胶质细胞中 NF-κB 的过度活化又可导致炎症级联反应。研究证实 Aβ 可激活神经元内 NF-κB 的表达，进而导致 AD 的发生。在正常机体内，低浓度 Aβ 会导致体内可溶性淀粉样前体蛋白 α（soluble amyloid precursor protein α，sAPPα）含量下降，进而刺激 NF-κB 的活性增加，活性增加的 NF-κB 又会反馈性的促进 sAPPα 含量增多，抵消 Aβ 的致凋亡作用。但当 Aβ 含量超过一定阈值时，sAPPα 生成大量减少，超过了 NF-κB 的调节作用，细胞就会不可避免地发生凋亡。

（4）N-APP：N-APP 是 β 分泌酶水解 APP 途径的产物，在生理和病理状态下均能产生，在释放后可作为死亡受体 6（death receptor，DR6）的配体分子与之作用。在病理情况下，N-APP 的产量增加，在 DR6 表达的脑区引起了弥散性的神经元和轴突的变性。N-APP 与 DR6 结合，通过下游的 Bax 分子，以 caspase-3 依赖的胞内途径诱导神经元胞体的凋亡，或以 caspase-6 依赖的方式引发轴突的变性崩解。同时 caspase-6 的激活又可导致 Aβ 的产生和胞内 Tau 等神经轴突蛋白的裂解增加，导致胞外 β 淀粉样蛋白沉积和胞内神经原纤维缠结。

尽管细胞凋亡在 AD 患者神经元的丢失中扮演重要角色，与 AD 的发生、发展关系密切，但也有研究显示，AD 患者脑中凋亡细胞数与年龄匹配对照组比并无明显增强。更重要的是，神经退行性变性的特征是神经元突起逐渐变短变少或消失，而富含神经原纤维缠结的神经元胞体数量没有明显减少，可见 AD 脑萎缩的原因并不完全是细胞凋亡。

作为脑功能的基本单位，神经元变形坏死与 AD 的典型症状——认知和记忆功能障碍的发生密切相关。Aβ 的神经毒性的作用过程是多种因素相互作用的结果，涉及多种机制，包括：BBB 的破坏、线粒体损伤与氧化应激、内质网应激与钙失衡等。除了 Aβ、神经原纤维缠结、胶质炎性反应外，其他机制如性激素缺乏、谷氨酸兴奋性毒性在神经元的变性坏死进程中也发挥一定的作用。各种损害机制之间的交互作用还有待于研究。

(黄　丹　肖　明)

第六节　认知功能损害的病理生理学基础

人类的认知能力直接与学习和记忆能力相关。研究发现,学习与记忆并不是由脑的特定部位独立完成,而是整个神经系统的功能表现。但神经系统的不同部位尤其是脑的不同区域,在学习、记忆中起着不同作用。大脑皮层不仅直接影响着学习记忆,而且对中枢神经系统的其他部位实施调节。大脑皮质联合区、海马及临近结构、丘脑、下丘脑等脑区是参与大脑学习记忆的主要部位。

(1) 海马:海马及其附近的齿状回、下脚、胼胝上回和束状回形成一个结构和功能整体,合称为海马结构。临床观察和实验研究发现,海马与学习记忆关系密切,特别是外部事物的空间和时间属性的信息。海马损伤的白鼠不能形成空间位置能力。动物的海马结构中存在一张认知地图,记载着动物曾经到过的地方,海马结构的功能类似于"空间处理器"。

(2) 颞、顶、枕叶联合皮质与学习:颞叶、顶叶和枕叶皮质及相临近的部位形成一个仅次于前额叶的较大联合区,躯体感觉、听觉和视觉的高级整合发生于该区,它是人们复杂认知过程的神经基础。识别和认知外部事物刺激的学习和短时记忆活动是这一区域与海马、杏仁核联系的基本功能。此外,颞下回的前端还与内侧丘脑和尾状核存在下行性联系,与特殊刺激物的辨别学习和长时记忆有关。在颞叶、顶叶和枕叶联合区皮质损伤患者中,由于损伤的部位不同,可出现多种认知障碍。

(3) 前额皮质:前额皮质是大脑额叶皮质的一部分,根据解剖位置和功能特点,前额皮质可分为背外侧前额皮质和眶前额皮质两部分。前额皮质与丘脑、尾状核、杏仁核和海马之间有着复杂的直接联系,再通过这些结构与下丘脑、中脑之间实现着间接联系。前额皮质是一个高级整合皮质,是多种生理心理功能的重要基础。

1. 记忆形成的神经生理机制

在学习记忆信息加工储存过程中,来自不同感受器的信息,通过各自的信息通道存储在脑的不同部位,从而形成不同的记忆形式,如瞬时记忆、短时记忆、长时记忆等。瞬时记忆是在感觉信息从感受器到达相应脑皮质区之间流动过程中形成的,此过程中刺激信号被转化成电信号;电信号到达大脑特定皮质后,如果继续活动,则会产生相应的神经活动,转化成短时记忆;如果信号需要继续加工,则继续向额叶传递,经过额叶加工后,可以产生一定的运动效应,输出运动信息,或者进行更深入的加工形成长时记忆。与学习记忆有关的脑区中,包括海马体、杏仁核和边缘皮质等边缘系统对长时记忆的产生起到关键的作用。

学习和记忆是脑的高级功能之一,学习和记忆是相互联系的两个过程。学习是神经系统不断地接受刺激,获得新的行为、习惯和积累经验的过程。记忆则是将获得的经验进行贮存和再现。学习和记忆是相互联系、不可分割的;记忆是信息在大脑中解码、存储及再检索的过程。Santiago Ramony Cajal 认为,记忆储存在新生长的突触连接中。Karl Lashley 和 Wolfgang Kohler 认为,学习导致电场和化学梯度的变化,进而影响到周围的神经元。Alexander Forbes 和 Lorente de No 认为,记忆动态的通过神经元之间的自我重兴奋链而储存起来。Holger Hyden 认为,学习导致了 DNA 或者 RNA 的基础组成的改变。研究发现,学习和记忆涉及脑内神经递质的作用以及某些种类蛋白质的合成。短期记忆主要与神经元的活动及神经元之间的联系有关,尤其是与大脑皮层下一个形状像海马的脑区有关;而长期记忆可能与新突触的建立有关(图 5-7)。

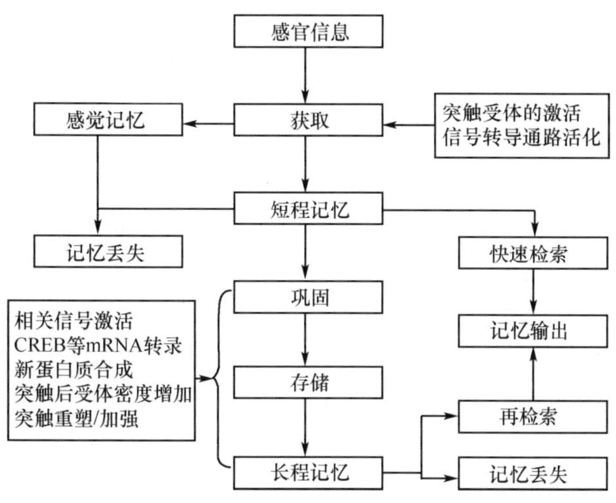

图 5-7 大脑形成记忆的过程

2. 长时程增强与学习记忆过程

泰耶·勒莫 1966 年首次在挪威奥斯陆佩尔·安德森的实验室通过刺激海马体通路的突触前纤维和记录齿状回突触后细胞反应的实验观察到,单脉冲电信号刺激通路纤维引发了齿状回细胞的兴奋性突触后电位(excitatory postsynaptic potential, EPSP)。对突触前纤维施加高频度刺激时,突触后细胞对这些单脉冲刺激的反应会增强很长一段时间,当这一系列刺激被接受后,后续的单脉冲刺激会在突触后细胞群中激发增强、延长了的 EPSP 。这种高频刺激可引发突触后细胞的持久增强现象被称之为长时程增强(long-term potentiation, LTP)。那么大脑是如何记忆外界刺激信息的呢? 加拿大神经心理学家唐纳德·赫布(Donald Hebb)提出了细胞联合理论,对学习过程中大脑对记忆形成过程进行了解释。唐纳德·赫布认为短时记忆的活动过程只持续短暂的一段时间,而长时记忆则涉及神经系统结构上的改变,故较持久。短期记忆和长期记忆有不同的神经生理机制。脑部有大量的神经元彼此连接。一旦神经元 a 被激活,就依次传递到 b、c、d……最后又返回神经元 a,如此循环形成神经回路,往返于皮质的不同区域,也可以通往皮质下的结构(如丘脑、海马)。回路的活动由感觉刺激所引起,在刺激消除后会持续一短暂时间的回路反响。反响回路可以使神经活动在一段时间里循环和"自我维持",以引发巩固过程。反响回路可能是短时记忆的生理基础。如果两个神经元间的一个突触一再被激活且大约在同时向突触后神经元传递神经冲动,突触的结构或化学成分就会发生改变,产生长时程增强作用。在这个过程中,受到重复强烈电刺激的海马体神经回路,会激发更为敏感的海马细胞,导致刺激作用能持续数周甚至更长的时间,这可能就是长时学习和保持的机制。

海马体被认为是大脑的"记忆中心",在短时记忆过渡到长时记忆的过程中起着重要作用。依据细胞形态及皮质发育的差异,海马被分为 CA1、CA2、CA3 及 CA4 四个扇形区。海马结构参与海马回路的构成,海马回路与学习和记忆等高级神经活动有关。从神经细胞生物学角度看,记忆的主要单位是神经系统的突触部位。目前认为海马对外界信息的接收和加工通过“三突触回路”来完成。内嗅区皮层神经元轴突与齿状回颗粒细胞树突,形成第一个突触联系;齿状回颗粒细胞的轴突形成苔状纤维(mossy fibers)与海马 CA3 区和锥体细胞的树突形成第二个突触联系; CA3 区锥体细胞轴突发出侧支与 CA1 区的锥体细胞发生第三个突触联系,再由 CA1 锥体细胞发出向内侧嗅区的联系。研究表明,如果破坏长时程增强作用,就会破坏学习和记忆。因此海马在形成长时记忆中起着重要的作用,海马损伤患者在将短时记忆的信息转入长时记忆的过程中有相大的困难。

目前认为,三突触回路是海马体通过 LTP 机制形成长时记忆的基础。海马能对新习得的信息进行为期数小时乃至数周的加工,然后将信息传输到大脑皮层中作更长时间的存贮。在海马结构的三突触回路中,谷氨酸是主要的神经递质,谷氨酸与其受体(包含 NMDA 和非 NMDA 受体)的相互作用是 LTP 形成并保持的分子基础。在突触前释放的兴奋性神经递质谷氨酸与突触后 AMPA 受体结合后,受体开放离子通道使得胞外 Na^{+}内流,细胞膜发生去极化,激活同时存在于突触后膜的 NMDA 受体(Mg^{2+}解离),胞外 Ca^{2+}内流到突触后神经元。树突棘内短暂快速升高的 Ca^{2+}诱导突触后神经元产生 LTP 作用。而缓慢、持久的 Ca^{2+}内流则被认为诱导长时程抑制(long-term depression, LTD)作用,导致突触后受体密度的降低, LTD 被认为与遗忘神经生理过程相关。

3. 突触可塑性与认知功能损伤

突触可塑性是指突触在一定条件下,突触调整功能、改变形态及增减数目的能力;突触可塑性既包括传递效能的变化,也包括形态结构的变化。中枢神经系统的突触可塑性是研究中枢神经系统生长、发育、蜕变、损伤修复以及在学习和记忆过程中神经机制的核心问题。研究表明,海马神经元的突触缺失和突触可塑性变化在老年性痴呆的病理过程中占据重要地位,可能是老老年性痴呆学习记忆功能障碍的神经生物学基础。突触在数量上可增加或减少,突触生理功能可以发生改变。一般认为突触的动态变化在很大程度上反映了整个神经系统回路的可塑性,因此也反映了行为的可塑性。突触的更新包括:①轴突的生长以及新轴突端的分化;②建立新的突触联系;③新突触的成熟,即出现突触小泡和突触前后密度增加;④突触的脱联等 4 个阶段。突触复合体形态的增大和突触复合体数量的增加是突触可塑性的重要表现形式。大量的实验研究已经证明,在学习记忆相关的脑区可见突触可塑性的形成,改变突触可塑性形成机制可影响学习与记忆过程,在特定环境中诱导或增强突触可塑性,可促进或易化学习与记忆能力。当大鼠经水迷宫训练获得了空间辨别性学习记忆功能后海马内突触的数量增加、突触活性区膜面积增大、突触小泡数量和体积的增加,这些变化可认为海马结构内突触形态学的可塑性变化介导大鼠空间辨别性学习记忆能力过程。

另外,研究表明树突棘有很强的改变自身形状,树突棘所形成的兴奋性突触是瞬时性的,而抑制性突触是持久性的,并且树突棘上抑制性突触的形成使用性依赖(use-dependent)于兴奋性突触的可塑性。通过对海兔的系统研究,Kandel 总结出几条学习和记忆的细胞生物学原则:首先,突触联系强度的变化足以改变原有的神经网络结构及其信息加工能力;其次,不同形式的学习可以以完全相反的方式改变两神经元间的突触联系-强化或弱化;第三,短时记忆存储的时间长短取决于突触强化或弱化的时间长短;第四,突触强度的调控方式分为同突触和异突触两种。

4. AD 与突触可塑性损伤

突触是神经元间互相连接形成的接点,突触的形成是神经系统回路的基础。突触在神经元间化学神经递质及生理电信号转换中起着重要的作用,突触的可塑性影响大脑的学习与记忆功能。较之神经元细胞内信号传递,突触信号连接是很脆弱的,主要靠神经递质的浓度、分子间的亲和作用等因素。研究表明,微管蛋白约占突触连接区总蛋白的 7%,约占 PSD 蛋白的 14%,微管蛋白在突触区既是结构蛋白又起到调节蛋白的作用,参与突触功能的实现和突触结构可塑性的调节作用。Tau 蛋白参与了突触的可塑性调节作用,当突触受到长时程增强时,Tau 蛋白与微管、微丝蛋白一起从树突转移到突触后膜的 PSD 中。

尽管对 APP 的生理功能还不完全清楚,目前认为 APP 蛋白对神经元的生长和个体发育起重要的作用,APP 及其家族蛋白(APLP1 和 APLP2)基因同时敲除的小鼠不能够存活,而 APP/APLP2 或 APLP1/APLP2 基因双敲除的小鼠出生后不就死亡。在神经生理作用方面,APP 可能在介导突触形成及可塑性方面起重要作用, APP 可能通过形成 APP-APP 及 APP-APLP1/2 分子内二聚体调节神经元生理活性作用。死亡受体 6(death receptor 6, DR6) 可能介导了突触中 APP 的密度。但是介导 APP 经 β-途径水解的因素,目前我们还不清楚。越来越多的研究表明,AD 的病理过程与突触损伤及丧失密切相关。AD 患者突触丧失的机制可能与大脑神经元细胞外 Aβ 的早期聚积诱发了神经元的损伤和突触的损害有关。在 Aβ 沉积形成的斑块周围,树突棘缺失情况相比于神经纤维缠结状 Aβ 周围更加严重。从培养细胞中或 AD 患者脑中提取的低聚物 Aβ,相比纤维状和单体形式毒性更大,干扰 LTP 进而影响认知能力,还可导致突起和树突棘的丢失。当突触暴露于 Aβ 寡聚体后, Tau 蛋白发生病理性的磷酸化,磷酸化后的 Tau 蛋白转位到树突棘中,因此突触后 Tau 蛋白水平降低。

5. Aβ 与长时程抑制

改变了 NMDA 依赖的 LTD 减弱,由突触后兴奋性 AMPA 和 NMDA 受体的改变导致 NMDAR 依赖的长时程抑制(LTD)的减弱,这些变化可能在阿尔茨海默型痴呆症的早期和轻微症状期开始出现。研究发现,通过改变海马突触对谷氨酸摄取、减少谷氨酸循环介导,可溶性 Aβ 促进了海马 LTD 。然而。可溶性 Aβ 通过什么途径特异性干扰谷氨酸转运体的,目前依然不清楚。LTP 或 LTD 取决于经过 NMDA 和 AMPA 受体的内流 Ca^{2+},迅速高水平的 Ca^{2+} 内流将引起 LTP,而低水平的钙离子内流将引发 LTD, LTD 与树突棘的收缩和缺失有关,目前,认为 Aβ 会增强 LTD 作用。

作为神经元信号输出端的突触前膜及信号接收端的突触后膜,其表面分布着与神经信号转导相关的膜受体蛋白,可溶性 Aβ 寡聚体与突触前及或突触后膜蛋白的直接或间接相互作用可能始发了神经元的后期级联偶联信号,引起 Tau 蛋白过磷酸化发生。Tau 蛋白的磷酸化水平可能与受胞内的 Ca^{2+} 的调节,而 Aβ 被认为可以通过形成 Ca^{2+} 通道等多种途径诱导胞内 Ca^{2+} 上升。Aβ 引起的 Ca^{2+} 升高对突触异常和缺失可能起着重要作用,最近研究表明 tau 是 Aβ 介导突触退化的必需因子,运用体内多光子成像系统,观察到在转 P301L tau 基因小鼠 rTg4510 模型中 Tau 相关的树突棘丢失与长期钙离子水平升高无关,这表明 Tau 引起的病理也可不通过钙途径导致突触瓦解。Aβ 可以通过 AMPA 和 NMDA 受体磷酸酶介导途径使其内化,非凋亡半胱天冬酶的激活也在 AMPA 和 NMDA 受体内化中起到一定作用。Tau 蛋白磷酸化异常破坏了谷氨酸受体亚基 GluA1, GluA2/3 和 NR1 向 PSD 的运输。

6. 轻度认知功能障碍

AD 是以认知功能损害为特征的神经系统退变性疾病,轻度认知功能障碍是认知功能低于同年龄及文化背景的正常人但未达到痴呆程度的一种认知功能损害的状态，被认为是痴呆。

阿尔茨海默病的典型病理学特征是神经元纤维缠结和老年斑的沉积。脑脊液中Tau蛋白的异常磷酸化是神经元纤维缠结形成的关键步骤，而老年斑的主要成分是Aβ。现有的研究证据表明，脑脊液磷酸化Tau蛋白水平升高，Aβ水平降低及携带载脂蛋白E(ApoE)4等位基因等脑脊液生物学标志提示存在轻度认知损害，但其特异性及敏感性有待于提高。

Aβ与轻度认知功能障碍：阿尔茨海默病的病理学特征是神经炎性斑，是神经元炎性反应后的球形缠结，其核心成分是Aβ。一项Meta分析结果显示，脑脊液中Aβ水平降低诊断阿尔茨海默病的特异度约为90%，敏感度85%，已有的研究证据提示轻度认知损害患者脑脊液中的Aβ水平呈显著降低，其诊断信度和有效度与阿尔茨海默病相似，可见Aβ水平是轻度认知功能障碍进展为阿尔茨海默病的独立危险因素，可以作为其长期的监测指标。也有研究提示，阿尔茨海默病患者的早期血浆Aβ水平呈升高趋势，随着病情的进展，Aβ水平才逐渐呈现显著降低。

Tau蛋白与轻度认知功能障碍：多项研究证明，轻度认知损害患者脑脊液中总Tau蛋白或磷酸化Tau蛋白水平均高于对照组，磷酸化Tau蛋白比总Tau蛋白在帮助诊断轻度认知功能障碍中有更高的敏感性及特异性，对轻度认知功能障碍向阿尔茨海默病的转化具有一定的临床价值。将轻度认知功能障碍患者、阿尔茨海默病患者及正常对照组进行头MRI检查及脑脊液中磷酸化Tau蛋白测定比较，发现磷酸化Tau蛋白的升高与右侧海马萎缩相关及与额叶、顶叶、颞叶的灰质密度下降相关联，可见Tau蛋白可能与早期阿尔茨海默病患者神经元变性有关联。轻度认知功能障碍患者的脑脊液Tau蛋白水平明显升高，$A\beta_{42}$水平明显下降，但较阿尔茨海默病患者低，说明胆碱能神经元从衰老到轻度认知功能障碍再到阿尔茨海默病，Tau蛋白存在连续的病理变化，在轻度认知功能障碍进展为阿尔茨海默病中起着重要的作用。

脂蛋白代谢与轻度认知功能障碍：ApoE基因已被很多实验证实是阿尔茨海默病的独立危险因素之一，参与神经元纤维缠结、老年斑形成、淀粉样血管病变等多种病理改变。人类ApoE基因存在3种基因型ε2、ε3、ε4，ε3出现的频率最高，ε2、ε4为变异型，3个基因型编码3种载脂蛋白E亚型，即ApoE2、ApoE3、ApoE4，研究表明ApoEε4等位基因使得罹患阿尔茨海默病的危险增加，同时也是轻度认知损害的重要危险因素，增加了轻度认知功能障碍向阿尔茨海默病转化预测的准确性，依据最新的轻度认知功能障碍诊断标准，脑脊液的生物标志与认知能力的下降程度并无明显的相关性。

(黄汉昌　姜招峰　张媛媛　刘　浩)

参考文献

杨云霞，包定元，包旭，等. 2004. 以Tau蛋白为靶点治疗阿尔茨海默病的药物发展. 四川生理科学杂志，26(4)：152-155.

Aisen PS. 2008. The inflammatory hypothesis of Alzheimer's disease：dead or alive? Alzheimer Dis Assoc Disord，22(1)：4-5.

Akama KT，Van Eldik LJ. 2000. Beta-amyloid stimulation of inducible nitric-oxide synthase in astrocytes is interleukin-1beta- and tumor necrosis factor-alpha(TNFalpha)-dependent，and involves a TNFalpha receptor-associated factor- and NFkappaB-inducing kinase-dependent signaling mechanism. J Biol Chem，275(11)：7918-7924.

Almeida CG，Tampellini D，Takahashi RH，et al. 2005. Beta-amyloid accumulation in APP mutant neurons reduces PSD-95 and GluR1 insynapses. Neurobiol Dis，20(2)：187-198.

Anderson JJ，Holtz G，Baskin PP，et al. 2005. Reductions in beta-amyloid concentrations in vivo by the gamma-secretase inhibitors

BMS-289948 and BMS-299897. Biochem Pharmacol, 69(4):689-698.

Arispe N, Rojas E, Pollard H B. 1993. Alzheimer's disease amyloid beta protein forms calcium channels in bilayer membranes: blockade by tromethamine and aluminum. Proc Natl Acad Sci U S A, 90(2):567-571.

Avila J. 2006. Tau phosphorylation and aggregation in Alzheimer's disease pathology. FEBS Lett, 580(12): p. 2922-2927.

Bamberger ME, Harris ME, McDonald DR, et al. 2003. A cell surface receptor complex for fibrillar β-amyloid mediates microglial activation. J Neurosci, 23(7):2665-2674.

Banwait S, Galvan V, Zhang J, et al. 2008. C-Terminal Cleavage of the Amyloid-β Protein Precursor at Asp664: A Switch Associated with Alzheimer's Disease. J Alzheimers Dis, 13(1):1-16.

Barabash A, Marcos A, Ancin I. 2009. ApoE, ACT and CHRNA7 genes in the conversion from amnestic mild cognitive impairment to Alzheimer's disease. Neurobiol Aging, 30:1254-1264.

Barghorn S, P Davies, E Mandelkow. 2004. Tau paired helical filaments from Alzheimer's disease brain and assembled in vitro are based on beta-structure in the core domain. Biochemistry, 43(6): p. 1694-1703.

Bartzokis G, Lu PH, Mintz J, et al. 2007. Human brain myelination and amyloid beta deposition in Alzheimer's disease. Alzheimers Dement, 3(2):122-125.

Bartzokis G. 2011. Alzheimer's disease as homeostatic responses to age-related myelin breakdown. Neurobiol Aging, 32(8): 1341-1371.

Baskin DS, Browning JL, Pirozzolo FJ, et al. 1999. Brain choline acetyltransferase and mental function in Alzheimer's disease. Arch Neurol, 56(9):1121-1123.

Beel AJ, Sanders CR. 2008. Substrate specificity of gamma-secretase and other intramembrane proteases. Cell Mol Life Sci, 65(9): 1311-1334.

Behrendt G, Baer K, Buffo A, et al. 2013. Dynamic changes in myelin aberrations and oligodendrocyte generation in chronic amyloidosis in mice and men. Glia, 61(2):273-286.

Bellucci A, Luccarini I, Scali C, et al. 2006. Cholinergic dysfunction, neuronal damage and axonal loss in TgCRND8 mice. Neurobiol Dis, 23(2):260-272.

Bisaglia M, Venezia V, Piccioli P, et al. 1998. Acetaminophen protects hippocampal neurons and PC12 cultures from amyloid β-peptides induced oxidative stress and reduces NF-κB activation. Neurochem Int, 41(1):43-54.

Bitner RS, Nikkel AL, Markosyan S. 2009. Selective alpha7 nicotinic acetylcholine receptor activation regulates glycogen synthase kinase3beta and decreases Tau phosphorylation in vivo. Brain Res, 1265(4):65-74.

Brookmeyer R, Johnson E, Ziegler-Graham K, et al. 2007. Forecasting the global burden of Alzheimer's disease. Alzheimers Dement, 3(3):186-191.

Brown MS, Ye J, Rawson RB, et al. 2000. Regulated intramembrane proteolysis: a control mechanism conserved from bacteria to humans. Cell, 100(4):391-398.

Butler D, Bendiske J, Michaelis ML. 2007. Microtubule-stabilizing agent prevents protein accumulation-induced loss of synaptic markers. Eur J Pharmacol, 562(1-2):20-27.

Cahir M, Ardis T, Reynolds G P, et al. 2007. Acute and chronic tryptophan depletion differentially regulate central 5-HT1A and 5-HT2A receptor binding in the rat. Psychopharmacology, 190(4):497-506.

Cai Z, Zhao Y, Zhao B. 2012. Roles of glycogen synthase kinase 3 in Alzheimer's disease. Curr Alzheimer Res. 9(7):864-879.

Chapman PF, White GL, Jones MW, et al. 1999. Impaired synaptic plasticity and learning in aged amyloid precursor protein transgenic mice. Nat Neurosci, 2(3):271-276.

Chen JX, Yan SD. 2007. Amyloid-β-induced mitochondrial dysfunction. J Alzheimers Dis, 12(2):177-184.

Cheung K H, Shineman D, Müller M, et al. 2008. Mechanism of Ca^{2+} Disruption in Alzheimer's disease by presenilin regulation of InsP3 receptor channel gating. Neuron, 58(6):871-883.

Chohan MO, K Iqbal. 2006. From Tau to toxicity: emerging roles of NMDA receptor in Alzheimer's disease. J Alzheimers Dis, 10(1): p. 81-87.

Citron M. 2000. Secretases as targets for the treatment of Alzheimer's disease. Mol Med Today, 6(10):392-397.

Clark CM, Schneider JA, Bedell BJ. 2011. Use of florbetapir-PET for imaging beta-amyloid pathology. AV45-A07 Study Group JAMA, 305(3):275-283.

Cole SL, Vassar R. 2008. The role of amyloid precursor protein processing by BACE1, the beta-secretase, in Alzheimer disease pathophysiology. J Biol Chem, 283(44): 29621-29625.

Crimins JL, Pooler A, Polydoro M, et al. 2013. The intersection of amyloid beta and Tau in glutamatergic synaptic dysfunction and collapse in Alzheimer' s disease. Ageing Res Rev, 12(3): 757-763.

Crimins JL, Pooler A, Polydoro M, et al. 2013. The intersection of amyloid beta and Tau in glutamatergic synaptic dysfunction and collapse in Alzheimer's disease. Ageing Res Rev, 12(3): 757-763.

D'Andrea MR. 2005. Evidence that immunoglobulin-positive neurons in Alzheimer's disease are dying via the classical antibody-dependent complement pathway. Am J Alzheimers Dis Other Demen, 20(3): 144-150.

Deane R, Du Yan S, Submamaryan R K, et al. 2003. RAGE mediates amyloid-β peptide transport across the blood-brain barrier and accumulation in brain. Nature Med, 9(7): 907-913.

Desai M K, Guercio B J, Narrow W C, et al. 2011. An Alzheimer's disease-relevant presenilin-1 mutation augments amyloid-beta-induced oligodendrocyte dysfunction. Glia, 59(4): 627-640.

Desai MK, Guercio BJ, Narrow WC, et al. 2011. An Alzheimer's disease-relevant presenilin-1 mutation augments amyloid-beta-induced oligodendrocyte dysfunction. Glia, 59(4): 627-640.

Desai MK, Sudol KL, Janelsins MC, et al. 2009. Triple-transgenic Alzheimer's disease mice exhibit region- specific abnormalities in brain myelination patterns prior to appearance of amyloid and Tau pathology. Glia, 57(1): 54-65.

Dewachter I, Van Leuven F. 2002. Secretases as targets for the treatment of Alzheimer's disease: the prospects. Lancet Neurol, 1(7): 409-416.

Du H, Guo L, Fang F, et al. 2008. Cyclophilin D deficiency attenuates mitochondrial and neuronal perturbation and ameliorates learning and memory in Alzheimer's disease. Nature Med, 14(10): 1097-1105.

D'Amelio M, Cavallucci V, Middei S, et al. 2011. Caspase-3 triggers early synaptic dysfunction in a mouse model of Alzheimer's disease. Nat Neurosci, 14(1): 69-76.

Eckert A, Schmitt K, Gotz J. 2011. Mitochondrial dysfunction—the beginning of the end in Alzheimer's disease? Separate and synergistic modes of Tau and amyloid-beta toxicity. Alzheimers Res Ther, 3(2): 15.

Eran Perlson, Sandra Maday, Fu MM, et al. 2010. Retrograde axonal transport: pathways to cell death? Trends Neurosci, 33(7): 335-344.

Frohman E M, Vayuvegula B, Gupta S, et al. 1988. Norepinephrine inhibits gamma-interferon-induced major histocompatibility class II(Ia) antigen expression on cultured astrocytes via beta-2-adrenergic signal transduction mechanisms. Proc Natl Acad Sci U S A, 85(4): 1292-1296.

Fukumoto H, Cheung BS, Hyman BT, et al. 2002. Beta-secretase protein and activity are increased in the neocortex in Alzheimer disease. Arch Neurol, 59(9): 1381-1389.

Giacobini E, Gold G. 2013. Alzheimer disease therapy-moving from amyloid-β to Tau. Nat Rev Neurol. 9(12): 677-686.

Goedert M, A Klug, RA Crowther, 2006. Tau protein, the paired helical filament and Alzheimer's disease. J Alzheimers Dis, 9(3 Suppl): p. 195-207.

Goedert M, Spillantini MG. 2006. A century of Alzheimer's Disease. Science, 314(5800): 777-781.

Gong P, Vetrivel KS, Nguyen PD, et al. 2010. Mutation analysis of the presenilin 1 N-terminal domain reveals a broad spectrum of gamma-secretase activity toward amyloid precursor protein and other substrates. J Biol Chem, 285(49): 38042-38052.

Guardia-Laguarta C, Pera M, Lleo A. 2010. gamma-Secretase as a therapeutic target in Alzheimer's disease. Curr Drug Targets, 11(4): 506-517.

Han W, Ji T, Mei B, et al. 2011. Peptide p3 may play a neuroprotective role in the brain. Med Hypotheses, 76(4): 543-546.

Hardy J, Selkoe DJ. 2002. The amyloid hypothesis of Alzheimer's disease: progress and problems on the road to therapeutics. Science, 297(5580): 353-356.

He G, Luo W, Li P, et al. 2010. Gamma-secretase activating protein is a therapeutic target for Alzheimer's disease. Nature, 467(7311): 95-98.

Hellström-Lindahl E, Mousavi M, Zhang X, et al. 1999. Regional distribution of nicotinic receptor subunit mRNAs in human brain: comparison between Alzheimer and normal brain. Mol brain Res, 66(1): 94-103.

Heneka M T, Nadrigny F, Regen T, et al. 2010. Locus ceruleus controls Alzheimer's disease pathology by modulating microglial functions through norepinephrine. Proc Natl Acad Sci U S A,107(13):6058-6063.

Hernandez F,JJ Lucas,J Avila. 2013. GSK3 and Tau:two convergence points in Alzheimer's disease. J Alzheimers Dis,33 Suppl 1: p. S141-144.

Holtzman DM,Kilbridge J,Li Y,et al. 1995. TrkA expression in the CNS:evidence for the existence of several novel NGF-responsive CNS neurons. J Neurosci,15(2):1567-1576.

Hsieh H, Boehm J, Sato C, et al. 2006. AMPAR removal underlies Abeta-induced synaptic depression and dendritic spine loss. Neuron,52(5):831-843.

Hynd MR,Scott HL,Dodd PR. 2004. Glutamate-mediated excitotoxicity and neurodegeneration in Alzheimer's disease. Neurochem Int,45(5):583-595.

Inestrosa NC,Alvarez A,Pérez CA,et al. 1996. Acetylcholinesterase accelerates assembly of amyloid-beta-peptides into Alzheimer's fibrils:possible role of the peripheral site of the enzyme. Neuron,16(4):881-891.

Jacob CP, Koutsilieri E, Bartl J, et al. 2007. Alterations in expression of glutamatergic transporters and receptors in sporadic Alzheimer's disease. J Alzheimers Dis,11(1):97-116.

Jean L, Thomas B, Tahiri-Alaoui A, et al. 2007. Heterologous amyloid seeding: revisiting the role of acetylcholinesterase in Alzheimer's disease. PLoS One,2(7):e652.

Jellinger KA. 2006. Challenges in neuronal apoptosis. Curr Alzheimer Res,3(4):377-391.

Jo DG,Arumugam TV,Woo HN,et al. 2010. Evidence that gamma-secretase mediates oxidative stress-induced beta-secretase expression in Alzheimer's disease. Neurobiol Aging,31(6):917-925.

Julian J,Dharmaraj N,Carson DD. 2009,MUC1 is a substrate for gamma-secretase. J Cell Biochem,108(4):802-815.

Kalinin S,Feinstein DL,Xu HL,et al. 2006. Degeneration of noradrenergic fibres from the locus coeruleus causes tight-junction disorganisation in the rat brain. Eur J Neurosci,24(12):3393-3400.

Kamenetz F,Tomita T,Hisech H,et al. 2003. APP Processing and Synaptic Function. Neuron,37(6):925-+37.

Karim Belarbi,Katharina,Schindowski,et al. 2013. Early Tau pathology involving the septo-hippocampal pathway in a Tau transgenic model:relevance to Alzheimer's disease. Curr Alzheimer Res,6(2):152-157.

Kashani A,Lepicard E,Poirel O,et al. 2008. Loss of VGLUT1 and VGLUT2 in the prefrontal cortex is correlated with cognitive decline in Alzheimer's disease. Neurobiol Aging,29(11):1619-1630.

Kim D,Tsai LH. 2009. Bridging physiology and pathology in AD. Cell,137(6):997-1000.

Kimberly WT,LaVoie MJ,Ostaszewski BL,et al. 2003. Gamma-secretase is a membrane protein complex comprised of presenilin, nicastrin,Aph-1,and Pen-2. Proc Natl Acad Sci U S A,100(11):6382-6387.

Koleske AJ. 2013. Molecular mechanisms of dendrite stability. Nat Rev Neurosci,14(8):536-550.

Kuchibhotla KV,Goldman ST,Lattarulo CR,et al. 2008. Aβ plaques lead to aberrant regulation of calcium homeostasis in vivo resulting in structural and functional disruption of neuronal networks. Neuron,59(2):214-225.

Kukar TL,Ladd TB,Bann MA,et al. 2008. Substrate-targeting gamma-secretase modulators. Nature,453(7197):925-929.

Lanz TA,Karmilowicz MJ,Wood KM,et al. 2006. Concentration-dependent modulation of amyloid-beta in vivo and in vitro using the gamma-secretase inhibitor,LY-450139. J Pharmacol Exp Ther,319(2):924-933.

Lanz TA, Wood KM, Richter KE, et al. 2010. Pharmacodynamics and pharmacokinetics of the gamma-secretase inhibitor PF-3084014. J Pharmacol Exp Ther,334(1):269-277.

Laurén J,Gimbel DA,Nygaard HB,et al. 2009. Cellular prion protein mediates impairment of synaptic plasticity by amyloid-β oligomers. Nature,457(7233):1128-1132.

Lazarov O,Morfini GA,Pigino G,et al. 2007. Impairments in fast axonal transport and motor neuron deficits in transgenic mice expressing familial Alzheimer's disease-linked mutant presenilin. J Neurosci,27(26):7011-7020.

Lee JT,Xu J,Lee JM,et al. 2004. Amyloid-beta peptide induces oligodendrocyte death by activating the neutral sphingomyelinase-ceramide pathway. J Cell Biol,164(1):123-131.

Lee RK,Wurtman RJ,Cox AJ,et al. 1995. Amyloid precursor protein processing is stimulated by metabotropic glutamate receptors. Proc Natl Acad Sci U S A,92(17):8083-8087.

Lesne S, Koh MT, Kotilinek L, et al. 2006. A specific amyloid-beta protein assembly in the brain impairs memory. Nature, 440(7082):352-357.

Lezoualc'h F, Sagara Y, Holsboer F, et al. 2002. High constitutive NF-κB activity mediates resistance to oxidative stress in neuronal cells. J Neurosci, 18(9): 3224-3232.

Liang Z, Liu F, Iqbal K, et al. 2009. Dysregulation of Tau phosphorylation in mouse brain during excitotoxic damage. J Alzheimers Dis, 7(3): 531-539.

Lister JP, Barnes CA. 2009. Neurobiological changes in the hippocampus during normative aging . Arch Neurol, 66(7): 829-833.

Lohmann C, Krischke M, Wegener J, et al. 2004. Tyrosine phosphatase inhibition induces loss of blood - brain barrier integrity by matrix metalloproteinase-dependent and-independent pathways. Brain Res, 995(2): 184-196.

Luo X, Weber GA, Zheng J, et al. 2003. C1q - calreticulin induced oxidative neurotoxicity: relevance for the neuropathogenesis of Alzheimer's disease. J Neuroimmunol, 135(1): 62-71.

Magrané J, Rosen KM, Smith RC, et al. 2005. Intraneuronal β-amyloid expression downregulates the Akt survival pathway and blunts the stress response. J Neurosci, 25(47): 10960-10969.

Marciniak S J, Ron D. 2006. Endoplasmic reticulum stress signaling in disease. Physiol Rev, 86(4): 1133-1150.

Marco S, Skaper SD. 2006. Amyloid β-peptide1 - 42 alters tight junction protein distribution and expression in brain microvessel endothelial cells. Neurosci lett, 401(3): 219-224.

Masliah E, Alford M, Mallory M, et al. 2000. Abnormal glutamate transport function in mutant amyloid precursor protein transgenic mice. Exp Neurol, 163(2): 381-387.

Masliah E, Crews L, Hansen L. 2006. Synaptic remodeling during aging and in Alzheimer's disease. J Alzheimers Dis, 9(3): 91-99.

Mattson MP. 2004. Pathways towards and away from Alzheimer's disease. Nature, 430(7000): 631-639.

Meda L, Baron P, Scarlato G. 2001. Glial activation in Alzheimer's disease: the role of Aβ and its associated proteins. Neurobiol Aging, 22(6): 885-893.

Millecamps S, Julien JP. 2013. Axonal transport deficits and neurodegenerative diseases. Nat Rev Neurosci, 14(3): 161-176.

Mitew S1, Kirkcaldie MT, Halliday GM, et al. 2010. Focal demyelination in Alzheimer's disease and transgenic mouse models. Acta Neuropathol.

Mondragon-Rodriguez S. 2014. Phosphorylation of Tau protein at sites Ser(396-404) is one of the earliest events in Alzheimer's disease and Down syndrome. Neuropathol Appl Neurobiol, 40(2): p. 121-135.

Monsonego A, Zota V, Karni A, et al. 2003. Increased T cell reactivity to amyloid β protein in older humans and patients with Alzheimer disease. J Clin Invest, 112(3): 415-422.

Morin-Brureau M, Lebrun A, Rousset M C, et al. 2011. Epileptiform activity induces vascular remodeling and zonula occludens 1 downregulation in organotypic hippocampal cultures: role of VEGF signaling pathways. J Neurosci, 31(29): 10677-10688.

Nagahara AH, Merrill DA, Coppola G. 2009. Neuroprotective effects of brain-derived neurotrophic factor in rodent and primate models of Alzheimer's disease. Nat Med, 15(3): 331-337.

Nikolaev A, McLaughlin T, O'Leary DDM, et al. 2009. APP binds DR6 to trigger axon pruning and neuron death via distinct caspases. Nature, 457(7232): 981-989.

Ondrejca T, Klyubin I, Hu NW, et al. 2010; Alzheimer's disease amyloid β-protein and synaptic Function. Neuromolecular Med, 12(1): 13-26.

Opazo P, Sainlos M, Choquet D, et al. 2012. Regulation of AMPA receptor surface diffusion by PSD-95 slots. Curr Opin Neurobiol, 22(3): 453-460.

Panza F, Solfrizzi V, Frisardi V, et al. 2009, Disease-modifying approach to the treatment of Alzheimer's disease: from alpha-secretase activators to gamma-secretase inhibitors and modulators. Drugs Aging, 26(7): 537-555.

Parnetti L, Chiasserini D, Eusebi P. 2012. Performance of Aβ1-40, Aβ1-42, Total Tau, and Phosphorylated Tau as Predictors of Dementia in a Cohort of Patients with Mild Cognitive Impairment. J Alzheimers Dis, 29: 229-238.

Penzes P, Cahill ME, Jones KA, et al. 2011. Dendritic spine pathology in neuropsychiatric disorders. Nat Neurosci, 14 (3): 285-293.

Perez-Garcia G, Meneses A. 2008. Memory formation, amnesia, improved memory and reversed amnesia: 5-HT role. Behavioural brain research, 195(1): 17-29.

Perlson E, Maday S, Fu M, et al. 2010. Retrograde axonal transport: pathways to cell death? Trends Neurosci, 33(7): 335-344.

Philipp A, Thomann MD. 2009. Association of total Tau and phosphorylated Tau 181 protein levels in cerebrospinal fluid with cerebral atrophy in mild cognitive impairment and Alzheimer's disease. Rev Psychiatr Neurosci, 2:34.

Prapong T, Buss J, Hsu WH, et al. 2002. Amyloid beta-peptide decreases neuronal glucose uptake despite causing increase in GLUT3 mRNA transcription and GLUT3 translocation to the plasma membrane. Exp Neurol, 174(2):253-258.

Querfurth HW, LaFerla FM. 2010. Alzheimer's disease. N Engl J Med, 362(4):329-344.

Schmitt JA, Wingen M, Ramaekers JG, et al. 2006. Serotonin and human cognitive performance. Curr Pharm Des, 12(20): 2473-2486.

Selivanova A, Winblad B, Dantuma NP, et al. 2007. Biogenesis and processing of the amyloid precursor protein in the early secretory pathway. Biochem Biophys Res Commun, 357(4):1034-1039.

Selkoe DJ. 2002. Alzheimer's disease is a synaptic failure . Science, 298(5594):789-791.

Serneels L, Van Biervliet J, Craessaerts K, et al. 2009, gamma-Secretase heterogeneity in the Aph1 subunit: relevance for Alzheimer's disease. Science(80-), 324(5927):639-642.

Shah S, Lee SF, Tabuchi K, et al. 2005. Nicastrin functions as a gamma-secretase-substrate receptor. Cell, 122(3):435-447.

Shankar GM, Li S, Mehta TH, et al. 2008. Amyloid-beta protein dimers isolated directly from Alzheimer's brains impair synaptic plasticity and memory. Nat Med, 14(8):837-842.

Sheng ZH, Cai Q. 2012. Mitochondrial transport in neurons: impact on synaptic homeostasis and neurodegeneration. Nat Rev Neurosci, 13(2):77-93.

Silvestrini M, Pasqualetti P, Baruffaldi R, et al. 2006. Cerebrovascular reactivity and cognitive decline in patients with Alzheimer's disease. Stroke, 37(4):1010-1015.

Stokin G B, Lillo C, Falzone T L, et al. 2005. Axonopathy and transport deficits early in the pathogenesis of Alzheimer's disease. Science, 307(5713):1282-1288.

Stokin GB1, Lillo C, Falzone TL, et al. 2005. Axonopathy and transport deficits early in the pathogenesis of the Alzheimer's disease. Science, 307(5713):1282-1288.

Takashima A. 2010. Tau aggregation is a therapeutic target for Alzheimer's disease. Curr Alzheimer Res, 7(8):p. 665-669.

Tanzi RE. 2005. The synaptic Aβ hypothesis of Alzheimer's disease. Nat Neurosci, 8(8):977-979.

Tong G, Castaneda L, Wang JS, et al. 2010. A study of evaluate the effects of single oral doses of BMS-708163 in the cerebrospinal fluid of healthy young men. Alzheimers Dement, 6(11):S143.

Tsang S W Y, Lai M K P, Kirvell S, et al. 2006. Impaired coupling of muscarinic M1 receptors to G-proteins in the neocortex is associated with severity of dementia in Alzheimer's disease. Neurobiol Aging, 27(9):1216-1223.

Tuszynski MH. 2007. Nerve growth factor gene therapy in Alzheimer's disease . Alzheimer Dis Assoc Disord, 21(2):179-189.

Ulus IH, Wurtman RJ. 1997. Metabotropic glutamate receptor agonists increase release of soluble amyloid precursor protein derivatives from rat brain cortical and hippocampal slices. J Pharmacol Exp Ther, 281(1):149-154.

Wang JZ, Liu F. 2008. Microtubule-associated protein Tau in development, degeneration and protection of neurons. Prog Neurobiol, 85(2):148-175.

Wang JZ, ZH Wang, Q Tian. 2014. Tau hyperphosphorylation induces apoptotic escape and triggers neurodegeneration in Alzheimer's disease. Neurosci Bull, 30(2):p. 359-366.

Wang X, Su B, Lee H, et al. 2009. Impaired balance of mitochondrial fission and fusion in Alzheimer's disease. J Neurosci, 29(28): 9090-9103.

Wei W, Nguyen LN, Kessels HW, et al. 2010. Amyloid beta from axons and dendrites reduces local spine number and plasticity. Nat Neurosci, 13(2):190-196.

Wevers A, Jeske A, Lobron C, et al. 1994. Cellular distribution of nicotinic acetylcholine receptor subunit mRNAs in the human cerebral cortex as revealed by non-isotopic in situ hybridization. Mol brain Res, 25(1):122-128.

Wischik CM, CR Harrington, JM Storey, 2014. Tau-aggregation inhibitor therapy for Alzheimer's disease. Biochem Pharmacol, 88(4):p. 529-539.

Wolfe MS. 2002. Secretase as a target for Alzheimer's disease. Curr Top Med Chem, 2(4):371-383.

Wyss-Coray T, Mucke L. 2002. Inflammation in neurodegenerative disease—a double-edged sword. Neuron, 35(3):419-432.

Zhao D, Watson J B, Xie C W. 2004. Amyloid β prevents activation of calcium/calmodulin-dependent protein kinase II and AMPA receptor phosphorylation during hippocampal long-term potentiation. J Neurophysiol, 92(5):2853-2858.

第六章 阿尔茨海默病的遗传学

AD 受遗传因素的影响,它是由遗传因素决定,受环境因素作用的多基因复杂性的异质性疾病,其遗传度为 60% ~ 80% 。流行病学研究提示,家族史是 AD 的危险因素。某些患者的家属成员中患同样疾病者高于一般人群,此外还发现唐氏综合征患病危险性增加。遗传学研究已发现 AD 主要以家族性或散发性两种形式存在,进一步的遗传学研究证实,该病可能是常染色体显性基因所致。

家族性 AD 可根据出现症状的年龄分成晚发性 AD 和早发性 AD 两种。晚发性家族性 AD 平均出现症状的年龄在 65 岁以上,而早发性家族性 AD 平均出现症状的年龄则在 65 岁以下。其他许多遗传性疾病因遗传型不同,这些疾病的严重性及程度也不同。然而,突变点不同的 AD 患者在临床和病理特征上并无明显的差别。

第一节 遗传基因与阿尔茨海默病

AD 已成为人们普遍关注的社会问题,也是当今社会及未来要挑战的公共卫生事业,尽管进行了有关环境毒素和基因突变等复杂证据的相关研究,但 AD 的病因一直没有得到准确的解释。回顾近年来 AD 发病机制的研究进展,在遗传基因方面取得了很多成就。已有研究发现,与 AD 发病有关的候选基因达到近百种,而为淀粉样蛋白前体(amyloid precursor protein,APP)基因、早老素-1(presenilin 1,PS-1)基因和早老素-2(presenilin 2,PS-2)基因、载脂蛋白 E(ApoE)、α2 巨球蛋白(A2M)基因与 AD 密切相关。其中,已明确 3 个可以导致家族性 AD 的基因突变:位于 21 号染色体的 APP 基因、位于 14 号染色体的 PS-1 基因及位于 1 号染色体的 PS-2 基因突变。ApoEε4 等位基因是 AD 的遗传危险因素,尤在晚发性 AD 中起重要作用,其存在还可使 AD 发病年龄提早。与 AD 有关的遗传学位点,目前比较明确的有以下 4 个:早发型 AD 基因座分别位于 21、14、1 号染色体。相应的可能致病基因为 APP、S182 和 STM-2 基因。晚发型 AD 基因座位于 19 号染色体,可能致病基因为 ApoE 基因。

研究发现证实 APP、PS-1 和 PS-2 突变时能引起家族性 AD。其中任何一种基因的突变均可引起 $A\beta_{42/43}$ 水平的增高。$A\beta_{42/43}$ 是沉积于 AD 患者脑内的 APP 蛋白水解片段。在 APP 上携带有致 AD 突变基因的转基因小鼠可出现自发的与年龄有关的 Aβ 沉积和记忆损害。

遗传线索和联系研究发现 ApoEε4 等位基因与 AD 有剂量-依赖关系,能同时增加家族性和散发性 AD 的危险性,并占危险性的 50% 。因为 50% 的 AD 患者没有 ApoE,约 5% 的 AD 患者符合孟得尔遗传规律,这些患者在 30 ~ 40 岁时即可出现临床症状。而且在符合孟得尔遗传规律的 AD 家族,没有 APP、PS-1 或 PS-2 中任何一种突变存在,所以有可能存在其他遗传的或环境危险因素。

第二节 肯定与 AD 发病有关联的基因

1. APP 基因

现在认为 APP 与阿尔茨海默病有着密切的联系。APP 可以被 α-,β-,γ-分泌酶分解;其

中 β-分泌酶和 γ-分泌酶的连续作用可使 APP 分解产生 Aβ,APP 常染色体显性改变导致遗传性早发性 AD,是阿尔茨海默病的重要发病因素之一。

Aβ 来自于分子质量为 110 ~ 135kDa 的前体蛋白 APP,该蛋白的基因定位于人类 21 号染色体长臂的中段,基因转录后通过不同剪接方式可以产生 6 个以上转录产物:APP770、APP751、APP714、APP695、APP563、APP365 等,前四者是主要形式。APP 的过度表达是 AD 神经病理学原因之一。到目前为止,共发现 28 个与 AD 有关的不同 APP 基因突变,发病年龄为 30 ~ 65 岁。这些基因突变增加 $Aβ_{42}$ 表达水平,或可同时增加 $Aβ_{42}$ 和 $Aβ_{40}$ 表达水平。

APP 基因突变是一部分家族性 AD(familial Alzheimer's disease,FAD)患者的病因,尤其是一部分早发型 FAD 的病因。APP 定位于 21 号染色体的 21q21.2(6,7),它是由 18 个外显子组成,其中外显子 16 和 17 编码 Aβ 结构域。APP 至少含有 19 个外显子和 190 千碱基对,可产生 10 个以上 APP 等位体。APPmRNA 含量在 AD 患者脑神经元、脑基底核和蓝斑神经元中明显增高。APP 基因突变发生在 717 密码,相当于 Val717→Ile 或 Val717→Gly、Val717→Phe,即缬氨酸分别被异亮氨酸、甘氨酸或苯丙氨酸取代。已发现的 APP 基因突变点有:APP770 的 Val717→Ile、Giy、Phe;APP770 的 Lys670、671 出现基因双突变,即 Lys670、671→Asu670、Leu671。

虽然在一部分 FAD 患者中发现 APP 基因中存在点突变,但是有相当多的 AD 患者没有发现 APP 基因突变,这说明 APP 基因中发生点突变并不普遍,不能解释所有的 FAD,而只能解释一小部分的早发型 FAD。

2. PS-1 基因

Sherrington 等于 1992 年首次发现 14 号染色体与 AD 连锁的证据,并定位于 14q24.3,包括 D14S53 之间 6.4cm 范围。PS-1 基因至少有 12 个外显子、8 个内含子,其可阅读框架由 10 个外显子构成(Exon 3-12)。Sherrington 等发现在 6 个早发性 FAD 家系中共有 5 种形式的错义突变,分别发生在 146Met→Leu、163His→Arg、246Ala→Glu、286Leu→Val 和 410Cys→Tyr,146 处 Met 还可被 Val、Ile 替代。这些突变都发生在 PS-1 的高度保守结构域中。而在家系中非患病成员和 140 多名正常对照者中均未发现突变。这些结果表明,PS-1 基因突变是导致 FAD 发病的基因因素。目前,在不同种族的 40 多个家系中已发现 PS-1 基因的 20 多个不同突变。这些突变主要集中在 PS-1 的 5 个跨膜区和 3 个亲水环上,其中以发生在 TM2(30%)和 HL-6(37.5%)上为最多。这两个区域分别由外显子 5 和外显子 8 编码。PS-1 的 10 个外显子中已发现有 6 个存在突变。其中 65% 的突变发生在第 5 和第 8 外显子上。PS-1 基因还存在另一种突变剪切位点突变,在早发性 FAD 的 PS-1 基因外显子 9 的 3′端内含子在存在 G→T 改变。这一突变导致了剪切位点的破坏,产生了不含外显子 9 的 PS-1mRNA。由于外显子 9 编码的是 TM6 与 TM7 之间的 HL-6,该基因的突变导致了 HL-6 短于正常 PS-1。但并不影响 mRNA 的 Coding sequence。由于外显子 9 编码的 HL-6 位于细胞质侧,因此,该剪切位点的改变并不影响跨膜结构,也有会改变 PS-1 的拓扑结构。但外显子 9 可能与 PS-1 的异常生理功能有关。

3. PS-2

PS-2 基因的结构和功能与 PS-1 极其相似,PS-2 位于 1 号染色体(1q31-q42)。1995 年该基因被 Rudolph Tanzi 和 Jerry Schellenberg 确定,随后的研究表明:在哺乳动物神经细胞,相同的细胞器 PS-1 和 PS-2 蛋白的表达量相近。PS-2 包含 12 个外显子,其中 10 个编码外显子,而初级转录物编码 448 个氨基酸的多肽与 PS-1 具有 67% 的同源性。目前,PS-2 被确定为 γ-分泌酶复合物的一部分,参与 APP 裂解生成 Aβ 的功能。也有研究证实 PS-2 基因启动子区域的-1560A/del 多态性可能不是散发性 AD 发病的风险因素。

有关 PS-2 突变的研究远远没有 PS-1 充实和清晰,但 PS-2 不同的等位基因变异体已经确定。1995 年 Rudolph Tanzi 和 Jerry Schellenberg 首先确定伏尔加家族性 AD 的 PS-2 等位基因 Asn141Ile。研究表明 Asn141Ile 突变改变 APP 的代谢导致 Aβ 沉积率增加,加速 Aβ 沉积斑的形成。PS-2 的另一个等位基因变异体是 Met239Val,这是在意大利的谱系确定的,该基因可能是类似于 PS-1 和一个 Asp439Ala 突变,其中该基因的外显子 12 可能改变 PS-2 的内切蛋白酶的功能。

不同于 PS-1 或 APP 基因,研究人员发现,有基因突变发生在 PS-2 基因的人群,但有的并没有 AD 的发生。从这一点上来看,PS-2 在 AD 的发病机制中并没有 PS-1 和 APP 的侵袭力强,与年龄相关的 PS-2 基因突变也没有增加 AD 的发病率。因此,PS-2 基因突变或许借助一些环境因素促使了 AD 的发生和发展。

第三节　AD 的易感基因

家族性 AD(familial AD,FAD),基本确定了是第 21 号染色体上的 APP 基因、第 14 号染色体上的 PS-1 基因、第 1 号染色体上的 PS-2 基因编码的常染色体显性基因突变所致。1983 年,国际上发现了 AD 的首个易感基因载脂蛋白 E(ApoE)。随后,陆续发现了许多 AD 易感基因,发现 β_2 肾上腺素受体(β_2-AR)、IL-18、A2M、脑啡肽(neprilysin,NEP)等基因的基因多态性与 AD 发病相关联。

1. ApoE 基因

ApoEε4 等位基因现被公认为是晚发性 FAD 和散发性 AD 的最主要的危险因子。很多研究也证明 ApoEε4 与晚发性 FAD 和散发性 AD 的发病风险存在着一定的联系,编码 ApoEε4 蛋白的位于 19 号染色体的基因。

ApoE 是一种与胆固醇类物质运输相关的血浆转运分泌性糖蛋白,它是由 299 个氨基酸组成的,分子质量为 34kDa。ApoE 主要包括 3 种等位基因变异体(ε2、ε3 和 ε4),即分别为由 19 号染色体长臂上的 3 个等位基因 ε2、ε3、ε4 所编码的 ApoE2、ApoE3 和 ApoE4。三者的区别在于 112 和 158 位点上的氨基酸的不同。ApoE2 在这两个位点上都是 Cys,ApoE3 在 112 位上是 Cys,在 158 位上是 Arg,而 ApoE4 在两个位点上都是 Arg。结构上的区别导致了 3 种蛋白功能上的差异。

ApoE 直接促进 Aβ 沉积:已有大量研究证实 ApoE 直接促进 Aβ 沉积。通过加入纯化后的 ApoE 能够控制 Aβ 发生聚集的相对速度和聚集程度。在自身含有 ApoE 的转基因鼠体内过度表达人类 ApoE4 能够加速 Aβ 沉淀的形成。Apo E4 与 ApoE3、Apo E2 相比,其与 Aβ 的结合能力最强,能够形成密集程度更大、面积更大的 Aβ 沉积,而且所需时间比 Apo E3、Apo E2 更短。对 Aβ 聚集的效应关系:三个等位基因排序 ApoE4 > ApoE3 > ApoE2。ApoE4 不是 Aβ 产生沉积的必要因素,它也能促进可溶的 Aβ 形成沉淀。主要机制 ApoE4 可以在细胞外促进 Aβ 结合在细胞膜的脂筏上,从而引起沉积;由胞吞作用进入细胞的 ApoE4 可以与细胞内的 Aβ 结合,促进它们的沉积以及促进它们结合到脂筏上。

ApoE 是 Aβ 病理学上的载体或分子伴侣:ApoE2、3 与 Aβ 的结合力是 ApoE4 与 Aβ 的

2～3 倍。从这点看来,对 Aβ 具有高亲和力的 ApoE3 能够有效地防止 Aβ 的聚集,并且促进了由受体主导的内涵体对 Aβ 的内吞作用,增强了 Aβ 的细胞内清除作用。相反,ApoE4 对 Aβ 亲和力低的缺陷导致 Aβ 细胞内和细胞外清除作用的减弱,从而促进了 Aβ 的聚集。因此普遍认同 ApoE2、ApoE3 能够抑制 Aβ 的聚集,对神经细胞起到了正面的保护作用,而 ApoE4 则通过共沉积等方式加速了 Aβ 的聚集,促进老年斑的形成,大大提高了 AD 的患病风险。

ApoE 与 Tau 蛋白相互作用导致 NFTs 的形成:ApoE 可以通过与其受体的结合抑制 Tau 的相关激酶,如 P35、p-GSK-3β、CDK-5,从而调控神经细胞内 Tau 蛋白的磷酸化水平。不同的异构体所表达的信号强弱不一样,比如 ApoE2 被认为能够减少磷酸化 GSK-3β 及 CDK-5,降低 Tau 的磷酸化;而 ApoE4 则是能促进 Tau 的磷酸化。

ApoE、炎症与 AD:AD 患者脑内大量存在的炎症细胞因子和蛋白质表明 AD 与炎症密切相关。研究表明,外源性 ApoE3 和 ApoE4 可借受体途径阻止 Aβ 诱导的胶质细胞介导的炎症反应(ApoE 与 Aβ 的克分子比为 1∶30)。已在人神经母细胞瘤细胞核的提取物中确定了 ApoE 启动子区内的 NF-κB 位点,而 A 介导的 ApoE 启动子活性也受 NF-κB 位点调节。此外,在小鼠和人 ApoE 启动子序列内还存在炎症反应转录因子 IL6、REBP、MED1、STAT2 以及 STAT1 的位点。位于 ApoE 启动子区内的转录因子位点,尤其是 NF-κB 位点可能是潜在的治疗靶点,即通过调节增高的 ApoE 启动子活性有可能改善 AD 的炎症反应。

2. α2 巨球蛋白(A2M)基因

A2M 是具有多种生物功能的高分子糖蛋白,它能够捕获蛋白酶和短肽参与此类物质的体内配置和代谢清除。在对老年斑的研究中证实 A2M 同 Aβ 一起沉积在 AD 的老年斑中。我们和一些研究者的结果表明 A2M 和 Aβ 的结合能够抑制淀粉样肽积聚形成原纤维和纤维,而 AD 和部分老年人的 A2M 与 Aβ 的结合活性减低,其 A2M 抑制 Aβ 凝集和形成纤维的作用减弱。所以,AD 患者 A2M 在 Aβ 代谢功能上的改变,妨碍了 Aβ 的代谢清除,在 AD 的发生和老年斑的形成中具有一定作用。

有大量的数据支持 A2M 基因在 AD 患者病理中的表现,通过基因连锁分析,发现 AD 与 12 号染色体上 A2M 区是相关联的。研究证实在 12P12-13 位置上有两个 A2M 多态性位点,可增加 AD 的患病危险性。因此,A2M 基因的频率、突变、多态性或表达对晚发型 AD 的发病有重要意义,该基因异常是 AD 的危险因素之一。

3. 对氧磷酶(paraoxonase,PON)

PON 是由肝脏合成的糖蛋白,广泛分布于许多组织,如肝脏、血液、肾脏、脾脏及脑组织等。对氧磷酶基因家族成员包括对氧磷酶 1(PON-1)、对氧磷酶 2(PON-2)和对氧磷酶 3(PON-3),它们具有大量结构同源性,且所有三个蛋白均能阻止氧化应激和对抗炎症,因此在许多疾病如动脉粥样硬化、肥胖、糖尿病、炎性肠病以及精神疾病中发挥重要作用。目前的研究表明,PON 基因的编码区存在着多种功能性单核苷酸多态性。比如,PON1 基因第 192 位氨基酸残基是影响 PON1 酶活性的重要部位。编码 PON1 的基因位于 7q21-22,其在 192 位出现的谷氨酸(Glu)、精氨酸(Arg)多态性使 PON1 出现两种同型异构体。已有研究表明对氧磷酶基因家族三个成员单核苷酸多态性与 AD 的发病相关联,低血清对氧磷酶的活性可能是 AD 的危险因素。而且,在 AD 发病中 PON 的变异和低血清对氧磷酶的活性可能有协同作用。

问题与展望:AD 相关基因的陆续发现,说明 AD 发病可能是多因素综合及相互作用结果,且现在已知的这些基因大多是从已确诊为 AD 患者的研究而得出对 AD 早期特异性基因研究尚处在起步阶段。AD 相关基因虽然重要,目前尚无法用单一基因独立涵盖解释 AD 的发病机制,但不能解决 AD 发病机制与诊治的所有问题。

通过对 AD 早期患者症状的普查以及高通量基因相关研究在大样本检测运用,越来越多与 AD 相关基因将不断被发现,相信对 AD 的发病机制必将有更深入的认识,以便找到一条早期诊断和防治 AD 的途径,尽可能降低 AD 风险,以及帮助患者拥有更高的生活质量以及延缓病情进展,都具有重要意义(表 6-1)。

表 6-1　与 AD 发病有关的基因

基因	基因位点	蛋白	基因型	表现型
APP	21q21.2(6,7)	淀粉样蛋白前体	各种错义突变	FAD、基因突变、常染色体显性
PS-1	14q24.3	早老素-1	各种错义突变	FAD、基因突变、常染色体显性
PS-2	1q31-q42	早老素-2	各种错义突变	FAD、基因突变、常染色体显性
ApoE	19q13.2	载脂蛋白 E	基因多态性	晚发型和散发型 AD、易感性增加
A2M	12p12-13	α2 巨球蛋白	基因多态性	散发型 AD、易感性增加
NRG-3	10q22-q24	神经调节素 3	基因多态性	发病易感性增加
PON-1	7q21-22	对氧磷酶	基因多态性	发病易感性增加

注:Neuregulin 3:NRG-3,Paraoxonase:PON

(蔡志友　王家宁)

参考文献

刘倩,吴为辉,李人望,等. 2007. 载脂蛋白 E 与阿尔茨海默病的相关研究进展. 化学进展,19(12):2006-2011.

童坦君,张宗玉. 1999. 阿尔茨海默病相关基因研究进展. 中华医学杂志,79(2):158-160.

徐珊瑚,舒勤奋,周育苗,等. 2010. 脑啡肽基因多态性与阿尔茨海默病的文献综合分析. 生命科学,22(10):1000-1004.

Erlich PM, Lunetta KL, Cupples LA, et al. 2012. Serum paraoxonase activity is associated with variants in the PON gene cluster and risk of Alzheimer's disease. Neurobiol Aging, 33(5):1015, 1017-1023.

Genin E, Hannequin D, Wallon D, et al. 2011. APOE and Alzheimer disease: a major gene with semi-dominant inheritance. Mol Psychiatry, 16(9):903-907.

Wang KS, Xu N, Wang L, et al. 2014. NRG3 gene is associated with the risk and age at onset of Alzheimer's disease. J Neural Transm, 121(2):183-192.

第七章　自由基、天然抗氧化剂与阿尔茨海默病

最新人口普查表明，我国已经提前步入老龄化社会。到2050年我国60岁以上的老年人口将达到4.39亿，占总人口的1/4，阿尔茨海默病的患病人数将急剧增加。人口老龄化和AD对社会、家庭和医学界造成巨大的压力和负担。目前发病机制尚不完全清楚，也无有效治疗方法，是一个严重的社会问题。研究发现自由基在引起AD过程是一个重要因素，天然抗氧化剂在预防和治疗AD中发挥着重要作用。

从目前研究结果揭示的证据表明自由基在体内具有重要的生物功能，例如，氧自由基在线粒体呼吸链的电子传递、细胞的分化生长、免疫反应，一氧化氮自由基在血管的舒张、血压的调节、学习和记忆等方面发挥重要作用。但是，自由基又几乎和人类大部分常见的几种主要疾病都有关系，从人类死亡率最高的心脑血管疾病，到最可怕的癌症，以及衰老和老年神经退行性疾病，无一不和自由基有着密切关系。本章介绍了AD的自由基机制、天然抗氧化剂预防和治疗作用机制，从自由基生物学的角度给出一些与传统医学不同的关于AD的认识，以利于寻求新的预防和治疗方法。

1. 自由基与阿尔茨海默病

阿尔茨海默病的发病机制是复杂的和多因素的。来自于父母遗传基因在决定是否得AD的过程中或许起了一定的作用，但只是少数，大部分AD病例其实都是散发性的，不具有家族遗传性。衰老肯定是引起AD的一个重要因素。氧化应激和自由基损伤是引发AD的重要因素。所谓“氧化应激”或“自由基失衡”是指体内产生自由基增多，而清除自由基能力降低（抗氧化酶活性减弱或抗氧化剂浓度降低），体内就会有多余的自由基，会损伤细胞成分，导致疾病的发生。

（1）自由基与阿尔茨海默病：大量活性氧自由基产生以及能量代谢障碍是许多衰老相关疾病的特征，AD也不例外。AD患者脑中表现出异常高的氧化修饰蛋白、脂类和DNA水平；这些自由基介导的分子损伤在淀粉样斑和神经缠绕结包围的神经元周围环境里尤其重要。这也暗示了氧化应激在Amyloid-β（Aβ）介导的神经元损伤，以及神经纤维缠绕结病理化进程中的作用。AD中有几种来源的氧化应激，在Aβ聚集过程中产生过氧化氢等活性氧引起脂质过氧化，再通过乙醛基4-壬烯共价结合破坏了ATPases，葡萄糖和谷氨酸转运体，以及GTP结合蛋白。AD中突触功能障碍及退行性改变或许就包含了Aβ诱导的氧化应激因素，因为Aβ可以通过破坏膜上离子和谷氨酸转运体的功能，同时通过氧化应激介导机制威胁到线粒体的功能。活化的小胶质细胞是活性氧和一氧化氮自由基的一个来源，β淀粉样蛋白通过肽酰自由基产生活性氧自由基，在过渡金属离子存在时，多糖末端与β淀粉样蛋白受体作用产生活性氧。

（2）线粒体异常和缺陷产生活性氧自由基与AD：最近研究证明线粒体异常和缺陷产生活性氧自由基是AD发病的一个重要因素，而且线粒体可能是Aβ的一个重要靶点。为了阐明AD发病前期Aβ导致线粒体损伤的具体机制，以及线粒体损伤在AD发病机制中的作用。我们采用转基因AD小鼠模型和转基因AD细胞模型，对线粒体相关蛋白质表达变化，线粒体数量、形态及功能变化进行了系统研究，旨在寻找对AD早期诊断有帮助的细胞与分

子标志以及预防、治疗 AD 的新靶点，并进一步探索 AD 的发病机制。我们研究发现：①超氧阴离子在神经细胞中能够调节解偶联蛋白 UCP2 和 UCP4 的蛋白质水平，并且线粒体自由钙离子水平的变化与解偶联蛋白水平的变化紧密偶联。当 UCP2 和 UCP4 通过 siRNA 被沉默后，这种结果被逆转。这些数据表明超氧阴离子能够通过调节解偶联蛋白表达来调节线粒体自由钙离子水平。②激光共聚焦显微镜结果发现突变 APP 基因的细胞中线粒体比对照线粒体有明显肿胀，线状形态线粒体减少，球状线粒体数量增多。这些发现也提示解偶联蛋白可能是预防与治疗 AD 的潜在靶点，线粒体可能是 AD 发病的一个早期重要因素。

使用 PrP-hAPP/hPS1 双转基因 AD 小鼠模型，我们发现，在海马神经元线粒体形态异常和受损的线粒体结构出现在 AD 样疾病发展的早期阶段。在表达淀粉样前体蛋白（APP）突变（APPsw）的早发型 AD 细胞模型 SH-SY5Y 中，我们也发现了类似的线粒体异常。在 PrP-hAPP/hPS1 鼠大脑和 SH-SY5Y 细胞线粒体融合蛋白 GTP 酶（Mfn1 和 Mfn2 的）发生了显著变化。激光共聚焦显微镜结果发现突变 APP 基因细胞中线粒体比对照线粒体有明显肿胀，线状形态线粒体减少，球状线粒体数量增多。电镜结果发现 AD 小鼠发病前期即存在海马神经元线粒体明显肿胀、嵴稀少等形态异常。Western blotting 结果表明，这种线粒体异常是由于 Aβ 影响了线粒体融合蛋白 Mfn1 和 Mfn2 的表达造成的。此外，我们研究结果还显示，在 PrP-hAPP/hPS1 小鼠神经元 Aβ 积累影响神经可以发生在斑块形成之前。这些结果表明，线粒体损伤是出现在 AD 发病的非常早期事件，Mfn1 和 Mfn2 的异常表达可能是引起细胞内过量 Aβ 的分子机制。

（3）铁、铜代谢紊乱和氧化应激与 AD：线粒体电子传递的许多环境和基因因素都可以诱导产生过量的活性氧（ROS）及活性氮（RNS），在铁的作用下，发生 Fenton 反应，形成氧化能力很强的羟基自由基。大脑皮质神经元、小脑颗粒细胞和星形胶质细胞等多种细胞在病理条件下，特别是在炎症条件下，可以产生过量的一氧化氮（NO）和超氧阴离子，两者反应可以生成活性更强的过氧亚硝基 $ONOO^-$ 及其代谢产物羟基自由基。由于脑组织的氧代谢率很高，金属离子铜和铁的含量也很高，同时抗氧化的保护机制又相对缺乏，极易导致脑组织的氧化损伤和抗氧化防御之间失去平衡。过量的 ROS 及 RNS 不仅可以影响细胞膜的通透性，引起 Ca^{2+} 内流和细胞第二信使含量的升高，进而激活多条氧化还原通路，而且可以直接通过与线粒体的相互反馈调节作用，启动细胞的凋亡通路。任何始发因素引起的神经元死亡，都能导致脑内大量铁释放和活性氧物质生成的增加。在脑内，低浓度的谷胱甘肽和过氧化氢酶，以及高比例的多不饱和脂肪酸使脑组织对氧化损伤极其敏感。多种神经退行性疾病都出现氧化应激，使氧化-抗氧化稳态失衡，朝氧化方向倾斜。

大量证据表明，过渡金属离子，特别是铁、铜离子，作为生物分子氧化损伤的催化剂，是引起氧化应激的一个重要因素。铁离子除了参与体内活性氧的产生外，自身在氧化还原过程中所形成的与氧结合的复合物也能引起脂质过氧化、DNA 损伤、各种蛋白和非蛋白中巯基的氧化，并改变细胞内钙离子的浓度。铁离子与其他过渡金属离子（如铜、铬、镉、铅、汞、镍和钒）一样，可以引起对神经的毒性作用。

另外，铜和铁是还原态的金属，它们在很多酶中都有很重要的催化活性。铜和铁的含量在生物体内是受严密调控的，以免其过量诱导 ROS 的产生而对细胞产生损害。过氧化氢可以自由地穿透细胞膜，如果过氧化氢没有被抗氧化酶如过氧化氢酶（CAT）、超氧化歧化酶（SOD）、过氧化物酶等充分清除，就会和 Cu^+、Fe^{2+} 反应产生羟基自由基。羟基自由基在体内的氧化性很强，它会导致脂质过氧化，蛋白羧基修饰，核酸加合物（如 8-羟基鸟苷）生成等。

我们研究发现在过表达 Aβ 的 SH-SY5Y 细胞和线虫中,铁的含量显著升高,氧化应激明显增强。在 AD 患者脑中的 Aβ 蛋白沉积斑中发现了高浓度的铜、锌和铁离子。Aβ 蛋白与金属元素之间的相互作用产生的活性氧导致了 β 淀粉样蛋白的神经毒性,是 AD 大脑氧化损伤的直接诱因。

尽管铁、铜在脑的正常生理功能中具有十分重要的意义,但脑铁、铜过量将会破坏细胞功能促使神经元死亡,导致多种中枢神经系统疾病,铁过载与 AD 密切相关,在其发病机制中发挥重要作用。在 AD 患者脑中的 β 淀粉样蛋白沉积斑中发现了高浓度的铜、锌和铁离子。铜和铁可以伴随 Aβ 在大脑中沉积,也会诱导 APP 和 Aβ 产生 ROS,这是 AD 中氧化应激的主要来源,氧化应激越来越被认为和 AD 有着密切的联系,在 AD 患者的大脑中表现出了蛋白、脂类和核酸的氧化,金属元素的失衡是机体处于氧化应激状态的重要原因。

大脑中的铜和铁的含量会随着年龄的增长而增加,它们会和 Aβ 反应产生活性氧,最终导致神经元的损伤,金属代谢的紊乱是衰老的一个不可避免的结果。作为 APP 水解产物的 Aβ 在 AD 大脑皮质中大量聚集,Aβ 可以把 Cu^{2+}还原成 Cu^{+},把 Fe^{3+}还原成 Fe^{2+},并在这一过程中催化产生过氧化氢,和 Cu^{+}、Fe^{2+}反应产生羟基自由基。羟基自由基在体内的氧化性很强,它会导致脂质过氧化,蛋白羧基修饰,核酸加合物(如 8-羟基鸟苷)生成等。

我们在研究中发现稳定转染人 APP 突变基因(APPsw)的 SH-SY5Y 细胞模型中,过表达 Aβ 的 APPsw 细胞中铁含量显著高于对照细胞。另外,APPsw 细胞中铜元素含量也明显增加。与对照细胞相比,APPsw 细胞中活性氧强度增加、钙离子浓度升高、一氧化氮水平升高。APPsw 细胞线粒体中的钙离子浓度也显著高于对照细胞。APPsw 细胞中转铁蛋白受体(TfR)表达降低、线粒体膜电位下降、SOD 酶活力和细胞抗氧化水平下降。另外,铁处理降低了细胞活力和线粒体膜电位,增加了脂质过氧化水平并促进了 Aβ 的分泌。细胞的实验结果在线虫 *C. elegans* 上得到了印证,在高表达人 Aβ 的线虫 CL2006 中,铁含量显著高于对照线虫 N2。APPsw 细胞中超氧阴离子和 NO 自由基含量增加也使得细胞内的铁增多。超氧阴离子和 NO 能促进铁从铁蛋白中释放出来,成为游离铁。研究已发现将 NO 生成剂硝普钠加入铁蛋白中会引起铁蛋白中铁的释放,同时激发脂质过氧化反应。由此推测,体内 NO 的生成会导致铁蛋白中铁的转移,破坏胞内铁的平衡,升高活性氧水平,引起脂质过氧化反应。

我们研究发现高浓度的铜(10^{-3}mol/L)在成虫后第 8 天左右显著地加重了 Aβ 线虫的瘫痪行为,这说明了铜和 Aβ 要发挥显著的行为学效果需要一个缓慢的时间过程,同时也证实了高浓度铜加剧了 Aβ 的毒性。应用同步辐射微束 X 射线荧光扫描技术分析线虫体内元素含量的分布变化发现,Aβ 线虫体内铜含量在头部、中部随着时间变化而显著变化,主要是在 8 天以前。在高浓度铜处理后,Aβ 线虫体内铜的含量在第 4 天就已经有显著的增加,相应地,锌和铁的含量此时在头部也有显著地增加。这些都说明铜处理后确实影响了 Aβ 线虫体内铜、锌、铁的含量分布,这也会影响细胞质中的 CuZn-SOD、硫氧还蛋白还原酶 prdx-2 和线粒体中的 Mn-SOD 等基因。

高浓度铜(10^{-3}mol/L)处理后,在第 4 天的时候 Aβ 线虫活性氧的水平显著升高了 75%。同时显著提高了线粒体应激反应因子 hsp-60 和内质网应激反应因子 hsp-16.2 的表达,还显著降低了过氧化氢酶 ctl-2 的表达。从行为学实验和活性氧检测联系起来看,高铜处理 Aβ 线虫后所导致的活性氧显著变化的时间发生在瘫痪行为显著变化之前。说明活性氧显著升高是 Aβ 导致线虫瘫痪的一个重要原因。从行为学实验和元素分析的结果看,高浓度的铜显著地增加了 Aβ 线虫的瘫痪行为,说明铜和 Aβ 可以协同发挥毒性作用;铜与 Aβ(1-42)协同作用发挥毒性的机制主要是通过与氧化应激相关的氧化应激调控因子 skn-1 以及线粒体应激反应因子 hsp-60 和内质网应激反应因子 hsp-16. 2 及过氧化氢酶 ctl-2 的表达水平来影响线虫体内活性氧的水平发生氧化损伤,从而最终导致行为上的显著变化。

从上面的讨论可以看出,金属离子过载引起其代谢失衡和 AD 中氧化应激损失密切相关。相反,金属离子缺乏也会引起其代谢失衡,是否与 AD 的发病机制相关? 这方面的研究报道很少。铁和铜是人体必需微量元素,由于其独特的化学反应活性,在维持细胞和机体正常代谢过程中起着至关重要的作用,如氧气的输送、线粒体电子转移、神经递质、DNA 合成、氮的固定、电子传递等都离不开金属离子,特别是一些抗氧化酶的活性中心就是金属离子。因此金属离子,特别是铁铜的缺乏与 AD 的关系应当更加引起我们的注意和研究。

铁的获取对脑细胞非常重要是因为神经元的活动特别依赖需氧代谢。铁是细胞色素蛋白中血红素的关键成分,在细胞呼吸过程中介导线粒体内的电子传递,所以铁代谢对脑组织的功能活动极为重要。AD 病理中的关键蛋白 APP 在铁代谢中有重要作用。APP 蛋白是 Aβ 的前体蛋白,在 Aβ 的形成中起重要作用。在 AD 发病机理的研究中,大多是针对突变型的 APP 进行的,忽视了对野生型 APP 的研究。家族性 AD 患者的脑中 APP 水平上升,APP 过量表达导致早发型 AD。在转基因鼠中,过表达的 APP 导致突触传导障碍,海马区神经形成减少及学习和记忆能力下降。APP 定位于线粒体,过表达 APP 会影响线粒体蛋白运输通道的正常运行,导致线粒体功能紊乱。

在过表达野生型 APP 的细胞中,我们也发现氧化应激增强,细胞的铁含量下降,过氧化氢酶(catalase)活力下降,活性氧和钙离子浓度升高,线粒体膜电位下降。在细胞培养过程中,我们发现过表达 APP 的细胞长得很慢。测定细胞里的金属元素含量,APP 细胞中铁元素含量显著低于对照细胞。APP 细胞中铁不足导致 catalase 酶活力下降,清除羟基自由基能力减弱,细胞内总 ROS 水平升高,钙离子浓度增加,线粒体膜电位下降。铁是过氧化氢酶 catalase 的辅基,catalase 催化过氧化氢生成水和氧。

APP 是机体中广泛表达无处不在的一种蛋白质,Aβ 由此剪切而来,APP 在铁的平衡中也起重要作用。APP mRNA 5′非编码区有一个铁应答元件 IRE,与铁调节蛋白 IRP1 结合。APP 有亚铁氧化酶活性,能将二价铁离子氧化成三价铁离子,具有输出细胞内铁的功能,并且 APP 和铁输出蛋白 ferroportin 都位于细胞膜上,它们之间有相互作用。在我们的实验中观察到,细胞中过量的 APP 蛋白将铁输出细胞,使得细胞处于缺铁状态,50μg/ml 枸橼酸铁铵(ferric ammonium citrate,FAC)处理细胞,对照细胞活力没有显著变化,却使高表达 APP 细胞活力显著上升,加入少量铁就提升了细胞活力。100μg/ml FAC 处理后,对照细胞活力显著下降,高表达 APP 细胞活力没有变化。高表达 APP 细胞加入 FAC 后,活性氧和钙离子浓度都显著下降。

细胞里的铁主要以血红素的形式存在,血红素是血红蛋白的重要组成成分,贫血中缺铁性贫血占了很大一部分。铁缺乏时,许多其他重要的含铁蛋白活性降低,如细胞色素 *c*、细胞色素氧化酶、琥珀酸脱氢酶、过氧化氢酶、乌头酸酶、黄嘌呤氧化酶、肌红蛋白等,很多组织细胞代谢和功能发生紊乱,神经系统功能出现障碍。缺铁患者单胺氧化酶活性降低,神经和智力发育受到损害。血红素缺乏引起的代谢异常与 AD 患者神经元的功能紊乱有相似之处。一项研究表明,在没有痴呆的老年人中,过低的血红蛋白水平与高风险的 AD 和快速认知下降有关联。调查结果表明,患 AD 的人群中,农村人口比例高于城市,女性高于男性。

我们认为这与营养状况和贫血有关,在广大农村贫困地区营养不良容易造成缺铁性贫血。女性在特定生理时期,也容易出现贫血。我们推测铁缺乏和供血不足可能是 AD 病理的一个早期事件,与轻度认知障碍有关。

在我们的细胞模型中,高表达 APP 细胞和对照细胞分泌到培养基中的 Aβ 含量没有显著性差异,但 APP 细胞却受到了明显的氧化损伤。有研究表明,过表达人 APP 的转基因鼠中的早期认知障碍和神经病理学改变与 Aβ 水平无关。铁缺乏、贫血和脑供血不足在很大程度上是一致的。神经血管功能的衰退使神经血管解偶联,血管退化,脑血流低等,最终影响血脑屏障功能,从而导致神经外环境失衡。神经血管功能对 AD 的严重程度起着重要作用。铁缺乏及由此导致的缺铁性贫血在老年人中很常见。AD 患者脑血液流量及耗氧量明显低于同龄正常人。我们推测铁缺乏和供血不足可能是 AD 病理的一个早期事件,与轻度认知障碍有关。老年痴呆患者常伴有血管性痴呆,存在广泛的缺血性病变。在临床上,脑血管性痴呆与老年性痴呆在同一患者身上同时存在的情况十分常见。在人的短暂又漫长的一生中,或许儿童期或青少年时期的贫血导致了老年时的痴呆。

与高浓度铜加速 Aβ 线虫的瘫痪相反,我们的研究发现低浓度的铜(10^{-4}mol/L)却减少了 Aβ 线虫的瘫痪行为。这说明了铜的浓度高低影响了 Aβ 发挥毒性的程度。低浓度铜处理 Aβ 线虫后,还能够降低活性氧水平、改善瘫痪行为。其基因主要是显著地提高了超氧化物歧化酶 sod-1、硫氧还蛋白还原酶 prdx-2 和氧化应激调控因子 skn-1 的表达。也说明 Aβ 线虫本身其实是缺少铜的,适当地补充铜可以改善 Aβ 线虫的瘫痪行为。

以上结果表明铁、铜过载可以引起氧化应激,损伤神经细胞,这可能主要与 AD 晚期损伤关系更密切一些;然而,铁、铜缺乏同样可以引起氧化应激,损伤神经细胞,这可能主要与 AD 早期形成关系更密切一些。

2. 天然抗氧化剂对 AD 的防治作用

体内自由基的产生和清除应当是平衡的,或者说体内氧化和还原应当是平衡的,这样人体才能保持健康。这与中医的阴和阳可能有类似的含义。如果自由基产生过多和清除自由基的能力下降,体内就会有多余的自由基,特别是氧自由基,会损伤细胞成分,但还没有出现疾病的症状,如果不加以调整,继续发展下去就会导致疾病和衰老的发生。这时需要补充抗氧化剂,帮助体内维持自由基的平衡,就可以预防疾病的发生。研究发现天然抗氧化剂,如大豆异黄酮、尼古丁和茶氨酸等对 AD 有一定防治作用,茶多酚对 PD 有一定防治作用,银杏黄酮对心脑血管病也有明一定防治作用。

(1) 尼古丁防治 AD:吸烟有害健康,可以引起肺癌和呼吸道损伤及心脏病,一般人都认为尼古丁是吸烟中的主要毒性物质,其实这是一个误会。流行病学研究报告显示吸烟可以减低 PD 和 AD 的发病率,也有一些实验结果显示尼古丁可以预防和治疗 PD 和 AD。

我们在采用 ESR 自旋捕集技术研究发现尼古丁对 Fenton 反应体系产生羟基自由基,光照核黄素产生超氧阴离子自由基有明显清除作用。吸烟产生大量高活性的氮氧自由基,而这些自由基容易引起脂质过氧化,尼古丁还能清除烟气中的自由基。这些结果都显示尼古丁是一个天然抗氧化剂。

Aβ 片段和全长拥有细胞毒性,我们以分离的小鼠海马细胞为模型,研究了尼古丁对 Aβ 诱导的海马神经细胞的保护作用。结果表明,尼古丁可以抑制 Aβ1-40 或 Aβ25-35 在培养海马神经元中诱导的凋亡,以及 caspase 活力的升高。尼古丁受体抑制剂美拉明可以部分抑制尼古丁对 Aβ 诱导的 caspase-3 激活以及活性氧积累。这些数据表明尼古丁的保护作用部分是通过尼古丁受体起作用的,这些结果还表明尼古丁在防治 AD 方面是很有潜力的。

我们又以转基因鼠和神经细胞为模型,找到一个参与尼古丁介导神经保护作用的信号通路。结果发现,尼古丁可以减少淀粉样蛋白(Aβ)在 APPV717I 转基因小鼠(AD 的一种转基因动物模型)海马和皮层区的沉积。尼古丁可以通过抑制 MAPK 的激活抑制 NF-κB 和 C-Myc 的活化,结果导致诱导型一氧化氮合酶(iNOS)和一氧化氮(NO)生成下调。同时发现,尼古丁对这种转基因鼠中凋亡和异常细胞周期活动有明显的抑制作用。RNA 干扰试验表明,尼古丁介导的神经信号通路过程受 α7 nAchRs 调控。这些数据或许为我们提供了一个应用基础,即发展选择性的 α7 nAchRs 激动剂或针对信号通路 MAPK 研发特异的抑制剂来治疗 AD,这或许是一个潜在的有发展前途的治疗 AD 的方向。

我们在大鼠脑线粒体中检测尼古丁对 MPP^+ 和 Ca^{2+} 对 PT 孔道开放的影响,以及细胞色素 *c* 泄漏的保护作用。结果发现尼古丁可以通过竞争呼吸链复合物 Ⅰ 的 NADH 结合位点抑制 PT 孔道的开放,其可能机制在于尼古丁与 NADH 的竞争导致复合物 Ⅰ 上的电子流动被抑制,改变了复合物 Ⅰ 与 PT 孔道调节相关的一些特征,进而抑制了 PT 孔道的开放。最终表现为尼古丁的加入抑制了神经毒剂 MPP^+ 和 PT 孔道诱导因素高钙所引起的线粒体膨胀,细胞色素 *c* 泄漏,线粒体膜电位下降及还原型巯基的减少。

不正常的 β 淀粉样蛋白和金属离子如铜和锌之间的反应,与 β 淀粉样蛋白的沉积有很密切的联系。我们研究了尼古丁对金属离子在 APPv717I 转基因鼠的海马和皮层的代谢平衡。实验发现,尼古丁可以显著降低铜离子和锌离子在老年沉积斑和其周围神经细胞团中的含量。在海马 CA1 区的一个亚区中也观察到了铜离子和锌离子的分布密度的减少。我们进一步用稳定转染人 APP(swedish mutant)的 SH-SY5Y 细胞研究了尼古丁介导的金属代谢平衡的可能机制。尼古丁处理可以显著降低细胞内的铜的含量,并且这个作用是不依赖尼古丁乙酰胆碱受体的。这些结果表明尼古丁降低 β 淀粉样蛋白的毒性是部分通过调节金属离子的代谢平衡来达到的。

(2) 大豆异黄酮防治 AD:流行病研究表明,雌激素替代疗法可有减少妇女更年期综合征和 AD 的发病率,但是雌激素疗法可以引起乳腺癌和心脏病。大豆异黄酮是植物雌性激素,又是一个抗氧化剂,有减少妇女更年期综合征作用,对多种慢性疾病也具有保护作用,如动脉硬化。在神经系统中,据报道染料木黄酮能抑制 Aβ 在大鼠突出诱导的活性氧过度生成,大豆异黄酮还能够通过激活雌激素受体减少神经细胞凋亡。

我们以培养的海马神经元为模型,研究发现大豆异黄酮可以保护海马神经元抵抗 β 淀粉样蛋白诱导的凋亡。通过检测细胞的活性,细胞核的形态,DNA 的片段化,以及细胞内自由钙离子浓度,活性(ROS)的量和 caspase-3 的活性,我们发现大豆异黄酮能抑制 β 淀粉样肽段(25 ~ 35)诱导的海马神经细胞凋亡。在不同浓度时,大豆异黄酮的作用机制不同。在 100nmol 时,大豆异黄酮主要是通过刺激素受体起作用;而在 40mmol 时,大豆异黄酮主要是通过它的抗氧化性起作用。这些结果表明大豆异黄酮可通过多种机制抑制 β 淀粉样肽段(25 ~ 35)诱导的海马神经细胞凋亡。

我们以转基因(Aβ)线虫为模型,研究了大豆异黄酮对线虫瘫痪行为和对活性氧产生的影响。结果发现大豆异黄酮可以明显减少 Aβ 引起的线虫瘫痪行为,降低线虫体内的 Aβ,并且减少活性氧的产生。以上结果表明大豆异黄酮在防治 AD 方面可能是很有潜力的。

(3) 茶氨酸对谷氨酸触发的神经兴奋性毒性的防护作用:*L*-茶氨酸(*L*-Theanine)是茶叶

中特有的氨基酸,是绿茶的主要呈味物质之一,具有特殊的鲜爽味,能缓解茶叶的涩味,其含量与茶叶的品质正相关,是评价绿茶品质的重要指标之一。小白鼠灌胃 *L*-茶氨酸(200 mg/kg)后,能迅速进入血液和肝脏,0.5 ~ 2h 后血浆浓度达到最高,30min 就可以剂量依赖的穿过血脑屏障,5h 达到高峰。*L*-茶氨酸可以镇静、安神、提高认知能力及抑制咖啡因引起的兴奋。最近我们研究还发现 *L*-茶氨酸对尼古丁成瘾具有明显抑制作用。

我们用谷氨酸触发稳定转染人淀粉样前体蛋白(APP)突变基因 SH-SY5Y 细胞(APPsw)的兴奋性神经毒性作为 AD 的体外模型,研究了 *L*-茶氨酸对神经保护作用及其机制。1mmol 谷氨酸处理细胞后,使 SH-SY5Y 细胞的活力降低 31% 左右,而 APPsw 细胞的活力降低了 57% 左右。*L*-茶氨酸和天门冬氨酸(NMDA)受体抑制剂对细胞预处理后均能减弱谷氨酸引起的 APPsw 细胞活力降低和细胞凋亡。*L*-茶氨酸预处理对谷氨酸处理细胞后引起的 APPsw 细胞中钙水平的升高有明显抑制作用。*L*-茶氨酸也明显抑制谷氨酸引起的 APPsw 细胞中 NO 合酶表达的上调和 NO 的过量产生。谷氨酸处理细胞,与凋亡相关的 c-JNK 和 caspase-3 表达分别上调了 30% 和 48% ,而 *L*-茶氨酸预处理,能够明显抑制谷氨酸引起的细胞中这两种信号分子的上调。在这个细胞模型体系中,Aβ 的过量产生可以加剧细胞对谷氨酸兴奋性毒性的敏感性,*L*-茶氨酸通过抑制 NMDA 受体的过量激活及其相关途径达到保护神经细胞的作用。我们还发现,*L*-茶氨酸具有对 SH-SY5Y(APPsw)细胞调控线粒体融合蛋白的显著作用。另外,*L*-茶氨酸对 NO 产生的影响可能是组织特异的和依赖浓度的。

(4) 银杏叶黄酮防治 AD:银杏叶提取物 EGb761 是含 24% 类黄酮和 6% 萜类化合物的银杏叶的标准化提取物,在哺乳动物系统及临床人体实验研究已经证明,银杏叶提取物 7EGb61 表现出广泛的生化和药理作用,包括认知增强。研究还表明,银杏叶提取物 EGb761 的神经保护作用与它的抗氧化性能相关联。

用双突变的人 APP 和 PS1 和高表达 Aβ 的成神经细胞瘤细胞为模型,证实银杏叶提取物在体外细胞模型能够降低 Aβ 聚集。同时,银杏叶提取物显著减少线粒体启动细胞凋亡和细胞色素 *c* 的释放,并降低细胞凋亡的信号传导级联中的关键酶。在 APP/PS1 的细胞模型及转基因线虫的 AD 模型中,银杏叶提取物 EGb761 能够显著降低 Abeta 诱导产生的过氧化氢有关的 ROS,也能够减轻线虫病理行为如瘫痪。

我们在大鼠小脑的神经元中,用羟自由基引起的各种氧化损伤,包括脂质过氧化,减少膜的流动性和巯基结合的膜蛋白构象的改变与细胞凋亡,发现银杏叶提取物 EGb761 预处理能够明显减弱氧化损伤,显著阻止羟自由基诱导的 Bcl-2 表达减少,保护细胞,防止细胞凋亡。研究银杏叶提取物 EGb761 的不同组分,我们发现它的类黄酮成分能最有效清除羟基自由基,而萜类成分没有清除羟自由基或保护细胞免受羟自由基诱导的细胞凋亡的作用,此外,银杏黄酮成分也能够保护海马细胞防止 Aβ 诱导的氧化应激损伤和细胞凋亡。

(5) 其他天然抗氧化剂防治 AD:除了上面提到的天然抗氧化剂对老年痴呆症的防治作用,还有其他天然抗氧化剂,如维生素、水果提取物和中草药成分,还包括木瓜素、鱼油和绿茶中的茶多酚等,都表现出对神经的保护作用。

绿茶的主要成分茶多酚具有很强的抗氧化性,且可以保护细胞免受 *L*-多巴胺损伤,防止 PA。其能够减少突变 APP 细胞和原代神经元 Aβ 产生。一项研究表明,口服鱼油和茶多酚单体 EGCG 能够明显抑制 Tg2576 小鼠脑的 Aβ 沉积,而且两者有协同效应。EGCG 在临床使用方便,而且安全。该研究提供了通过用鱼油和 EGCG 共治疗具有生物显著效果的例子。

木瓜素(FPP)是一种发酵的有很强抗氧化性的天然提取物。我们使用过表达 APPsw

的 SH-SY5Y 细胞,并用铜离子处理。Aβ 的毒性显著地被提高了。FPP 预处理细胞可以缓解由 Aβ 引起的细胞内钙离子升高,活性氧的过量产生,一氧化氮的升高,从而保护 Aβ 对细胞的损害。

神经元膜磷脂的主要组成部分为多不饱和脂肪酸(PUFA),特别是二十二碳六烯酸(DHA,Omega-3,*n*-3),在维持正常神经细胞和脑功能方面发挥着重要作用。流行病学研究表明,经常食用鱼类或食物中含有丰富的 *n*-3 多不饱和脂肪酸的人,AD 的患病率较低,而血浆中的 DHA 浓度与 AD 的风险成反比。使用 AD 转基因小鼠的研究表明,补充 DHA 能够明显降低动物大脑 Aβ 的产生和沉积。可能有多重机制参与 *n*-3 多不饱和脂肪酸预防 AD,其中包括抗凋亡、抗炎症、促进神经发生等。虽然多不饱和脂肪酸能够与氧自由基导致脂质过氧化,但已被证实,*n*-3 多不饱和脂肪酸在细胞膜可以改善和增加了细胞的抗氧化防御能力,这是由于增加了过氧化氢酶的活性和谷胱甘肽水平,并减少 iNOS 的表达和 NO 的产生,减少氧化应激和细胞信号,减少了通过 Aβ 和氧化应激造成的损伤,保护了神经。

自由基在 AD 发病机制中起着重要作用,天然抗氧化剂作为神经保护剂在预防和治疗 AD 发挥着重要作用,这可能为 AD 的基础理论研究和临床实践提供了新的思路和实验依据。

(赵保路)

参考文献

万莉,赵保路. 2012. 铁代谢紊乱与阿尔茨海默病. 生命科学,24:803-808.

赵保路,万莉. 2012. 金属离子代谢平衡失调与 AD 早期发病机制. 生物化学与生物物理进展,39:735-743.

赵保路. 1999. 氧自由基和天然抗氧化剂. 北京:科学出版社.

赵保路. 2007. 氧自由基和天然抗氧化剂和健康. 北京:中国科学文化出版社.

赵保路. 2007. 尼古丁预防帕金森氏综合征和老年痴呆症的分子机理研究. 生物物理学报,23,81-92.

赵保路. 2008. 一氧化氮自由基. 北京:科学出版社.

赵保路. 2010. 天然抗氧化剂茶多酚与健康. 生物物理学报,28:26-36.

Anandatheerthavarada HK, Biswas G, Robin MA, et al. 2003. Mitochondrial targeting and a novel transmembrane arrest of Alzheimer's amyloid precursor protein impairs mitochondrial function in neuronal cells. J Cell Biol,161:41-54.

Andrews ZB, Diano S, Horvath TL. 2005. Mitochondrial uncoupling proteins in the CNS: in support of function and survival. Nat Rev Neurosci,6:829-840.

Astrid Gutierrez-Zepeda, Ross Santell, Zhixin Wu, et al. 2005. Soy isoflavone glycitein protects against beta amyloid-induced toxicity and oxidative stress in transgenic Caenorhabditis elegans. BMC Neuroscience,6(54):1-9.

Atamna H, Killilea DW, Killilea AN, et al. 2002. Heme deficiency may be a factor in the mitochondrial and neuronal decay of aging. Proc. Natl. Acad. Sci. USA,99:14807-14812.

Baolu Zhao. 2006. The health effects of tea polyphenols and their antioxidant mechanism. J. Clinical Biochem. Nutrition,38:59-68.

Baolu Zhao. 2009. Natural antioxidants protect neurons in Alzheimer's disease and Parkinson's disease. Neurochem Res, 34: 630-638.

Bush AI. 2000. Metals and neuroscience. Curr. Opin. Chem. Biol,4:184-191.

C Chen, T Wei, Z Gao, et al. 1999. Different effects of the constituents of EGb761 on apoptosis in rat cerebellar granule cells induced by hydroxyl radicals. Biochem Mol Biol Int,47(3):397-405.

Cho HH, Cahill CM, Vanderburg CR, et al. 2010. Selective translational control of the Alzheimer amyloid precursor protein transcript by iron regulatory protein-1. J Biol. Chem,285:31217-31232.

Clarkson TB, Anthony MS, Williams JK, et al. 1997. The potential of soybeen phytoestrogens for postmenopausal hormone replacement therapy. Proc Soc Exper Biol Med,217:365-368.

CP Ward, K Redd, BM Williams, et al. 2002. Ginkgo biloba extract: cognitive enhancer or antistress buffer. Pharmacol Biochem Behav, 72(4): 913-922.

Devi L, Prabhu BM, Galati DF, et al. 2006 Accumulation of amyloid precursor protein in the mitochondrial import channels of human Alzheimer's disease brain: is associated with mitochondrial dysfunction. J. Neurosci, 26(35): 9057-9068.

Devi L, Prabhu BM, Galati DF, et al. 2006. Accumulation of amyloid precursor protein in the mitochondrial import channels of human Alzheimer's disease brain: is associated with mitochondrial dysfunction. J Neurosci, 26: 9057-9068.

Di X, Yan J, Zhao Y, et al. 2010. L-theanine protects the APP(Swedish mutation) transgenic SH-SY5Y cell against glutamate-induced excitotoxicity via inhibition of the NMDA receptor pathway. Neuroscience, 168: 778-786.

Di X, Yan J, Zhao Y, et al. 2012. L-theanine inhibits nicotine-induced dependence via regulation of the nicotine acetylcholine receptor-dopamine reward pathway. Sci China Life Sci, 55: 1064-1074.

Dixon NE, Crissman BG, Smith PB, et al. 2010. Prevalence of iron deficiency in children with down syndrome. The Journal of Pediatrics, 157: 967-971.

Helen k, Hong L, Lin L, et al. 2000. Attenuation of neurodegeneration-relevant modifications of brain proteins by dietary soy. Biofactors, 12: 243-250.

Huang X, Atwood CS, Hartshorn MA, et al. 1999. The A beta peptide of Alzheimer's disease directly produces hydrogen peroxide through metalion reduction. Biochemistry, 38: 7609-7616.

JC Winter. 1998. The effects of an extract of Ginkgo biloba, EGb 761, on cognitive behavior and longevity in the rat. PhysiolBehav, 63(3): 425-433.

K Rezai-Zadeh, D Shytle, N Sun, et al. 2005. Green tea epigallocatechin-3-gallate(EGCG) modulates amyloid precursor protein cleavage and reduces cerebral amyloidosis in Alzheimer transgenic mice. J Neurosci, 25(38): 8807-8814.

Kurzer M S, Xu X. 1997. Dietary phytoestrogens. Annu Rev Nutr, 17: 353-381.

Lin MT, Beal MF. 2006. Mitochondrial dysfunction and oxidative stress in neurodegenerative diseases. Nature, 443: 787-795.

Liu Q, Tao Y, Zhao BL. 2003. ESR study on scavenging effect of nicotine on free radicals. Appl Mag Reson, 24: 105-112.

Liu Q, Zhao B. 2004. Nicotine attenuates β-amyloid peptide induced neurotoxicity, free radical and calcium accumulation in hippocampal neuronal cultures. Brit J Pharmocol, 141: 746-754.

Luo Y, Zhang J, Liu N, et al. 2011. Copper ions influence the toxicity of beta-amyloid(1-42) in a concentration-dependent manner in a Caenorhabditis elegans model of Alzheimer's disease. Sci China Life Sci, 54: 527-534.

Lustbader JW, Cirilli M, Lin C, et al. 2004. ABAD directly links Abeta to mitochondrial toxicity in Alzheimer's disease. Science, 304: 448-452.

Pu YM, Wang Q, Qian ZM. 1999. Effect of iron and lipid peroxidation on development of cerebellar granule cells in vitro. Neuroscience, 89(3): 855-861.

Qiang Liu, Jie Zhang, Hua Zhu, et al. 2007. Dissecting the signalling pathway of nicotine-mediated neuroprotection in a mouse Alzheimer's disease model. FASEB J, 21: 61-73.

Reif DW, Simmons RD. 1990. Nitric oxide mediates iron release from ferritin. Arch. Biochem. Biophys, 283: 537-541.

SA Mandel, T Amit, L Kalfon, et al. 2008. Targeting multiple neurodegenerative diseases etiologies with multimodal-acting green tea catechins. J Nutr, 138(8): 1578S-1583S.

Saganich MJ, Schroeder BE, Galvan V, et al. 2006. Deficits in synaptic transmission and learning in myloid precursor protein(APP) transgenic mice require C-terminal cleavage of APP. J Neurosci, 26: 13428-13436.

Sayre LM, Zelasko DA, Harris PL, et al. 1997. 4-Hydroxynonenal-derived advanced lipid peroxidation end products are increased in Alzheimer's disease. J. Neurochem, 68: 2092-2097.

Sompol P, Ittarat W, Tangpong J, et al. 2008. A neuronal model of Alzheimer's disease. An insight into the mechanisms of oxidative stress-mediated mitochondrial injury. Neuroscience.

Stohs SJ, Bagchi D. 1995. Oxidative mechanisms in the toxicity of metal ions. Free Radic Biol. Med, 18: 321-336.

T Wei, Y Ni, J Hou, et al. 2000. Hydrogen peroxide-induced oxidative damage and apoptosis in cerebellar granule cells: protection by Ginkgo biloba extract. Pharmacol Res, 41(4): 427-433.

W Xin, T Wei, C Chen, et al. 2000. Mechanisms of apoptosis in rat cerebellar granule cells induced by hydroxyl radicals and the effects of EGb761 and its constituents. Toxicology, 148(2-3): 103-110.

Wan L, Nie G, Zhang J, et al. 2012. Overexpression of human wild-type amyloid-protein precursor decreases the iron content and increases the oxidative stress of neuroblastoma SH-SY5Y cells. Journal of Alzheimer's Disease, 30:523-530.

Wan L, Nie GJ, Zhang J, et al. 2011. βamyloid peptide increases levels of iron content and oxidative stress in human cell and C. elegans models of Alzheimer's disease. Free Radical Biology and Medicine, 50:122-129.

Y Ni, B Zhao, J Hou, et al. 1996. Preventive effect of Ginkgo biloba extract on apoptosis in rat cerebellar neuronal cells induced by hydroxyl radicals. Neurosci Lett, 214(2-3):115-118.

Yan J, Di X, Liu C, et al. 2010. The cessation and detoxification effect of tea filters on cigarette smoke. Sci China Life Sci, 53:533-541.

Yan Zhao, Baolu Zhao. 2012. Natural antioxidants in prevention and management of Alzheimer's disease. FrontBiosci, 15:454-461.

Yu-Xiang Xie, Erwan Bezard, Bao-Lu. et al. 2005. Unraveling the receptor- independent neuroprotective mechanism in mitochondria: J Biol Chem, 396:84-92.

Zeng HY, Chen Q, Zhao BL. 2004. Genistein ameliorated β-amyloid peptide -induced hippocampal neuronal apoptosis. Free Rad Biol Med, 36:180-188.

Zhang J, Liu Q, Liu NQ, et al. 2006. Nicotine reduces β-amyloidosis by regulating metal homeostasis. FASEB J, 20:1212-1214.

Zhang J, Qiang Liu, Nian-Qing Liu, et al. 2006. Nicotine reduces β-amyloidosis by regulating metal homeostasis. FASEB J, 20:1212-1214.

Zhao BL. 2005. Natural antioxidants for neurodegenerative diseases. Mol Neurobiol, 31:283-293.

Zhaofei Wu, Jie Zhang, Baolu Zhao. 2009. Superoxide anion regulates the mitochondrial free Ca^{2+} through uncoupling proteins. antioxidants & redox signaling, 11:1805- 1818.

Zhaofei Wu, Yan Zhao, Baolu Zhao. 2010. superoxide anion, uncoupling proteins and Alzheimer's disease. J Clin Biochem Nutri, 46, 187-194.

Zhaofei Wu, Yushan Zhu, Xingshui Cao, et al. 2014. Mitochondrial toxic effects of Aβ through mitofusins in the early pathogenesis of Alzheimer's disease. Molecular Neurobiology Doi10. 1007/s12035-014-8675-z.

Zheng W, Xin N, Chi ZH, et al. 2009. Divalent metal transporter 1 is involved in amyloid precursor protein processing and Ab generation, FASEB. J, 23:4207-4217.

第八章　小胶质细胞与阿尔茨海默病

阿尔茨海默病(Alzheimer's disease,AD)是一种以进行性认知障碍和记忆力损害为主的中枢神经系统退行性疾病。主要病理特征:大脑萎缩、老年斑(senile plaques,SP)、神经纤维缠结(neurofibrillary tangles,NFT)、脑血管沉淀物、颗粒空泡变性。小胶质细胞是中枢神经系统的免疫细胞,在致炎因素作用下小胶质细胞被激活成反应性小胶质细胞。反应性小胶质细胞既具有保护神经元的作用,也能分泌细胞毒因子、补体蛋白而损害神经元。尽管目前其发病机制还不清楚,但大多数学者认为 Aβ 沉积激活小胶质细胞引起的炎症反应是 AD 的核心病理机制。在 AD 发病过程中,小胶质细胞还有其他途径影响 AD,所以小胶质细胞在 AD 发病过程中具有重要意义。

1. 小胶质细胞概述

小胶质细胞(microglia,MG)是脑内的免疫效应细胞,小胶质细胞大约占中枢神经系统脑实质胶质细胞数量的10%,MG 在胚胎正常发育过程是非常重要的,过量增生的神经元死亡后被没有成熟、没有分支的 MG 清除。中枢神经系统雕塑、发育成熟完成后,MG 也充分分化成具有分支状的静息状态下的胶质细胞。

小胶质细胞对神经元损伤的反应是转化为激活状态。小胶质细胞发挥着类似于非脑部的巨噬细胞的功能。作为中枢神经系统的免疫细胞,小胶质细胞的作用是双向的,既可以通过吞噬脑组织中的病原体及有害颗粒,对神经元起保护作用;也可以在致炎因子的作用下激活成反应性小胶质细胞,分泌炎性细胞因子对神经元起毒性作用。小胶质细胞的双向作用何者占优势,主要取决于其所处的微环境。

2. 小胶质细胞与 AD 神经炎症

阿尔茨海默病的关键性特征之一是脑内炎症,炎症过程是由小胶质细胞所介导,其参与了免疫反应。小胶质细胞可呈静止状态,或者成为被活化的状态造成脑内邻近细胞炎症及死亡。在成年哺乳动物大脑中,神经前体细胞位于齿状回的亚粒状区(subgranular zone,SGZ),SGZ 每天可以产生成千上万的神经元细胞。这些细胞发育成为具有齿状粒细胞形态功能属性特征的神经元,整合成完整的神经元回路。虽然神经再生(neurogenesis)对于海马功能的影响并不清楚,但是相关研究证实神经再生参与了记忆功能的形成和情绪的调整。所以海马神经再生受损可能和 AD 认知功能的下降和严重的精神抑郁相关。脑内炎症在 AD、帕金森病等慢性神经变性疾病发病机制上发挥着重要作用。炎症激活小胶质细胞,作为脑内固有免疫细胞的小胶质细胞被激活后产生释放大量的前体炎症因子,从而导致神经变性的发生。另外,急性脑病(脑卒中、癫痫等)也和炎症有着密切联系,炎症可以明显加重神经病理病变程度;这些损伤可以激发 SGZ 继发增强性神经再生。用脂多糖(lipopolysaccharide,LPS)诱发神经炎症发生,引发大鼠新生细胞区域小胶质细胞的激活,结果发现原发性海马神经再生功能严重受损;无论脑组织损伤还是用 LPS 注射引起的小胶质细胞激活都可以明显降低继发增强性的海马区神经再生。米诺环素(又称美满霉素,特有抑制小胶质细胞的激活的功能)系统性干预大鼠,发现受损的神经再生功能都显著恢复,证明了脑内炎症和小胶质细胞有着密切关系。

最初在 AD 组织中发现激活的小胶质细胞是 McGeer 等在使用 MHC-Ⅱ类分子蛋白 HLA-DR 抗体过程中发现的,他们也发现 HLA-DR 蛋白在 AD 变性坏死区域的小胶质细胞上有大量的表达。小胶质细胞在老年斑周围的丛集表明了 MG 的吞噬效应和清除具有毒性作用的 β 类淀粉蛋白斑块功能。在 AD 中,MG 即参与了急性神经炎症过程,在慢性神经炎症过程担当了更重要的角色。慢性激活状态的 MG 所产生的细胞因子在 AD 发病的不同环节主要起放大炎症过程和细胞毒性作用,MG 可以产生细胞毒性因子(蛋白水解酶、细胞因子、兴奋性氨基酸、吡啶-2,3-二羧酸、补体蛋白、活性氧媒介物、一氧化氮等),也有部分抑制性细胞因子可能参与抑制 MG,从而导致炎症的局限化。所以 β 类淀粉蛋白不仅循环诱导小胶质细胞的吞噬效应,新合成的 β 类淀粉蛋白更可以诱导 MG 释放细胞毒性因子作用。细胞因子所起的有益作用十分有限,不起决定作用。因而最终表现为通过慢性局部炎症导致选择性脑区胆碱能神经元的变性死亡。

3. AD 小胶质细胞激活(activation)机制

在中枢神经系统正常生理条件下神经元和星形胶质细胞能够协同抑制小胶质细胞的激活,CD200(表达在神经元表面的一种糖蛋白)通过和小胶质细胞受体结合维持 MG 的静息状态。在敲除 CD200 小鼠中发现 MG 自动被激活,增强升高的 CD11b 和 CD45 对于 MG 激活具有决定性作用,MG 分支状的形态也消失。固有神经元的电生理活性和其释放的可溶性神经因子也能够维持 MG 的静息状态。神经元和胶质细胞联合培养,用海豚毒素或谷氨酸盐受体拮抗剂阻滞电生理活性的神经元可以易化 IFN-γ 诱导的 MG 激活。神经元释放的可溶性生物分子,包括神经传导递质和神经营养因子,也能够抑制 MHC-Ⅱ分子和联合共刺激分子的抗原呈递作用。更有趣的是星形胶质细胞能够通过释放 TGF-β 或者 IL-10 抑制 MG 激活。总之,在正常生理条件下,通过神经元和星形胶质细胞的协同作用,MG 才能够被维持在静息状态。一旦中枢神经系统脑实质的整合性被破坏,由于神经元抑制功能丧失或者来自于神经元异常激活信号,MG 迅速被激活。

引发 MG 活化的因素十分广泛,例如,LPS、ATP、β-APP、IFN-γ、炎性细胞因子、iNOS、CD40L、趋化因子、神经递质、神经节甘酯、凝血酶、纤溶酶原活化因子、基质金属蛋白酶-3 等蛋白酶类等。小胶质细胞的激活可能与下列结构有关:小胶质细胞有 CNS 信号分子(ATP、Ach 等)的膜受体;小胶质细胞上的膜通道(如钾离子通道);细胞内信号传导途径(PTK、PLA2 等);细胞内转录因子的激活等。

对阿尔茨海默病病理研究发现,小胶质细胞成群出现在老年斑内及其附近,有突起伸进斑块中。在阿尔茨海默病早期,小胶质细胞最先被类淀粉样物质等异常物质激活,迁移到类淀粉样物质斑块周围。有实验结果提供直接证据:类淀粉样物质沉积 Aβ 促使轴突过量生长,使得大量活性氧中介物产生,诱导细胞毒性的氧化应激和小胶质细胞的激活。目前研究认为淀粉样 β 蛋白能直接激活小胶质细胞释放炎性介质(例如,Inter Leukin-1β,IL-1β 和 tumor necrosis factor alpha,TNF-α),并产生细胞因子和神经毒性物质,其中一些炎性介质反过来诱导更多的小胶质细胞趋化、活化,另一些则导致局部的组织损伤,从而损害神经元。虽然目前 Aβ 直接激活小胶质细胞释放炎性分子,并产生细胞因子和神经毒性物质机制没有完全被阐明,但 Aβ 和 MG 细胞表面受体互相作用已被证实。这些细胞受体包括高级糖基化终产物受体(RAGE)、清道夫受体,还有钙通道信使通路、蛋白激酶 C、酪氨酸蛋白激酶依赖第二信使通路等都和 Aβ 受体介导的信号传导有关。

4. AD 小胶质细胞神经毒性

激活的 MG 分泌炎症因子(TNF-α、IL-1β 等)、趋化因子、炎症介质,在 AD 患者脑内可以见到明显增高的炎症因子和趋化因子。慢性持续性小胶质细胞炎症反应释放炎症介质介导神经毒性作用的发生,损伤神经元。近来研究发现阿尔茨海默病不同发病环节,即异常神经递质含量、过多的中枢神经系统氨基酸含量、过强的免疫炎症反应、细胞因子过度表达、淀粉样 β 蛋白沉积、Tau 蛋白异常磷酸化、神经元代谢异常、自由基产生、氧化应激损伤等与被激活的 MG 有联系。

被 Aβ 激活的 MG 不仅有形态学上的改变,激活的 MG 也活化了诱导性一氧化氮合酶(iNOS)、一氧化氮产物的增加以及还原代谢产物的降低,导致神经元损伤和凋亡。iNOS 以存在于白细胞等炎症细胞的细胞质中为代表(也发现于脑、胰、视网膜、肝、肺、心脏或肾等许多器官组织),与炎症、肿瘤、退行性变等许多疾病有关。诱导 iNOS 的刺激物包括血红素、细胞因子、需氧应激、IFN-γ、TNF-α、IL-1α 等。免疫反应和炎症刺激可以激活 NOS,使细胞释放 NO。NO 可以直接抑制参与线粒体电子传递及柠檬酸循环有关的酶。NO 可能是毒性更大、生物半衰期更长的过氧化亚硝基阴离子的前体物,后者分解成具有强毒性作用的—OH 及二氧化氮自由基。中枢神经系统 NO 表达水平的增高和神经炎症性疾病、神经变性性疾病密切相关,在 AD 中发现了 NO 表达水平的增高。由于神经炎症和神经变性刺激,激活了小胶质细胞和星形胶质细胞,激活的小胶质细胞和星形胶质细胞大量表达 iNOS,产生大量的 NO。von Bernhardi 和 Eugenin 研究发现星形胶质细胞的出现可以抑制炎症前体因子表达减缓脑损伤程度。Aβ 激活小胶质细胞并产生一氧化氮。同时,激活的小胶质细胞是脑氧自由基的主要来源。氧自由基与一氧化氮结合形成高度攻击性的过氧化亚硝基阴离子,损伤神经元。CD11b 是 MGβ-整联蛋白(beta-integrin)标志物,CD11b 表达的增高是 MG 激活的象征。Roy 等研究发现 NO 可以通过 GC-cGMP-PKG-CREB 通路上调 CD11b 表达,推测 GC-Cgmp-PKG-CREB 通路是 AD 发病一个环节。

被 Aβ 激活的 MG 能够产生 ROS(reactive oxygen species)等活性氧介质,ROS 诱导了 Aβ 的神经毒性作用,激活了 NF-kappaB(nuclear factor-kappa B),增加了 caspase-3 酶的活性,加速了细胞凋亡。褪黑激素可以减弱 MG 激活后引发的上述反应,反面上证实 Aβ 激活的 MG 产生的 ROS 具有神经毒性作用。氧化损伤主要表现为脂质过氧化反应和蛋白氧化产物的生成,而这些对神经元都具有毒性作用。神经元对氧化损伤之所以具有特有的敏感性,是因为神经元本身依赖氧化磷酸化反应、高呼吸链流量提供能量,加之神经元表达抗氧化酶能力较弱,所以神经元自身防卫能力弱,是神经元易损性的原因之一。氧化磷酸化作用是需氧细胞生命活动的基础,是主要的能量来源。真核细胞是在线粒体内膜上进行。尼克酰胺腺嘌呤二核苷酸磷酸(nicotinamide adenine dinucleotide phosphate, NADPH)氧化酶是生成活性氧的主要酶体,它能被凝血酶、机械力、各种炎性细胞因子和生长因子激活,它的激活受蛋白激酶 C 等信号途径介导。现已研究证实 NADPH 氧化酶参与了 AD 的发生和发展过程。Landreth 研究证实小胶质细胞 NADPH 氧化酶是 AD 氧化应激的源头。细胞内信号瀑布效应引发了 NADPH 氧化酶聚集,Aβ 激活的 MG 释放大量的超氧化物,激活的 MG 产生的 ROS、NO 进一步促使有效的氧自由基(过氧化亚硝酸盐)的产生,过氧化亚硝酸盐的形成促使了蛋白质的氧化、脂质的过氧化和 DNA 损伤,最终导致细胞死亡。所以 Wilkinson 和 Landreth 推测抑制 NADPH 氧化酶活性来消除 Aβ 诱导的氧化应激性损伤可能是 AD 一个有效的治疗靶点。Jekabsone 等体外细胞培养发现 $A\beta_{1-40}$ 诱导的小胶质细胞增生是由于激活的 MG 释放的 TNF-α 和 NADPH 氧化酶活化而产生的 H_2O_2 介导的。Aβ 毒性与活性氧介质自由基的关系还表现在 Aβ 对小胶质细胞的激活。与内皮细胞和神经原细胞一样,RAGE 也是小胶质细胞表面 Aβ 的重要受体。Aβ 触发小胶质细胞呼吸暴发,产生活性氧和毒性细胞因子 TNF-α 等,由此加重 Aβ 沉积和对细胞损伤,持久的激活成为 AD 慢性炎症的基础。Aβ-RAGE 相互作用,诱导小胶质细胞沿着 Aβ 浓度梯度迁移,成为老年斑周围小胶质细胞聚集的原因。补体 C5a 与 MG 的 CR5 结合可诱发强烈的呼吸暴发,产生大量的有毒过氧化物自由基,造成包括正常宿主细胞在内的一切周邻靶细胞损伤。研究发现,$A\beta_{1-42}$可与 MG 的 CD36 结合,激活 MG 产生过氧化物,增加对皮质和中脑神经元的毒性,这种神经毒性可以被纳洛酮所拮抗。另外,CD36 抗体能抑制过氧化物的产生(可减少 50%)。

激活的 MG 分泌炎症因子 TNF-α、IL-1、TGF-β 等。AD 患者脑内细胞因子水平持续增高,主要由于激活状态的 MG 产生。衰老与 MG 的反应性增高有关,而反应性增高增加脑对损伤的易感性。

5. AD 的小胶质细胞与神经纤维缠结(Tau 蛋白)关系

神经原纤维缠结和老年斑是 AD 的两大病理特征。老年斑的中心部分是淀粉样物质沉淀,被营养不良性肥大的轴突、神经纤维网细丝及星形胶质细胞和小胶质细胞的突起包裹。神经原纤维缠结在神经元细胞体,以及轴突和树突内形成神经原纤维包涵体,神经原纤维包含体内的基本成分是双螺旋状或长度 15nm 的直的神经原纤维。这些神经原纤维由一大类蛋白质构成,包括微管蛋白 1 和 2、Tau 蛋白、泛素、中间细丝蛋白和聚糖类,其中最主要的成分是磷酸化的不溶性 Tau 蛋白。正常情况下,Tau 蛋白位于轴索和神经元胞体中,多与细胞内微管上的微管蛋白相结合,呈可溶性,有促进微管的聚合和稳定的作用。而 AD 病时,Tau 蛋白呈现过度磷酸化,从微管上解离,由可溶性的 Tau 蛋白变为不溶性的 Tau 蛋白,进而形成双螺旋状或直的神经原纤维,导致神经原纤维缠结。

AD 患者和 AD 转基因动物模型均发现小胶质细胞和星型胶质细胞的激活,作为中枢神经系统的炎症细胞 MG 激活后释放炎症因子作用是双向的,但其细胞毒性作用已被证明。小胶质细胞的激活是 AD 神经原纤维缠结形成的原因已被证明。小胶质细胞的激活释放 IL-1 不仅可以导致神经元内 APP(amyloid precursor protein)明显表达,而且也可以加速神经原纤维缠结形成,证明了 IL-1 在 AD 病理进展上发挥着重要作用。IL-1β 可能是 AD 发展和演进早期病理因子,大量资料已经证实 IL-1β 可以促使阿尔茨海默病 Tau 蛋白病变的形成和发展,AD 脑内 IL-1β 表达水平和 Tau 蛋白病变有着密切的相关性。Kitazawa 等观察 3xTg-AD 转基因鼠 AD 模型小胶质细胞激活时相和神经原纤维缠结和老年斑的联系,结果发现 MG 激活是以年龄依赖、渐进递增的方式进行的。Kitazawa 等给 3xTg-AD 转基因鼠腹腔注射脂多糖(LPS)诱发神经炎症,APP 未受影响,但是 Tau 蛋白呈现过度磷酸化。Kitazawa 等进一步证实 Tau 蛋白过度磷酸化是由于 p25 片段明显增高诱发 cdk5(cyclin-dependent kinase 5,cdk5)激活这一途径实现的。证实 MG 激活在 AD 中 Tau 蛋白病变的形成和发展上具有决定性的意义,可以加重 AD 的神经原纤维缠结。在神经母细胞株 SH-SY5Y 细胞体外培养的基础上,采用全细胞膜片钳技术,发现 MG 受体 TLR3(Toll-like receptor 3)可以介导神经母细胞株 SH-SY5Y 细胞 Tau 蛋白过度磷酸化,进一步证实 MG 激活和 AD 神经原纤维缠结形成的相关性。

小胶质细胞的保护作用可能涉及清除死亡的神经元和形成某些生长因子以促进神经元再生。但激活的小胶质细胞在运动神经元缺失之前即出现。尽管激活的小胶质细胞明显增多也不能阻止运动神经元死亡。其保护作用可能并不是主要的。总的说来,胶质细胞在神经变性病的发病机制中有着不可忽视的作用,而近年研究最多的是小胶质细胞和星形细胞。在疾病早期,它们可局限、分解、吞噬病变的神经元,维护细胞微环境如转运兴奋性氨基酸、清除自由基等。随着疾病进展,胶质细胞本身受到损伤,不但不能发挥保护作用,反而释放各种有害因子,参与氧自由基形成及兴奋性毒性作用,加重神经元损伤。但是,目前人们对胶质细胞的了解还处于初级阶段。如何调控胶质细胞的功能使其向保护神经元的方向发展是一个令人兴奋的研究点。这一方面的研究进展,不仅对神经系统变性性疾病的深入认识和治疗带来光明前景,也无疑将对治疗神经科难治性疾病具有重大的推动作用。

(蔡志友 晏 勇)

参考文献

Aloisi F. 2001. Immune function of microglia. Glia,36:165-179.

Apelt J,Schliebs R. 2001. Beta-amyloid-induced glial expression of both pro-and anti-inflammatory cytokines in cerebral cortex of aged transgenic Tg2576 mice with Alzheimer plaque pathology. Brain Res,894:21-30.

Behl C. 1997. Amyloid beta-protein toxicity and oxidative stress in Alzheimer's disease. Cell Tissue Res,290:471-480.

Bellucci A,Westwood AJ,Ingram E,et al. 2004. Induction of inflammatory mediators and microglial activation in mice transgenic for mutant human P301S Tau protein. Am J Pathol,165:1643-1652.

Casal C,Serratosa J,Tusell JM. 2004. Effects of beta-AP peptides on activation of the transcription factor NF-kappaB and in cell proliferation in glial cell cultures. Neurosci Res,48:315-323.

Combs CK,Johnson DE,Cannady SB,et al. 1999. Identification of microglial signal transduction pathways mediating a neurotoxic response to amyloidogenic fragments of beta-amyloid and prion proteins. J Neurosci,19:928-939.

Coraci IS,Husemann J,Berman JW,et al. 2002. CD36,a class B scavenger receptor,is expressed on microglia in Alzheimer's disease brains and can mediate production of reactive oxygen species in response to beta-amyloid fibrils. Am J Pathol,160:101-112.

Cotter RL,Burke WJ,Thomas VS,et al. 1999. Insights into the neurodegenerative process of Alzheimer's disease:a role for mononuclear phagocyte-associated inflammation and neurotoxicity. J Leukoc Biol,65:416-427.

El Khoury J, Hickman SE, Thomas CA, et al. 1996. Scavenger receptor-mediated adhesion of microglia to beta-amyloid fibrils. Nature,382:716-719.

Familian A,Boshuizen RS,Eikelenboom P,et al. 2006. Inhibitory effect of minocycline on amyloid beta fibril formation and human microglial activation. Glia,53:233-240.

Frautschy SA,Cole GM,Baird A. 1992. Phagocytosis and deposition of vascular beta-amyloid in rat brains injected with Alzheimer beta-amyloid. Am J Pathol,140:1389-1399.

Gebicke-Haerter PJ. 2001. Microglia in neurodegeneration:molecular aspects. Microsc Res Tech,54:47-58.

Griffin WS,Sheng JG,Roberts GW,et al. 1995. Interleukin-1 expression in different plaque types in Alzheimer's disease:significance in plaque evolution. J Neuropathol Exp Neurol,54:276-281.

Hanisch UK. 2002. Microglia as a source and target of cytokines. Glia,40:140-155.

Haughey NJ,Nath A,Chan SL,et al. 2002. Disruption of neurogenesis by amyloid beta-peptide,and perturbed neural progenitor cell homeostasis,in models of Alzheimer's disease. J Neurochem,83:1509-1524.

Jacobs BL. 2002. Adult brain neurogenesis and depression. Brain Behav Immun,16:602-609.

Jang MH,Jung SB,Lee MH,et al. 2005. Melatonin attenuates amyloid beta25-35-induced apoptosis in mouse microglial BV2 cells. Neurosci Lett,380:26-31.

Jekabsone A,Mander PK,Tickler A,et al. 2006. Fibrillar beta-amyloid peptide Abeta1-40 activates microglial proliferation via stimulating TNF-alpha release and H_2O_2 derived from NADPH oxidase:a cell culture study. J Neuroinflammation,3:24.

Kitazawa M, Oddo S, Yamasaki TR, et al. 2005. Lipopolysaccharide-induced inflammation exacerbates Tau pathology by a cyclin-dependent kinase 5-mediated pathway in a transgenic model of Alzheimer's disease. J Neurosci, 25:8843-8853.

Kitazawa M, Yamasaki TR, LaFerla FM. 2004. Microglia as a potential bridge between the amyloid beta-peptide and Tau. Ann N Y Acad Sci, 1035:85-103.

Koo EH, Park L, Selkoe DJ. 1993. Amyloid beta-protein as a substrate interacts with extracellular matrix to promote neurite outgrowth. Proc Natl Acad Sci U S A, 90:4748-4752.

Liu Y, Qin L, Wilson BC, et al. 2002. Inhibition by naloxone stereoisomers of beta-amyloid peptide(1-42)-induced superoxide production in microglia and degeneration of cortical and mesencephalic neurons. J Pharmacol Exp Ther, 302:1212-1219.

Lorton D. 1997. Beta-Amyloid-induced IL-1 beta release from an activated human monocyte cell line is calcium- and G-protein-dependent. Mech Ageing Dev, 94:199-211.

Lue LF, Walker DG, Brachova L, et al. 2001. Involvement of microglial receptor for advanced glycation endproducts (RAGE) in Alzheimer's disease: identification of a cellular activation mechanism. Exp Neurol, 171:29-45.

McGuire SO, Ling ZD, Lipton JW, et al. 2001. Tumor necrosis factor alpha is toxic to embryonic mesencephalic dopamine neurons. Exp Neurol, 169:219-230.

Meda L, Cassatella MA, Szendrei GI, et al. 1995. Activation of microglial cells by beta-amyloid protein and interferon-gamma. Nature, 374:647-650.

Nakamura S, Kawamata T, Akiguchi I, et al. 1987. Reduced nicotinamide adenine dinucleotide phosphate diaphorase histochemistry in neocortex and hippocampus in patients with Alzheimer type dementia and aged controls. Rinsho Shinkeigaku, 27:1059-1063.

Nelson PT, Soma LA, Lavi E. 2002. Microglia in diseases of the central nervous system. Ann Med, 34:491-500.

Qin B, Cartier L, Dubois-Dauphin M, et al. 2006. A key role for the microglial NADPH oxidase in APP-dependent killing of neurons. Neurobiol Aging, 27:1577-1587.

Quintanilla RA, Orellana DI, Gonzalez-Billault C, et al. 2004. Interleukin-6 induces Alzheimer-type phosphorylation of Tau protein by deregulating the cdk5/p35 pathway. Exp Cell Res, 295:245-257.

Roy A, Fung YK, Liu X, et al. 2006. Up-regulation of microglial CD11b expression by nitric oxide. J Biol Chem, 281:14971-14980.

Sasaki A, Yamaguchi H, Ogawa A, et al. 1997. Microglial activation in early stages of amyloid beta protein deposition. Acta Neuropathol (Berl), 94:316-322.

Seabrook TJ, Jiang L, Maier M, et al. 2006. Minocycline affects microglia activation, Abeta deposition, and behavior in APP-tg mice. Glia, 53:776-782.

Sheng JG, Jones RA, Zhou XQ, et al. 2001. Interleukin-1 promotion of MAPK-p38 overexpression in experimental animals and in Alzheimer's disease: potential significance for Tau protein phosphorylation. Neurochem Int, 39:341-348.

Uchihara T, Duyckaerts C, Seilhean D, et al. 2005. Exclusive induction of Tau2 epitope in microglia/macrophages in inflammatory lesions-Tautwopathy distinct from degenerative Tauopathies. Acta Neuropathol (Berl), 109:159-164.

Velez-Pardo C, Ospina GG, Jimenez del Rio M. 2002. Abeta[25-35] peptide and iron promote apoptosis in lymphocytes by an oxidative stress mechanism: involvement of H_2O_2, caspase-3, NF-kappaB, p53 and c-Jun. Neurotoxicology, 23(3):351-365.

Vincent VA, Tilders FJ, van Dam AM. 1997. Inhibition of endotoxin-induced nitric oxide synthase production in microglial cells by the presence of astroglial cells: a role for transforming growth factor beta. Glia, 19:190-198.

Walker DG, Lue LF, Beach TG. 2001. Gene expression profiling of amyloid beta peptide-stimulated human post-mortem brain microglia. Neurobiol Aging, 22:957-966.

Weldon DT, Rogers SD, Ghilardi JR, et al. 1998. Fibrillar beta-amyloid induces microglial phagocytosis, expression of inducible nitric oxide synthase, and loss of a select population of neurons in the rat CNS in vivo. J Neurosci, 18:2161-2173.

Wilkinson BL, Landreth GE. 2006. The microglial NADPH oxidase complex as a source of oxidative stress in Alzheimer's disease. J Neuroinflammation, 3:30.

第九章　星形胶质细胞与阿尔茨海默病

星形胶质细胞(astrocyte,AC)是中枢神经系统的免疫细胞,AC是大脑中的主要支持细胞,负责为神经元提供营养物质。AC被激活成反应性AC,反应性AC既具有保护神经元的作用,也能分泌细胞毒因子、炎症因子、活性氧、活性氮等而损害神经元。尽管目前其发病机制还不清楚,但大多数学者认为β淀粉样蛋白(Aβ)沉积激活AC引起的炎症反应、氧化应激是AD的重要病理特征。

1. 星形胶质细胞基本概述

神经系统中除了神经元外,还有大量的胶质细胞,广泛分布于中枢神经和周围神经。中枢神经胶质细胞有AC、少突胶质细胞、小胶质细胞,其中AC占大部分,几乎囊括了所有胶质细胞的功能。在人类大脑中有超过1/3的细胞是AC。目前认为AC对中枢神经系统的发育、突触传递、神经组织的修复再生和功能重组、疼痛调节、多种神经疾病的病理机制等方面,对中枢神经系统的康复过程起重要影响。AC能合成和分泌20余种细胞因子,对神经元提供了的营养作用。AC可调节神经元内外隙离子浓度和pH,维持内环境的稳定,有助于神经元电活动的正常进行。AC和神经元之间通过信息交流,调节神经元的氧化代谢、能量代谢和ATP酶活性等。AC还能够产生众多的趋化因子和细胞因子,参与到对神经疾病的免疫防御中去。AC含有更多的维生素E、谷胱甘肽和超氧化歧化酶,有更大的清除氧自由基能力。当神经元缺氧、损伤发生变性时,AC能参与吞噬,添补留下的缺损。在修复过程中,AC使神经细胞发生一系列的突触产生、突触传递的调节和突触可塑性变化,起到修复和再生的作用。

AC与神经元之间存在复杂的相互作用,以维持神经系统内环境的稳定。近年随着膜片钳及分子生物学技术的应用,人们发现AC表面不仅具有电压依赖的Na^+、K^+及Ca^{2+}通道,而且分布着许多神经递质、神经肽、激素及神经营养因子受体,并能合成及分泌多种神经活性物质,在维持神经元内外环境、生存、迁移、免疫调节、信号转导、轴突生长及功能整合等方面具有重要作用,与中枢神经系统(CNS)疾病密切相关,因此AC对神经元生存起重要作用。但在病理条件下,AC从静息状态快速向活化状态转变,其活化具有瀑布效应,活化的AC对神经元起保护或毒性作用,从而发挥"双刃"效应。所以,进一步探讨AC的活化机制及功能,对认识脑的奥秘具有重要意义。

2. 星形胶质细胞与AD神经炎症

阿尔茨海默病的关键性特征之一是脑内炎症,炎症过程是由星形胶质细胞和小胶质细胞释放的细胞因子所介导,其参与免疫反应。AC可呈静止状态,或者成为被活化的状态造成脑内邻近细胞炎症及死亡。脑内炎症在AD、帕金森病等慢性神经变性疾病发病机制上发挥着重要作用。炎症激活小胶质细胞和AC,作为脑内固有免疫细胞的小胶质细胞和AC被激活后产生释放大量的前体炎症因子,从而导致神经变性的发生。类淀粉样物质Aβ沉积促使轴突过量生长,使得大量活性氧中介物产生,诱导细胞毒性的氧化应激和AC的激活。目前研究认为淀粉样β蛋白能直接激活AC和小胶质细胞释放炎性介质(例如,Inter Leukin-1β,IL-1β和tumor necrosis factor alpha,TNF-α),并产生细胞因子和神经毒性物质,其中一些炎性介质反过来诱导更多的小胶质细胞趋化、活化,另一些则导致局部的组织损伤,从而损害神经元。虽然目前 Aβ 直接激活 AC 释放炎性分子,并产生细胞因子和神经毒性物质机制没有完全被阐明,但 Aβ 和 AC 细胞表面受体互相作用已被证实。这些细胞受体包括高级糖基化终产物受体(RAGE)、清道夫受体,还有钙通道信使通路、蛋白激酶 C、酪氨酸蛋白激酶依赖第二信使通路等都和 Aβ 受体介导的信号传导有关。

Aβ 通过信号传导通路激活 AC 诱导神经毒性物质的释放,如 TNF-α 和 IL-1,进而导致 AD 神经炎症的发生。而在 β 淀粉样蛋白沉积部位,一旦活化的 AC 吞噬清除 β 淀粉样蛋白,可能导致其本身进一步的活化。Aβ 也可激活转录因子 NF-κB,进一步增加神经元和星形胶质细胞产生炎症因子。AC 诱导一些氧化还原酶的产生,如一氧化氮合酶,产生的一氧化氮导致过亚硝酸盐生成和氧化应激反应。在老年斑的整个演化过程中均伴有 AC 的形态和功能的改变,活化的 AC 在斑块的演化中可能是一个重要致病因素。不论 AC 的趋化、活化,以及吞噬性的增强是由何种机制介导并联系的,至少这些过程均由 β 淀粉样蛋白引起。因此,增加 β 淀粉样蛋白从阿尔茨海默病脑内的清除,减少淀粉样 β 蛋白引起的炎性级联反应对于阿尔茨海默病的治疗是有益的。β 淀粉样蛋白活化胶质细胞的分子机制目前尚不十分清楚,可能是通过调节细胞表面复合体以及细胞内信号转导来完成的。AC 表面 RAGE(receptor for advance glyction end products)、SR(scavenger receptor)受体能与 β 淀粉样蛋白相互作用,从而活化细胞内信号转导机制,诱导前炎性递质的产生。当晚期糖基化终产物(advanced glycation end products,AGEs)聚集增多时,AGEs 的可刺激胶质细胞产生主要炎症因子粒。巨噬细胞集落刺激因子,从而上调糖基化终产物受体 RAGEs,降解和清除 AGEs。免疫组织化学研究发现:AD 患者脑内含有高水平的 AGEs,脑内老年斑和神经元纤维缠结中均有 AGEs 的聚积,AD 脑内 NFT 和 Tau 蛋白有 AGEs 的修饰,与 AD 病理改变有关的异常结构成分如极低密度脂蛋白、急性期蛋白(CRP)、载脂蛋白 E 和 Aβ 均存在糖基化现象。Tau 蛋白糖基化的位点,正是微管结合区,可造成微管结构受损,导致功能障碍。体外实验发现 Aβ 与 AGEs 可以形成核心,吸引可溶性的 Aβ 进一步聚集。Aβ 糖基化可直接诱导产生反应性氧介质而产生细胞毒性氧化应激反应,可间接诱导 AC 激活引起神经元损伤 AGEs、RAGE 与神经胶质细胞等相互作用,在 AD 患者病灶区促进 β 淀粉样蛋白前体(APP)、Aβ 等表达,并大量表达 IL-1、IL-6、胰岛素样生长因子、肿瘤坏死因子等细胞因子,引起神经胶质增生、突触可塑性降低、树突分支减少、神经元变性死亡。糖基化 Aβ 与 RAGE 的相互作用可激活和诱导 AC 向 Aβ 沉积部位移动,这种激活的反应性 AC 具有细胞毒性并可产生细胞因子而损伤神经元。

炎症引发的兴奋性氨基酸(excitatory anino acids,EAA)介导的 NMDA 受体表达增加在 AD 的神经毒性损伤中有一定的作用。谷氨酸是脑内主要的内源性兴奋性神经递质,当受到生理性刺激时,即可引起突触前膜释放谷氨酸,产生突触后效应。谷氨酸由位于突触间隙及胶质细胞的 Na^+依赖性载体摄取清除,AC 的谷氨酸摄取系统可迅速清除突触间隙的谷氨酸,终止其兴奋毒性效应,AC 摄取谷氨酸后,在其内的谷氨酰胺合成酶的作用下,合成谷氨酰胺,供神经元合成谷氨酸。当谷氨酸转运不足时可导致突触中神经递质的过度蓄积,从而产生神经毒性损伤。研究人员还证实其他形式的氧化损伤也通过 AC 影响谷氨酸的摄取。谷氨酸传递障碍可能增加细胞外谷氨酸水平,持续的去极化将导致 Cl^- 内流,进而引起 Ca^{2+} 和水内流,导致细胞超微结构破坏,神经元溃变,细胞内 Ca^{2+} 的增多又可促进 AC 释放谷氨酸,产生兴奋中毒的级联反应。

3. 星形胶质细胞与 AD 氧化应激

氧自由基的形成、氧化应激、线粒体功能不全、神经炎症、遗传因素、环境因素、细胞凋亡等均参与了 AD 神经变性发病机制。氧化应激不仅直接参与了 AD 的发病机制,更重要的是通过其连接中介效应放大了 AD 神经变性的发生。AD 氧化应激主要包括脂质过氧化、蛋白质氧化、DNA 氧化。脂质过氧化在 AD 的病程进展中担当了关键角色;蛋白质氧化是 AD 的重要发病机制之一;DNA 氧化不仅在老化而且在 AD 中具有重要的地位。被 Aβ 激活的 AC 不仅有形态学上的改变,激活的 AC 也活化了诱导性一氧化氮合酶(iNOS),一氧化氮产物增加,还原代谢产物降低,导致神经元损伤和凋亡。免疫反应和炎症刺激可以激活 NOS,使细胞释放 NO。NO 可以直接抑制参与线粒体电子传递及柠檬酸循环有关的酶。NO 可能是毒性更大、生物半衰期更长的过氧化亚硝基阴离子的前体物,后者分解成具有强毒性作用的—OH 及二氧化氮自由基。中枢神经系统 NO 表达水平的增高和神经炎症性疾病、神经变性性疾病密切相关,在 AD 中发现了 NO 表达水平的增高。由于神经炎症和神经变性刺激,激活了小胶质细胞和 AC,激活的小胶质细胞和 AC 大量表达 iNOS,产生大量的 NO。Aβ 激活 AC 并产生一氧化氮,激活的 AC 是脑氧自由基的主要来源。氧自由基与一氧化氮结合形成高度攻击性的过氧化亚硝基阴离子,损伤神经元。

被 Aβ 激活的星形胶质细胞能够产生 ROS(reactive oxygen species)等活性氧介质,ROS 诱导了 Aβ 的神经毒性作用,激活了 NF-κB,增加了 caspase-3 酶的活性,加速了细胞凋亡。氧化损伤主要表现为脂质过氧化反应和蛋白氧化产物的生成,而这些对神经元都具有毒性作用。神经元对氧化损伤之所以具有特有的敏感性,是因为神经元本身依赖氧化磷酸化反应、高呼吸链流量提供能量,加之神经元表达抗氧化霉能力较弱,所以神经元自身防卫能力不强,是神经元易损性的原因之一。氧化磷酸化作用是需氧细胞生命活动的基础,是主要的能量来源。真核细胞是在线粒体内膜上进行。尼克酰胺腺嘌呤二核苷酸磷酸(nicotinamide adenine dinucleotide phosphate,NADPH)氧化酶是生成活性氧的主要酶体,它能被凝血酶、机械力、各种炎性细胞因子和生长因子激活,它的激活受蛋白激酶 C 等信号途径介导。现已研究证实 NADPH 氧化酶参与了 AD 的发生和发展过。Zhu 等发现 AD 脑中磷脂酶 A2 可以诱发 Aβ 介导的线粒体功能不良,导致 ATP 产生障碍和氧化应激效应发生。Wilkinson 和 Landreth 研究证实星形胶质细胞 NADPH 氧化酶是 AD 氧化应激的源头。细胞内信号瀑布效应引发了 NADPH 氧化酶聚集,Aβ 激活的星形胶质细胞释放大量的超氧化物,激活的星形胶质细胞产生的 ROS、NO 进一步促使有效的氧自由基(过氧化亚硝酸盐)的产生,过氧化亚硝酸盐的形成促使了蛋白质的氧化、脂质的过氧化和 DNA 损伤,最终导致细胞死亡。所以 Wilkinson 和 Landreth 推测抑制 NADPH 氧化酶活性来消除 Aβ 诱导的氧化应激性损伤可能是 AD 一个有效的治疗靶点。Aβ 毒性与活性氧介质自由基的关系还表现在 Aβ 对 AC 的激活。Aβ 触发 AC 呼吸爆发,产生活性氧和毒性细胞因子 TNF-α 等,由此加重 Aβ 沉积和对细胞损伤,持久的激活成为 AD 慢性炎症的基础。

4. AD 的星形胶质细胞与老年斑(amyloid peptide plaques)关系

在 AD 患者脑中的淀粉样沉积物主要成分是由大的 APP 衍生而来的 40~42 个残基的 Aβ 肽的聚集物,Aβ 和 AD 有着密切的联系。AD 患者脑内伴有明显胶质细胞反应,斑块周围发现了大量 AC,在动物模型中 Aβ 斑块和激活 AC 之间具有量效关系。AC 增生与激活在 AD 的发病机制中起着重要的作用。AD 患者中激活 AC 显著高于对照组,凋亡神经元数目显著增高,激活 AC 在 SP 的形成中起到重要作用。在大鼠脑内注射 Aβ,伴有显著胶质细胞增生,以 AC 为主。Aβ 通过与 AC 表达的复合物如 RAGE、清道夫受体 SR 和丝氨酸蛋白酶抑制剂酶等结合激活 AC。其他存在于 AD 病理过程中物质也可激活 AC,对 AC 持续激活起重要的作用。激活 AC 具有吞噬功能,可吞噬并降解 Aβ,激活 AC 可分泌细胞因子如 IL-1β、IL-6、TNF-α、IL-8、MIP-1α、活性氧物质,这些物质对神经元有毒性作用,使神经元凋亡并坏死。Aβ 可以促使外周循环巨噬细胞经趋化因子作用通过血脑屏障,扩大炎症反应。Aβ 可以诱导 AC 的 NOS 的表达,导致选择性的神经元丢失,表明神经元的损伤是由激活的星形胶质细胞分泌的产物引起的,而不是由 Aβ 直接作用引起神经元损伤。雌激素也可增强 AC 对 Aβ 的吞噬作用。

用雌激素预处理的 AC 提高了对 Aβ 的摄取力度且呈剂量-时间效应,用雌激素的抑制剂预处理的 AC 对 Aβ 的摄取能力显著降低。总之,AC 在 AD 的发病机制中起着重要作用,一方面可以清除 Aβ,另一方面,激活星形胶质细胞分泌细胞因子又对神经元有损伤作用,因此,适当改变星形胶质细胞激活状态,提高其特异性吞噬 Aβ 的作用,抑制其产生前炎症细胞因子、补体、自由基和 NO,是解决问题的关键。

5. AD 的小胶质细胞与神经纤维缠结(Tau 蛋白)关系

神经原纤维缠结和老年斑是 AD 的两大病理特征。老年斑的中心部分是淀粉样物质沉淀,被营养不良性肥大的轴突、神经纤维网细丝以及 AC 和小胶质细胞的突起包裹。神经原纤维缠结在神经元细胞体及轴突和树突内形成神经原纤维包涵体,神经原纤维包含体内的基本成分是双螺旋状或长度 15nm 的直神经原纤维。这些神经原纤维由一大类蛋白质构成,包括微管蛋白 1B 和 2、Tau 蛋白、泛素、中间细丝蛋白和聚糖类,其中最主要的成分是磷酸化的不溶性 Tau 蛋白。正常情况下,Tau 蛋白位于轴索和神经元胞体中,多与细胞内微管上的微管蛋白相结合,呈可溶性,有促进微管的聚合和稳定的作用。而 AD 病时,Tau 蛋白呈现过度磷酸化,从微管上解离,由可溶性的 Tau 蛋白变为不溶性的 Tau 蛋白,进而形成双螺旋状或直的神经原纤维,导致神经原纤维缠结。AD 患者和 AD 转基因动物模型均发现小胶质细胞和 AC 的激活,作为中枢神经系统的炎症细胞 AC 激活后释放炎症因子作用是双向的,但其细胞毒性作用已被证明。AC 的激活是 AD 神经原纤维缠结形成的原因已被证明。AC 的激活释放 IL-1 不仅可以导致神经元内 APP(amyloidprecursor protein)明显表达,而且也可以加速神经原纤维缠结形成,证明了 IL-1 在 AD 病理进展上发挥着重要作用。IL-1β 可能是 AD 发展和演进早期病理因子,大量资料已经证实 IL-1β 可以促使阿尔茨海默病 Tau 蛋白病变的形成和发展,AD 脑内 IL-1β 表达水平和 Tau 蛋白病变有着密切的相关性。Kitazawa 等观察 3xTg-AD 转基因鼠 AD 模型 AC 激活时相和神经原纤维缠结和老年斑的联系,结果发现 AC 激活是以年龄依赖、渐进递增的方式进行的。Kitazawa 等给 3xTg-AD 转基因鼠腹腔注射脂多糖(LPS)诱发神经炎症,APP 未受影响,但是 Tau 蛋白呈现过度磷酸化。证实 AC 激活在 AD 中 Tau 蛋白病变的形成和发展上具有决定性的意义,可以加重 AD 的神经原纤维缠结。

综上所述,AC 的保护作用可能涉及清除死亡的神经元和形成某些生长因子以促进神经元再生,但激活的 AC 在运动神经元缺失之前即出现。尽管激活的 AC 明显增多也不能阻止运动神经元死亡。其保护作用可能并不是主要的。总的说来,胶质细胞在神经变性病的发病机制中有着不可忽视的作用,而近年研究最多的是小胶质细胞和 AC。在疾病早期,它们可局限、分解、吞噬病变的神经元,维护细胞微环境如转运兴奋性氨基酸、清除自由基等。随着疾病进展,胶质细胞本身受到损伤,不但不能发挥保护作用,反而释放各种有害因子,参与氧自由基形成及兴奋性毒性作用,加重神经元损伤。但是,目前人们对胶质细胞的了解还处于初级阶段。如何调控胶质细胞的功能使其向保护神经元的方向发展是一个令人兴奋的研究点。这一方面的研究进展,不仅对神经系统变性性疾病的深入认识和治疗带来光明前景,也无疑将对治疗神经科难治性疾病具有重大的推动作用。

(蔡志友　晏　勇)

参考文献

Adams JD Jr, Klaidman LK, Chang ML, et al. 2001. Brain oxidative stress—analytical chemistry and thermodynamics of glutathione and NADPH. Curr Top Med Chem, 1:473-482.

Akiyama H. 2006. Abeta, Tau and alpha-synuclein and glial cells. Nihon Shinkei Seishin Yakurigaku Zasshi, 26:23-31.

Apelt J, Schliebs R. 2001. Beta-amyloid-induced glial expression of both pro- and anti-inflammatory cytokines in cerebral cortex of aged transgenic Tg2576 mice with Alzheimer plaque pathology. Brain Res, 894:21-30.

Bates KA, Martins RN, Harvey AR. 2007. Oxidative stress in a rat model of chronic gliosis. Neurobiol Aging, 28:995-1008.

Behl C. 1997. Amyloid beta-protein toxicity and oxidative stress in Alzheimer's disease. Cell Tissue Res, 290:471-480.

Bellucci A, Westwood AJ, Ingram E, et al. 2004. Induction of inflammatory mediators and microglial activation in mice transgenic for mutant human P301S Tau protein. Am J Pathol, 165:1643-1652.

Businaro R, Leone S, Fabrizi C, et al. 2006. S100B protects LAN-5 neuroblastoma cells against Abeta amyloid-induced neurotoxicity via RAGE engagement at low doses but increases Abeta amyloid neurotoxicity at high doses. J Neurosci Res, 83:897-906.

Casal C, Serratosa J, Tusell JM. 2002. Relationship between beta-AP peptide aggregation and microglial activation. Brain Res, 928:76-84.

Casal C, Serratosa J, Tusell JM. 2004. Effects of beta-AP peptides on activation of the transcription factor NF-kappaB and in cell proliferation in glial cell cultures. Neurosci Res, 48:315-323.

Choi SH, Lee DY, Kim SU, et al. 2005. Thrombin-induced oxidative stress contributes to the death of hippocampal neurons in vivo: role of microglial NADPH oxidase. J Neurosci, 25:4082-4090.

Combs CK, Johnson DE, Cannady SB, et al. 1999. Identification of microglial signal transduction pathways mediating a neurotoxic response to amyloidogenic fragments of beta-amyloid and prion proteins. J Neurosci, 19:928-939.

Coraci IS, Husemann J, Berman JW, et al. 2002. CD36, a class B scavenger receptor, is expressed on microglia in Alzheimer's disease brains and can mediate production of reactive oxygen species in response to beta-amyloid fibrils. Am J Pathol, 160:101-112.

Cotter RL, Burke WJ, Thomas VS, et al. 1999. Insights into the neurodegenerative process of Alzheimer's disease: a role for mononuclear phagocyte-associated inflammation and neurotoxicity. J Leukoc Biol, 65:416-427.

De Toledo M. 2006. Inflammation and Alzheimer's disease. Rev Neurol, 42:433-438.

Dhandapani KM, Brann DW. 2007. Role of astrocytes in estrogen-mediated neuroprotection. Exp Gerontol, 42:70-75.

Eikelenboom P, Veerhuis R, Scheper W, et al. 2006. The significance of neuroinflammation in understanding Alzheimer's disease. J Neural Transm, 113:1685-1695.

El Khoury J, Hickman SE, Thomas CA, et al. 1996. Scavenger receptor-mediated adhesion of microglia to beta-amyloid fibrils. Nature, 382:716-719.

Familian A, Boshuizen RS, Eikelenboom P, et al. 2006. Inhibitory effect of minocycline on amyloid beta fibril formation and human microglial activation. Glia, 53:233-240.

Griffin WS, Sheng JG, Roberts GW, et al. 1995. Interleukin-1 expression in different plaque types in Alzheimer's disease: significance in plaque evolution. J Neuropathol Exp Neurol, 54:276-281.

Holmlund L, Cortes Toro V, Iverfeldt K. 2002. Additive effects of amyloid beta fragment and interleukin-1beta on interleukin-6 secretion in rat primary glial cultures. Int J Mol Med, 10:245-250.

Kitazawa M, Oddo S, Yamasaki TR, et al. 2005. Lipopolysaccharide-induced inflammation exacerbates Tau pathology by a cyclin-dependent kinase 5-mediated pathway in a transgenic model of Alzheimer's disease. J Neurosci, 25:8843-8853.

Kitazawa M, Yamasaki TR, LaFerla FM. 2004. Microglia as a potential bridge between the amyloid beta-peptide and Tau. Ann N Y Acad Sci, 1035:85-103.

Klafki HW, Staufenbiel M, Kornhuber J, et al. 2006. Therapeutic approaches to Alzheimer's disease. Brain, 129:2840-2855.

Koo EH, Park L, Selkoe DJ. 1993. Amyloid beta-protein as a substrate interacts with extracellular matrix to promote neurite outgrowth. Proc Natl Acad Sci U S A, 90: 4748-4752.

Li Y, Liu L, Barger SW, et al. 2003. Interleukin-1 mediates pathological effects of microglia on Tau phosphorylation and on synaptophysin synthesis in cortical neurons through a p38-MAPK pathway. J Neurosci, 23: 1605-1611.

Liu DG, He SR, Zhang W, et al. 2004. Relationship between apoptosis of neurons and microglia activation in Alzheimer's disease. Zhonghua Bing Li Xue Za Zhi, 33: 404-407.

Lorton D. 1997. Beta-Amyloid-induced IL-1 beta release from an activated human monocyte cell line is calcium- and G-protein-dependent. Mech Ageing Dev, 94: 199-211.

Lue LF, Yan SD, Stern DM, et al. 2005. Preventing activation of receptor for advanced glycation endproducts in Alzheimer's disease. Curr Drug Targets CNS Neurol Disord, 4: 249-266.

McGeer PL, Rogers J, McGeer EG. 2006. Inflammation, anti-inflammatory agents and Alzheimer's disease: the last 12 years. J Alzheimers Dis, 9: 271-276.

Nakamura S, Kawamata T, Akiguchi I, et al. 1987. Reduced nicotinamide adenine dinucleotide phosphate diaphorase histochemistry in neocortex and hippocampus in patients with Alzheimer type dementia and aged controls. Rinsho Shinkeigaku, 27: 1059-1063.

Qin B, Cartier L, Dubois-Dauphin M, et al. 2006. A key role for the microglial NADPH oxidase in APP-dependent killing of neurons. Neurobiol Aging, 27: 1577-1587.

Quintanilla RA, Orellana DI, Gonzalez-Billault C, et al. 2004. Interleukin-6 induces Alzheimer-type phosphorylation of Tau protein by deregulating the cdk5/p35 pathway. Exp Cell Res, 295: 245-257.

Roy A, Fung YK, Liu X, et al. 2006. Up-regulation of microglial CD11b expression by nitric oxide. J Biol Chem, 281: 14971-14980.

Sacha P, Zamecnik J, Barinka C, et al. 2007. Expression of glutamate carboxypeptidase Ⅱ in human brain. Neuroscience, 144: 1361-1372.

Saha RN, Pahan K. 2006. Regulation of inducible nitric oxide synthase gene in glial cells. Antioxid Redox Signal, 8: 929-947.

Sasaki A, Yamaguchi H, Ogawa A, et al. 1997. Microglial activation in early stages of amyloid beta protein deposition. Acta Neuropathol (Berl), 94: 316-322.

Sasaki N, Toki S, Chowei H, et al. 2001. Immunohistochemical distribution of the receptor for advanced glycation end products in neurons and astrocytes in Alzheimer's disease. Brain Res, 888: 256-262.

Sheng JG, Jones RA, Zhou XQ, et al. 2001. Interleukin-1 promotion of MAPK-p38 overexpression in experimental animals and in Alzheimer's disease: potential significance for Tau protein phosphorylation. Neurochem Int, 39: 341-348.

Sherwin BB. 2003. Steroid hormones and cognitive functioning in aging men: a mini-review. J Mol Neurosci, 20: 385-393.

Tan J, Town T, Suo Z, et al. 1999. Induction of CD40 on human endothelial cells by Alzheimer's beta-amyloid peptides. Brain Res Bull, 50: 143-148.

Tuppo EE, Arias HR. 2005. The role of inflammation in Alzheimer's disease. Int J Biochem Cell Biol, 37: 289-305.

Uchihara T, Duyckaerts C, Seilhean D, et al. 2005. Exclusive induction of Tau2 epitope in microglia/macrophages in inflammatory lesions-Tautwopathy distinct from degenerative Tauopathies. Acta Neuropathol (Berl), 109: 159-164.

Vaya J, Schipper HM. 2007. Oxysterols, cholesterol homeostasis, and Alzheimer's disease. J Neurochem.

Venturini G, Colasanti M, Persichini T, et al. 2002. Beta-amyloid inhibits NOS activity by subtracting NADPH availability. FASEB J, 16: 1970-1972.

Walton HS, Dodd PR. 2007. Glutamate-glutamine cycling in Alzheimer's disease. Neurochem Int, 50: 1052-1066.

Wegiel J, Wang KC, Imaki H, et al. 2001. The role of microglial cells and astrocytes in fibrillar plaque evolution in transgenic APP (SW) mice. Neurobiol Aging, 22: 49-61.

Weldon DT, Rogers SD, Ghilardi JR, et al. 1998. Fibrillar beta-amyloid induces microglial phagocytosis, expression of inducible nitric oxide synthase, and loss of a select population of neurons in the rat CNS in vivo. J Neurosci, 18: 2161-2173.

Wilkinson BL, Landreth GE. 2006. The microglial NADPH oxidase complex as a source of oxidative stress in Alzheimer's disease. J Neuroinflammation, 3: 30.

Yan SD, Chen X, Fu J, et al. 1996. RAGE and amyloid-beta peptide neurotoxicity in Alzheimer's disease. Nature, 382: 685-691.

Zhu D, Lai Y, Shelat PB, et al. 2006. Phospholipases A2 mediate amyloid-beta peptide-induced mitochondrial dysfunction. J Neurosci, 26: 11111-11119.

第十章　少突胶质细胞与阿尔茨海默病

国内外对阿尔茨海默病(Alzheimer's disease,AD)神经元病理和神经胶质细胞病理机制了大量探索,少突胶质细胞(oligodendrocyte,OLG)能够传输供给神经元和轴突的营养和代谢,还具有神经修复功能,在中枢神经系统中具有重要的地位。病态中的OLG可能是这些疾病的病理始动因子,在AD发病过程中Aβ对于OLG的细胞毒性作用现已被证实;PS基因突变可以通过增加Aβ对OLG细胞毒性作用;Tau蛋白异常聚集扰乱了髓磷脂相关基因产物的运输,最终导致了OLG和髓磷脂的丢失,OLG与脑白质损伤有密切的关系,在AD中主要通过髓磷脂的减少机制增加神经元的丢失;OLG与脑淀粉样血管病变关系不明确,可能是通过髓磷脂丢失发挥作用的。研究也发现AD神经元和OLG的数目丢失具有平行性。总之,OLG在AD的发病机制中具有重要的作用。

OLG是CNS中胶质细胞的一类,其突起形成有髓神经纤维的髓鞘,所以又称髓鞘形成细胞。OLG能够传输供给神经元和轴突的营养和代谢,还具有神经修复功能,在CNS中具有重要的地位。病态中的OLG可能是这些疾病的病理始动因子,大量文献也证实OLG在阿尔茨海默病的发病机制中具有重要的意义。

1. 少突胶质细胞与老年斑

老年斑是含β淀粉样蛋白、早老素1、早老素2、α2巨球蛋白、α1抗糜蛋白酶、载脂蛋白E和泛素等的细胞外沉积,为50~200μm球形结构。SP的形成是AD的一个主要组织病理学特征。

(1)少突胶质细胞与Aβ:老年斑中的Aβ聚集是AD的病理性标志之一,Aβ的沉积也是神经元变性的主要原因。越来越多的证据表明,Aβ是各种原因诱发AD的共同通路,是AD形成和发展的关键因素。OLG紧密地和神经元接触,所以少突胶质细胞对于神经元形态功能的维持具有关键性作用。在AD发病过程中Aβ对于OLG的细胞毒性作用现已被证实;Aβ在AD患者中的脑白质高表达也已经被证实。Aβ参与OLG了氧化应激过程,因此OLG内谷胱甘肽(glutathione,GSH)含量的下降和铁离子的大量积聚,OLG清除自由基的能力受到了损伤,OLG特别容易遭受损伤。Aβ可以增加富含胆固醇的膜结构的易损性,对于OLG和髓磷脂的研究也发现证实了这一结论。Aβ可以诱导OLG的凋亡,对AD脑白质的病变过程也有重要作用,Aβ诱导OLG的凋亡是通过氧化机制激活nSMase-神经酰胺瀑布反应效应实现的。

(2)少突胶质细胞与突变型早老素:AD发病与突变型早老素基因有关。突变型PS基因可使Aβ42产生增加,NFT可被高度特异性的抗突变型PS-1氨基末端抗体所标记;突变型PS基因使神经元对Aβ等所致的细胞凋亡更为敏感或直接引起细胞凋亡;突变型PS-1基因可抑制胆碱能表型表达,降低胆碱乙酰转移酶活性,从而损害学习记忆过程;在早发型家族性AD患者中发现PS基因发生突变,随后在迟发型散发性AD患者中也发现有PS基因突变者;应用定位克隆技术证实,β淀粉样蛋白前体(APP)基因突变的AD患者仅占1%~3%,而PS基因突变的患者则高达40%~50%。以上事实充分表明,突变型PS基因与AD发病有关。通过PS1和PS2基因突变制作的遗传性AD动物模型研究发现OLG和其他脑细胞内钙的稳态失调是AD重要的病因。PS1突变基因制作早发家族性AD小鼠动物模型,基因突变可以通过增加Aβ对OLG细胞毒性作用和破坏胞内钙的稳态导致神经元的变性改变,

OLG 的损伤通过脱髓鞘剂诱导促发,通过小鼠体内敲入 PS1 突变基因建立空间学习受损动物模型,结果显示 PS1 突变体敲入的小鼠 OLG 易受谷氨酸盐和 Aβ 的攻击,也展示了钙的调节异常与 OLG 死亡也有关系。该实验说明 PS1 基因突变引起的 OLG 死亡可能是 AD 脑白质损伤的主要机制;OLG 内 PS1 基因突变可以加速 AD 症状出现,AD 脑白质损伤也导致了认知功能的损害。

2. 少突胶质细胞与神经原纤维缠结

NFT 是含磷酸化 Tau 蛋白(一种微管相关蛋白)和泛素的细胞内沉积物,是异常细胞骨架组成的神经元内结构,为磷酸化 Tau 蛋白的变异型,是微管相关糖蛋白的主要成分。

AD 患者脑中 Tau 蛋白过度异常磷酸化主要发生在神经元,但在神经胶质细胞中也有 Tau 蛋白磷酸化病变的发生。在进行性核上麻痹、皮质基底节变性、散发性多系统 Tau 蛋白病、额颞叶痴呆等神经变性疾病中,OLG 有病态的 Tau 蛋白(异常聚集的 Tau 蛋白)的发生,主要发生在运动区皮质、运动区皮质邻近的白质、皮质脊髓束,病变 Tau 蛋白是一种球形细丝胞质样的包含小体。OLG 中 Tau 蛋白异常聚集是指 Tau 蛋白卷曲小体。OLG 的 Tau 异常蛋白聚集可以导致神经系统变性疾病,Jin 等也证实了 Tau 蛋白卷曲小体的出现于 CNS 变性区域有着密切的联系。通过转基因动物模型鼠的研究发现 Tau 蛋白在胶质细胞内的过渡聚集,也提示神经元变性的发生是随着 Tau 蛋白在胶质细胞内的过渡聚集之后而发生的,支持异常的胶质细胞可能在进行性核上麻痹、皮质基底节变性、散发性多系统 Tau 蛋白病、额颞叶痴呆、AD、帕金森病等神经变性疾病中是一个重要的致病因子。在 AD 脑中,OLG 的 Tau 蛋白异常磷酸化和 Tau 蛋白在其聚集,Tau 蛋白异常聚集对 OLG 的影响,这些对 AD 发病的具体机制目前仍不清楚,也未见报道。但研究推测 OLG 的 Tau 蛋白聚集可以导致神经系统变性疾病。

3. 少突胶质细胞与神经元丢失

AD 神经元丢失主要是表浅皮质较大的胆碱能神经元,发病越早,神经元丢失越明显。AD 神经元突触较正常人减少 36%~46%,老年斑部位明显,神经元和突触减少与临床表现有关。Lasn 等用体视学方法不仅发现 AD 患者的下橄榄核的神经元和正常老年组相比丢失了大约 34%,而且近期又对胶质细胞进行研究;结果发现 OLG 数目在 AD 组明显下降(46%),星形胶质细胞总数目有下降的趋势;对照组与 AD 组 OLG 的比率和对照组与 AD 组神经元的比率相一致,说明 OLG 和神经元的丢失是平行一致的。Lasn 等虽然发现了下橄榄核的神经元细胞和 OLG 的大量明显的丢失,但其病理机制及其两者之间的相关性仍不清楚,有待进一步研究阐明。有关 OLG 与神经元凋亡联系不清楚,也有待进一步阐明。

4. 少突胶质细胞与脑白质损伤

AD 的脑白质损伤(white matter lesions,WML)和髓磷脂异常病变的出现不仅在细胞病理学上被证实,在神经化学、电生理学、活体成像技术方面也被证实。尽管 WML 是脑血管疾病的病理标志,但已有证据显示 WML 和 AD 有联系,特别是表现在 AD 患者 WML 和海马萎缩相互联系,两者均与认知功能下降有关,其病理生理机制表现为 Aβ 沉积在血管壁周围和继发性的缺血,OLG 对此病理过程是特别敏感,最易受损。然而对于 OLG 损伤是否是 AD 病因的一部分或者是其他病理过程的一个结果仍不清楚。目前不明的是髓磷脂的丢失是否继发于神经元的死亡和神经元死亡引起的轴突变性。即使轴突变性导致髓磷脂的损伤,也还有其他损伤因子诱导,如 Aβ 沉积、氧自由基等。在 AD 中首先累积的神经元是最晚被髓鞘化的,表明发挥髓鞘化功能 OLG 的丢失与死亡可能是发生 AD 疾病的重要始动关键的因素,髓磷脂丢失和 OLG 减少是 AD 的一个明显的组织病理特征。

5. 少突胶质细胞与脑淀粉样血管病变

脑淀粉样血管病变(cerebral amyloid angiopathy,CAA)是由淀粉样蛋白在软脑膜及脑皮质血管内沉积所致。在 AD 中 OLG 与脑白质病变有密切关系,OLG 与 CAA 相关性未见报道,但有脑白质病变、CAA 和 ApoEε4 相关性研究。对 AD 的 MRI 研究中报道 ApoEε4 等位基因与脑白质病变有联系,也有报道没有联系。但 Tian 等对 94 例 AD 患者尸检证实 ApoE 基因型和脑白质没有关联,但 ApoE 基因型和髓磷脂丢失的中枢部位和严重程度有关。更有趣的是 Tian 等研究发现枕叶的三个严重病理特征:动脉粥样硬化、髓磷脂丢失、CAA 都是以 ApoEε4 载体介导的。所以推测在 AD 患者中 ApoEε4 对后循环枕叶的损害有着独特的机制,使得血管弹性减低,ApoEε4 蛋白加重了脑血管的易损性,至于动脉粥样硬化、髓磷脂丢失、CAA 和相互关系尚不明确;推测 OLG 与 AD 脑淀粉样血管病变关系可能是通过 ApoEε4 诱发髓磷脂丢失发挥作用的,具体机制有待进一步研究。

因此,少突胶质细胞在阿尔茨海默病病理及发病机制有着重要的意义,OLG 可以通过多种途径影响 AD,但具体机制有待进一步阐明。同时,少突胶质细胞与阿尔茨海默病的相关性研究不仅在对于 AD 发病机制上提供理论依据,而且在对 AD 的治疗上提供了新的途径。

(蔡志友 晏 勇)

参考文献

Bartzokis G. 2004. Age-related myelin breakdown: a developmental model of cognitive decline and Alzheimer's disease. Neurobiol Aging, 25: 5-18; author reply 49-62.

Court FA, Alvarez J. 2005. Local regulation of the axonal phenotype, a case of merotrophism. Biol Res, 38: 365-374.

Dai X, Lercher LD, Clinton PM, et al. 2003. The trophic role of oligodendrocytes in the basal forebrain. J Neurosci, 23: 5846-5853.

Du Y, Dreyfus CF. 2002. Oligodendrocytes as providers of growth factors. J Neurosci Res, 68: 647-654.

Jin C, Katayama S, Hiji M, et al. 2006. Relationship between neuronal loss and tangle formation in neurons and oligodendroglia in progressive supranuclear palsy. Neuropathology, 26: 50-56.

Lasn H, Winblad B, Bogdanovic N. 2001. The number of neurons in the inferior olivary nucleus in Alzheimer's disease and normal aging: a stereological study using the optical fractionator. J Alzheimers Dis, 3: 159-168.

Mattson MP, Chan SL. 2003. Neuronal and glial calcium signaling in Alzheimer's disease. Cell Calcium, 34: 385-397.

Pak K, Chan SL, Mattson MP. 2003. Presenilin-1 mutation sensitizes oligodendrocytes to glutamate and amyloid toxicities, and exacerbates white matter damage and memory impairment in mice. Neuromolecular Med, 3: 53-64.

Powers JM, Byrne NP, Ito M, et al. 2003. A novel leukoencephalopathy associated with Tau deposits primarily in white matter glia. Acta Neuropathol (Berl), 106: 181-187.

Sjobeck M, Haglund M, Englund E. 2005. Decreasing myelin density reflected increasing white matter pathology in Alzheimer's disease-a neuropathological study. Int J Geriatr Psychiatry, 20: 919-926.

Subasinghe S, Unabia S, Barrow CJ, et al. 2003. Cholesterol is necessary both for the toxic effect of Abeta peptides on vascular smooth muscle cells and for Abeta binding to vascular smooth muscle cell membranes. J Neurochem, 84: 471-479.

Tian J, Shi J, Bailey K, et al. 2004. Association between apolipoprotein E e4 allele and arteriosclerosis, cerebral amyloid angiopathy, and cerebral white matter damage in Alzheimer's disease. J Neurol Neurosurg Psychiatry, 75: 696-699.

Wakabayashi K, Hayashi S, Yoshimoto M, et al. 2000. NACP/alpha-synuclein-positive filamentous inclusions in astrocytes and oligodendrocytes of Parkinson's disease brains. Acta Neuropathol (Berl), 99: 14-20.

Xu J, Chen S, Ahmed SH, et al. 2001. Amyloid-beta peptides are cytotoxic to oligodendrocytes. J Neurosci, 21: RC118.

第十一章　阿尔茨海默病与脑血管危险因素

长期以来的传统观念认为阿尔茨海默病(AD)是“纯粹”的中枢神经系统变性疾病,与遗传因素、病毒感染、氧化应激、炎症、胆碱能系统功能缺陷、细胞骨架蛋白改变等因素有关,而血管性痴呆(VaD)是由“纯粹”的脑血管病变引起的痴呆。两者的病因和发病机制被认为是完全不相同的甚至是相互排斥的两个独立疾病,同时还把是否存在脑血管病(CVD)和(或)脑血管病危险因素作为鉴别AD与VaD的主要指标。事实上,早在Alzheimer报道首例AD病例的100年前就已经注意到了AD与脑缺血病灶在病理学上的相关性。AD患者脑萎缩的起源部位和最严重部位常是颞叶海马,该部位正是脑组织对缺血缺氧最敏感和最易受损的区域。因此,AD与脑血管危险因素和CVD间自始至终存在着十分密切的关系,只是由于研究者们长期受制于AD病理学显示神经元变性的观念束缚而忽视了血管性因素的存在及其在AD发生中的重要作用。

众所周知,脑血管危险因素很多,包括可干预的和不可干预的各种危险因素。年龄、性别、种族和遗传因素等是不可干预因素。高血压、心脏病、糖尿病、血脂异常、高同型半胱氨酸血症(Hcy)、短暂性脑缺血发作(TIA)、动脉粥样硬化、颈动脉狭窄、吸烟、酗酒、肥胖、口服避孕药、抗凝治疗、血液流变学和动力学异常等为可干预性脑血管危险因素。临床上具有这些危险因素的患者一旦发生认知功能障碍或痴呆,多数医生习惯性地将其归类于血管性认知损害(VCI)、VaD或混合型痴呆,而极少与AD联系在一起。

随着研究的深入,特别是近20多年来神经病理学和神经影像学研究相继揭示:AD患者脑内除有老年斑沉积、神经原纤维缠结、颗粒空泡变性、突触变性和神经元丧失等特征性病理改变外,约半数以上患者脑皮质和白质还存在数量各异和大小不等的缺血病灶、梗死病灶、小出血病灶、白质脱髓鞘(白质疏松症)等血管病变,而临床表现典型的VaD患者脑内除存在相关血管病灶外还存在老年斑和神经元缠结等AD病理学改变。很多无卒中病史和体征而有AD典型临床表现的患者其脑CT和MRI影像上却显示局灶性或多灶性缺血病灶、梗死病灶、微出血病灶,特别是脑弥漫性白质病变。流行病学资料显示:TIA、脑梗死、脑出血和蛛网膜下腔出血等CVD患者出现认知功能障碍或痴呆的比例显著升高。高血压、动脉粥样硬化、糖尿病、高脂血症、脑低灌注和心脏疾病等这些与VaD发病密切相关的血管性危险因素在AD患者中普遍存在。越来越多的证据表明,脑血管危险因素不仅在VCI和(或)VaD的发生、发展中起了重要作用,在AD发病机制中同样也具有十分重要的作用,过去认为AD和VaD这两个毫不相干的“陌生路人”,现在成了关系密切的“兄弟”。

有学者提出,AD的血管病变以皮质微梗死、皮质下腔隙性脑梗死、白质病变/白质性脑病、微出血和皮质-皮质下梗死等常见,VaD的血管病变以多发性脑梗死、关键部位梗死和出血性卒中等多见,而混合型痴呆以多个更大的半球梗死更常见。

脑血管疾病(CVD)包括TIA,脑卒中(脑出血、蛛网膜下腔出血、脑梗死),颅内动脉瘤,颅内血管畸形,脑动脉炎,颅内静脉和静脉窦病变等。流行病学资料证实脑卒中患者有更高的痴呆发病率,其中以缺血性脑血管病后发生VCI和VaD的文献最多。近年来的研究证据显示CVD与AD发病密切相关,是导致AD的危险因素。

第一节　流行病学和临床研究

1. 短暂性脑缺血发作(TIA)

迄今还缺乏 TIA 与痴呆和 AD 发病相关性的前瞻性流行病学调查和临床研究资料。个别临床病例对照研究发现,TIA 发作后患者出现了不同程度的注意力、推理、抽象思维能力减退,或出现记忆、语言、计算、空间感知能力等认知障碍,尤其以短时记忆障碍最为明显。

动物实验发现短暂的全脑缺血会产生持久的脑细胞损伤导致认知功能障碍。全脑低灌注造成脑血流量下降,启动多机制、多系统的恶性级联反应,包括乙酰胆碱能系统、去甲肾上腺素能系统、兴奋性氨基酸和 NMDA 受体等神经递质与神经肽功能紊乱,干扰细胞各种能量代谢、促进自由基反应、炎症、钙超载和细胞凋亡、神经元与触突丢失等,导致认知功能障碍。海马 CA1 区锥体细胞对缺血最敏感,故损伤也最重。Wen 等(2004)报道 TIA 后脑皮质神经元中过度磷酸化 Tau 蛋白积聚和神经元凋亡,提示缺血性神经元损伤和细胞凋亡与 Tau 蛋白过度磷酸化和神经原纤维缠结相关。1998 年,日本 Tanimukai 等为探索 PS-1 基因的生物学作用,建立沙鼠短暂性脑缺血模型,在海马 CA3 区和齿状回诱导出 PS-1 mRNA 高表达,提示 PS-1 基因产物可能是对 TIA 致脑神经元损伤的回应。

但是,目前对 TIA 是否就是导致 AD 发生的危险因素、TIA 是否启动了 AD 发生的病理机制、颈动脉系统 TIA 和椎-基底动脉系统 TIA 是否都同样促进 AD 发生、一次 TIA 与多次 TIA 的后果是否相同等许多问题还不清楚,有待前瞻性的流行病学和临床基础研究。

2. 脑梗死

脑梗死包括动脉粥样硬化性血栓性脑梗死和栓塞性脑梗死。临床上,其按病变部位分为皮质梗死(脑叶梗死、分水岭脑梗死等)、皮质下梗死(基底节梗死、丘脑梗死、腔隙性梗死)、脑干梗死和小脑梗死等。按病灶数量其分为单个梗死、多发性脑梗死、腔隙状态等。

脑梗死,特别是多发性脑梗死和关键部位脑梗死与认知障碍和 VaD 的研究很多,多发梗死性痴呆的发病率为 12%～20%,最保守的数字也达 10%。但是,脑梗死与 AD 发病率的流行病学资料较少,迄今主要以病理学和影像学研究为主。Kokmen 等(1996)分析罗切斯特市 1960～1984 年的病案资料,纳入过去无痴呆病史而首次患脑梗死的社区人群 971 例进行队列研究,观察脑梗死以后每年痴呆的发病率。第 1 年内痴呆的发病率超过预期的 9 倍。从纵向看,每年痴呆的发病率较对照组增加 2 倍。第 1 年以后,AD 的发病率较对照组增加 50%。年龄、性别(主要是男性)和再次脑卒中是预示痴呆发生的独立危险因素,而临床症状的严重程度、梗死部位等与痴呆发病率无关。

近年来一些尸解病理报告显示 45%～82.3% 的 AD 患者脑中存在不同数量和不同程度的脑缺血病灶。奥地利 Jellinger 等(2003)为比较尸解证实的 AD 患者脑梗死、脑出血和小的脑血管病变的发生率,用常规和免疫组织化学方法对 173 例 AD 患者和 130 例年龄匹配对照组脑进行比较研究。结果显示 AD 患者中有脑血管病理改变者占 56.5%,明显高于对照组的 42.4%。严重脑血管病变(陈旧性和新发的脑梗死及脑出血)占 12.7%,较对照组(8.5%)轻度增高。AD 患者中轻度和中度脑血管病变(腔隙性梗死、脑淀粉样血管病伴或不伴轻度脑卒中)占 43.8%,较对照组 33.9% 增高。脑重和认知障碍严重度与血管病理改变无相关性,但老年斑增加和脑重降低与认知损害有相关性。Olichney 等(1995)回顾性分析一组经尸解确诊的 AD 患者 145 例,发现脑中重度淀粉样血管病变(AA)与脑梗死显著相关(OR 为 3.5),而高血压在严重和轻度 AA 亚组同样常见,严重 AA 与高血压并存者脑梗死的危险显著增加(OR 为 14.2),较单独高血压(OR 为 1.1)和严重 AA(OR 为 1.3)显著增高。结果提示严重的 AA 和高血压与 AD 患者脑梗死频率增加密切相关,可能原因是 AA 与高血压间具有协同作用,致使血管系统过度损伤。Serrano-Pozo 等(2013)对美国痴呆协调中心 2005 ~ 2012 年间尸解的 2083 例进行分析,包括去世前 2 年的临床评价和没有其他原发性神经变性疾病病理诊断,人口学和神经病理特点符合临床痴呆等级者 835 例。结果显示:神经炎斑和神经原纤维缠结数量与临床痴呆量表分值显著相关,严重小血管病变、严重 AA 和海马硬化也与认知障碍密切相关。相比较而言,教育程度是保护认知衰退的显著独立因素。仍有 14% 的轻中度痴呆患者原因不清。这些资料提示老年斑和神经原纤维缠结等特征病理改变是认知损害的原因,并发的血管病变与认知功能障碍和 AD 病理改变密切相关,高的受教育程度进一步修饰临床表现。脑损害的多个共存病因和临床前特点提示仅仅依据老年斑和神经原纤维缠结来确定 AD 临床病理关系可能有失全面性。

近 10 多年国内外学者对 AD 患者影像学研究结果报告逐渐增多。Nagata 等(2012)报道 120 例临床诊断很可能 AD 患者的 MRI 结果,10 例(8.3%)显示仅有脑萎缩而无 CVD,46 例(38.3%)除脑萎缩外还有脑白质病变,61 例(50.8%)显示腔隙性梗死,3 例(2.5%)有铁质沉积。与小于 70 岁年龄组比较,70 岁以上年龄组中腔梗和陈旧性微出血和脑白质病变更常见,且多存在 2 个以上血管性危险因素。谭纪萍等选择 60 例 AD 患者及 84 例年龄、性别与之相匹配的认知功能正常老年人,采用盲法分析临床诊断前 3 ~ 5 年的头部 CT 资料,统计 CT 显示的各种脑血管病变,对白质病变进行分区评分(评分等级为 0 ~ 3 分),测量钩间距、双侧侧裂宽度、第三脑室宽度、哈氏值、脑室指数和侧脑室体部指数等,以探讨 AD 与脑血管病变、白质病变的可能关系。结果显示:AD 组患者存在明显的脑血管病变、白质病变、脑萎缩和脑室系统扩大。AD 组有脑血管病变者 33 例(55.00%)较正常对照组 15 例(17.86%)显著增多(P=0.0001)。两组白质病变均以双侧额区和顶枕区评分居高,双侧颞区和幕下评分较低;白质病变总评分、双侧额区及左侧顶枕区白质病变评分,组间差异有统计学意义(P<0.05)。两组钩间距、双侧侧裂宽度、第三脑室宽度及侧脑室体部指数,组间差异亦有统计学意义(P<0.05);但哈氏值、脑室指数、组间差异无统计学意义(P>0.05)。多因素分析显示,考虑脑白质病变总评分时,脑血管病变、第三脑室宽度和钩间距等因素与 AD 有相关性(OR 为 3.222、1.507、1.271);考虑不同部位白质病变评分时,脑血管病变、左侧额区白质病变评分、第三脑室宽度和钩间距与 AD 有关(OR 为 2.876、1.744、1.548 和 1.268);而第三脑室宽度和钩间距 OR 变化不明显。双侧侧裂宽度和侧脑室体部指数与 AD 无关。剔除年龄和脑萎缩等影响因素后,多因素分析显示脑血管病变、左侧额区白质病变评分与 AD 显著相关。研究提示 AD 患者的脑血管病变和白质病变均可能促进 AD 的发生和发展。

3. 脑出血

自发性脑内出血(ICH)与 VaD 的报道较多,但目前缺乏 ICH 患者认知障碍和 AD 发病率的公认资料。法国 Garcia 等用横断面研究方法观察 Amiens 大学医院住院 ICH 患者认知障碍和痴呆发生率。2002 ~ 2006 年间住院 ICH 患者 183 人,80 例幸存者中 78 例纳入本研究。平均随访时间 40 个月。结果显示:18(23%)例发展为痴呆,37(77%)例出现认知障碍而无痴呆。认知障碍主要涉及情景记忆(52%)、精神运动速度(44%)和执行功能(37%),伴有语言和视空间技能障碍。作者认为 ICH 患者认知障碍和痴呆的发病率较高,与脑梗死类似。

蛛网膜下腔出血(SAH)是临床常见的出血性卒中之一。在临床上我们常见SAH患者出现不同程度的、持续时间不等的认知功能损害。但目前尚缺乏SAH患者VaD和AD发病率和发病机制的研究。香港Wong等对40例SAH出院后7～27个月的患者(全部为中国人)进行认知功能检查。结果显示:14例(35%)患者ADAS-cog量表得分很低21/85,13例(27.5%)额叶评估量表(FAB)得分降低(12/18),17例(43.6%)运动行为记忆测验(RBMT)得分低于15分(15/26)。该组SAH患者中43.6%出现认知功能损害,主要以口语和行为记忆功能受损为主。

一般认为,SAH患者出现认知障碍损害与慢性脑积水、脑水肿、继发的血管痉挛和脑梗死等因素相关。美国Takata等认为SAH存活者中60%有认知功能障碍。为探索SAH引起认知功能障碍的机制,Takata等建立SAH大鼠模型,5周以后做水迷宫和游泳实验。结果SAH组大鼠较生理盐水组和空白对照组大鼠的认知功能明显减退($P=0.001$),而皮质和海马完整神经元数量明显减少($P<0.0001$)。虽然这些区域的脑动脉直径仅早期轻度变小,但局部脑血流(CBF)却显著而持久地减少,提示有微血管功能障碍。2周后做微血管造影显示脑灌注仍不完全,8-羟基脱氧鸟苷免疫组化染色显示微血管和神经元的DNA氧化损伤。这些结果揭示SAH后可因微血管功能紊乱出现持久的广泛的脑血管功能不全。在VaD模型中也有类似的发现。这些资料表明,长期脑血管功能不全、皮质和皮质下神经元缺失在SAH存活者的认知功能衰退中可能具有重要作用。

4. 脑小血管病

脑小血管病(small vessel disease,SVD)包括小动脉、微动脉、毛细血管和小静脉疾病,受累的小穿通动脉系没有侧支吻合的终末动脉,直径为100～400μm。SVD的主要病因包括:①小动脉硬化,与年龄相关或与血管性危险因素相关,如纤维蛋白样坏死和脂质透明变性等所致的小动脉硬化;②散发性或家族性脑淀粉样血管病(CAA);③CAA以外的遗传性脑血管病,如伴有皮质下梗死和白质脑病的常染色体显性遗传性脑动脉病(CADASIL)、线粒体脑肌病伴乳酸血症和脑卒中发作(MELAS)、弥漫性体血管角质瘤(Fabry's)病、Ⅳ型胶原蛋白基因α1(COL4A1)突变等;④炎性或免疫介导的SVD,如韦格拉肉芽肿病、干燥综合征等;⑤静脉纤维结缔组织疾病;⑥其他心血管病。SVD的危险因素主要有老龄、吸烟、高血压、糖尿病、高同型半胱氨酸血症、脑低灌注状态和遗传因素等。

根据SVD主要临床表现分两大类:①各种腔隙综合征(如单纯轻偏瘫、单纯感觉障碍、构音障碍-手笨拙综合征、共济失调性轻偏瘫等)和认知功能障碍;②无症状性CVD,如无症状腔隙性脑梗死、微出血(CMB)和脑白质疏松等。有资料表明,亚临床(无症状)卒中是临床卒中的5倍,可以影响人的思维、情绪和人格。SVD的影像学表现为腔隙性脑梗死、脑白质疏松、CMB和血管周围间隙扩大。

SVD在脑血管疾病中占重要比例,是老年人群中认知功能损害和功能丧失的首要原因。一般认为SVD导致的认知功能障碍主要与VCI和VaD有关,近年来的研究发现SVD与AD发病也密切相关。

SVD所致认知功能障碍特点是进展缓慢,认知功能损害主要表现为持续的注意力和执行功能减退,包括信息处理速度减慢,语言流利程度下降,延迟自由回忆能力下降等。其行为症状表现为淡漠、抑郁、情绪不稳,由于执行功能障碍导致对日常生活处理能力下降。与其他疾病所致的VCI相比,小血管病性VCI具有以下特点:①发病率最高,约50%的VCI因小血管病所致;②不同患者间的临床表现和影像改变具有高度同质性;③认知障碍随小血管病的进展而逐步加重。

临床研究表明，脑小血管病所致的痴呆在所有血管性痴呆中占 36% ~ 67% 。近几年的国际卒中会议提出了“小血管病引起大问题”的论点，关于 SVD 的认知功能、影像学结构及生物学标志物等研究逐渐成为当今国内外卒中界和痴呆研究领域的重要方向。

（1）腔隙性脑梗死：腔隙性脑梗死（lacunar infarction，LI）是指大脑半球深部和脑干的小穿通动脉的血管壁发生病变，最终形成血栓导致血管闭塞，形成小的梗死病灶，直径一般为 0.2 ~ 15mm，最大不超过 20mm。常见部位有壳核、尾状核、内囊、丘脑及脑桥等。常有高血压和糖尿病等基础疾病。

Hanninen 报道 60 岁以上一般人群的认知功能发生率为 5.3% ，而有 LI 的患者竟高达 83% ，增加了 15.7 倍。瑞典 Lund 大学医院 Ulla Andin 等报道 VaD 患者的临床和神经病理学存在较大的异质性，小血管病变引起的痴呆最多见。而在缺氧和低灌注病变的病例中 87% 有 AD 的病理改变。Kalaria 等报道在老年人群中 75% 以上个体存在微梗死、小血管病变和脑白质病变，其中无症状性脑梗死超过 10% 。Das 等基于社区居民的 MRI 调查，结果发现无症状性脑梗死的患病率是 5.8% ~ 17.7% ，平均 11% 。Framingham 研究显示在 50 ~ 70 岁间无症状脑梗死的患病率约为 10% ，到 80 岁时快速增加为 17% ，到 90 岁时接近 30% 。多数为单个梗死病灶，以基底节区（52% ）最多，其次为皮质下（35% ）和皮质区（11% ）。无症状脑梗死的危险因素与临床卒中相同。中老年人群中各种亚型脑梗死的患病率极高。病理解剖学发现慢性大的脑梗死（肉眼可见）病灶占 1/3 ~ 1/2，远远超过临床中风的百分比。

济宁医学院附属医院顾克金等报道 120 例 LI 患者，年龄为 60 ~ 88 岁，MoCA 量表检测。LI 组 MCI 发生率为 45.83% ，对照组为 26.19% ，$P<0.05$。LI 组视空间与执行能力、记忆力、语言能力评分明显降低。额叶深部、基底节区、颞叶病灶者评分明显降低，对总分的影响明显。不同部位病灶对认知功能的影响各有侧重。David 等系统复习 24 份相关文献和 meta 分析，共计纳入患者 7575 例，探讨 LI 后认知障碍，并与其他卒中亚型比较发病率和患病率。2860 例 LI 患者中 24% 发生 MCI 或卒中后痴呆。其中 6 个研究共 1421 例患者 LI 后痴呆的患病率达 20%（95% CI：9 ~ 33），另 4 个研究共 275 例患者 MCI 或痴呆患病率为 37%（95% CI：23 ~ 53）。作者总结认为，尽管 LI 的病灶很小，但常常因存在较广泛的脑小血管病变而导致认知障碍。

首都医科大学与北京大学公共卫生学院研究人员方向华等历时 6 年、采用国际公认的脑梗死流行病学研究方法，合作完成的对我国北方有症状的 LI 流行病学研究。结果表明，我国北方地区 LI 的发病率为 78/10 万，按世界人口标化后发病率为 35/10 万。我国 LI 在全部脑梗死和缺血性梗死中所占的比例分别为 27.6% 和 36.9% 。所有这些数据都大大高于西方国家，也高于脑梗死高发的黑人人群。高血压、糖尿病、高血脂与该病的发生密切相关。

LI 急性发作后表现较轻、短期预后好，导致患者、家属甚至部分医务人员对 LI 都未予以重视。患者症状如果得不到有效控制，会发生大面积脑梗死、进行性认知功能衰退，最后导致 VaD 或 AD。

（2）脑白质疏松：无论神经病理学还是影像学检查结果均显示，脑白质疏松或白质脱髓鞘在中老年人群普遍存在，尤其多见于患有高血压、糖尿病和许多代谢性疾病患者。随着高分辨率 CT 和 MRI 及特殊成像技术的广泛应用，不同亚型、不同程度的认知障碍和痴呆患者几乎都显示有程度不等的脑白质疏松的影像学改变。多数文献报道，AD 患者脑白质疏松改变除侧脑室旁白质外，双侧额叶特别是左侧额叶皮质下白质的脱髓鞘损害最严重，脑白质疏松的轻重程度与认知障碍程度呈正相关。

磁共振波谱分析(MRS)与弥散张量成像(DTI)联合应用能更敏感地显示白质损害程度,为SVD引起的认知障碍提供研究工具。研究发现,以半卵圆中心白质作为感兴趣区(ROI),SVD组的N-乙酰天冬氨酸(NAA)下降和平均弥散值(MD)升高显著,说明SVD患者半卵圆中心白质存在明显的代谢和解剖结构损害。鹿特丹扫描研究及老年人白质疏松与残疾研究(LADIS)结果均表明MRI显示的脑白质病变和LI进展与患者的认知功能减退呈平行相关。

脑白质疏松常与LI和CMB相伴存在。英国Patel等报道116例腔隙性卒中和白质疏松症患者,其中脑CMB 46例(39.7%),微出血病灶数量与执行功能成弱相关($r=0.22$, $P=0.0022$),没有其他认知域损害;而微出血病灶数量大于9个者执行功能损害非常显著。荷兰Poels等报道鹿特丹3979例无痴呆的CMB与认知损害的相关性。发现5个或以上微出血患者有明显的认知障碍尤以执行功能损害最严重,记忆减退次之。脑叶微出血较脑深部和幕下微出血更明显。

腔隙性脑梗死和脑白质改变通常被认为是由微血管受损所致的病变,其严重程度在一定程度上反映微血管损伤的情况。一些研究结果显示,CMB的数目与腔隙性脑梗死的数目和脑白质改变的程度呈正相关,提示CMB与腔隙性脑梗死和脑白质改变同属微血管病变,CMB的数目越多,微血管病变越严重,出血倾向就越大。

然而,在临床工作中几乎每天都会看到影像学报告有轻中度脑白质疏松的患者,其临床没有痴呆或MCI表现,神经心理学量表和事件相关电位P300等检查也未达MCI或痴呆标准。一些重度脑白质疏松影像改变的患者也仅达MCI标准。其原因是否与患者的认知功能储备、疾病发展阶段有关。

(3)脑微出血(cerebral microbleeds, CMB):1996年Offenbacher首次提出脑微出血(CMB)概念,是指脑内终末级微小血管病变所致、以微量出血为主要特点的一种脑实质亚临床损害。

自20世纪90年代磁共振T2加权梯度回波成像技术(GRE-MRI)应用以来CMB的检出和报告逐渐增多。CMB在GRE序列上的表现为1个或多个均匀一致的直径为2~5mm的卵圆形或圆形信号丢失灶,周围无水肿。CMB的这种独特影像是由微小血管病变周围的含铁血黄素(hemosiderin)沉积或吞噬有含铁血黄素的单核细胞聚集所致。CMB可见于脑内任何部位,最常见于皮质-皮质下区域、基底节和丘脑,也可见于脑桥和小脑。高龄、高血压、淀粉样血管病及心脏疾病是CMB的主要危险因素。高血压可以引起脑内微小动脉透明变性、Charcot-Bouchard微动脉瘤和动脉中层退行性变,可使血管在形成微动脉瘤之前或之后破裂。病理学研究发现CMB多位于这些小动脉或微动脉瘤的周围,推测高血压导致的微血管病变在CMB发生中起着重要作用。一些研究显示,CMB与缺血性卒中、溶栓、抗凝及抗血小板治疗、脑淀粉样血管病、遗传性多发性梗死性痴呆、皮质下动脉硬化性脑病和烟雾病间存在一定的相关性。有研究显示,CMB与高血压明显相关而与糖尿病病史间无明显相关性,说明高血压可能是CMB发生的危险因素,而糖尿病相关的脑卒中可能有不同的病理生理机制。队列研究显示,服用阿司匹林或卡巴匹林钙的老年人在接受MRI检测时,脑部出现可见CMB的状况更普遍,而且服用这些药物的剂量越大,脑CMB的可见程度越高。

文献报道CMB与痴呆和AD发病相关。Nakata报道38例AD患者中7例有CMB(18%)。Hanyu报道59例AD患者中19例有CMB(32%),Peterson报道80例AD中23例有CMB(29%)病灶。德国Koennecke认为CMB在老年人群中的发病率为5%~6%,在自发性脑出血患者中占68%,在缺血性卒中患者中占40%。Cordonnier等查阅1996~2010年的文献后发现,普通人群发生 CMB 约为 5% 。MCI 患者出现 CMB 约为 14% ,而 AD 患者 CMB 的发病率为 23% ,其中约半数仅有 1 个病灶,半数患者有 2 个以上病灶,最多达到 12 个病灶,其中合并脑出血高达约 60% 。Brundel 等用 7. 0Tesla MRI 对 18 例早期痴呆或认知功能障碍患者和 18 例非痴呆老年人进行检查,评价脑微出血的患病率。结果显示:78% 的 MCI/VaD 患者有 1 个或更多微出血灶,较对照组的 44% 显著增多。作者认为用 7. 0T MRI 检查 MCI/AD 患者显示脑内存在微出血灶是十分普遍的现象而不是例外发现。

作为衔接 AD 淀粉样蛋白异常代谢瀑布学说与血管性异常机制的脑淀粉样血管病(CAA)近年来备受关注。国外学者报道尸解发现 90% 的 AD 患者脑内有 CAA 病理改变,但 MRI 报道仅有 18% ~ 36% 的患者出现 CMB,其原因可能是多数 CMB 病灶太小而 MRI 难以发现。CAA 主要通过两个途径造成认知功能损害:首先是 CAA 所致脑营养障碍及神经元退变,其次是中小动脉破裂出血导致的病理损害。CAA 患者的神经血管功能衰退引起脑灌注降低、血脑屏障功能损害、神经元营养障碍,并使 APP 基因表达增加和 APP 生成增加、Aβ 生成增加和清除减少。CAA 患者更易发生 CMB。

磁敏感成像(SWI)序列在早期诊断 CMB 的高敏感性超过了 GRE 技术,被推荐为 AD 患者诊断的重要支持条件。

尽管目前在 SVD 方面的研究中获得了许多有价值的结果,但有关 SVD 的发病机制、影像学特点,以及导致认知障碍的环节等方面尚存在进一步研究空间。采用多中心、大样本、病例对照的前瞻性研究,系统地了解 SVD 病后认知功能障碍发生、发展的规律及其影响因素、建立敏感和操作性强的检测量表、结合影像学的新技术定量分析颅内微结构的变化、进行血和脑脊液中的生物标志物检测和基因分析、探索药物干预等将成为脑小血管病研究者未来的工作方向。

5. AD 患者存在发生卒中的高风险

AD 患者还存在发生卒中的高风险倾向。台湾 Chi 等为了解 AD 和卒中危险因素,利用台湾省立卫生保险数据库资料,评估 980 例 AD 患者的缺血性卒中(IS)和脑出血(ICH)危险因素,这些 AD 患者没有卒中史、无 VaD 或其他脑变性疾病。取用 2000 ~ 2010 年数据,基于人口学和存在血管性危险因素,按 1 : 5 的个案对照配对分析。再用 Cox 比例风险回归分析判断 AD 患者中的缺血性卒中和脑出血危险因素。结果显示:AD 患者较无 AD 患者有更高的 IS 和 ICH 危险因素。AD 患者的 IS 发病率为 37. 8/1000 人-年,非 AD 患者为 23. 2/1000 人-年,调整后 HR 为 1. 66(95% CI,1. 37 ~ 2. 01,P< 0. 001)。AD 患者的 ICH 发病率为 5. 2/1000 人-年,非 AD 患者为 3. 0/1000 人-年,调整后 HR 为 1. 70(95% CI,1. 03 ~ 2. 79,P< 0. 037)。Chi 和芬兰 Tolppanen 等的社区队列研究资料均提示临床诊断为 AD 的患者有更高的发生卒中的危险。瑞典 Imfeld 等为探索 AD 和 VaD 患者中 IS、ICH 或 TIA 的发生率,对总部设在英国的全科医师研究数据库中 65 岁以上被诊断为 AD 和 VaD 患者进行病例对照分析。纳入病例限于 1998 ~ 2008 年,AD 患者 6443 例,VaD 患者 2302 例,无痴呆的对照组 9984 例。评估三组中 IS、ICH 和 TIA 的发病率。结果显示:发生 IS 有 281 例、ICH 有 139 例、TIA 有 379 例。AD 组 IS 发病率为 4. 7/1000 人-年,VaD 组 IS 发病率为 12. 8/1000 人-年,无痴呆组 IS 发病率为 5. 1/1000 人-年。AD 服用非典型抗精神病药患者发生 TIA 的 OR 值为 4. 5。作者认为 VaD 患者患 IS 的风险显著增加,AD 服用非典型抗精神病药患者发生 TIA 的风险增加。Ishii 等报道 60 例尸解病理中 7 例由 AA 引起的脑叶出血,其中 5 例临床表现为痴呆。2 例有高血压。AA 见于大脑皮质和软脑膜血管,所有病例均有老年斑。作者

认为,当脑出血发生在老年、血压正常、伴或不伴痴呆时应当怀疑脑叶出血。

6. AD 与脑血管病合并

当临床医师碰到一个痴呆患者又有脑血管病病史时,该患者属于混合性痴呆?还是 AD 伴脑血管病?脑血管病伴 AD?

脑血管病伴 AD:①患者有脑血管病发病史,发病后一段时间内逐渐出现以情景记忆为核心的认知障碍,这种记忆障碍不符合血管病变导致记忆障碍的特征;②影像学有脑血管病的证据,同时存在海马和内侧颞叶萎缩;③高龄发病,有 AD 家族史;④CSF 中总 Tau(T-Tau)蛋白和磷酸化 Tau(P-Tau)蛋白增高,$A\beta_{42}$ 降低。符合以上 4 点即可诊断脑血管病伴 AD。

AD 伴脑血管病:①临床符合 AD 特征,隐袭起病、缓慢进展,以情景记忆为核心认知损害;②病程中发生脑血管病,可使已存在的认知损害加重;③影像学有海马和内侧颞叶萎缩,同时有本次脑血管病的证据;④高龄发病,有 AD 家族史;⑤CSF 中 T-Tau 蛋白和 P-Tau 蛋白增高,$A\beta_{42}$ 降低。符合以上 5 点即可诊断 AD 伴脑血管病,不应诊断为混合性痴呆。

7. 相关机制

大量研究证据表明脑血管功能障碍不仅在 VCI 或 VaD 而且在 AD 发病中均起了重要作用。血管危险因素通过血管氧化应激和炎症导致 AD 的脑血管结构与细胞(神经血管单位)功能损害。神经血管单位损伤改变 CBF 调节、耗尽血管储备、瓦解 BBB,降低脑的修复潜力、放大脑功能紊乱和促进脑缺血事件与共存神经变性所致的脑损伤。临床-病理学研究支持一个理论即血管损害通过降低认知损害阈值和加速痴呆速度而加重 AD 病理的有害效应。血管性危险因素和 CVD 可加速 $A\beta_{40\text{-}42}$ 产生、聚集和沉积,促进 AD 的病理改变和临床症状发生。沿着血管沉积的 Aβ 还导致大脑 CAA。Aβ 显像成就了在活体检测 AD 病理学改变,开辟了预防和早期治疗 AD 的途径。

AD 或 VCI 患者均有显著的脑血管结构改变。两者颅内大血管均有动脉粥样硬化斑。在微血管水平,小动脉和毛细血管数量减少,形态扭曲、基底膜增厚、小动脉壁呈退行性改变。如有高血压则有玻璃样变导致微出血。与低氧诱导基因表达相关的是侧脑室周围白质损伤、反应性胶质细胞增生、小胶质细胞活化,提示局灶性能量不足。在 AD 或 CAA,皮质动脉中层 Aβ 沉积导致血管壁损伤可增加脑叶出血。

(1) 脑血管调节异常:临床和动物实验研究显示,在高血压、老龄、血脂异常和 DM 等危险因素存在时,AD 患者的脑血管调节和内皮细胞相关的血管舒张功能、功能性充血和自动调节等出现进行性损害,导致 CBF 减少、功能性充血衰减和血脑屏障(BBB)功能异常。AD 患者的系统性血管内皮细胞功能也受损害,大脑血管平滑肌细胞有高度收缩表现,血管张力增加也导致 CBF 减少。同样,Aβ 是一种强烈的血管收缩剂、损害脑循环的调节。

引起神经血管功能紊乱的关键因素是血管氧化应激和炎症。血管氧化应激促发炎症。实验研究提示烟酰胺腺嘌呤二核苷磷酸酶(NADPH)所致自由基对 VCI 危险因素和 Aβ 诱发的相关改变负责。自由基能促发通过氧化还原反应敏感的转录因子活化引起的炎症,如 NF-κB 和 AP1。由氧化应激诱导的血管内皮功能紊乱能导致 VEGF 和前列腺素释放,两者能促进血管渗漏、蛋白溢出和炎症。反过来,炎症又上调自由基生成酶和下调抗氧化防御所致氧化应激。炎症和氧化应激不仅影响 CBF 调节而且对神经血管功能单位有深远影响。

(2) BBB 功能异常:AD 患者的脑血管功能异常导致 BBB 改变,最早发现的是脑白质病变。最重要的是 BBB 传递过程改变增加 AD 患者脑 Aβ 沉积和循环 Aβ 水平升高,后者又可促进脑血管功能不全、炎症和氧化应激，助长脑白质病变发展。BBB 上的 LRP-1 受体和 P-糖蛋白下调促进血管 Aβ 沉积并加重血管功能障碍。血浆蛋白溢出促发血管炎症、氧化应激致血管周围水肿和轴索脱髓鞘，白质纤维髓鞘脱失降低了神经冲动的传递，出现神经功能紊乱，奠定了认知损害的基础。此外，从多发性硬化模型所见的由脱髓鞘引起郎飞节间的神经传导呈跳跃式丧失，外加裸露神经轴索的钠离子渗漏，降低了动作电位的传递。髓鞘脱失增加轴索的需氧量，增强局部的低氧和能量不足等。相似的过程可能也发生在 VCI 和 AD 的脑白质病变，但在 AD 患者还需进一步研究以增加髓鞘脱失和轴索保留的相关证据。

(3) 营养支持丧失：AD 患者脑内常见神经血管营养支持丧失。炎症和氧化应激能导致神经营养抵抗。老龄、血管性氧化应激、炎症等多种因素破坏神经血管的营养功能，促炎性细胞因子损害生长因子信号引起神经营养抵抗状态。而且，氧化应激减弱由内皮细胞到少突胶质细胞前体提供的生长因子支持。营养支持的丧失可能阻碍少突胶质细胞祖细胞的增殖、迁移和分化，降低 AD 患者脑白质损害的修复能力。其他因素如同源框基因 MEOX(血管分化的关键基因)在 AD 被抑制，脑微血管明显减少，Aβ 诱导血管内皮细胞自噬、通过抑制血管内皮生长因子(VEGF)信号而抑制血管生成。在 AD，血管周围的内皮抑素(一种源于抗血管生成因子的神经因子)聚集，增加血管损伤。尽管 AD 患者 CSF 中 VEGF 增加，但脑中 VEGF 却被老年斑扣押致其生物活性降低。同时，AD 患者脑内脑原性神经营养因子(BDNF)和胰岛素样生长因子-1(IGF-1)等也降低。这些生长因子表达水平、定位和信号转导的变化不仅在 AD 和 VCI 脑内常见，也见于其他原因所致的脑萎缩。

CVD 危险因素和 Aβ 对神经血管单位的深远影响提示缺血和神经元变性发病间的联系。约 40% 以上的 AD 患者脑组织病理同时存在 Aβ 斑和神经原纤维缠结等 AD 特征性病理改变，又有脑皮质下白质病变、腔梗脑梗死等血管性病理改变。这些发现并不惊奇，因为神经变性和缺血改变在老年人都是常见的，也可预料会共存在大多数患者。缺血病灶的数量、部位和容积等因素与 AD 的临床表现、痴呆发展速度等密切相关。不过，神经变性和缺血改变共存又引出大量与认知相关的问题，如每个危险因素在认知损害中的作用、机制，如何诊断、治疗和预防?

(4) 血管功能不全与神经变性改变的相互作用：CVD 或血管性危险因素脑血管功能不全导致脑灌注降低。低氧和(或)缺血促进 APP 的 β 分泌酶活性上调致 APP 的淀粉样代谢途径(β 代谢途径)功能增加，使 Aβ 生成增加。BBB 功能障碍等造成血管清除 Aβ 肽减少而促进 Aβ 沉积。实验发现 Aβ 生成增加而清除减少则增加 Aβ 在脑内沉积、形成淀粉样斑和 CAA。另一方面，由 Aβ 诱导的脑血管功能不全可能减少脑灌注、减少血管储量和增加缺血性损害。与此假说一致的是，小鼠局灶性脑缺血致大的脑梗死出现 APP 过度表达，降低侧支循环，出现更严重的脑缺血。

然而，一些心血管疾病危险因素能够增加 AD 患病危险而不加重神经变性的病理学变化。DM 使 AD 患病危险增加 2 倍，但脑内老年斑和神经原纤维缠结并无相应的增加，而脑微小梗死显著增加，提示作为 AD 的危险因素的 DM 是通过脑部微小血管病变导致神经变性的病理改变。血管病变与神经原纤维缠结间相互关系了解很少。动物实验中可见局灶性脑缺血促进 Tau 蛋白过度磷酸化、高血压增加非痴呆老年人海马神经原纤维缠结等，提示血管危险因素与神经原纤维缠结间存在联系。但是，在三重转基因鼠中可同时见到老年斑和神经原纤维缠结，短暂性脑低灌注、轻度而广泛的缺血损害和 Tau 蛋白水平降低。尽管这些发现让我们联想到在混合型痴呆患者中也见到神经原纤维缠结减少，但其机制仍不清楚。

目前认为,缺血病变加重了 AD 患者痴呆的严重程度。许多研究发现,中度 AD 患者如脑病理学有基底节腔死、白质缺血病变、有症状或无症状梗死者其认知功能损害更重。血管病变的作用在 AD 患者早期阶段更明显。另外,CVD 和血管性危险因素还使痴呆发展速度加快。对高碳酸血症的血管反应性降低(一个脑血管功能指数)的 AD 患者认知衰退发展更快。因此,CVD 或缺血性病变共存可缩短 AD 临床前阶段并加速疾病的进展。

第二节　阿尔茨海默病与糖代谢异常

近 20 年来阿尔茨海默病(AD)和糖尿病(DM)的发病率快速增加已成为危害全世界的主要公共健康问题。我国是世界上 DM 和 AD 患者总人数最多的国家。由上海交通大学医学院附属瑞金医院宁光教授与中国疾病预防控制中心赵文华研究员等 2013 年报道的,在 2010 年调查统计基础上跟踪随访近 10 万人的研究结果,根据国际最新临床诊断标准进行诊断的糖尿病估测,目前我国 DM 发病率为 11.6% ,全国约有 1.139 亿人,还有 40% 的 18 ~ 29 岁的青年人为糖尿病潜在人群。流调资料显示,40 岁以后 DM 患者增多,60 ~ 69 岁达高峰(4.27%),70 ~ 79 岁为 4.13% ,80 岁以上为 3.75% 。每天约有 16 000 人成为 DM 患者,约有 3000 人死于由 DM 引起的各种并发症。还有 1.5 亿人糖耐量异常。我国又是 AD 患者数量最多的国家,目前 AD 患者至少有 700 余万人。AD 发病率随年龄增加而增高。在中老年人群中同时共患 2 型糖尿病(T2DM)或糖耐量异常与 AD 的患者较多。

研究证据揭示,人体长期糖代谢异常容易发生大中小动脉粥样硬化、微血管病变,显著改变血液有形成分如增加红细胞聚集性、降低白细胞变形能力,促使血小板活化、增加血小板聚集,加上其他各种血管舒缩因子作用,更易导致微血栓形成、脑梗死、脑白质病变等。脑血管病变和脑白质病变又与 VCI 和 AD 发病相关。因此,作为心、脑血管疾病的独立危险因素的糖代谢异常,是血管性认知障碍(VCI)和 VaD 的重要危险因素,也与 AD 发病密切相关。

1. 流行病学

糖代谢异常与 AD 发病间的关系早已被人们所关注。流行病学资料提示了 DM 是 AD 发病的一个重要危险因素。1978 年意大利学者 Bianchi 就注意到反复低血糖发作与 AD 发病有关。Ott 等对荷兰鹿特丹市 55 ~ 99 岁的居民进行人群基础研究。结果显示,6330 人中有 DM 患者 724 人(11.4%),痴呆患者 265 人,其中 59 人(22.3%)伴 DM。多元回归分析,调整性别、年龄因素后显示 DM 和痴呆的发病呈正相关(OR 为 1.3),特别的是用胰岛素治疗的 DM 患者痴呆发病率更高(OR 为 3.2),其中与 VaD 相关性最高,也与 AD 相关。作者认为 T2DM 与痴呆相关,在使用胰岛素治疗的老年 DM 患者中 AD 更常见。英国学者 Stewart 荟萃分析了 T2DM、认知损害和痴呆相关文献,大量证据显示 T2DM 和认知功能损害密切相关,认知损害的类型主要以记忆和执行功能为主,是 VaD 和 AD 的危险因素,尽管还有其他危险因素如高血压、血脂异常和 ApoE 基因型等,血管和非血管因素可能都起了重要作用。2002 年 Hassing 等报道 8702 例 80 岁以上老年患者中 T2DM 患 AD 的可能性是无 DM 患者的 3 倍。Xu 等依托瑞典国王岛工程基地对 75 岁以上的无痴呆社区居民 1301 例进行 6 年队列研究,以了解 DM 与痴呆的相关性。所获资料用 Cox 比例转化模型分析。结果显示:在 5584 人-年随访期间,350 人发展为痴呆,其中 AD 患者 260 人,VaD 患者 49 人,其他痴呆 41 人。DM 患痴呆的风险比为 1.5,患 VaD 的风险比为 2.6,患 AD 的风险比为 1.3。口服降糖药患者患痴呆的风险比为 1.7,患 VaD 的风险比为 3.6。糖尿病和严重收缩期高血压(≥180mmHg)对痴呆和其主要亚型的发生有明显的相互作用,患痴呆、AD、VaD 的危险分别增加 2、1.6 和 10.3 倍。特别是伴有心脏疾病的 DM 患者发生 VaD 的风险性更高。作者的结论是 DM 增加痴呆的发病风险,特别是在老年人群中增加 VaD 发病风险。当 DM 合并严重收缩期高血压和心脏病患者发生痴呆和 VaD 的风险性增加 6.8 倍。日本学者 Yamazaki 等报道久山町研究(Hisayama study)结果,与无 DM 对照组相比,DM 患者患 AD 的概率增加 2.18 倍,患 VaD 的概率增加 2.77 倍。2010 年 García-Lara 等报道代谢综合征、DM 和 AD 的相关性研究。作者采用病例-对照研究观察墨西哥城一个三级保健医院门诊 90 例 AD 患者和 180 例非痴呆个体。年龄、性别和受教育程度按 1∶2 配置。与对照组比较,代谢综合征(MS)组痴呆发病率显著增高(23.3% vs. 72.2%),DM 次之,有统计学意义,而高三酰甘油血症和高密度脂蛋白胆固醇的相关性很低。条件回归分析(Conditional regression analysis)显示,参加研究的 AD 患者中 MS 的几率是对照组的 7 倍。Leibson 等进行的社区人口队列研究,发现在 1455 例成人 DM 的 15 年随访中发生痴呆 101 例,其中 77 例为 AD,RR 为 1.66,男性 2.27,女性 1.37。

2. 临床研究

临床实践发现 AD 患者中糖代谢异常特别是 T2DM 或代谢综合征者较多。散发性 AD(SAD)患者中 81% 患 T2DM 或高血糖或高胰岛素血症。T2DM 患者中出现认知功能损害者较无 DM 患者多,T2DM 患老年痴呆的几率比非糖尿病患者高 30%~65%。美国的一项纵向观察型研究共纳入 16 806 例老年 T2DM 患者。在随访的 7 年间,共有 2502 例患者出现痴呆(14.89%),与无高血糖发作的患者相比,高血糖发作超过 1 次的患者痴呆风险增加 75%。当评估高血糖发作类型时,结果表明伴有糖尿病酮症酸中毒的患者痴呆风险最高。正常老人如有高胰岛素水平则认知功能易于恶化。病程长的 DM 患者可出现轻到中度认知功能损害,其中 10% 发展为 SAD。

临床研究揭示,T2DM 患者发生认知损害和痴呆的危险因素较多,较常见的有:①病程大于 15 年的长病程患者;②血糖长期控制不佳;③合并抑郁的患者;④ 60~70 岁为发病年龄高峰;⑤使用胰岛素治疗的 T2DM 患者认知功能下降的危险比非胰岛素治疗组略高;⑥未使用任何药物治疗的 T2DM 患者;⑦遗传因素:携带 ApoEε4 等位基因的 DM 患者发生认知损害和痴呆的危险是无此基因携带者的 5 倍。

T2DM 患者发生认知损害和痴呆的主要临床特点包括:①控制操作能力显著低于对照组,提示前额叶执行功能轻度受损;②语词记忆损伤;③学习能力下降;④事件相关电位 P300 潜伏期延长;⑤糖尿病患者的认知损伤与年龄相关,60~70 岁的 DM 患者认知能力降低显著;⑥DM 合并抑郁患者在 3~5 年内痴呆发生率较无抑郁 DM 患者增加 1 倍;⑦认知损伤程度与血糖和胰岛素水平相关,也受高血压等共病因素的影响。

3. 实验研究

实验研究结果也证实 DM 与 AD 的相关性。①确诊 AD 患者死后脑组织活检发现海马区胰岛素和胰岛素样生长因子(IGF)显著减少,IGF 受体明显增加。②在注射链脲佐菌素制作的 DM 模型鼠中发现认知功能受损伴随海马可塑性受损,使用胰岛素治疗后能逆转该病变。③DM 模型鼠的海马、皮质中 $A\beta_{40}$ 和 $A\beta_{42}$ 表达增加、淀粉样前体蛋白 β 位分解酶 1(BACE1)表达增加;磷酸化 Tau 蛋白 181(p-Tau181)、p-Tau 199、p-Tau 202、p-Tau 396 和 p-Tau 404 增高,糖原合成激酶-3α(GSK-3α)磷酸化水平降低。这些改变与 AD 相似。④大脑皮质毛细血管内皮细胞基底膜显著增厚,尤以额叶和枕叶最显著。⑤DM 患者脑血管受损。1982 年美国学者

Johnson 报道用定量超微结构方法研究 DM 患者大脑血管内皮细胞改变,发现大脑皮质毛细血管内皮细胞基底膜显著增厚,尤以额叶和枕叶最显著。2005 年 Steen 等提出 AD 是 T3DM 的假说。作者认为,作为神经变性疾病之一的散发性 AD 与神经元丧失、神经原纤维缠结、轴突营养不良、Aβ 沉积、前死亡基因和信号通路激活、能量代谢/线粒体功能受损和慢性氧化应激等神经病理和分子、生化改变等诸因素密切相关。但是所有这些异常中还没有一个能令人信服地解释 AD 发病的本质。然而,近年来积累的关于葡萄糖利用降低和疾病早期能量代谢缺乏提示胰岛素信号通路损害在 AD 发病机制中起了重要作用。现有研究结果提示,在 AD 患者脑内存在广泛的胰岛素和胰岛素样生长因子(IGF-1)和 IGF-2 异常,并与胰岛素受体 mRNA、Tau mRNA、胰岛素受体-相关 PI3K 降低、磷酸化 Akt 激活、糖原合成酶激酶-3β(GSK-3β)激活、APP mRNA 表达增加。这些异常显著降低了 CNS 中编码胰岛素、IGF-1 和 IGF-2 及其受体的基因表达,提示 AD 可能是一种类似但又与 DM 完全不同的神经-内分泌疾病,因此,作者提出用“T3DM”的概念来反应神经变性疾病这一新的病理机制的建议。

4. 相关机制

DM 作为 AD 的病因或导致 AD 发病的真实发病机制仍不清楚。以前的体内外研究报告显示 DM 能增加具有神经毒性作用的 Aβ 水平,是导致 AD 发病的病因。然而,出乎意料的是近来的临床病理学研究已经显示在 DM 患者脑中并不存在 AD 的病理学证据包括淀粉样斑,提示 DM 导致 AD 的发病机制可能通过了 Aβ 调节以外的其他机制。一个可能的机制是改变脑内胰岛素信号。因为胰岛素信号与多种神经功能有关,也在 AD 病理生理学方面起了重要作用。因此,神经元胰岛素信号的改变可能有助于 AD 的发展。另一个可能的机制是脑血管病变,这在 AD 和 DM 都观察到的共同的病理变化。累积的证据已经提示 Aβ 诱导 AD 脑血管功能异常的重要性,表明晚期糖基化终末产物(RAGE)受体和 Aβ 肽之间相互病理作用可导致脑血管功能异常。目前普遍认为,T2DM 所致神经元功能障碍的机制主要包括胰岛素代谢、炎症、血管因素和氧化应激等异常。

(1) 脑内胰岛素及其受体异常:研究发现胰岛素不仅生成于人的胰腺,同样也生成于大脑。当人体自身胰岛细胞受到免疫系统攻击,无法生产胰岛素时出现 1 型糖尿病;当人体对胰岛素敏感性降低、发生胰岛素抵抗时产生 T2DM。在 AD 患者大脑的某些部位所生成的胰岛素减少,同时脑细胞上的胰岛素受体也减少,如大脑皮质、海马、下丘脑和小脑皮质的 IGF-Ⅰ、IGF-Ⅱ及其受体 IGF-1R、IGF-2R 以及它们的多种信号转导蛋白的表达均明显减少,其中以海马部位最明显,从而导致脑部胰岛素抵抗。

(2) 胰岛素信号通路受损:经典的胰岛素信号通路主要有四条,即磷脂酰肌醇-3 激酶(PI3K)、丝裂原活化蛋白酶(MAPK)、Wnt 和周期蛋白依赖性蛋白激酶(CDK)通路,其中 PI3K 通路最受研究者青睐。如果削弱 PI3K/丝氨酸苏氨酸蛋白激酶(Akt)信号途径能使下游信号分子丝氨酸/苏氨酸蛋白激酶(PKB)失活,刺激 GSK-3α 磷酸化,上调 γ-分泌酶活性而促进 $A\beta_{40}$ 和 $A\beta_{42}$ 生成。然而 Aβ 的产生取决于 BACE1 的表达与活性。因 β-分泌酶首先在 APP 的 N 端进行裂解释放了较长的可溶性 APP 片段(sAPP-β),在胞内产生一个含 99 个氨基酸的 C-末端(βCTF),后者经 γ 分泌酶作用释放 Aβ,促进 AD 病理的形成。而 β-分泌酶中糖基化成熟的 BACE1 具有强大的裂解 APP 的活性,未成熟的 BACE1 前体蛋白 pro-BACE1 或 im BACE1 也能在早期裂解 APP,产生 Aβ。Adlerz 等和本课题组对体外培养 PC12 细胞株和神经元的研究发现,抑制 PI3K 信号传导后 sAPP-β、βCTF、BACE1 和 Aβ 表达均增高，而 APP 表达量无变化。揭示 BACE1 的调节是通过 PI3K/Akt 信号通路实现的。

胰岛素信号转导障碍引起糖代谢障碍，导致：①突触前神经元 Ach 合成明显减少。②神经元能量缺乏，ATP 和乙酰辅酶 A 大量减少(下降约 50%)。ATP 减少激活 Erk36 和 40 蛋白激酶活性，胰岛素失去对 GSK-3β 的控制，使 Tau 蛋白过度磷酸化。③降低对氧化应激损伤，导致突触的可塑性损害，正常情况下，胰岛素控制 APP 在内质网(ER)和 Golgi 器的转运，促进 Aβ 从 ER 和 Golgi 器输入，增加细胞外 sAPPα 和 Aβ42，并能上调胰岛素分解酶(IDE)，增加对 Aβ 的降解，使 Aβ 不易在细胞外沉积。④胰岛素可调节细胞骨架相关基因的表达，增强突触传递和突触可塑性。胰岛素信号传导障碍可引起神经元损伤，胰岛素可调节 APP 代谢，具有神经保护作用，而胰岛素受体(IR)增敏剂可以改善认知、学习功能。由此，我们认为，SAD 应属于胰岛素抵抗范畴，称其为"T3DM"似乎欠妥。越来越多的证据表明，除胰岛素信号转导受损外，还有大量其他因素也参与了 T2DM 发生 AD 的机制，如血脂异常、高半胱氨酸、炎症、CNS 中脂肪组织源性激素瘦素受损。胆固醇增加在 APP 异常代谢中起关键作用，导致 Aβ 堆积。DM 加速脑血管炎症和 Aβ 沉积，氧化应激和糖基化终末产物(AGEs)增加是另一个可能的机制。

(3) ADDL 增加：由 β 淀粉样蛋白寡聚物形成的 β 淀粉样蛋白衍生的可扩散配体(ADDL，一种神经毒素)可与神经突触结合，破坏其结构、阻碍其功能；突触与 ADDL 结合后，神经元细胞之间无法"沟通"，进而引起记忆丢失和相关的神经损害。ADDL 可导致神经元表面胰岛素受体数量减少，干扰胰岛素信号转导，进而导致神经元对胰岛素的敏感性降低，甚至发生胰岛素抵抗。

(4) 高血糖致脑血管病变：慢性高血糖和体内多种蛋白质糖基化引起血管通透性增加、血管基膜增厚和细胞外基质积聚及脑血管重建等。AGEs 表达增加可损伤血管内皮功能，继发动脉粥样硬化和淀粉样脑血管病变(CAA)等，导致脑血流减少、缺血性脑白质损伤、多发性或局部缺血性脑梗死等。DM 所致血管壁损伤是脑梗死的发病基础。AD 增加 RAGE 表达、DM 加重 CAA。CVD 引起的多发性脑梗死和脑白质损伤是 T2DM 患者发生 VD，也是 AD 的主要原因。

(5) 高血糖致中枢神经细胞损伤：高血糖引起线粒体功能障碍，增加线粒体释放细胞色素 C 进入细胞质，并进一步激活凋亡相关蛋白天冬氨酸特异性半胱氨酸蛋白酶-3(Caspase-3)引致神经元凋亡。醛糖还原酶活性显著增高，使葡萄糖转化为山梨醇增加、引起神经细胞高渗性水肿。Tau 蛋白和 Aβ 发生非酶糖基化，形成 AGEs，后者通过受体途径刺激免疫应答反应或直接产生氧化损伤，终致神经细胞功能障碍甚至死亡。

(6) 胰岛素降解酶(IDE)：AD 患者体内 Aβ 与胰岛素共享同一分子结构，两者均具有相等的神经毒性。IDE 的底物是胰岛素和 Aβ，作为 Aβ 竞争性结合底物的胰岛素可抑制 Aβ 降解，加重中枢神经元 Aβ 沉积。IDE、低密度脂蛋白受体相关蛋白(LRP)、AGEs 等都是与糖和脂质代谢有关的蛋白质。RAGE 和 LRP 与 AD 相关。在 BBB 上 RAGE 把 Aβ 从血液转运到脑内，而 LRP 把 Aβ 从脑内转运到血液，LRP 也影响着 APP 及 Aβ 肽代谢。

第三节　阿尔茨海默病与脂质代谢异常

脂质包括脂肪、磷脂和胆固醇。血液中的主要脂质有胆固醇、三酰甘油、磷脂和游离脂肪酸，与蛋白质结合组成脂蛋白。按照蛋白质的含量和密度将脂蛋白分为乳糜微粒(CM)、极低密度脂蛋白(VLDL-C)、低密度脂蛋白(LDL-C)和高密度脂蛋白(HDL-C)。CM 转运外源性三酰甘油，VLDL-C 转运内源性三酰甘油，LDL-C 携带胆固醇运送到全身组织，HDL-C

吸收外周组织中多余的胆固醇运送到肝脏。脂蛋白中的蛋白部分称为载脂蛋白(Apo),Apo在脂蛋白的代谢及完成其生理功能中具有重要作用。其主要功能有:①构成并且稳定脂蛋白的结构;②修饰并影响和脂蛋白有关的酶的代谢和活性;③是一些酶的辅因子;④作为脂蛋白受体的配体,决定和参与脂蛋白和细胞表面脂蛋白受体的结合及其代谢过程。各种Apo主要合成部位是肝脏,小肠也可少量合成。近年发现除肝脏外,脑、肾、肾上腺、脾、巨噬细胞也能合成载脂蛋白E(ApoE)。Apo一般分为载A、B、C、E和(a)五大类,每类中又有亚类,如A类中可分为AⅠ、AⅡ、AⅣ,B类中又包括B48、B100等,还可能有一些变异体。不同脂蛋白含不同的Apo,如HDL主要含ApoA1、AⅡ;LDL几乎只含ApoB100;VLDL除含ApoB100外,还含ApoCⅠ、CⅡ、CⅢ及E;CM含ApoB48而不含ApoB100。Apo不仅在结合与转运脂质及稳定脂蛋白的结构上发挥主要作用,而且还调节脂蛋白代谢关键酶如脂蛋白脂肪酶、卵磷脂脂蛋白脂酰转移酶、肝脂肪酶活性等,参与脂蛋白受体如HDL受体、LDL受体、清道夫受体、ApoE受体的识别,在脂蛋白代谢上发挥重要作用。脂质参与构成生物体的化合物、氧化分解提供能量、参与维持、调节人体正常新陈代谢、生长发育、储存能量等。脂质代谢异常导致多种疾病。

长期以来,人们已熟知胆固醇代谢异常与动脉粥样硬化和心脑血管疾病关系密切。自从1994年Sparks首次提出胆固醇与AD发病相关以来,一些流行病学、AD动物实验和大宗他汀类药物临床试验报告相继问世。越来越多的证据显示,脂质代谢异常在AD发病机制中起了重要的作用。

1. 流行病学

1998年Notkola等的流行病学资料显示血清高胆固醇水平和载脂蛋白E(Apo E)ε4等位基因表达增高使AD发病危险性增加,提示与胆固醇代谢相关的ApoEε4等位基因是AD发病最重要的危险因素。Yaffe等发现LDL-C或胆固醇水平增高的非痴呆人群其MMSE量表检测得分更低。还有研究显示,中年期总胆固醇水平和收缩期血压升高也是AD的危险因素。为研究ApoEε4等位基因、中年期总胆固醇水平和收缩期血压升高与AD间的相关性,Kivipelto等报道在芬兰库奥皮欧和约恩苏两地进行的大型前瞻性研究结果。参加者为1972年、1977年、1982年和1987年的随机人口调查。65~79岁年龄段的1449人(73%)参加了1998年的再检查,平均随访21年。随访期间检查中年期血压、总胆固醇和ApoE基因型与AD发病情况。结果显示,ApoEε4等位基因是AD的独立危险因素,在调整了中年期血管危险因素和其他混杂因素后OR=2.1,同样,中年期总胆固醇水平升高(OR=2.8)和收缩期血压升高(OR=2.6),在调整ApoE基因型和其他混杂因素后两者都是AD的独立危险因素,并且发现中年期血总胆固醇水平增高者以后可能发展为痴呆的危险增加近3倍。作者认为,ApoEε4等位基因和AD发病的关联似乎不是由血管危险因素介导的。ApoEε4等位基因、中年期血压和总胆固醇水平升高都是AD发病的独立危险因素。对AD危险因素而言,总胆固醇水平升高和中年期血压升高等可控因素较ApoEε4等位基因更重要。Solomon等发现中年期(平均年龄为50.4岁)血总胆固醇水平增高者最后发展为MCI/痴呆者较正常者高,其不受ApoE状态的影响。Whitmer等也报道中年期(平均年龄42岁)血总胆固醇水平增高者到晚年(61~83岁)患痴呆的比例增加。而有血清胆固醇、LDL-C增高和ApoEε4等位基因表达增高的AD患者其认知功能衰退的速度更快,但与血三酰甘油的水平高低无显著相关性。还有一些流行病学调查报道显示AD患者周围血液中单核细胞的中性脂肪酸水平较正常对照人群增高、HDL 水平较低。韩建峰等对流调中筛查出的可能 AD 患者 27 例在 2 年随访中进行血脂检查和比较。结果是 AD 患者中 ApoA 明显升高。Zambon 等发现家族性高脂血症较正常人群更易患遗忘性 MCI，最后发展为 AD。

但是，Reitz 等的流行病学调查报道显示高胆固醇、LDL 和低 HDL 水平与 AD 发病无关，甚至可以降低患痴呆的风险。Mielke 等报道一组 70 ~ 79 岁血总胆固醇水平增高的老人在 79 ~ 88 岁间患痴呆的危险明显降低。

这些不同的结果并非说明脂代谢异常与 AD 发生无明确相关性，而是不同学者报道的人群年龄不同。多数报道显示中年血脂异常者以后发生认知功能损害和痴呆的风险增加，而老年期以后出现的血脂异常不但未增加痴呆发生风险反而有降低痴呆发生的保护作用。其机制有待探讨。总之，近 20 年来已积累的大量证据表明中年期高胆固醇水平的个体可增加以后发生 AD 的风险。

2. 相关机制

(1) 脂质代谢：大脑中胆固醇含量约占人体总量的 25%，是人体内胆固醇含量最高的器官。脑内胆固醇主要以非酯化游离分子形式存在于髓鞘、星形胶质细胞及神经细胞膜，主要参与髓鞘与生物膜的构成，具有调节细胞膜的通透性、流动性以及物质转运等功能。由于髓鞘更新率很低，因此这些胆固醇基本上是固定不变的。有少量胆固醇存在于神经元、神经胶质细胞的生物膜和细胞外脂蛋白上，参与并维持神经细胞的正常生理功能。由于血脑屏障(BBB)的存在，通常认为脑内胆固醇主要在原位自身合成。近年研究发现，中枢神经系统(CNS)胆固醇主要由星形胶质细胞原位生成，神经元也可合成少量胆固醇。脑内胆固醇主要经胆固醇 24-羟化酶(CYP46)转化为 24S-羟胆固醇后越过 BBB 入血，最后经肝脏代谢排出体外。唐雷等研究提示 CYP46 基因 C/T 多态性与中国人晚发性 AD 发病相关，同时携带有 ApoEε4 和 CYP46 基因 TT 基因型者发生晚发性 AD 的风险最高，提示 ApoEε4 和 CYP46 基因在晚发性 AD 发病机制中可能有协同作用。由于血浆中 24S-羟胆固醇主要来源于脑内胆固醇代谢，因此其水平可作为脑内胆固醇代谢和早期诊断 AD 的生化学指标。

ApoE 是血浆脂蛋白的主要组成成分，是脑内胆固醇最重要的载体，在 CNS 中具有调节脂质代谢，维持胆固醇平衡及参与胆固醇和卵磷脂动员和再分布，同时在发育和损伤修复过程起重要作用。ApoE 由 299 个氨基酸组成，分子质量约为 34kDa。ApoE 基因位于 19q 13.2，在人类有三种等位基因：ε2、ε3 和 ε4，分别编码 ApoE2、ApoE3 和 ApoE4 三种异构体。ε2、ε3 和 ε4 共构成六种不同的基因型：三种纯合型(ε2/ε2、ε3/ε3、ε4/ε4 分别占 1%、60%、2%)和三种杂合型(ε3/ε4、ε2/ε3、ε2/ε4 分别占 22%、13%、2%)表型。其基因频率因不同的种族和地区存在差异，在一般人群中，ε2 约占 8%，ε3 约占 78%，ε4 约占 14%。大鼠原代细胞培养实验发现 ε2 可降低胆固醇水平，ε3 可能与低聚物 Aβ 结合促进 Aβ 的清除而抑制 Aβ 的沉积，而 ε4 则会增加 AD 的发病风险。因此，ε2 和 ε3 具有减慢 AD 易感人群神经退行性变的作用，而 ε4 则具有相反作用。目前的证据表明，ApoEε4 会降低大脑神经细胞清除 Aβ 蛋白的能力，同时还增强大脑组织里神经细胞胞外 Aβ 聚合物的稳定性，ApoEε4 基因高表达被认为是 AD 的危险因素之一。

LDL 是血浆胆固醇主要载体之一，它易于通过动脉内膜并损伤血管内皮细胞，并在这些细胞中形成大量胆固醇酯沉积。LDL 易被氧化修饰成氧化低密度脂蛋白(ox-LDL)。近年来研究发现，ox-LDL 不仅仅是致动脉粥样硬化的主要危险因素之一，也是 AD 发病的危险因素,ox-LDL 所介导的氧化应激反应参与了 AD 发病过程。LRP 是 LDL 受体家族中的一员,属于内吞性受体,能与多种配体结合从而参与疾病过程。在 AD 中,LRP 能与 ApoE、淀粉样前体蛋白(APP)等结合并调节其代谢和功能从而参与老年斑形成。

(2) 脂质代谢与 Aβ

1) 胆固醇与 Aβ:正常情况下,APP 经 α-分泌酶酶切形成产生较大的 N 末端片段(sAPP 肽)和跨膜片段(C83),后者再经 γ-分泌酶作用产生 p3 和另一胞内片段 AICD。而异常情况下,APP 先经 β-分泌酶作用产生一个较长的可溶性 APP 片段(sAPP-β)和小的跨膜片段(C99),后者经 γ-分泌酶的酶切作用释放具有神经毒性的 Aβ 和另一胞内片段 AICD。由于 β-分泌酶酶切位点不同,可形成 $Aβ_{40}$、$Aβ_{42}$ 两种成分,而 $Aβ_{42}$ 更易沉积聚集于细胞内形成老年斑。

Sparks 等发现高胆固醇饲养兔的海马神经元 Aβ 染色较对照组加深,并首先报道了胆固醇的摄入与 Aβ 沉积有相关性。随后 Simons 等通过使用他汀类药物和物理方法(甲基-β-环糊精)处理培养的海马神经元,发现可降低海马神经细胞内 70% 的胆固醇并显著抑制 Aβ 的生成,特别是显著降低 $Aβ_{42}$,而不影响分泌型 APP 的生成。Refolo 等发现用高胆固醇高脂肪饲养的 $APP_{k670N,M671L}$ 和 PSI_{M146V} 转基因鼠的血浆和脑内胆固醇均增高,而脑内 Aβ 表达也增多。Schneider 等研究认为,降低胞内胆固醇的水平可以抑制 Aβ 聚合形成寡聚物。目前多项流行病学调查、细胞学和动物实验证明胆固醇代谢异常可能通过促进 Aβ 的生成和聚集而成为 AD 的病因。

在生物膜上存在富含胆固醇与鞘磷脂的微结构域,称为脂质筏(lipid raft),是许多蛋白质系统的信号平台,是 APP 和 β-分泌酶共同存在的区域。多项研究显示,脂质筏胆固醇含量增高时,可通过对 β-分泌酶糖基磷酸化而显著提高其活性,从而促进 APP 经 β-分泌酶酶切途径生成 Aβ。而降低膜胆固醇含量可以引起分泌型 APP 生成增多和 Aβ 生成减少。综合目前研究结果表明,影响 APP 代谢途径及 Aβ 产生的是胆固醇在细胞内的分布,而与胆固醇总量无关。另有研究发现,当胞内胆固醇酯水平升高时,Aβ 的水平也显著升高。脂酰辅酶 A(acyl-coenzyme A,ACAT)是一种存在于内质网上的胆固醇乙酰转移酶,催化胆固醇形成胆固醇酯。在抑制 ACAT 表达的 APP_{751} 转基因鼠中胆固醇酯含量相应降低,并显著抑制 Aβ 生成。经 ACAT 抑制剂处理的小鼠中枢神经系统内 Aβ 生成及淀粉样斑块聚集也明显减少。而在 ACAT 完全缺陷的突变细胞中,存在过量胆固醇而无胆固醇酯,此时 Aβ 的生成也几乎完全受阻。因此,可能是胆固醇酯而不是胆固醇影响 Aβ 的产生。但目前对 ACAT 在 APP 代谢过程中具体分子机制、胆固醇与胆固醇酯处于何种比例可以影响 Aβ 生成,以及胆固醇酯的具体作用机制等仍不清楚。

高胆固醇能促进 Aβ 的生成及沉积,而增多的 $Aβ_{40}$ 又反过来抑制胆固醇。Aβ 可与胆固醇形成 Aβ-酯类颗粒从而干扰细胞正常的胆固醇代谢。且 Aβ 也可能通过胞膜上胆固醇的介导而产生神经毒性损伤。正是胆固醇与 Aβ 这种相互作用,可能形成恶性循环并加剧神经元的损伤过程。

2) ApoE 与 Aβ:老年斑和神经原纤维缠结中有 ApoE 聚集的研究发现提示 ApoE 可能直接与 AD 发病机制有关。目前研究证据显示:① ApoE 尤其是 ApoEε4 能促进 Aβ 产生。在大鼠神经母细胞瘤细胞株 B103 中令其稳定表达人野生型 APP_{695} 蛋白,在无脂质情况下 ApoEε4 可使 Aβ 产生增加 60%,而 ApoEε3 仅使其增加 30%。其可能的原因为 ApoEε4 有与 ApoE2、ApoE3 所不同特征性结构。目前已知 ApoE3 氨基酸第 112 位为半胱氨酸(Cys),

第158位为精氨酸(Arg),而ApoE2均为半胱氨酸,ApoE4均为精氨酸。通过X线衍射研究发现ApoE4存在的Arg-112使得Arg-61的侧链从螺旋结构中伸出,而ApoE3的Arg-61却折叠在螺旋结构中。如果将ApoE4的Arg-61替换为Thr-61,将会阻碍结构域的反应,并阻碍ApoE4促进Aβ的生成,故ApoE4特征性结构可能是促进Aβ产生的原因之一。②ApoE能促进Aβ沉积。在表达人$APP^{N717F+/-}$的转基因小鼠(PDAPP小鼠)中,ApoE促进Aβ的沉积,且Aβ沉积量与ApoE表达水平呈剂量依赖关系;ApoE基因杂合的PDAPP小鼠淀粉样沉积减少36%,而纯合的ApoE基因敲除小鼠脑组织中则无Aβ的生成。在溶酶体中,Aβ因不完全降解而聚集在胞内,并以微纤维或更有毒的形式分泌出来。此外,ApoE也有可能通过影响胆固醇代谢平衡或改变胆固醇的稳定性促进Aβ的生成与沉积。

3) LRP与Aβ:在AD患者及AD动物模型研究中都发现LRP表达增加和Aβ水平增高,LRP与其配体ApoE、APP等在AD患者老年斑中同时表达。LRP参与脑内Aβ的内吞清除和转运清除。在胞外,可溶性Aβ与ApoE结合形成复合物,再经LRP介导的内吞作用,进入胞内溶酶体降解。脑内绝大多数Aβ经BBB转运,也有10%~15%的Aβ经非特异性脑间质液(interstitial fluid,ISF)泵流到脑脊液(CSF)后进入血液而被清除。LRP不仅介导脑内Aβ经BBB的外流转运,也参与ISF泵流的清除过程。此外,也有研究发现LRP可能参与Aβ的产生。在缺乏LRP表达的细胞内加入LRP后,Aβ生成明显增加。而在预孵育的细胞中加入LRP拮抗物受体相关蛋白(receptor-associated protein)或小干扰RNA降低LRP的表达可导致Aβ产生减少。研究发现LRP参与Aβ的产生过程与APP有关。APP具有Kuniz蛋白酶抑制剂(Kunitz protease inhibitor,KPI)结构,是LRP的最适配位结构,LRP与KPI结合相互作用,通过改变APP的运输和代谢过程而促进Aβ的产生。LRP正是基于与配体ApoE、APP等的相互作用而介导Aβ的摄取、降解及清除,也可能直接影响Aβ的产生。

(3) 脂质代谢与Tau蛋白

1) 胆固醇与Tau蛋白:Tau蛋白是一种微管相关蛋白,对于微管的构成和保持稳定性起关键作用。Tau蛋白含有79个潜在丝、苏氨酸磷酸化位点,正常Tau蛋白已检测到30个磷酸化位点,其磷酸化水平的改变将影响Tau蛋白的生理功能。正常生理条件下,人体Tau蛋白磷酸化/去磷酸化处于平衡状态,而AD患者,过度磷酸化的Tau蛋白聚集形成成对双螺旋细丝,并移位至神经元胞体和树突沉积形成神经原纤维缠结。C型尼曼-匹克病(NPC)是一种致命性脂质沉积和神经变性疾病。Auer等研究发现NPC患者大脑内存在胆固醇代谢异常,也同时在其脑内发现大量与AD病极为相似的神经原纤维缠结,提示AD患者Tau蛋白过度磷酸化可能与胆固醇代谢异常有关。他们还发现在神经原纤维缠结的神经元中存在胆固醇聚集,进一步提示胞内胆固醇增高可能与Tau蛋白异常磷酸化存在关联。Shoji等报道在Tg2576模型鼠的CRDS区发现磷酸化Tau蛋白含量增高,提示该区域存在与Tau蛋白异常磷酸化有关的信号。因此,有学者提出Tau蛋白磷酸化与细胞内游离胆固醇含量无关,而是受细胞的特殊区域(如脂质筏)的调控。尽管具体机制不十分清楚,但上述研究提示胆固醇代谢异常与Tau蛋白异常磷酸化存在某种关联。

2) ApoE与Tau蛋白:Tesseur等实验表明,神经元过度表达ApoE4可导致Tau蛋白过度磷酸化。体外研究发现ApoE3和ApoE4对Tau蛋白磷酸化、凝集的效果不同。在体外,ApoE3和ApoE4均不能与已磷酸化的Tau蛋白结合,而ApoE3能与非磷酸化的Tau蛋白结合并阻止其继续磷酸化,ApoE4则无类似效应。相对ApoE4而言,ApoE3能抑制Tau蛋白过度磷酸化而产生保护作用。此外,对ApoE水解片段的研究显示,C-末端被切除的ApoE片段存在于 AD 的神经原纤维缠结中,并与高度磷酸化的 Tau 蛋白组成复合物。C-末端被切除的 ApoE 片段具有诱导神经原纤维缠结样结构形成的能力,而 ApoE4 片段诱导神经原纤维缠结样结构形成的能力远大于 ApoE3 片段。上述研究支持 ApoE4 与 Tau 蛋白异常磷酸化有关,但其具体机制仍待深入研究。

脂代谢异常,尤其是胆固醇、ApoE 与 AD 关系的研究可能为 AD 早期预防和治疗提供一种新的途径。临床研究证实,他汀类药物通过 Rho 激酶抑制途径影响 APP 代谢,还有改善内皮功能、抑制血小板聚集和血栓形成、稳定粥样斑块、抗炎抗氧化、免疫调节、神经保护等租用而发挥其防治 AD、降低痴呆风险等。ACAT 抑制剂体外研究也显示能调节 Aβ 的生物合成。相信随着脂代谢异常与 AD 发病机制进一步的阐明,将为 AD 的治疗及预防提供更广阔的前景。

第四节　阿尔茨海默病与高血压

我国有 2 亿多高血压患者。高血压病可导致人体各器官和脏器疾病,特别是发生心血管事件的独立危险因素。在神经系统,高血压引起脑部小血管病变、动脉粥样硬化、循环障碍和脑慢性缺血缺氧导致的脑白质病变等,是脑卒中的独立危险因素,也是增加患血管性认知功能障碍和 VaD 的常见原因。近 20 余年的流行病学和实验研究证据强烈提示中老年人群中高血压患者易患 AD。

1. 流行病学研究

1996 年瑞典学者 Skoog 等首次报道高血压与痴呆相关性的长期队列研究。入组 382 例瑞典哥德堡市 70 岁非痴呆老人,随访 15 年。在 75 岁、79 岁和 85 岁时分别有 302、205、94 名老人被再次进行评估。结果显示:在 79 ~ 85 岁时发展为痴呆的老人在基线评估时有更高的收缩压(178/164mmHg)和舒张压(101/92mmHg),75 岁时舒张压也较高(97/90mmHg)。痴呆亚型分析发现,70 岁有舒张压增高者易发展为 AD,75 岁舒张压增高者易发展为 VaD。与非痴呆者比较,85 岁检查显示有脑白质病变者在 70 岁基线时均有高血压;在痴呆发生前数年降低血压或长期持续低血压者痴呆发生率增加。多变量研究显示,43 ~ 75 岁期间出现持续升高的收缩期高血压患者(血压≥140mmHg),59 ~ 71 岁间出现的 2 期高血压(收缩压≥160mmHg),50 岁后舒张期高血压患者与 AD 的发病显著相关。

Rockwood 等报道,VaD 中 55% 有高血压,VCI 中 48% 有高血压,可能 AD 患者中仅 24% 有高血压。通过干预高血压可以降低人群中 VCI 的发病率,或延缓病程进展。

Heijer 等为评估过去与现在血压水平及患高血压 20 年患者脑皮质萎缩程度,在 1995 ~ 1996 年对 1077 例 60 ~ 90 岁的非痴呆老人测定血压和做脑 MRI 检查。结果显示:舒张期血压升高(≥90mmHg)或降低(<65mmHg)老人较舒张期血压在 65 ~ 74mmHg 者更易出现皮质萎缩。20 年间舒张压下降 >10mmHg 者的皮质萎缩较血压稳定者更多。舒张压水平增高或降低均与全脑萎缩密切相关。

法国学者 Alpérovitch 等报道对 6506 名老年人随访 8 年结果。痴呆与平均血压高低无关,相反,血压变异系数增加 1 个标准差则痴呆的危险增加 10%,其中以收缩压增高最具相关性。控制血压波动可能是预防老年认知功能衰退的靶点。

日本学者 Sakakura 医师等的研究纳入了 101 例因慢性病而接受门诊治疗的日本老年病人,研究者用 24h 动态血压监测仪(ABPM)测量血压,用简易精神状态检查表(MMSE)评价认知功能(认知障碍定义为 MMSE 的评分<24 分)。结果显示,老年患者的 24h 收缩压平均

(138.1±17.6)mmHg,舒张压平均(75.9±8.0)mmHg.;平均MMSE为(23.1 ± 4.2)分。其中有55.4%的老年人被诊断为认知功能障碍(MMSE<24分),其MMSE评分下降与收缩压变化过大(3个标准差)相关。在调整了日间收缩压水平后,高龄老人的血压变异过大与认知功能障碍仍独立相关。他们最近的研究发现,80岁以上的老年人,如果血压变化过大,或脉压太大,他们的认知功能将会受到不良影响。

2. 机制研究

美国Csiszar等的实验研究发现,用血管紧张素Ⅱ灌注建立3个月龄鼠和24个月龄小鼠模型,结果老年高血压小鼠出现视空间记忆损害、学习功能下降。但令人惊奇的是没有出现APP、Aβ和γ分泌酶或累及Tau蛋白通路的基因表达增加。这些基因在早发性AD人群中都有改变。然而老年高血压小鼠的海马区APP结合蛋白表达均有改变如APBA3(Mint3/amyloid β A4 precursor protein-binding family A member 3),APBB1(Fe65/amyloid β A4 precursor protein-binding family B member 1),APLP1(amyloid β(A4)precursor-like protein 1),毒蕈碱样M1受体和血清淀粉样P成分,所有这些因子在晚发性AD的发病机制中可能均有作用。这些结果为以后阐明高血压与AD发病机制和临床表现中的作用提供了重要线索。

Gifford的荟萃分析指出,高血压导致认知功能损害的可能机制是改变了血管的完整性。血压改变与老年人的多个认知域有关。作者对230个研究进行分析,最后对12篇文章共4076例,年龄43~91岁进行分析。血压和情景记忆、总体认知功能密切相关($P<0.001$),与语言无关。降低血压是明显减少老年前期人群发展成临床痴呆的关键。

高血压时CBF调节范围改变,灌注压维持在较高阈值,这可增加患者在血压减低时对脑的易损性。高血压水平可能与脑容积减少、与认知相关的脑关键部位萎缩和易患AD有关。法国学者Beauchet O等荟萃分析显示,28个研究中26个(92.9%)报道高血压水平和(或)高血压与全脑和(或)局部脑容积减少明显相关,而额颞叶萎缩特别显著。另有4个报道显示低血压与脑容积减少有关。在709例高血压患者和1001例无高血压的对照组中,前者海马容积明显减少,而两组的全脑灰质容积无显著差异。作者认为高血压水平导致脑容积特别是海马容积减少,可能是AD神经变性的重要因素。

高血压患者的CBF调节功能改变、灌注压升高。如果降低血压会增加这些有血管病变个体脑的易损性。Glodzik等(2013)为了解患有或无高血压而无认知损害的健康老人长期降低平均动脉压是否发生CSF中的AD标志物改变。平均动脉压、记忆衰退和海马萎缩均被检查。77例中平均年龄63.4 ± 9.4,44~86岁,教育年限16.9 ± 2.1,10~22年;女性占60%。在1.5~2.5年间评估2次。结果25例有高血压,基线水平时有无高血压者间CSF标志物、海马容积和记忆分值改变均无差异。所有研究对象中磷酸化Tau蛋白和p-Tau181增加与词汇情景记忆和海马容积有相关性,而长期降低平均动脉压与记忆衰退、p-Tau181增加仅在高血压组有相关性。结论是高血压组对血压降低可能敏感。

老年高血压鼠显示空间记忆损害和新的目标识别实验中动作障碍。相反,在高血压老年鼠并无APP、β和γ分泌酶或Tau蛋白基因表达增加。但是高血压老年鼠海马出现结合蛋白如APBA3、APBB1、APBB2、APBB3、APLP1,毒蕈碱M1受体和血清P淀粉样蛋白等表达增加,所有这些改变均可能与AD发病机制有关。本结果为今后研究高血压可能参与AD发病机制和临床表现提供了重要线索。

第五节　阿尔茨海默病与心脏病

心脏病主要包括心房纤颤、冠心病、心肌病、充血性心力衰竭、慢性心功能不全和其他心血管事件等。心血管疾病是脑血管疾病的独立危险因素，也与 VCI 和 VaD 可能相关。近年来对 AD 病因的相关性研究提示心脏病也是 AD 发病的危险因素。

近年来大量临床报道显示心源性疾病如冠心病、心力衰竭、心瓣膜病变、心房纤颤等患者均可出现认知功能损害或痴呆。过去针对各种心脏病作为危险因素与 AD 发病的流行病学研究或社区为基地的队列研究报道极少。近年仅有几个关于心脏疾病与 MCI、心力衰竭与 AD、心房纤颤治疗与否和 AD 的相关性研究。因此，目前对心脏疾病与 AD 或其他痴呆亚型的相关性，心房纤颤、冠心病、心力衰竭、慢性心功能不全等各亚型与 AD、VaD、MCI 和 VCI 等发病的流行病学资料还不清楚，所致认知障碍或 AD 的机制探讨也少而肤浅。

1. 流行病学

Roberts 等为研究心脏疾病是否增加 MCI 发病危险，对美国明尼苏达州 Olmsted 县 2719 个志愿者进行前瞻性、社区人群的队列研究。在基线、每 15 个月时间点进行神经学评估和神经心理学测验（临床痴呆量表）。基线水平根据患者临床资料判定有无心脏病。平均随访 4.0 年。结果：基线水平时无 MCI 和痴呆的 1450 例志愿者，366 例发展为 MCI。心脏病与遗忘型 MCI 无关，而与非遗忘型 MCI 的发病增加相关（HR：1.77，95% CI：1.16～2.72），但女性更高（HR：3.07，95% CI：1.58～5.99），而男性较低（HR：1.16，95% CI：0.68～1.99）。作者认为心脏病是非遗忘型 MCI 独立的危险因素，更与女性密切相关，预防和治疗心脏病及血管危险因素可降低非遗忘型 MCI 的发病危险。

苏州大学惠晓萍等采用以人群为基础按 1∶2 的比例进行年龄、性别、文化程度、职业性质相匹配的病例对照研究。AD 患者 81 例，匹配对照 162 例。用 SAS8.2 软件进行单因素分析和非条件 Logistic 回归分析。Logistic 回归分析显示，冠心病、脑卒中和高血脂者患 AD 的风险增加，OR 值分别为 2.441（1.282～4.641）、1.875（1.015～3.464）和 1.770（0.976～3.199）。

Qiu 等为了解心力衰竭与痴呆和 AD 的关系，以瑞典斯德哥尔摩一社区为基础的队列研究，观察 75 岁以上无痴呆老人 1301 例。在 9 年中随访 3 次，心力衰竭诊断依据欧洲心脏病学会指南，用神经心理量表检查有无痴呆和 AD。结果显示：平均每人随访 5.02 年，基线评估时确定有心力衰竭 205 人，440 人诊断有痴呆，其中 AD333 人。心力衰竭与痴呆的多重危险比为 1.84，与 AD 的比为 1.80，心力衰竭和低舒张压（<70mmHg）两个危险因素对痴呆有累加作用。用抗高血压药物（85% 为利尿剂）可部分降低由心力衰竭导致的痴呆危险。

Tavassoli 等对院外未接受治疗的有心房纤颤的 AD 患者进行研究，686 例存在血栓栓塞危险因素（有卒中史、TIA、体循环动脉栓塞、心脏瓣膜病、戴人工心瓣膜等），或至少两个中度危险因素（年龄≥75 岁，高血压、充血性心力衰竭或糖尿病），服维生素 K 拮抗剂的心房纤颤的门诊老年患者。基线访问时 66 个心房纤颤中仅 37 例（56%）接受口服抗凝剂（OACs）治疗或抗血小板药物（APAs）治疗，其中 18 例（49%）接受 OACs，19 例（51%）接受 APAs 治疗。双变量分析发现有心血管疾病特别是高血压的住院患者接受 OACs 或 APAs 治疗比例较高，而独居和无照料者患者服药比例很低，服用非甾体抗炎药者更少。尽管国际标准推荐，但仍有几乎一半心房纤颤伴 AD 的患者未接受 OACs 或 APAs 治疗。

以前关于心血管疾病与 AD 的相关性研究结果并不一致。芬兰 Tolppanen 等试图评价缺血性心脏病(IHD)和血流重建手术在 AD 和非 AD 人群间是否不同。结果 AD 患者较非 AD 患者更可能易患 IHD,但很少经历血管重建术。

Medi 等为了解心房纤颤患者射频消融术后是否发生术后认知功能障碍(POCD),纳入 150 例心房纤颤,60 例阵发性心房纤颤(PAF),30 例持久稳定心房纤颤(PeAF),30 例室上性心动过速(SVT)经历消融术,与 30 例非手术心房纤颤对照。在基线、术后 2 天和 90 天测定 POCD。结果:术后 2 天,PAF 组 28% 出现 POCD,PeAF 组 27% ,SVT 组 13% ,对照组 0。在 90 天时,PAF 组 13% 出现 POCD,PeAF 组 20% ,SVT 组 3% ,对照组 0。三组总计,2 天时 POCD 发生率为 24% (29/120),90 天时 13% (15/120)有 POCD。心房纤颤消融术长期随访发现有 13%~20% 患者发生 POCD。

瑞典学者 Nordström 等报道胆碱酯酶抑制剂(ChEI)可显著降低 AD 痴呆患者心肌梗死和死亡的危险,建议增加 ChEI 的剂量。Tavassoli 等建议有高血压、心房纤颤患者一定要用口服抗凝药(OACs)或抗血小板药物(APAs)治疗。消融术治疗心房纤颤是非常有效的,但发生 TIA 和卒中的危险为 0.5%~1% 。

心肌梗死、心房纤颤和充血性心力衰竭是 AD 的明确危险因素。有趣的是,在接受冠状动脉旁路移植术的患者中,接近半数患者在出院时存在认知功能减退,并持续 5 年,这表明冠状动脉旁路移植术后早期认知功能减退能预测远期认知功能缺损。冠心病患者认知功能较对照组降低,死后尸解脑内老年斑比对照组多。心肌梗死也是促使 VaD 发病的又一高危因素。一项对 337 例卒中后 3 个月的患者进行观察发现,卒中患者中既往有心肌梗死病史的 VaD 患者为 19.6% ,非痴呆者为 17.4% ,痴呆组中既往有心肌梗死病史人数明显高于非痴呆组。心肌梗死通常是动脉硬化的最终结果。

心律失常,尤其是心房纤颤患者极易发生卒中及卒中后痴呆,其危险性远大于正常人。心房纤颤患者中痴呆发生率为 8% ,且对于女性和 75 岁以下的心房纤颤患者这种关系尤为明显。无症状脑梗死可能多数由心房纤颤,心房纤颤引起的心排血量减少导致的脑部低灌注可能是脑损害和认知损害的机制之一,因此,心房纤颤是认知功能下降的独立决定因素。但心肌梗死后并发的心律失常与单纯的心律失常对认知功能的影响有何差异,目前尚不清楚,有待进一步研究。

脑动脉硬化:动脉粥样硬化(AS)作为一个系统性疾病在影响心血管的同时累及脑血管。AS 后的管腔狭窄可能引发脑循环障碍,甚至导致脑缺血,促使神经细胞死亡、丢失,发生痴呆。

美国 Honig 等利用美国 AD 协作中心资料探索 AS 与 AD 的相关性。应用横断面研究,对 1054 个体临床资料和半定量神经病理测定方法分析:921 例有 AD 神经病理诊断,133 例病理正常。结果显示:9% 的个体生前有卒中病史,而 33% 个体尸解有脑梗死证据。老年斑和神经元纤维缠结等 AD 的主要病理表现与卒中临床病史和尸解所见脑梗死均无相关性。作者发现老年斑和 NFT 增多的患者淀粉样血管病增加,但均与小血管性 CVD、AS 无关,而大血管性 CVD 或 AS 患者的老年斑显著增加。作者认为 AS 性 CVD 在 AD 的发病机制中可能起了作用。

冠心病患者(CAD)存在老年斑、高血压患者存在老年斑和神经原纤维缠结,提示两者与 AD 存在神经病理联系。心肌梗死、CAD 和高血压患者常发生和可能增加 AD 发病的危险。ApoEε4 高表达通过升高血清胆固醇而增加 CAD 发病风险,通过干扰 Aβ 和/或自由基而增加 AD 发病风险。ApoE 的作用还没有完全清楚,但在高血压时自由基增加血管损伤,血清中自由基含量升高增加 CAD 的严重度等方面 ApoE 起了重要作用。皮质胆固醇含量和 SOD 免疫反应测定显示,在 CAD、高血压和 AD 患者的 ApoEε4 基因型频率均较无冠心病的对照组增高,

ApoE4 的含量与老年斑密度相关而与神经原纤维缠结无相关性。CAD 组和 AD 组的皮质胆固醇均较无心脏病的对照组增高。而 CAD 和高血压在发生认知损害以前可能死于心脏病。

2. 机制探讨

目前关于各种心脏疾病导致痴呆和 AD 的准确发病率报道较少,对其相关机制研究更少。我们认为,其致病机制应当与脑卒中、脑低灌注、脑小血管病特别是腔隙性梗死和脑白质病变等引起认知障碍和 AD 的机制相似。

第六节　阿尔茨海默病与吸烟

吸烟是癌症和心血管疾病等的高危因素已早有定论,但吸烟与神经系统疾病的相关性历来存在争论,直到 20 世纪 80 年代才确定了吸烟与脑血管疾病间的密切关系。大量文献报道和荟萃分析认为吸烟使脑卒中的危险性增高,但仅与缺血性脑血管病和蛛网膜下腔出血密切相关,而与脑实质出血(脑出血)无关。对于吸烟与 AD 的关系国内外已有大量的研究,但迄今仍观点不一致,尚未得出一个公认的结论。一些研究报道显示吸烟能显著降低患帕金森病和 AD 的危险,另一些研究认为吸烟会增加痴呆和 AD 的发病。

早在 1989 年 Katzmann 等就开始对 AD 的相关病因进行队列研究,得出的结论是吸烟与 AD 发病无相关性(RR=0. 27,95% CI:0. 11 ~0. 61)。对英国 34439 名男性医生进行 2 年的随访也没有发现吸烟与痴呆有关(RR=0. 99,95% CI:0. 78 ~1. 25)。加拿大的老年健康研究得出的结论是吸烟与 AD 无关联(RR=0. 82,95% CI:0. 57 ~1. 17)。日本 Yoshitake 等一项为期 7 年的研究得出的结果也无相关性(RR=0. 73,95% CI:0. 5 ~2. 4)。Fratiglioni 等报道不吸烟者患 AD 和 PD 的风险是吸烟者的 2 倍。加拿大 Knott 等对青年组(18 ~39 岁)和老年组(64 ~81 岁)吸烟者和不吸烟者进行行为学和事件相关电位(N400 和 P600)测定。结果显示,青年组和老年组的吸烟史分别平均为 9. 3 年和 52 年。老年组吸烟者较老年和青年组非吸烟者的 P600 的潜伏期更短,执行功能和反应速度更快,提示老年吸烟者对认知功能有保护作用。而青年组吸烟者的 P600 较非吸烟者更长。

国内张振馨等以人群为基础探讨吸烟、饮茶、饮酒与 AD 是否存在病因联系,纳入 402 例 AD 患者和 384 名健康老年人进行病例对照研究,以年龄、性别、受教育程度为匹配条件,用条件 Logistic 模型进行单因素和多因素分析。吸烟和血管事件之间进行交互分析。经单因素分析发现,50 岁以后吸烟者患 AD 的危险性显著减少,吸烟量为 0. 1 ~9. 9 包-年在 AD 组中的比例低于其在对照组(OR =0. 714,P =0. 0001),吸烟量≥ 10 包-年者的 OR 为 0. 510。经多因素分析发现,50 岁以上每月饮茶 1 ~3 次者在 AD 组中的比例低于其在正常对照组中的比例(OR =0 . 757,P =0. 0001),随着饮茶频率的增加,OR 减少。几乎每天饮茶者 OR 为 0. 4338。50 岁以上吸烟量为 0. 1 ~9. 9 包- 年在 AD 组中的比例低于其在健康对照组中的比例(OR =0. 769,P =0. 0602),吸烟量≥ 10 包-年者的 OR 为 0. 5914。吸烟和血管事件之间存在反向交互作用。未发现饮酒与 AD 有关联。作者认为,饮茶可能是 AD 的保护因素,吸烟本身可能对 AD 具有保护作用,但吸烟可能通过血管事件增加患 AD 的危险。饮茶、吸烟对 AD 的保护作用存在剂量-效应关系。本研究为在人群中预防和治疗 AD 提供了有益的线索。洪震等以社区为基础进行 1 : 1 配对病例对照研究,纳入 282 对 AD 患者和健康对照。单因素分析显示,15 ~24 岁、25 ~49 岁时吸烟量与 AD 发病无相关性,≥50 岁时吸烟量仅边缘相关(P=0. 0532)。性别、不同年龄段吸烟和被动吸烟等与 AD 发病风险也无相关性。多因素分析显示，与≥50 岁后不吸烟相比，50 岁后吸烟量为 0.1 ~ 9.9 包-年者的 OR 为 0.748，吸烟量≥10 包-年者的 OR 为 0.560。结论是≥50 岁后吸烟可能对 AD 有预防作用。中国台湾 Wang 等报道 1993 ~ 2003 年的 10 年间对无痴呆的吸烟老人痴呆发生状况的社区人群队列研究。纳入 1436 人，基线时均无认知功能障碍。将 1436 人分为从不吸烟、过去吸烟和现在吸烟 3 组。调整年龄、教育程度、高血压、DM、心脏病和卒中史后，逻辑回归分析显示：与从不吸烟者比较，戒烟者 OR = 0.31（$P<0.001$）和继续吸烟者 OR = 0.37（$P<0.001$）中约有 1/3 可能发展成认知功能损害。然而，吸烟数量与认知损害缺乏相关性。10 年随访中也没有显示过去吸烟和现在吸烟者较从不吸烟者有更多发生认知功能障碍的可能。作者认为，吸烟可以保护认知功能。

关于吸烟对 AD 的认知能力有保护作用的机制研究主要涉及尼古丁作用。早期研究发现尼古丁可短期抑制 Aβ 形成、削弱高浓度 Aβ-25- 35 的神经毒性和改善认知功能。后来研究揭示尼古丁促进甲状腺素转运蛋白基因表达、抗氧化作用、增加脑部纤维母细胞生长因子水平等。前瞻性研究表明，吸烟可明显增加普通人群患 AD 的风险，但对 AD 患者及易感人群有保护作用，这一保护作用主要表现在载脂蛋白 Apo E ε4 等位基因携带者，推测可能吸烟与 Apo E ε4 的交互作用有关。近来的一些研究发现尼古丁作为烟碱型胆碱能受体（nAChR）的激动剂能增加大脑前额叶内锥体神经元自发性抑制性突触后电流，增加分子层内 GABA 神经元兴奋性，从而增加突触的可塑性，对抗 Aβ 毒性损伤，增强大脑的长时程记忆。尼古丁通过抑制花生四烯酸诱导的凋亡级联反应（caspase-3 激活和释放细胞色素 *c*）而发挥潜在的神经保护作用。α7 烟碱乙酰胆碱受体亚型介导尼古丁通过 Ca^{2+} 依赖机制对抗 NMDA 兴奋毒作用而保护培养海马神经元。尼古丁还能清除无氧自由基、吵氧化物和羟基自由基。英国 Zamani 等复习文献认为，Aβ 通过激活配体门控或电压依赖性钙通道扰乱钙稳态致神经元凋亡而引起神经元死亡。尼古丁和乙酰胆碱酯酶抑制剂能够部分阻止 Aβ 毒性。但是，尼古丁的细胞保护作用迄今还不完全清楚。大脑 Aβ 沉积是 AD 患者主要的病理特征。已有很多的病例对照研究证据显示吸烟对 AD 有肯定的保护作用。烟草的主要成分之一尼古丁被证明通过上调尼古丁受体和抑制 Aβ 原纤维（fAβ）而有对抗 Aβ 毒性作用。Ono 等（2002）报道一项体外实验，结果发现尼古丁呈剂量依赖性地分别抑制 $A\beta_{1-40}$、$A\beta_{1-42}$ 形成 $fA\beta_{1-40}$ 和 $fA\beta_{1-42}$，并能分解 $fA\beta_{1-40}$ 和 $fA\beta_{1-42}$。尼古丁浓度在 10mmol/L 以上时这些效果较明显，类似于甲基吡咯烷的作用（N-methylpyrrolidine）。作者认为尼古丁的这些作用应该与其所含的甲基吡咯烷成分有关。美国 Utsuki 等（2002）报道分别用 1mg/（kg · day）和 8mg/（kg · day）尼古丁喂饲大鼠 14 天。结果发现两组不同剂量尼古丁均显著降低大鼠 CSF 中的可溶性淀粉样前体蛋白（sAPP）亚基分泌，此作用能被尼古丁受体拮抗剂阻断。而单独使用尼古丁受体拮抗剂既不能降低总 sAPP 也不能降低 sAPP 亚基水平。毒蕈碱拮抗剂可显著升高 sAPP 和 sAPP 亚基水平。比较尼古丁和毒蕈碱拮抗剂降低 sAPP 亚基水平，提示尼古丁是通过淀粉样蛋白产物来调节 APP 的代谢，说明脑内总 sAPP、总 sAPP 亚基和 Aβ 均由胆碱能神经元控制。认为提高 APP 的非淀粉样代谢（即 α-代谢途径）能力的治疗将有助于降低 Aβ 的生成。

然而，另外一些研究和荟萃分析又显示吸烟可使 AD 的危险性增加。Reitz 等报道他们自 1998 年开始的一项前瞻性队列研究，以 6868 名荷兰鹿特丹地区 55 岁以上的居民为对象，平均随访 7.1 年。结果在调整年龄、饮酒、受教育程度和性别等因素后，吸烟者患痴呆的风险是不吸烟者的 2.2 倍，其中男性吸烟者和女性吸烟者患痴呆的风险分别为不吸烟男性和女性的 5.8 倍和 2.0 倍。与从不吸烟者相比，现在吸烟者患痴呆的风险增加（HR：1.47，

95% CI:1.18~1.86),患痴呆的年龄提早了 8.6 年;患 AD 的风险更高(HR:1.56,95% CI:1.21~2.02)。但这些疾病风险增加仅限于无 ApoE ε4 等位基因者。进一步对 AD 的发病风险进行分析后发现,在无心血管病史者中,吸烟者患 AD 的风险是不吸烟者的 2.1 倍。而过去吸烟者与患痴呆、AD 和 VaD 的风险间无相关性。说明尽早戒烟有利于预防痴呆。美国 Durazzo 等对正常老人为期 2 年的 MRI 研究发现,吸烟者多个部位脑结构完整性受损,脑容积减少。Ho 等为证实吸烟对脑的损害,用雄性 SD 大鼠建立模型,让雄性 AD 大鼠每天吸入含 4% 烟雾的空气 1h,连续 8 周。病理显示:吸烟组海马区氧化应激水平显著增加,突触前蛋白表达降低而影响突触功能,但突触后蛋白未受影响。同时还见到乙酰化微管蛋白降低和磷酸化 Tau 蛋白 231(p-Tau231)、p-Tau 205 和 p-Tau 404 蛋白水平增加,提示细胞骨架稳定性和轴索运输功能受损。这些改变可以作为早期神经变性改变的证据,作者认为早期戒烟有利于预防 AD 和其他类型痴呆。

英国学者 Hagger-Johnson 报道 1997~1999、2002~2004 和 2007~2009 年三个怀特霍尔(Whitehall Ⅱ cohort)的前瞻性队列研究结果。在 1997~1999 年参加者 6473 人(72% 男性),平均年龄 55.76 岁。用 4 个认知量表评估 3 次。结果显示:重度吸烟和乙醇摄入者发生年龄相关认知衰退较非吸烟和重度饮酒者更早($P=0.04$),较对照组提速了 36%,提示吸烟和饮酒有更大的联合作用。10 年间认知功能标准分值下降 0.42(95% CI:-0.45~-0.39),而重度吸烟和饮酒者下降 0.57(95% CI:-0.67~-0.48)。另有澳大利亚学者以澳洲西部 68 岁以上的 323 名吸烟者及不吸烟者为研究对象,随访 24 个月,应用临床认知能力测评及 MRI 检查以研究吸烟对大脑的损害。结果提示,吸烟可导致认知功能减退及大脑灰质丢失。为探索被动吸烟与认知功能障碍的相关性,英国剑桥大学 Llewellyn 等报道一项基于家庭人口基数的横断面研究。资料取自 1998 年、1999 年和 2001 年英国家庭健康调查,包含老年、唾液标本可替宁浓度和吸烟史等资料。纳入 50 岁以上 4809 人,按不吸烟者、吸烟者和唾液可替宁浓度 14.1ng/ml 和大于 14.1ng/ml 者分为 4 组。结果:被动吸烟者可能增加认知损害的几率,与唾液可替宁浓度呈正相关。荷兰 Gons 等对 503 例 50~85 岁吸烟者进行结构问卷、吸烟行为学调查和脑 MRI 弥散张量成像和弥散度等检查。结果显示吸烟者脑白质损害更重($P=0.02$),与从不吸烟者比较认知功能损害更重,脑微结构完整性损伤显著,而戒烟者特别是戒烟 20 年以上者这些改变显著减轻。作者认为吸烟影响脑白质微结构完整性,支持吸烟与认知功能损伤有关,戒烟可以逆转脑白质微结构完整性的损害。

对中国人群展开的研究也得到了类似的结论。邓娟等一项以重庆市 3012 名 60 岁以上的老年人为研究对象,使用简易智能精神状态检查表(MMSE)和日常生活能力量表评估认知功能,调整年龄、性别、职业、受教育程度和饮酒几个影响因素后,结果显示:吸烟与认知功能障碍相关,现在吸烟者发生认知损害的风险是不吸烟者的 2.33 倍。另一项对重庆地区 2820 名 60 岁以上老年人进行为期 2 年的前瞻性研究发现,在调整了年龄、性别、受教育程度、血压和饮酒几个影响因素后,现在吸烟者患 AD 和 VaD 的风险分别是从不吸烟者的 2.72 倍和 1.98 倍。若现在吸烟者伴有心血管疾病史,则患 AD 的风险较不吸烟者增加 3.35 倍。进一步分析则发现,重度吸烟者患 AD 的风险是轻度吸烟者的 3.03 倍,中度吸烟者患 AD 的风险是轻度吸烟者的 2.56 倍,即 AD 的发病风险随每日吸烟的数量和吸烟时间(烟龄)等的增加而增加。虽然本研究未能证明极重度吸烟者与 AD 的发病是否相关,但这可能是由于极重度吸烟者常因发生其他疾病而过早死亡,导致该组纳入统计的人数较少有关。

相关的机制研究显示,吸烟对心、脑血管系统和神经元的不利影响主要是通过增加氧化应激和介导炎症发生等机制。氧化应激、炎症机制也是痴呆,特别是 AD 和 VaD 的重要发病机制。烟草中的尼古丁也可能刺激脑内的胆碱能通路而损伤某些认知域。Stuerenburg 等报道 AD、MCI 和重症抑郁症患者中吸烟与血清叶酸、LDL 和 HDL 的相关性。374 例患者中 AD 患者 272 例,MCI 患者 60 例,重症抑郁症 42 例。结果显示与不吸烟者比较,吸烟者和以前吸烟者血清中 HDL 水平显著降低($P<0.05$)。吸烟者与以前吸烟和不吸烟者的 LDL∶HDL 值更高($P<0.05$)。吸烟者的叶酸水平与不吸烟者比较显著降低($P<0.05$)。作者认为吸烟的 AD、MCI 和重症抑郁症患者应该戒烟,并补充叶酸或他汀类药物可能对防止认知功能缓慢下降有益。

从现有资料看,2000 年前的多数队列研究和病例对照研究文章认为吸烟与 AD 无关,甚至有保护作用,而以后的研究则多认为吸烟增加 AD 的发病风险。聂宏伟等用循证医学方法对国内外已发表的吸烟对阿尔茨海默病发病风险论文进行 Meta 分析,发现 2000 年以前的多数队列研究文章认为吸烟不会导致痴呆甚至还有保护作用,2000 年以后文章较多,但研究结果的模型不具有统计学意义,质量不高。结论是还需要进一步研究。

众所周知,吸烟的危害巨大。吸烟与 AD 的相关性还有待更多的研究。从总体角度讲,全球禁烟仍是目前的主旋律。养成不吸烟的良好生活习惯肯定对身体有益。

第七节　阿尔茨海默病与饮酒

很多国家有饮酒的习俗。我国璀璨的酒文化已传承数千年,逢年过节、朋友相聚、答谢酬劳、红白喜事等,吃饭必饮酒,这叫"无酒不成席"。一些人乐于把盏推杯、一些人嗜酒如命,一些人为显示身份、地位、豪气或为了达到某一目的,总是费尽心机地把宴请或聚会搞得"酒气冲天"。有的人赴宴豪饮而因急性酒精中毒丧命,有的人饮酒后发狂、滋事、犯罪等,很多人酒后血压升高、发生中风、心脏病发作、精神人格异常等,长期饮酒或酗酒会促发心脏病、肝硬化、癌症和痴呆等疾病。由此,很多人认为"酒是个坏东西,饮酒百害而无益"。但也有人认为"酒是个好东西,少饮有益健康,仅多喝才会伤身"。那么,饮酒对人体是有益还是有害?饮酒会导致痴呆吗?饮用什么类型的酒、饮用多少量才会导致痴呆?饮酒会导致 AD 吗?饮酒能预防痴呆?饮酒与痴呆毫无关系吗?事实上医学界对这些问题也存在争论,迄今为止还没有公认的结论。

市售酒的类型很多,如葡萄酒、啤酒、黄酒、白酒等,每种酒的乙醇含量也各不相同。每个人对乙醇的耐受也不一样。有的人每日饮酒,持续数十年而无疾无恙、身体健康;有的人每日饮酒,持续数年则胃肠、心、肝、脑等均是病,甚至出现乙醇中毒和中毒性脑病。有的一次酗酒后就丢掉性命,有的数小时或数天昏睡不醒,如不及时抢救则出现生命危险。

医学界将酗酒定义为:一次喝 5 瓶或 5 瓶以上啤酒,或检测血液中的乙醇含量达到或高于 0.08。2005 年 1 月发布的《中国脑血管病防治指南》中对适量饮酒的规定是:饮用白酒不超过 50ml(1 两,乙醇含量<30g),啤酒不超过 640 ml(1 瓶),葡萄酒不超过 200ml(4 两),女性饮酒量需减半。对无高血压病和饮酒禁忌证者每周饮酒 4 天以上时对心脑血管可能有保护作用。

一些流行病学资料显示,滥用乙醇不但与心脏病、癌症、肝硬化等疾病有关,而且与痴呆特别是 VaD 和 AD 发病有关。Gupta 等根据文献资料估计乙醇相关性痴呆的发病率约占全部痴呆的 10% 。而轻-中度饮酒又可降低认知衰退和痴呆的危险。邓娟等报道对中国重庆市 6 个社区老年人饮酒与痴呆相关性的 2 年调查。结果表明轻-中度饮酒特别是饮红酒者较不饮酒者患痴呆的危险明显降低,而过度饮酒是痴呆的高危因素。Weyerer 等为了解近期饮酒与痴呆和 AD 发病的相关性,依托德国 6 个中心对无痴呆的 3202 名 75 岁以上老人进行观察。在 1.5 和 3 年时间点访视时记录近期饮酒量(乙醇 g 数,酒的品种:红酒、啤酒、混合酒水),用

DSM-Ⅳ痴呆诊断标准检测和Cox比例风险模型检测痴呆发病率。结果显示：入组时3202例无痴呆老人中3180人饮酒，50%老人入组后即戒酒，24.8%的老人每天饮酒<10g乙醇，12.8%的老人饮酒10～19g，12.4%的老人饮酒20g或以上。仅25人有伤害性饮酒（男人每日饮酒>60g，女人每日饮酒>40g），仅1位男性每天饮酒>120g，1位女性每日饮酒>80g。在3年间3202位参加者中217人（6.8%）发生痴呆，而患AD者111人（3.5%），VaD 42人，帕金森痴呆（PDD）、路易体痴呆（LBD）、酒精性痴呆共14例，病因不明痴呆50例。经过单变量和多变量分析揭示，饮酒者的痴呆总发病率和AD发病率显著降低，风险比均小于1。

美国学者Neafsey等复习143篇有关描述中度饮酒与认知的相关性文章。文章分为两类：一类提供了饮酒与非饮酒的危险比（74篇），另一类虽未提供危险比，但显示饮酒者的认知较非饮酒者"更好"、"无差异"或"恶化"（69篇）。按文章发表年份分为1977～1997和1998～2010两个时间段。第一阶段的多数文章主要评估的是18～50岁人群，尽管最初的研究结果提示中度饮酒损害认知功能，但后来的研究结果是饮酒与否与认知功能损害没有区别。第二阶段的研究用精神状态量表评估55岁以上人群，绝大多数的研究结果竟高度一致地显示中度饮酒既不降低认知损害，也不增加认知损害或痴呆的危险。再经Meta分析，结果显示饮酒与所有认知障碍（痴呆/认知损害/认知衰退）的危险比为0.77。中度饮酒对所有痴呆类型（AD、VaD、不能分类痴呆）和认知损害均有益处，但对认知衰退者无益。无论男女，也不论饮酒的数量和酒的种类，少量和中度饮酒均提供相同益处，而大量饮酒对痴呆和认知损害的发病率较少量和中度饮酒者也没有显著性差异。Meta分析还提示饮红酒较啤酒和烈性酒更好，而对有ApoEε4等位基因携带者无益，但相关文章数量较少。作者复习文献后认为，年轻人少量和中度饮酒并不出现认知损害，而中老年人少量和中度饮酒似乎可以降低痴呆和认知衰退的危险。Piazza-Gardner等复习相关文献19篇，其中7篇文章提示饮酒能降低痴呆危险，9篇认为无影响，3篇认为会增加痴呆的发病危险。Gu等对美国纽约589个多民族社区65岁以上居民用高分辨率MRI和饮食频率问卷等评估饮酒与脑容积（TBV）的相关性，结果显示：与不饮酒者比较，轻-中度饮酒特别是饮用红酒者TBV更大，而饮啤酒和烈性酒者无统计学差异，饮酒组未见脑白质高信号容积或脑梗死增加。结果说明社区老人每日少量至中度饮酒特别是红酒后其TBV更大，对延缓脑老化有益。目前，备受推崇的地中海饮食（包括水果、蔬菜、坚果、豆类、谷类，适量鱼类、肉类、鸡鸭和乳类产品，橄榄油或菜子油为主，葡萄酒）就是含有红酒的健康饮食，长期食用可减少和预防与代谢相关的许多疾病，也有利于痴呆的预防和治疗。

综上所述，少量和中度饮酒可能降低痴呆和AD发病的危险。但是，对VaD、认知衰退和痴呆前综合征的保护作用尚不清楚。过去国内外研究所得出的这些模棱两可的结果可能与许多研究仅限于横断面设计、受年龄和性别限制或观察指标不全面。饮用不同的酒类、不同数量、随访时间或其他生活方式如吸烟等，以及遗传因素（ApoE基因变异）的可能干扰等均可影响结果。因此，目前还不能确定少量和中度饮酒可以降低痴呆和AD发病的风险。要明确饮酒与痴呆和AD的相关性，还需要进行长期深入的研究。

但是，大量乙醇摄入（酗酒）的害处是毋庸置疑的。除引起肝脏和胃肠损害外，还会杀死大脑神经细胞，长此以往，会导致记忆力减退。轻-中度饮酒对TBV和认知功能的保护作用可能基于多种直接和间接的机制：如增加血清HDL脂蛋白浓度、降低胆固醇、活化血小板功能、凝血与纤维蛋白溶解、提高胰岛素敏感性等。非乙醇成分具有抗氧化、抗炎和血管弛缓作用。多数研究者认为，在红酒、啤酒和烈性酒中以红酒较好。韩国学者Kim为探讨研究导致AD的发病机制，设想慢性乙醇饮用与AD的APP代谢有关，用乙醇喂食大鼠5周后检测 APP、BACE1 和未成熟蛋白(immature nicastrin),结果实验组大鼠的小脑、海马和纹状体 APP、BACE1 和未成熟蛋白均增加,总蛋白和 PS1 在海马表达。结果提示慢性饮酒导致 APP 代谢和产生 Aβ 的酶的功能异常介导了 AD 的发病机制。

(晏 宁 蔡志友 晏 勇)

参考文献

邓娟, 周华东, 李敬城, 等. 2006. 吸烟与老年性痴呆关系的研究. 重庆医学, 35(10): 921-923.

顾克金,李相元,杨燕,等. 2012. 老年腔隙性脑梗死的轻度血管性认知功能障碍. 中国老年学杂志,32:3088,3089.

韩建峰, 屈秋民, 郭峰, 等. 2005. 阿尔茨海默病患者血脂水平与发病的关系 1 : 1 配对观察. 中国临床康复, (21): 32-34.

谭纪萍,王鲁宁,王莹. 2006. 脑血管病变与阿尔茨海默病关系的病例对照研究中国现代神经疾病杂志,6(3):182-187.

王清华, 张振馨, 唐牟尼, 等. 2004. 吸烟、饮茶、饮酒与阿尔茨海默病的关系. 中华神经科杂志, 37(3):234-238.

AlvarezMA, MachadoC, BarrosoE, et al. 1999. Subclinical attentionchanges intransient ischemic attacks in the vertebrobasilar region. Rev Neurol, 29(1):20-22.

Bianchi C, Grandi G, Bartoli. M. 1978. Recurrent hypoglycemic attacks and Alzheimer's disease (author's transl). Pathologica, 70 (1007-1008):571-574.

Brundel M, Heringa SM, de Bresser J, et al. 2012. High prevalence of cerebral microbleeds at 7Tesla MRI in patients with early Alzheimer's disease. J Alzheimers Dis, 31(2):259-263.

Chi NF, Chien LN, Ku HL, et al. 2013. Alzheimer's disease and risk of stroke: a population-based cohort study. Neurology, 80(8): 705-711.

Das RR, Seshadri S, Beiser AS. 2008. Prevalence and correlates of silent cerebral infarcts in the Framingham offspring study. Stroke, 39:2929-2935.

David S, Makin J, Turpin S, et al. 2013. Cognitive impairment after lacunar stroke: systematic review and meta-analysis of incidence, prevalence and comparison with other stroke subtypes. J Neurol Neurosurg Psychiatry, 84(8):893-900.

Deng J, Zhou DH, Li J, et al. 2006. A 2-year follow-up study of alcohol consumption and risk of dementia. Clin Neurol Neurosurg, 108(4):378-383.

Domínguez RO, Pagano MA, Marschoff ER, et al. 2013. Alzheimer's disease and cognitive impairment associated with diabetes mellitus type 2: Associations and a hypothesis. Neurologia, pii: S0213-4853(13)00155-2.

Durazzo TC, Insel PS, Weiner MW. 2012. Greater regional brain atrophy rate in healthy elderly subjects with a history of cigarette smoking. Alzheimers Dement, 8(6):513-519.

Fratiglioni L, Wang HX. 2000. Smoking and Parkinson's and Alzheimer's disease: review of the epidemiological studies. Behav Brain Res, 113(1-2):117-120.

Fujii H, Hosomi N, Matsumoto M. 2013. Smoking and neurological disorders. Nihon Rinsho, 71(3):423-429.

Garcia PY, Roussel M, Bugnicourt JM, et al. 2013. Cognitive impairment and dementia after intracerebral hemorrhage: a cross-sectional study of a hospital-based series. J Stroke Cerebrovasc Dis, 22(1):80-86.

García-Lara JM, Aguilar-Navarro S, Gutiérrez-Robledo LM, et al. 2010. The metabolic syndrome, diabetes, and Alzheimer's disease. Rev Invest Clin, 62(4):343-349.

Gons RA, van Norden AG, de Laat KF. 2011. Cigarette smoking is associated with reduced microstructural integrity of cerebral white matter. Brain, 134(Pt 7):2116-2124.

Gorelick PB, Scuteri A, Black SE, et al. 2011. Vascular Contributions to Cognitive Impairment and Dementia, A Statement for Healthcare Professionals From the American Heart. Association/American Stroke Association. Stroke, 42: 2672-2713.

Gu Y, Scarmeas N, Short EE, et al. 2013. Alcohol intake and brain structure in a multiethnic elderly cohort. Clin Nutr, pii: S0261-5614(13)00211-2.

Gupta S, Warner J. 2008. Alcohol related dementia: a 21st-century silent epidemic. Brit J Psychiatry, 193:351-353.

Hagger-Johnson G, Sabia S, Brunner EJ, et al. 2013. Combined impact of smoking and heavy alcohol use on cognitive decline in early old age: Whitehall Ⅱ prospective cohort study. Br J Psychiatry, 203(2):120-125.

Ho YS, Yang X, Yeung SC, et al. 2012. Cigarette smoking accelerated brain aging and induced pre-Alzheimer-like neuropathology in rats. PLoS One, 7(5):e36752.

Honig LS, Kukull W, Mayeux R. 2005. Atherosclerosis and AD: analysis of data from the US National Alzheimer's Coordinating Center. Neurology, 64(3):494-500.

Imfeld P, Bodmer M, Schuerch M, et al. 2013. Risk of incident stroke in patients with Alzheimer's disease or vascular dementia. Neurology, 81(10):910-919.

Ishii N, Nishihara Y, Horie A. 1984. Amyloid angiopathy and lobar cerebral haemorrhage. J Neurol Neurosurg Psychiatry, 47(11): 1203-1210.

Jellinger KA, Attems J. 2003. Incidence of cerebrovascular lesions in Alzheimer's disease: a postmortem study. Acta Neuropathol, 105(1):14-17.

Johnson PC, Brendel K, Meezan E. 1982. Thickened cerebral cortical capillary basement membranes in diabetics. Arch Pathol Lab Med, 106(5):214-217.

Kamal MA, Priyamvada S, Arivarasu NA, et al. 2013. Linking Alzheimer's Disease and Type 2 Diabetes Mellitus via Aberrant Insulin Signaling and Inflammation. CNS Neurol Disord Drug Targets, Sep 18.

Kelleher RJ, Soiza RL. 2013. Evidence of endothelial dysfunction in the development of Alzheimer's disease: is Alzheimer's a vascular disorder. Am J Cardiovasc Dis, 3(4):197-226.

Kim SR, Jeong HY, Yang S, et al. 2011. Effects of chronic alcohol consumption on expression levels of APP and Aβ-producing enzymes. BMB Rep, 44(2):135-139.

Kivipelto M, Helkala EL, Laakso MP, et al. 2002. Apolipoprotein E ε4 allele, elevated midlife total cholesterol level, and high midlife systolic blood pressure are independent risk factors for late-life Alzheimer disease. Ann Intern Med, 137(3):149-155.

Knott VJ, Harr A, Mahoney C. 1999. Smoking history and aging-associated cognitive decline: An event-related brain potential study. Neuropsychobiology, 40(2):95-106.

Koennecke HC. 2006. Cerebral microbleeds on MRI: prevalence, associations, and potential clinical implications. Neurology, 66(2):165-171.

Kokmen E, Whisnant JP, O'Fallon WM, et al. 1996. Dementia after ischemic stroke: a population-based study in Rochester, Minnesota(1960-1984) Neurology. ,46(1):154-159.

Kovacic JC, Fuster V. 2012. Atherosclerotic risk factors, vascular cognitive impairment, and Alzheimer's disease. Mt Sinai J Med, 79(6):664-673.

Leibson CL, Rocca WA, Hanson VA, et al. 1997. Risk of dementia among persons with diabetes mellitus: a population-based cohort study. Am J Epidemiol, 145(4):301-8.

Llewellyn DJ, Lang IA, Langa KM, et al. 2009. Exposure to secondhand smoke and cognitive impairment in non-smokers: national cross sectional study with cotinine measurement. BMJ, 338:b462.

Matsuzaki T, Sasaki K, Hata J. 2011. Association of Alzheimer disease pathology with abnormal lipid metabolism: the Hisayama Study. Neurology, 77(11):1068-1075.

Nagata K, Takano D, Yamazaki T, et al. 2012. Cerebrovascular lesions in elderly Japanese patients with Alzheimer's disease. J Neurol Sci, 322(1-2):87-91.

Neafsey EJ, Collins MA. 2011. Moderate alcohol consumption and cognitive risk. Neuropsychiatr Dis Treat, 7: 465-484.

Notkola IL, Sulkava R, Pekkanen J, et al. 1998. Serum total cholesterol, apolipoprotein E ε4 allele, and Alzheimer's disease. Neuroepidemiology, 17(1):14-20.

Olichney JM, Hansen LA, Hofstetter CR, et al. 1995. Cerebral infarction in Alzheimer's disease is associated with severe amyloid angiopathy and hypertension. Arch Neurol, 52(7):702-708.

Ono K, Hasegawa K, Yamada M, et al. 2002. Nicotine breaks down preformed Alzheimer's beta-amyloid fibrils in vitro. Biol Psychiatry, 52(9):880-886.

Ott A, Stolk RP, Hofman A, et al. 1996. Association of diabetes mellitus and dementia: the Rotterdam Study. Diabetologia, 39(11):1392-1397.

Patel B, Lawrence AJ, Chung AW, et al. 2013. Cerebral microbleeds and cognition in patients with symptomatic small vessel disease. Stroke,44(2):356-361.

Poels MM, Ikram MA, van der Lugt A, et al. 2012. Cerebral microbleeds are associated with worse cognitive function: the Rotterdam Scan Study. Neurology, 78(5):326-333.

Reitz C, den Heijer T, van Duijn C, et al. 2007. Relation between smoking and risk of dementia and Alzheimer's disease: the Rotterdam Study. Neurology, 69(10):998-1005.

Reitz C, Tang MX, Manly J, et al. 2008. Plasma lipid levels in the elderly are not associated with the risk of mild cognitive impairment. Dement Geriatr Cogn Disord, 25(3):232-237.

Riggs JE. 1996. The "protective" influence of cigarette smoking on Alzheimer's and Parkinson's diseases. Quagmire or opportunity for neuroepidemiology. Neurol Clin, 14(2):353-358.

Roberts RO, Geda YE, Knopman DS, et al. 2013. Cardiac disease associated with increased risk of nonamnestic cognitive impairment: stronger effect on women. JAMA Neurol, 70(3):374-382.

Serrano-Pozo A, Qian J, Monsell SE, et al. 2013. Examination of the clinicopathologic continuum of Alzheimer's disease in the autopsy cohort of the national Alzheimer coordinating center. J Neuropathol Exp Neurol, 72(12):1182-1192.

Solomon A, Kareholt I, Ngandu T, et al. 2007. Serum cholesterol changes after midlife and late-life cognition: twenty-one-year follow-up study. Neurology, 68(10):751-756.

Sparks DL. 1997. Coronary artery disease, hypertension, ApoE, and cholesterol: a link to Alzheimer's disease. Ann N Y Acad Sci, 826:128-146.

Steen E, Terry BM, Rivera EJ, et al. 2005. Impaired insulin and insulin-like growth factor expression and signaling mechanisms in Alzheimer's disease—is this type 3 diabetes? J Alzheimers Dis, 7(1):63-80.

Stewart R, Liolitsa D. 1999. Type 2 diabetes mellitus, cognitive impairment and dementia. Diabet Med, 16(2): 93-112.

Stuerenburg HJ, Ganzer S, Arlt S, et al. 2005. The influence of smoking on plasma folate and lipoproteins in Alzheimer's disease, mild cognitive impairment and depression. Neuro Endocrinol Lett, 26(3):261-263.

Takata K, Sheng H, Borel CO, et al. 2008. Long-term cognitive dysfunction following experimental subarachnoid hemorrhage: new perspectives. Exp Neurol,213(2):336-344.

Toledo JB, Arnold SE, Raible K. 2013. Contribution of cerebrovascular disease in autopsy confirmed neurodegenerative disease cases in the National Alzheimer's Coordinating Centre. Brain, 136(Pt 9):2697-2706.

Utsuki T, Shoaib M, Holloway HW. 2002. Nicotine lowers the secretion of the Alzheimer's amyloid beta-protein precursor that contains amyloid beta-peptide in rat. J Alzheimers Dis, 4(5):405-415.

Wang CC, Lu TH, Liao WC, et al. 2010. Cigarette smoking and cognitive impairment: a 10-year cohort study in Taiwan. Arch Gerontol Geriatr, 51(2):143-148.

Wen Y, Yang S, Liu R, et al. 2004. Transient cerebral ischemia induces site-specific hyperphosphorylation of tau protein. Brain Res,1022(1-2):30-38.

Weyerer S, Schäufele M, Wiese B, et al. 2011. Current alcohol consumption and its relationship to incident dementia: results from a 3-year follow-up study among primary care attenders aged 75 years and older. Age Ageing, 40(4):456-463.

Whitmer RA, Sidney S, Selby J, et al. 2005. Midlife cardiovascular risk factors and risk of dementia in late life. Neurology, 64(2):277-281.

Wong GK, Wong R, Mok VC, et al. 2009. Clinical study on cognitive dysfunction after spontaneous subarachnoid haemorrhage: patient profiles and relationship to cholinergic dysfunction. Acta Neurochir(Wien),151(12):1601-1607.

Yaffe K, Barrett-Connor E, Lin F, et al. 2002. Serum lipoprotein levels, statin use, and cognitive function in older women. Arch Neurol, 59(3):378-384.

Yamazaki Y, Miwa T, Sakurai H, et al. 2011. Clinical backgrounds and morbidity of cognitive impairment in elderly diabetic patients. *Endocrine Journal*, 58 (2), 109-115.

Zamani MR, Allen YS. 2001. Nicotine and its interaction with beta-amyloid protein: a short review. Biol Psychiatry, 49(3):221-232.

Zambon D, Quintana M, Mata P, et al. 2010. Higher incidence of mild cognitive impairment in familial hypercholesterolemia. Am J Med, 123(3):267-274.

Zhang H, Gao Y, Zhao F, et al. 2011. Hydrogen sulfide reduces mRNA and protein levels of beta-site amyloid precursor protein cleaving enzyme 1 in PC12 cells. Neurochem Int, 58(2):169-175.

第十二章　阿尔茨海默病转基因动物模型研究

国内外学者为探讨 AD 的病因及发病机制和治疗药物的开发,相继探索建立了一些 AD 动物模型。其中较有代表性的有转基因模型、毁损模型、自身免疫模型、衰老模型等。AD 动物模型多种多样,但均不能全面准确反映 AD 的特征。相比较而言,转基因 AD 鼠的脑病理变化与人类相似,可模拟 AD 的年龄依赖性老年斑的形成、胶质细胞增生和突触减少等部分神经病理特征,并表现出与 AD 临床相似的行为学障碍,是较为理想的 AD 动物模型。除了 AD 转基因模型以外,更具 AD 病因及发病机制学说建立制作的非转基因 AD 动物模型主要有:根据微量元素学说建立的模型;根据神经递质学说建立的模型;根据免疫反应学说建立的模型;根据脑衰老说建立的模型等。

理想的 AD 动物模型应具备以下三个方面的特征:①具有 AD 的主要神经病理学特征-SP 和 NFT;②出现大脑神经元死亡、突触丢失和反应性胶质细胞增生等 AD 的重要病理变化;③出现认知和记忆功能障碍。如果哪一种模型能同时符合以上特征,那将是一种很好的 AD 模型。目前的动物模型种类很多,但大多只模拟出 AD 的一部分特征,很难完全具备理想动物模型的特征,难以完全模拟出 AD 整个疾病的特征。近年来出现的转基因动物模型是一大热点,但也不能完整复制出 AD 的特征。

一、阿尔茨海默病转基因动物模型

1. AD 转基因动物模型理论依据

转基因是将外源性基因引入基因组,并使外源性基因稳定遗传的方法。在过去的 15 年间,外源性基因转入哺乳动物基因组已成常规实验操作方法。传统的方法是将目的基因通过显微注射导入单细胞受精卵中,存活的受精卵移植到假孕动物的子宫内发育成个体。部分受精卵在尚未分裂时,外源性 DNA 已整合、进入动物染色体组。由这种卵发育而成的动物,由于其外源性基因整合进了生殖细胞,因而能稳定地将外源性基因遗传给子代。

遗传学研究发现,当基因有缺陷时,家族成员都可能患上 AD 病,人们称为家族阿尔茨海默病 FAD (familial Alzheimer's disease)。早发性家族性 AD 可由 21 号染色体的淀粉样蛋白前体 (APP) 基因,14 号染色体的早老素Ⅰ (PS-1)-基因和 1 号染色体的早老素Ⅱ (PS-2)基因的突变所致;而迟发性 AD 则由一些易感基因或遗传修饰基因决定其发病风险,其中以 19 号染色体的载脂蛋白 E(ApoE) ε4 等位基因和 12 号染色体的 α 巨球蛋白为主要的风险基因。三种基因,即 APP、PS1 和 PS2 突变时能引起家族性 AD。其中任何一种基因的突变均可引起 β 淀粉样蛋白 42/43($A\beta_{42/43}$)水平的增高。$A\beta_{42/43}$ 是沉积于 AD 患者脑内的 APP 蛋白水解片段。在 APP 上携带有致 AD 突变基因的转基因小鼠可出现自发的与年龄有关的 Aβ 沉积和记忆损害。遗传线索和联系研究发现载脂蛋白 E(ApoE) ε4 等位基因与 AD 有剂量-依赖关系,能同时增加家族性和散发性 AD 的危险性,并占危险性的50% 。ApoE 基因型能帮助诊断,并确定需要进行治疗干预的人群。对各种 AD 致病基因突变的认知也导致了不同的 AD 转基因动物模型的建立(表 12-1)。

表 12-1 不同转基因 AD 动物模型比较

模型类别\比较内容	原理	基本制作方法	适用范围	优缺点
APP 转基因模型	APP 突变能引起家族性 AD	人类 APP 基因(670 位上赖氨酸-天冬氨酸;671 位上蛋氨酸-亮氨酸),将此片段基因以显微注射法导入小鼠受精卵中,植入假孕小鼠体内,产生的小鼠即携带突变基因	SP 的病理学改变:Aβ 沉积部位以海马和皮层为主,其中以大片段 $A\beta_{1\text{-}42(43)}$ 为多,星形胶质细胞反应性增生,营养不良性神经元增多,突触缺失,且 SP 的密度随鼠龄的增加而增多	很好的模拟 Aβ 沉积、老年斑病理过程,但不能模拟 Tau 蛋白磷酸化过程,促进细胞骨架瓦解和 NFT 形成
PS 转基因模型	PS1 和 PS2 突变能引起家族性 AD	人类 PS-1 突变基导入小鼠受精卵中,在新生小鼠体内,可见 Aβ 生成增多(主要是 $A\beta_{1\text{-}42}$),但并无 Aβ 沉积	此种模型仅适用于抑制 Aβ 产生方面的研究	此模型仅能模拟 Aβ 产生,不能模拟 AD 的其他病理过程
ApoE4 转基因模型	ApoEε4 等位基因与 AD 有剂量依赖关系	突变的 ApoE4 基因转录到小鼠体内构建完成 ApoE4 转基因鼠模型	调节 Tau 蛋白磷酸化过程,促进细胞骨架瓦解和 NFT 形成	此模型主要模拟 NFT 形成,不能模拟 AD 的其他病理过程
Tau 蛋白转基因模型	过度磷酸化 Tau 蛋白导致NFT 形成	人类 Thy-1 作为启动子,将带有表达人类 Tau 蛋白的基因注射到受精卵中,植入假孕的母鼠体内	Tau 蛋白引起的病理特征和神经纤维缠结变性过程中的病理生理紊乱	此模型主要模拟 Tau 蛋白引起的病理特征和神经纤维缠结变性过程,不能模拟 AD 的其他病理过程
双重和三重模型	综合以上相关转基因模型制作原理	综合以上相关转基因模型制作过程	双重、多重转基因鼠能更全面的表达出 AD 的病理特征和临床特征,根据研究需要制作所需的模型	与前述转基因模型相比,双重、多重转基因鼠能较全面的模拟 AD 的病理特征和临床特征

转基因动物 AD 模型基本方法和原理:各转基因动物 AD 模型制作方法和原理基本相同,这里以 APP 转基因动物模型为例,从人类 cDNA 文库可获 h-APP 基因 cDNA 可表达片段,在 5′端连接合适的启动子,3′端连接 SV40 及其 PolyA 尾既构成外源 h-APP 基因。h-APP 基因经体外扩增,裂解纯化去除质粒序列后,通过一定的方法直接注入小鼠受精卵或早期胚胎细胞核内使之稳定地整合于染色体内,将该受精卵或胚胎细胞植入假孕母子宫或输卵管内发育成熟,即可获得稳定表达外源 h-APP 基因的转基因鼠。脑内高水平表达 APP 的转基因小鼠,成年后将逐渐形成老年斑、神经纤维缠结、轴突病变等病理形态表现。

AD 转基因动物模型目前主要有 APP 转基因模型、PS1 转基因模型、ApoE4 转基因模型、Tau 蛋白转基因模型、双重和三重转基因模型等。每种 AD 转基因动物模型有自己独特的病理特征,同时也给我们对 AD 发病机制及神经病理特征及治疗的展望提供重要的理论依据。

2. APP 转基因模型

(1) APP 转基因小鼠模型:APP 转基因动物模型建立在 APP 基因突变导致 β 淀粉样蛋白(Aβ)沉积是 AD 病理改变的中心环节的学说基础上,动物过多地表达 APP 基因或其突变基因产物，即可较早地引起 Aβ 的沉积和相关的病理损害或症状，可望为研究 AD 发病机制及治疗药物筛选提供较理想模型。大量研究表明，AD 的形成与脑内多种调控基因失调密切相关，其中 APP 基因异常代谢与产生 Aβ 沉积和记忆缺失这一假说已被许多研究结果所支持。Dewachterder 等 PDAPP 转基因小鼠模型的建立：以血小板源性生长因子（PDGF）为引物，与人类 APP 小基因片段（含 717 位上的突变位点缬氨酸-苯丙氨酸）结合成 PDAPP 基因，将此段基因以显微注射法导入小鼠受精卵中，植入假孕小鼠体内，产生的小鼠携带突变基因，较好地模拟了 SP 的病理学改变：Aβ 沉积部位以海马和皮层为主，其中以大片段 $Aβ_{1-42(43)}$ 为多，星形胶质细胞反应性增生，营养不良性神经元增多，突触缺失，且 SP 的密度随鼠龄的增加而增多。Games 等用 Val717Phe 突变构建了一个包含人类 APP 基因全 cDNA 的杂交转基因。该基因的 APP 表达水平比标准 cDNA 高得多。Deng 等以血小板源性生长因子为引物，与人类带有 Val717Phe 突变的 APP 基因片断结合成 PDAPP 基因，以显微注射法导入小鼠受精卵中，移植到假孕雌鼠输卵管内，产生携带此突变基因的幼鼠即为转基因鼠，能够高水平表达 APP。运用弥散张量成像 DTT 技术观测到 PDAPP 鼠大脑灰质和白质均有损害，且 Aβ 沉积量随年龄增长而逐渐增多。Moran 等报道，APP751 转基因小鼠（表达 APP751）尤其在海马可显示早期 AD 样 Aβ 沉积和神经炎斑，且学习记忆能力明显减退。Hsiao 等构建的 APP695sw 和 APP670/671 转基因小鼠 APP 表达水平升高 3 ~ 5 倍，并表现为与年龄相关的脑内 Aβ 沉积（主要分布在杏仁核、海马和皮层），同时学习记忆减退。这些转基因小鼠的培育成功对研究调节 Aβ 产生和沉积的因素有非常重要的作用。Jeong 等建 APPV717I-CT100 转基因鼠模型并给予慢性免疫抑制处理，发现 Aβ 沉积增强，且加速了学习和记忆功能的损伤。

（2）APPsw 转基因小鼠模型：应用朊病毒启动子，含有 2 个突变基因的人类 APP 基因（670 位上赖氨酸-天冬氨酸；671 位上蛋氨酸-亮氨酸），将此片段基因以显微注射法导入小鼠受精卵中，植入假孕小鼠体内，产生的小鼠即携带突变基因，在此种小鼠模型中，Aβ 的生成量提高了 8 ~ 10 倍，小胶质细胞在 Aβ 沉积部位活性明显增加。Frackowiak 等在 thy-1 增强子调控下，将大量表达 Swedish 序列突变的 β-APP 基因（APPsw）按上述方法转录到小鼠体内产生 Tg2576 小鼠。此种小鼠脑血管平滑肌细胞所表达的 β-APP 大约是生理水平的 4 倍，并包含了大量的 $Aβ_{1-40}$ 和 $Aβ_{1-42}$，形成细胞内 Aβ 免疫反应阳性颗粒。这种大量表达 APP 基因的转基因鼠模型（PDAPP 鼠）表现为神经细胞外硫磺素 S 阳性的 Aβ 沉积，突触减少，胶质细胞增生，胆碱能神经末梢变异和大脑皮质神经元退行性改变。

3. PS 转基因模型

Masliah 等将 PDGF 和人类 PS-1 突变基因采用上述方法导入小鼠受精卵中，在新生小鼠体内，可见 Aβ 生成增多（主要是 $Aβ_{1-42}$），但并无 Aβ 沉积。此种模型仅适用于抑制 Aβ 产生方面的研究。Duff 等利用血小板源性生长因子 $β_2$ 启动子促进神经元的表达，构建了几种过度表达 PS_1 的转基因鼠，发现表达突变型 PS_1 可选择性地增加 $Aβ_{42}$。制作出伴有 M146L 或 M146V 的 PS_1 基因突变转基因模型（制作方法同前）。这种模型通过选择性增加 $Aβ_{42/43}$ 的神经毒性和破坏细胞内 Ca^{2+} 稳定性，促进神经元变性从而导致 AD 发病。并发现 PS-1、PS-2 复合突变基因模型较其他转基因模型加速了神经元溶酶体系统的病变。Flood 等将人类 PS-1 突变基因导入小鼠受精卵中，制作了 FAD（familial early-onset AD）转基因动物模型，发现表达突变型 PS1 可选择性地增加 $Aβ_{42}$ 表达和 Aβ 沉积，不伴有 APP 增加。

4. ApoE 转基因模型

已知 ApoE4 能够与神经细胞外可溶性 Aβ 高亲和力结合促进淀粉样斑块形成，调节 Tau 蛋白磷酸化过程，促进细胞骨架瓦解和 NFT 形成。一些研究者采用人类基因组 ApoE 的不同等位基因，通过动物自身启动子和 3′增强子，将突变的 ApoE4 基因通过上述方法转录到小鼠体内构建完成 ApoE4 转基因鼠模型。子代小鼠中存在大量 SP，胆碱乙酰转移酶活性明显降低。

5. Tau 蛋白转基因小鼠模型

用人类 Thy-1 作为启动子，将带有表达人类 Tau 蛋白的基因注射到受精卵中，植入假孕的母鼠体内，生产的小鼠带有此基因段。转基因小鼠 Tau 蛋白 mRNA 表达水平是内源性的 5 倍，且发现与 AD 相似部位存在有过度磷酸化 Tau 蛋白。尽管未发现 NFT，但此种模型仍适合 AD 治疗药物的筛选，并为有 NFT 形成的转基因模型奠定基础。Schindowski 等用人类 Thy-1.2 作为启动子，在其 G272V、P301S 两个位置制成 Tau 蛋白突变基因，制成了新的 THY-Tau22 转基因小鼠，THY-Tau22 转基因小鼠不仅显示了 AD 相关 Tau 蛋白抗原决定族（AT8、AT100、AT180、AT270、12E8、Tau-pSer396 and AP422）的 Tau 蛋白过度磷酸化、神经纤维缠结，还伴有明显星形胶质细胞的增多。THY-Tau22 转基因小鼠也表现海马区的突触转运功能的缺失和行为、记忆的改变。该模型成功地展示了 Tau 蛋白引起的病理特征和神经纤维缠结变性过程中的病理生理紊乱。

6. 双重、多重转基因模型

与前述转基因模型相比，双重、多重转基因鼠能更全面的表达出 AD 的病理特征和临床特征。为了探讨 APP 与 PS 间的相互作用，Samura E 等用 APP 和 PS_1 两种突变基因制作淀粉样蛋白沉积的转基因模型，发现突变型 PS1 对突变型 APP 转基因鼠的淀粉样蛋白 β 斑块引起的和 Tau 蛋白的聚集形成有增强作用，并且加速了 Tau 蛋白引起的神经纤维缠结。Holcomb 等构建了携带突变型 APP、PS1 转基因的双重转基因鼠，发现突变型 PS1 对突变型 APP 转基因鼠的淀粉样蛋白 β 斑块形成有增强作用。Sadowski 等也构建了携带突变型 APP、PS1 转基因的双重转基因鼠，发现该模型能够很好地模拟 AD 的早期记忆功能损伤临床特征和海马糖代谢的减低、神经元数目的减少病理生理机制的一致性。Dickey 等用 APP 和 PS_1 两种突变基因制作淀粉样蛋白沉积的转基因模型，可模拟 AD 早期记忆功能障碍，且在 Aβ 沉积区记忆形成相关基因的 mRNA 表达减少，但缺乏 NFT 的形成。Wirths 等用 APP 和 PS_1 两种突变基因转基因鼠模型发现胞内不断升高的 Aβ 可以触发轴突病理改变-轴突肿胀和髓鞘球样变结构形成，这种病理改变可以与 Tau 蛋白引起的病理改变无相关性。这一发现也对典型的 AD 病理学，Aβ 作为 AD 的首发触发剂，提出了质疑。Costa 等通过使用 APP 和 PS_1 两种突变基因转基因鼠模型发现 Apolipoprotein E 促进淀粉样蛋白 β 沉积的作用是促使了细丝折叠样 Aβ 的形成，不是无形的 Aβ 形成，所以阻止 Apolipoprotein E 对 Aβ 沉积作用也可能是对 AD 的一项有效的治疗手段。Ribe 等通过构建了携带突变型 APP/Tau 转基因的双重转基因鼠，该模型发现边缘区有选择性的 Aβ 蛋白沉积、神经纤维缠结和大量神经元的丢失。Lewis 等通过构建了携带突变型 APP/Tau 转基因的双重转基因鼠，该模型发现边缘系统和嗅皮质区明显出现 NFT 的病理改变。推测 Aβ 蛋白和 Tau 蛋白在转基因鼠病理过程中具有相互促进的作用。

7. 转基因动物 AD 模型评价

(1) 转基因 AD 鼠的脑病理变化与人类相似,可模拟 AD 的年龄依赖性老年斑的形成、胶质细胞增生和突触减少等部分神经病理特征,并表现出与 AD 临床相似的行为学障碍。转基因模型可以为淀粉样蛋白变性疾病和认知功能障碍的 AD 病提供动物模型,用于研究 AD 的病因病理及抗 AD 药筛选有不可替代的作用。携带 h-APP 基因不同片段的转基因鼠病变表现有很大差异,通过对比分析可阐明 h-APP 基因不同片段的生物学效应和 h-APP 过度表达与 β/A4 沉积的关系,为 AD 的早期预防寻找有效途径。

(2) 培育转基因鼠是一项艰苦而细致的工程,对资金、实验室条件、研究者的理论水平、实践经验有较高的要求,实验前慎重考虑,周密设计,一般实验室不具备制作该模型的条件。而且制作复杂,费用昂贵,否则将造成巨大的人力物力浪费。

(3) 因为 AD 是一种多基因疾病,尽管转基因模型是 AD 动物模型中较理想者,但转基因模型大部分只模拟了 AD 的某一方面病理特征,而不能全面模拟 AD 发病。因此,转基因动物模型尚有待进一步全面深入研究和发展。

综上所述,尽管目前已建立的 AD 动物模型多种多样,但均不能全面准确反映 AD 的特征。相比较而言,转基因 AD 鼠的脑病理变化与人类相似,可模拟 AD 的年龄依赖性老年斑的形成、胶质细胞增生和突触减少等部分神经病理特征,并表现出与 AD 临床相似的行为学障碍。转基因模型可以为淀粉样蛋白变性疾病和认知功能障碍的 AD 病提供动物模型,用于研究 AD 的病因病理及抗 AD 药筛选有不可替代的作用。因为 AD 是一种多基因疾病,尽管转基因模型是 AD 动物模型中较理想者,但转基因模型大部分只模拟了 AD 的某一方面病理特征,而不能全面模拟 AD 发病。相信在未来几年中会建立更为理想的 AD 动物模型。

二、阿尔茨海默病非转基因动物模型

除了 AD 转基因模型以外,更具 AD 病因及发病机制学说建立制作的非转基因 AD 动物模型主要有:根据微量元素学说建立的模型;根据神经递质学说建立的模型;根据免疫反应学说建立的模型;根据脑衰老说建立的模型等。

1. 根据微量元素学说建立的 AD 动物模型

金属因素也与 AD 的发病有关,研究显示金属铁、铝、铜、锌等可改变 AD 患者的金属代谢、氧化还原作用及促进体外 Aβ 聚集。其中研究最多且和 AD 关系最为密切是金属铝。铝主要积聚在 AD 患者神经纤维缠结(NFT)内。铝是一种三价的阳离子,它不存在氧化还原状态,但增加 ROS 的形成。另外,铝可加强铁离子引起的氧化作用及参与由白介素和炎性介质介导的炎症反应。铝在体内一些部位的异常蓄积可产生毒性作用,这一点已被公认。侧脑室注射 $AlCl_3$ 诱发成年鼠脑内 APP 免疫阳性改变。侧脑室注射 $AlCl_3$ 方法:Wistar 或 SD 大鼠,麻醉后固定于立体定位仪并调节固定平面。侧脑室插入微量注射针,定位:前囟前 0.6~0.8mm;旁 1~1.4 mm,深 3~3.5 mm,缓慢注入 1% $AlCl_3$ 溶液 1μl,或注入 0.5% 秋水仙碱溶液 1μl,注完后保持注射针在原位 20~30min,以免拔针时药物外溢。对照组侧脑室注射等体积人工脑脊液。注射后 24 h 按免疫组织化学要求做心脏灌流,4% 多聚甲醛固定鼠脑,鼠脑剥出后置 30% 蔗糖液中 4℃保存过夜,第二天做冰冻切片,用特异性抗 APP 抗体为第一抗体进行免疫组化染色。大鼠长期口服枸橼酸铝或者铜,动物则出现学习记忆功能障碍,脑内出现 AD 样 NFT。近来利用 *D*-半乳糖和三氯化铝或 *D*-半乳糖和亚硝酸钠给小鼠联合腹腔注射后，小鼠出现学习记忆力减退，脑内胆碱能系统功能减退，脑组织内出现 Aβ 沉积等类 AD 病变。但由铝引起的体内改变与 AD 体内改变不完全一致，这种动物模型形成的 NFT 无磷酸化的 Tau 蛋白，且中枢胆碱能活性正常，这些与 AD 的病理改变不相符合，且模型制备所需时间较长。

2. 根据神经递质学说建立的 AD 动物模型

AD 脑内特异性神经元缺乏主要发生于隔区和 Meynert 基底核，在海马及新皮质内出现突触前胆碱能标志物显著减少，且与痴呆严重程度具相关性。据此产生了 AD 胆碱学说，从而为建立胆碱能 AD 模型提供了理论基础。根据 AD 发病的胆碱能损伤学说，AD 的发生是由于内侧隔核与基底前脑胆碱能系统功能降低引起的，该类模型通过定位注射来损毁此区域，以制备基底前脑胆碱能系统损伤的 AD 模型。该模型模拟出了 AD 的认知功能缺陷和基底前脑胆碱能系统广泛的功能损害。

(1) 物理性胆碱能损伤模型：Meynert 基底核损毁模型，Wistar 或 SD 大鼠，麻醉，固定于立体定位仪上，定位坐标：前囟后 0. 9mm，中线外侧 2. 6mm，硬脑膜下 6. 8mm，每侧用微量注射器分别注入 25nmol 鹅羔蕈氨酸，术后牙托粉封固颅骨孔，青霉素抗感染。行为改变发生在术后 7 ~ 21 天，1 个月后逐渐消失。表现为一次性被动逃避反应潜伏期缩短，训练后 30min 至 5 天该行为缺陷都存在，但操作性行为不受影响。组织学检查见斜角带消失，腹侧丘脑和下丘脑外侧区损毁，胶质细胞增生，苍白球腹内侧核大部分胆碱能神经元消失。大脑皮质广泛性 ChAT 免疫反应下降，AchE 活性降低，一些区域可见神经元纤维缠结。Hefei 等较早以手术切断海马伞的方法造成动物空间定向和记忆障碍及胆碱能神经元丢失。此外通过电损伤 Meynert 基底核也可造成大脑皮质乙酰胆碱含量明显减少，使动物学习记忆出现障碍。该方法建立 AD 模型周期短（约 2 周），但手术定位困难，难以避免损伤手术邻近组织。

(2) 化学性胆碱能损伤模型：非选择性胆碱能损伤模型，1980 年 Ben-Ari 等分别报道用兴奋性神经毒氨基酸，如红藻氨酸（KA）、鹅膏蕈氨酸（IBD）、使君子氨酸（QUIS）、*N*-甲基-*D*-天门冬氨酸（NMDA）注入大鼠 NBM，以损毁大鼠 NBM 建立痴呆模型，随后国内外一些科研工作者采用上述方法建立了 AD 模型，并在此基础上进行了关于 AD 的一系列研究。这四种神经毒氨基酸同时进行对比实验，结果表明使君子氨基酸特异性最高，对非胆碱能神经元损伤最小；KA 对非胆碱能神经元损伤最大，且毒性作用是其他 3 种的 2 ~ 3 倍。使君子氨酸毒性作用相对缓和，剂量较易掌握，动物死亡率低，模型建立成功率高。20 世纪 80 年代研究者们利用立体定向仪，向大鼠脑内局部注射海人藻酸、使君子酸、*N*-甲基天门冬氨酸等兴奋性氨基酸，建立胆碱能损毁模型。动物表现为脑内胆碱能神经元变性、减少，大脑皮质胆碱乙酰化酶（ChAT）活性和乙酰胆碱酯酶（AchE）活性降低，大脑基底核大细胞性神经核团面积缩小，细胞数量减少，突起数量显著减少等，这与 AD 很相似。该模型的缺陷为：①兴奋性毒素诱导的损害不出现 AD 的 SP、NFT 等组织病理学特征；②可损害邻近注射部位的非胆碱能神经元；③只提供有关学习记忆障碍胆碱能系统特殊作用的有限信息。

选择性胆碱能损伤模型：乙基-1-(2-羟乙基)-氯化氮丙啶（ethylcholine aziridiniumion，AF64A）是一种胆碱能神经末梢特异性神经毒素，是一种特异的突触前胆碱毒。用 AF64A 注射入小鼠侧脑室进行其神经毒性的研究，发现 AF64A 可引起小鼠乙酰胆碱能系统的特异性损伤。如果用 AF64A 直接向大鼠背海马内注射，其对胆碱能神经系统的毒性较注入侧脑室强。另有实验报道用AF64A直接向NBM注射,造成胆碱能功能损害来建立AD模型。其结构与胆碱相似,能选择性地作用于高亲和力胆碱转运(HAchT)系统,同时在其体内积聚部位产生毒素作用。小鼠脑室内注射AF64A后,皮层和海马的HAchT最大速率呈非竞争性下降,而纹状体则不受影响,AF64A直接注射入大鼠背海马对胆碱能神经系统的毒性则较脑室内注射更强。该模型的主要优点为:AF64A可能定性模拟了AD患者大部分脑区突触前胆碱能标志物的明显减少。因此用AF64A制造AD模型优于非选择性神经毒素,然而这种模型同样不能模拟AD的典型病理学改变。

此外,给小鼠或大鼠注射东莨菪碱或樟柳碱可阻断M受体,造成学习记忆获得障碍。给青龄猴注射东莨菪碱引起的记忆障碍与自然衰老猴相似。这一模型用于评价胆碱能功能药物性损害对认知功能的影响较好,但与AD的发病仍有一定差距。

3. 根据实验性自身免疫性学说建立的AD动物模型

免疫学研究发现,AD患者血清和脑脊液中含有抗胆碱能神经元抗体,推测自身胆碱能抗体可能是引起胆碱能神经元损伤的一个原因。利用胆碱能神经高分子量神经微丝蛋白免疫大鼠,动物出现认知功能和学习记忆功能减退,前脑胆碱能神经明显减少,这种动物模型称为实验性自身免疫性痴呆。该模型为探明免疫因素在AD发病中的作用提供了实验资料,部分复制了AD的某些病理过程。该模型虽然在Meynert基底核内ChAT阳性细胞数目降低90%,但空间和位置识别尚无明显的阳性发现。此模型多用于研究AD免疫应答在胆碱能神经元变性过程中的作用,有助于了解自身免疫与AD病的相互关系。但是自身免疫模型不能很好地反映出AD神经病理学方面的特征。

4. 根据衰老学说建立的AD动物模型

衰老是AD肯定的危险因素。随着年龄的增长,AD患病率呈指数升高趋势。一般认为,超过65岁,每增加5岁患AD患者的比例增加一倍。目前研究认为,衰老可能与氧自由基对细胞的损害有关,也有人认为可能是由于细胞线粒体功能障碍引起能量代谢障碍所致,还有人认为是由于与某个控制衰老的基因作用有关。此类模型就是以衰老作为AD发病基础,通过各种方法促进动物的衰老(包括自然衰老)来达到制作AD动物模型的目的。

D-半乳糖诱导脑老化小鼠衰老模型:*D*-半乳糖亚急性中毒动物是国内近年常用的一种衰老模型,受到自由基理论的支持并趋成熟。*D*-半乳糖诱导小鼠体内脂质过氧化增强及抗氧化能力降低,发生非酶糖基化反应及产生自由基。一般采用皮下注射*D*-半乳糖造模,剂量为100 mg/kg,共6周。该模型是不能较为接近AD实际病理改变的动物模型。其优点:制模时间周期较短,可以部分模拟老年代谢特征,可以用其他制模方式联合起来制作需要的模型。不足之处有:由于AD是使正常衰的进行性神经功能衰退性疾病,它只是部分模拟了与人正常衰老相关的神经生化改变,而不能全面模拟AD的变化。

快速老化小鼠(senescence accelerated mice,SAM)模型:SAMP8小鼠既有自然衰老小鼠特征,又有类似老年痴呆脑部病理改变及学习记忆功能衰退。与正常小鼠相比,SAMP8小鼠寿命更短,脑内沉积灶发生更早,发生率更高。SAMP8小鼠2~3个月龄时海马区即出现类似于老年斑,4个月龄即可出现学习记忆功能减退,8~10个月龄学习记忆功能低下,同时伴有机体多系统衰老。因此SAMP8小鼠是目前较理想的AD替代模型。但该模型仍有缺陷:①SAMP8小鼠与AD的发病过程和机制不一定一致;②价格昂贵,寿命短,于周期长的实验不宜适用。

自然衰老动物:较常用的是自然衰老大鼠,另外也有采用老年狗或猴者,该模型是较为接近 AD 实际病理改变的动物模型。在此基础上也可观察 AD 治疗药物能较好地反映药物的作用机制和效果。但是其不足之处有:①由于 AD 是一种不同于正常衰老人的进行性神经功能衰退性疾病,故老年动物有其局限性,它只是部分模拟了与人正常衰老相关的神经生化改变,而不能全面模拟 AD 的变化。②有实验材料较难得、需长时间饲养、死亡率高,实验周期长等缺点,大大限制了该模型的应用。③老年动物的健康状况的差异,以及在药物吸收、代谢和分布上的变异性,有时会产生统计学意义不确定的结果。

通过模拟衰老过程而得到的动物模型比较真实地再现了 AD 病理生理改变,与 AD 有一定的相似性。但衰老只是 AD 发病的危险因素,并不能保证老龄动物就一定会发生发展成 AD,且一般不出现 AD 的 SP 与 NFT 等特征,不易饲养和生存。

5. 根据 AD 病理生理机制建立的 AD 动物模型

β 淀粉样蛋白(Aβ)或多肽诱发的模型:目前研究普遍认为 Aβ 是 SP 的主要成分。越来越多的实验证明 Aβ 在 AD 发病中起重要作用。体外实验证明 Aβ 在 1mol/L 浓度时即对神经元产生毒性作用。脑内急性注射 Aβ 可使动物产生与 AD 相似的行为障碍和记忆缺损症状,并出现 Aβ 沉积。所以,急性注射 Aβ 目前是一种较好的动物模型,常采用的方法有海马内单点注射、海马内多点注射等。用微型渗透压泵给大鼠脑室内灌注 Aβ 或给单侧(或双侧)海马注射 $A\beta_{1\text{-}28}$ 片段后,大鼠产生认知功能损害,且脑内 ChAT 活性显著下降,出现 Aβ 沉积。该模型适用于研究药物对 Aβ 聚集或沉积、神经毒性等方面的作用,并可估价该药物对 AD 的治疗价值。该模型的不足为:①对动物导入 Aβ 的同时,注射本身将对脑组织形成局灶性穿透性损伤;②大量的 Aβ 聚集在注射位点局部而不是弥散地分布到脑内。

尽管目前已建立的 AD 动物模型多种多样,但均不能全面准确反映 AD 的特征。相比较而言,转基因 AD 鼠的脑病理变化与人类相似,可模拟 AD 的年龄依赖性老年斑的形成、胶质细胞增生和突触减少等部分神经病理特征,并表现出与 AD 临床相似的行为学障碍。SAMP8 小鼠是一种自然发病的动物模型,是当前较好的 AD 替代模型,它既有学习记忆功能障碍,又有 AD 特征性病理改变,同时也避免了人为的、外在的各种损伤因素。但是,它只是部分模拟了与人正常衰老相关的神经生化改变,而不能全面模拟 AD 的变化。期盼在未来几年中能够建立更为理想的 AD 动物模型。

目前 AD 实验动物模型的滞后在很大程度上制约了其治疗药物的筛选,还没有一个理想的 AD 治疗药物筛选模型。随着 AD 病因和发病机制知识的增加和更加完善的 AD 动物模型的出现,我们将能够筛选得到具有良好开发前景的 AD 治疗药物,使这些药物经临床前客观评价后顺利进入临床试验。已有的 AD 动物模型,总的来说,包括非转基因模型和转基因模型两大类。非转基因模型中,大部分 AD 模型只针对疾病某一方面的因素来制作 AD 模型,种类比较多,表现有空间学习记忆功能的衰退,大多只针对 AD 病理的某一方面,相比 AD 错综复杂的病理过程来说有一定的差距。更重要的是缺乏 AD 脑内特征性变化,即 AD 病理改变中的 SP 和 NFT。非转基因模型的优点是其制备方法相对简单,重复性和稳定性较好,适合大规模药物筛选,其中多重复制 AD 模型能多更好的模拟出 AD 的多病因的综合作用,基本具备了 AD 的病理特征,将是一个较好的药物筛选模型。

即使已有的数据已表明鼠的大脑能重演 AD 的病理过程,但一些在 AD 转基因小鼠上发生的生物学效应并不同于人类的 AD,例如,基因流行病学研究表明 ApoE4 是 AD 的一个危险因子，但是在表达人类 ApoE 亚型而不含鼠 ApoE 的转基因鼠，早期 Aβ 沉积明显下降。另一个缺陷的是 NFT 仍没有在现有的 APP 和 PS 转基因鼠中找到，尽管小鼠体内异常的 APP 表达促进了 Tau 蛋白的磷酸化，是 NFT 早期的改变。转基因小鼠中 NFT 的缺乏及没有神经元、突触的缺失和炎性反应，也不能正确地反映人类大脑中所发生的情况。因此，制备新的 AD 转基因小鼠，如通过杂交使小鼠具备 AD 的各种各样的突变基因，以及其他的一些痴呆如 FTDP-17 正在被考虑之中。后者在 Tau 基因上发现了突变，值得注意的是 FTDP-17 患者的大脑并不出现 Aβ 沉积，但表现出 Tau 各种病理形式，包括有主要的 Tau 病理改变——NFT。大多数 AD 患者是散发性的，并没有出现遗传学上的基因突变，只有不到 10% 的 AD 患者具有家族性，而其中的多数也未能发现基因突变，因此转基因动物模型能模拟出 AD 发病的遗传学因素，不能代表人类其他的 AD 发病类型，特别是晚期发病的 AD 形式。

开发有效治疗 AD 化合物的前提条件是要有一个可靠的、能最大限度模拟 AD 的动物模型。遗传学研究提供了确切的和假设的 AD 致病基因，使人们能设计和制备出新的同时转入多个基因的小鼠。将两种转基因动物进行杂交制备一种既有 SP 又有 NFT 的动物模型，或在转基因动物的基础上用药物的方法加强或产生某一方面的病理变化，这也是制备 AD 模型的一个方向。APP/PS 突变小鼠与 FTD 突变 Tau 小鼠杂交将产生一种具备两大病理特征的模型，这种方法或许有良好的前景。但需要将这些和(或)其他基因同时构建到一个转基因载体中，使转入的每一个基因得到相等的表达。除了使用转多基因的小鼠来加速和增加模型小鼠的病理改变外，其他制备 AD 转基因动物模型的策略是使用药物或特殊的神经解剖损伤加重或削弱某个神经病理特征。或许将一些非转基因模型中使用的干扰因素加入到转基因模型中，可能会改进转基因动物模型。也许有必要在小鼠脑内模拟炎性反应(如对 Aβ 的炎性反应)而达到第二步的神经细胞死亡和反应性胶质增生的目的。另外基因构建和鼠系的差异同样也影响转基因鼠的表型。转同样基因的小鼠，不同的鼠系影响其表型，很明显鼠系的背景对于每一个在研的转基因小鼠都应仔细研究。为了解决不同 APP 转基因鼠表型上的不一致，相关的一些实验室需要进行更广泛的合作。鼠系必须在同一标准的基因背景下，使用相同的分析方法，以建立标准的转基因动物模型。在更可靠、更准确的理想动物模型出现以前，就现有的 AD 动物模型而言，用两种比较贴近 AD 的动物模型同时进行药物筛选或许比用单一模型来筛选药物更有说服力，这样能更快将药物推向临床。不同的单一模型虽只模拟部分病理改变，但可以根据模型发生的病理变化，针对不同作用靶点和机制进行药物筛选。另一种方法是把多种制作单一模型的方法合理相加来模拟 AD 复杂的病因，用这种多重复制的方法制作 AD 模型可能也是一个未来发展的方向。

另一个需要关注的问题是如何评价 AD 模型出现的行为学改变？怎样反映在 AD 患者所观察到的认知障碍？关于动物行为，其影响因素很复杂，而且易变，能被许多不同的遗传背景所影响，同时也受到环境因素所干扰，因此，特别是采用不同鼠系制作的转基因动物只有对各种各样的变量尽可能提供足够的对照，才能理解因素之间复杂的相互作用。此外，需要进一步规范当前记忆测试系统，即“鼠化”人的行为学研究。例如，对现在老年人和 AD 患者所用的记忆测试方法应容易转变为鼠的测试方法，如迷宫用于测试空间记忆。但这些测试方法只限于空间记忆测试，对于人类这种具有语言的高级生物，使用的是第二信号系统，不仅仅是空间记忆的丧失，还包括推理、抽象化和语言等方面能力的缺陷，而现有的迷宫记忆测试是无法模拟出 AD 诸多方面认知缺陷的，这需要人们寻找更有效的认知测试方法来最大限度地检测出 AD 动物模型的各种认知障碍。

总之，良好的AD动物模型最终将使AD的研究进入一个崭新的时代，它将大大地加速AD治疗药物筛选的进程。由于人和动物之间存在着差异，即便某个AD动物模型完全具备了人类AD的所有特征，通过该AD模型筛选到的"有效药物"也未必对AD患者一定有效。最终还是要通过AD患者的临床试验予以确认，这才是最有说服力的试验，才能最终解决问题。

（蔡志友　晏　勇）

参考文献

方芳，晏勇，冯占辉，等. 2007. 多因素损伤的老年性痴呆动物模型的实验研究[J]. 重庆医学，36(2)：146-148.

谢宁，宋琳莉，牛英才，等. 2006. 老年性痴呆动物模型研究进展及其评价. 实验动物与比较医学[J]，1：50-53.

Bellucci A, Luccarini I, Scali C, et al. 2006. Cholinergic dysfunction, neuronal damage and axonal loss in TgCRND8 mice. Neurobiol Dis, 23(2): 260-272.

Ben-Ari Y, Tremblay E, Ottersen OP, et al. 1980. The role of epileptic activity in hippocampal and "remote" cerebral lesions induced by kainic acid. Brain Res, (1), 191: 79-97.

Butterfield DA, Poon HF. 2005. The senescence-accelerated prone mouse (SAMP8): a model of age-related cognitive decline with relevance to alterations of the gene expression and protein abnormalities in Alzheimer's disease. Exp Gerontol, 40(10): 774-783.

Campbell A. 2006. The role of aluminum and copper on neuroinflammation and Alzheimer's disease. J Alzheimers Dis, 10(2-3): 165-172.

Cataldo AM, Peterhoff CM, Schmidt SD, et al. 2004. Presenilin mutations in familial Alzheimer's disease and transgenic mouse models accelerate neuronal lysosomal pathology. J Neuropathol Exp Neurol, 63(2-3):821-830.

Costa DA, Nilsson LN, Bales KR, et al. 2004. Apolipoprotein is required for the formation of filamentous amyloid, but not for amorphous Abeta deposition, in an AbetaPP/PS double transgenic mouse model of Alzheimer's disease. J Alzheimers Dis, 6(5): 509-514.

Deng HX, Siddique T. 2000. Transgenic mouse models and human neurodegenerative disorders. Arch Neurol, 57(12): 1695-1702.

Dewachter I, van Dorpe J, Spittaels K, et al. 2000. Modeling Alzheimer's disease in transgenic mice: effect of age and of presenilin1 on amyloid biochemistry and pathology in APP/London mice. Exp Gerontol, 35(6-7):831-841.

Dickey CA, Loring JF, Montgomery J, et al. 2003. Selectively reduced expression of synaptic plasticity-related genes in amyloid precursor protein + presenilin-1 transgenic mice. J Neurosci, 23(12):5219-5226.

Flood DG, Reaume AG, Dorfman KS, et al. 2002. FAD mutant PS-1 gene-targeted mice: increased A beta 42 and A beta deposition without APP overproduction. Neurobiol Aging, 23(3):335-348.

Frackowiak J, Miller DL, Potempska A, et al. 2003. Secretion and accumulation of Abeta by brain vascular smooth muscle cells from AbetaPP-Swedish transgenic mice. J Neuropathol Exp Neurol, 62(6):685-696.

Games D, Adams D, Alessandrini R, et al. 1995. Alzheimer-type neuropathology in transgenic mice overexpressing V717F beta-amyloid precursor protein. Nature, 373(6514):523-527.

German DC, Yazdani U, Speciale SG, et al. 2003. Cholinergic neuropathology in a mouse model of Alzheimer's disease. J Comp Neurol, 462(5):371-381.

Gimenez-Llort L, Blazquez G, Canete T, et al. 2007. Modeling behavioral and neuronal symptoms of Alzheimer's disease in mice: a role for intraneuronal amyloid. Neurosci Biobehav Rev, 31(1):125-147.

Goldman JS, Hou CE. 2004. Early-onset Alzheimer's disease: when is genetic testing appropriate?. Alzheimer Dis Assoc Disord, 18(2):65-67.

Gordon MN, Holcomb LA, Jantzen PT, et al. 2002. Time course of the development of Alzheimer-like pathology in the doubly transgenic PS1+APP mouse. Exp Neurol, 173(21):183-195.

Gotz J, Probst A, Spillantini MG, et al. 1995. Somatodendritic localization and hyperphosphorylation of tau protein in transgenic mice expressing the longest human brain tau isoform. EMBO J, 14(7):1304-1313.

Hefti F, Dravid A, Hartikka J. 1984. Chronic intraventricular injections of nerve growth factor elevate hippocampal choline acetyltransferase activity in adult rats with partial septo-hippocampal lesions. Brain Res, 293(2):305-311.

Holcomb L, Gordon MN, McGowan E, et al. 1998. Accelerated Alzheimer-type phenotype in transgenic mice carrying both mutant amyloid precursor protein and presenilin 1 transgenes. Nat Med, 4(89):97-100.

Hsiao K, Chapman P, Nilsen S, et al. 1996. Correlative memory deficits, Abeta elevation, and amyloid plaques in transgenic mice. Science, 274(5284):99-102.

Jeong YH, Park CH, Yoo J, et al. 2006. Chronic stress accelerates learning and memory impairments and increases amyloid deposition in APPV717I-CT100 transgenic mice, an Alzheimer's disease model. FASEB J, 20(6):729-731.

Kozlowski MR, Arbogast RE. 1986. Specific toxic effects of ethylcholine nitrogen mustard on cholinergic neurons of the nucleus basalis of Meynert. Brain Res, 372(1):45-54.

Lewis J, Dickson DW, Lin WL, et al. 2001. Enhanced neurofibrillary degeneration in transgenic mice expressing mutant tau and APP. Science, 293(5534):1487-1491.

Lord A, Kalimo H, Eckman C, et al. 2006. The Arctic Alzheimer mutation facilitates early intraneuronal Abeta aggregation and senile plaque formation in transgenic mice. Neurobiol Aging, 27(1): 67-77.

Lu JH, Guo J, Yang WH. 2006. Effects of green tea polyphenol on the behaviour of Alzheimer' s disease like mice induced by D-galactose and Abeta25-35. Zhong Yao Cai, 29(4):352-354.

Masliah E, Sisk A, Mallory M, et al. 2001. Neurofibrillary pathology in transgenic mice overexpressing V717F beta-amyloid precursor protein. J Neuropathol Exp Neurol, 60(7):357-368.

Moran PM, Higgins LS, Cordell B, et al. 1995. Age-related learning deficits in transgenic mice expressing the 751-amino acid isoform of human beta-amyloid precursor protein. Proc Natl Acad Sci USA, 92(12):5341-5345.

Perl DP. 2006. Exposure to aluminium and the subsequent development of a disorder with features of Alzheimer's disease. J Neurol Neurosurg Psychiatry, 77(7):811.

Ribe EM, Perez M, Puig B, et al. Accelerated amyloid deposition, neurofibrillary degeneration and neuronal loss in double mutant APP/tau transgenic mice. Neurobiol Dis, 20(3):814-822.

Rosenmann H, Grigoriadis N, Karussis D, et al. 2006. Tauopathy-like abnormalities and neurologic deficits in mice immunized with neuronal tau protein. Arch Neurol, 63(10):1459-1467.

Roses AD. 1997. Genetic testing for Alzheimer's disease. Practical and ethical issues. Arch Neurol, 54(10):1226-1229.

Sadowski M, Pankiewicz J, Scholtzova H, et al. 2004. Amyloid-beta deposition is associated with decreased hippocampal glucose metabolism and spatial memory impairment in APP/PS1 mice. J Neuropathol Exp Neurol, 63(4-5):418-428.

Samura E, Shoji M, Kawarabayashi T, et al. 2006. Enhanced accumulation of tau in doubly transgenic mice expressing mutant betaAPP and presenilin-1. Brain Res, 1094(1):192-199.

Saunders AM, Hulette O, Welsh-Bohmer KA, et al. 1996. Specificity, sensitivity, and predictive value of apolipoprotein-E genotyping for sporadic Alzheimer's disease. Lancet, 348(9020):90-93.

Savonenko AV, Xu GM, Price DL, et al. 2003. Normal cognitive behavior in two distinct congenic lines of transgenic mice hyperexpressing mutant APP SWE. Neurobiol Dis, 12(3):194-211.

Savory J, Herman MM, Ghribi O. 2006. Mechanisms of aluminum-induced neurodegeneration in animals: Implications for Alzheimer's disease. J Alzheimers Dis, 10(2-3):135-144.

Schindowski K, Bretteville A, Leroy K, et al. 2006. Alzheimer's disease-like tau neuropathology leads to memory deficits and loss of functional synapses in a novel mutated tau transgenic mouse without any motor deficits. Am J Pathol, 169(547):599-616.

Song SK, Kim JH, Lin SJ, et al. 2004. Diffusion tensor imaging detects age-dependent white matter changes in a transgenic mouse model with amyloid deposition. Neurobiol Dis, 15(3):640-647.

Wirths O, Weis J, Szczygielski J, et al. 2006. Axonopathy in an APP/PS1 transgenic mouse model of Alzheimer's disease. Acta Neuropathol (Berl), 111(4):312-319.

诊 断 篇

第十三章 阿尔茨海默病诊断学历史

1906年11月3日,德国病理学家Alois Alzheimer首次在第37届德国西南精神病学年会上公布了一位1901年由家人陪同前来就诊的51岁已婚妇女Auguste Deter的病例。Auguste Deter有严重的记忆障碍,毫无根据地怀疑丈夫的忠诚,讲话困难并且很难理解别人对她说话。她的症状迅速恶化,短短几年就卧床不起,最后于1906年4月8日因为褥疮和肺炎导致的重度感染去世。那时候,人们都认为智力水平衰减是衰老的正常现象。但是这个患者死时只有55岁,远远比其他出现智力水平衰减的老年人年轻。正是这不寻常的年纪,让A1zheimer医生对她的大脑病理产生了兴趣,在征得患者家属的同意后对Auguste进行了尸体解剖。那时,厄恩斯特·徕兹(Ernst Leitz)与卡尔·蔡斯(Carl Zeiss)已将光学显微镜技术大大推进,而著名的神经病心理学家弗朗茨·尼斯(Franz Nissl)所发明的尼氏染色法更为科学家们观察神经细胞提供了极大的便利。正是在这样的背景之下,Alzheimer医生将这名患者的大脑样品固定、染色、切片,放在了显微镜下观察,惊奇地发现,Auguste的大脑严重萎缩,尤其是大脑皮质部分,而这里掌管着人的记忆、思考、判断和语言。在显微镜下,小血管里布满了脂肪沉积物,坏死的脑细胞和异常的沉积物充满了四周。Alzheimer医生发表了他对Auguste的研究结果,并于1907年被收录进了医学文献。

1910年德国著名精神病学家Emil Kraepelin在其所编著的《精神病学纲要》中将上述病理改变引起的临床症状与体征命名为“阿尔茨海默病”,从此揭开了人类研究阿尔茨海默病的序幕。1930年,Divry用刚果红对AD患者脑中的损害区域进行染色,成功地使沉积在细胞外的老年斑着色,进而发现老年斑的主要成分是一种嗜刚果红的淀粉样蛋白。1932年Schottky首次报道常染色体显性遗传性阿尔茨海默病病例,1940年Van Bogaert、1946年Essen-Moller相继报道家族性阿尔茨海默病(FAD)病例等。1984年Glenner等分别成功地完成了对这种蛋白的分离和测序工作,发现此蛋白是由39~43个氨基酸残基组成,因其具有一个β片层的二级结构,遂命名为β淀粉样蛋白,简称Aβ。这一阶段的研究提出了许多沿用至今的经典概念和方法,奠定了阿尔茨海默病研究的基础,具有划时代的意义。然而,由于早期“阿尔茨海默病”概念的模糊和研究方法的局限,近年一些有趣的再研究发现,当时一些诊断为阿尔茨海默病病例中可能混入了额颞叶痴呆(FTD)、克雅病(CJD)等其他痴呆类型。20世纪60~90年代,以对“老年性痴呆”和“阿尔茨海默病”概念的再认识为主要标志,阿尔茨海默病研究进入了一个承前启后的关键阶段。这一时期的重要发现和进展主要包括:①发现阿尔茨海默病患者脑组织内以胆碱能神经突触传递障碍和乙酰胆碱递质缺失为核心的神经生化改变,同时为研制开发胆碱酯酶抑制剂(AchEI)治疗阿尔茨海默病提供了许多重要依据。②对阿尔茨海默病病理学标志(老年斑和神经原纤维缠结)分子结构的认识和以β淀粉样蛋白(Aβ)为核心发病机制学说的创立。③以定位克隆β淀粉样蛋白前体(APP)基因为代表开始对阿尔茨海默病相关基因及其功能进行研究。从这一时期开始,阿尔茨海默病研究发生了质的飞跃,取得了许多原创性成果,并真正成为了全世界共同关注的课题。

1972 年,英国牛津大学歌德·维尔库克教授建立了世界上第一所记忆障碍诊所——牛津记忆诊所,并牵头创建英国阿尔茨海默病学会,开始从事痴呆临床诊疗活动。1983 年夏,美国国家神经病及语言障碍和卒中研究所(National Institute of Neurological and Communicative Disorders and Stroke,NINCDS)-阿尔茨海默病及相关疾病学会(Alzheimer's Disease and Related Disorders Association,ADRD)召集相关专家讨论确立阿尔茨海默病(Alzheimer'sdisease,AD)的临床诊断标准。该专家组讨论了当时病史、临床体检、神经心理学测评,以及实验室检查等方面的知识,于 1984 年 7 月发表了 AD 临床诊断标准,后来被称为"NINCDS-ADRDA 标准"。该标准能可靠地诊断"很可能"AD,被广泛用于临床,然而,30 年来,随着研究的不断深入,发现 NINCDS-ADRDA 标准渐显不足:①将 AD 视为痴呆而不是一个包括轻度认知损害(mild cognitive impairment,MCI)在内的疾病连续过程;②缺乏区分其他类型痴呆特征的知识;③没有包括磁共振(magnetic resonance imaging,MRI)、正电子发射体层摄影(PET)及脑脊液检测等生物标志物;④认为记忆损害总能提示主要的认知缺损而忽视了几种非遗忘类的临床表现,如大脑后部皮质萎缩综合征(posterior cortical atrophy,PCA)和原发性进行性失语综合征(logopenic-primary progressiveaphasia,LPPA);⑤缺乏有关 AD 的遗传学信息;⑥AD 痴呆诊断的年龄分界线并没有实际的临床意义;⑦"可能的"AD(possible AD)痴呆分类具有极大的异质性,包括了一部分现在被诊断为 MCI 的患者。为此,美国国家衰老研究所(National Institute of Aging,NIA)和阿尔茨海默病学会(Alzheimer's Association,AA)于 2009 年召开了一系列的咨询会议,制定了一个修订 AD 临床诊断和研究诊断标准的流程,并组成了三个工作组,分别制定痴呆阶段(dementia phase)、痴呆前有症状阶段(symptomatic,pre-dementia phase)和临床前无症状阶段(asymptomatic,preclinical phase)的诊断标准。三个工作组于 2010 年 7 月在美国夏威夷召开的 AD 国际会议上公布了诊断标准草案,然后根据反馈意见对诊断标准草案做了进一步修改,于 2011 年 4 月 19 日在 Alzheimer& Dementia 杂志在线发表了该标准的最终版本。

(杨文明)

参考文献

Albert MS, DeKosky ST, Dickson D, et al. 2011 The diagnosis of mild cognitive impairment due to Alzheimer's disease: Recommendations from the National Institute on Aging-Alzheimer's Association workgroups on diagnostic guidelines for Alzheimer's disease[J]. Alzheimers Dement, 7(3):270-279.

Alladi S, Xuereb J, Bak T, et al. 2007. Focal cortical presentations of Alzheimer's disease[J]. Brain, 130(Pt 10):2636-2645.

Jack CR, Albert MS, Knopman DS, et al. 2011. Introduction tothe recommendations from the National Institute on Aging-Alzheimer's Association workgroups on diagnostic guidelinesfor Alzheimer's disease[J]. Alzheimers Dement, 7(3)a:257-262.

McKhann G, Drachman D, Folstein M, et al. 1984. Clinical diagnosis of Alzheimer's disease: report of the NINCDS-ADRDA Work Group under the auspices of Department of Health and Human Services Task Force on Alzheimer's Disease[J]. Neurology, 34(7):939-944.

Rabinovici GD, Jagust WJ, Furst AJ, et al. 2008. Abeta amyloid and glucose metabolism in three variants of primary progressive aphasia[J]. Ann Neurol, 64(4):388-401.

Sperling RA, Aisen PS, Beckett LA, et al. 2011. Toward defining the preclinical stages of Alzheimer's disease: Recommendations from the National Institute on Aging-Alzheimer's Association workgroups on diagnostic guidelines for Alzheimer's disease[J]. Alzheimers Dement, 7(3):280-292.

第十四章　阿尔茨海默病症状学

1. AD 的临床表现

阿尔茨海默病通常是隐袭起病，持续进行性智能衰退而无缓解，停止进展的平稳期即使有也极罕见。AD 患者的高级认知功能相继丧失，以及行为和神经系统功能障碍发生的时间顺序，是临床上诊断 AD 的重要线索。AD 的临床现象学（clinical phenomenology）按特殊演变过程发展，早期出现语言、结构和记忆障碍；随之失语、失用和失认阶段，直至后期前人格相对完整，运动异常亦至病的后期才出现。AD 的临床诊断主要依据其特殊的临床演变过程，即其独特的神经心理学缺陷模式。

Cummings 等将 AD 的临床过程按实用分为三个阶段。记忆障碍几乎总是本病的最突出的首发症状，尤其是遗忘（记住新知识的缺陷），判断能力下降，患者不能对问题进行推理，早期有结构和语言障碍。工作及家务活漫不经心，空间和时间定向障碍亦常早期出现，患者在他熟悉的环境中迷路，尽管他仍能做已熟悉的日常工作，但他对任何新的要求都暴露出能力不足。早期人格相对完整，情感淡漠和多疑常为早期症状。精神症状，如抑郁、视和听幻觉、错认综合征等并非少见。中期则出现失语、失用、失认、失算，判断和概括能力下降。此时，初期的情感淡漠变为不安，并频繁走动，偶有尿失禁。晚期智能全面严重衰退。运动障碍至晚期也明显出现，强直痉挛、肌阵挛、癫痫，称为屈曲性四肢瘫，最后出现大小便失禁。

（1）AD 三个阶段的主要临床表现（表 14-1）。

表 14-1　AD 三个阶段的主要临床表现

项目	临床表现
第一阶段（病期 1～3 年）	
记忆力	学会新知识有障碍，远期回忆损害
视空间	技能图形定向障碍，结构障碍
语言	列述一类名词能力差，命名不能
人格	情感淡漠，偶然易激惹或悲伤
运动系统	正常
EEG	正常
CT	正常
第二阶段（病期 2～10 年）	
记忆力	近及远记忆力明显损害
视空间	技能构图差，空间定向障碍
语言	流利性失语
计算力	失算
运用	能力意念运动性失用
人格	漠不关心，淡漠
运动系统	不安
EEG	背景脑电图为慢节律
CT	正常或脑室扩大和脑沟变宽
第三阶段（病期 8～12 年）	
智能	严重衰退
运动	四肢强直，屈曲姿势
括约肌	控制大、小便失禁
EEG	弥漫性慢波
CT	脑室扩大和脑沟变

（2）AD的核心症状

1）记忆障碍：AD的记忆障碍以记住新知识能力受损和回忆远期知识困难为特点。遗忘出现于本病的早期阶段，并且几乎常是患者家属或同事发现的第一个智能障碍。如果近记忆丧失不是最早观察到的症状之一，则诊断AD可疑。在排除了遗忘的其他原因，并在心理学测验中智商与记忆商相差大时（即在智能下降前记忆功能已明显下降）支持AD的临床诊断。有时找词困难和命名障碍可在记忆变化之前发生。记忆缺陷的神经心理学研究表明：这些患者在输入信息上有困难，信息从短时记忆中很快消失，信息的储存和远记忆也受到损害。提示对回忆无帮助。

记忆障碍为AD的初发症状，既有遗忘记忆新知识的缺陷，与皮质功能有关；又有健忘远记忆缺陷，回忆过去已记住过的信息的能力，与皮质下功能障碍有关。即：首先是近记忆力受损，随之远记忆力也受损，最终远近记忆力均有障碍，使日常生活受到影响。患者还可有虚构现象，这与他学习记忆能力有障碍有关，并与患者不能监视自己的回答或不能纠正自己的错误有关。

2）认知障碍：认知功能是指患者熟练运用知识的能力，包括语言和非语言技能，记住新知识的能力和从丰富的知识库中追忆知识的能力，如计算能力，解释谚语（抽象概括）能力，判断事物之间的相似性与差别（分析和运用知识的能力）等。熟练使用知识的能力明显丧失对诊断痴呆有决定意义。非言语的认知机能比言语障碍的衰退急速、早期。认知障碍在AD的早期就出现，失算、判断力差，概括能力丧失、注意力分散、左右失认和集中力差可早期开始，随病情发展愈明显。主动性、解决问题能力、个人之间交往技能、逻辑和推理都进行性受损，智能缺陷合并认知损害，最后较高智能完全丧失。

3）失语：语言改变是皮质功能障碍的敏感指标，而语言障碍的特殊模式有助于诊断本病。失语是AD的常见特征性症状，在其他原因的痴呆中不常见，应作为诊断依据之一。在自发语言中，首先表现的明显异常是找词困难和冗赘、空洞的口语，列名受损，命名不能，渐至错语症明显，词义错语首先发生，失语于病的晚期出现。口语理解进行性受损，复述功能相对保留直到晚期才受损。AD的自发语言与Wernicke失语或经皮质感觉性失语、流利性错语非常相似。口语量减少，不发生Broca失语或经皮质运动性失语的非流利型无文法口语。语言的句法和发音相对地保留至晚期，而语义方面则进行性损害。随着痴呆的发展，语言的社交和实用内容也逐渐受损。患者交谈能力受损害后，对方常不能从其谈话中理解其连贯的思路。阅读理解受损，但读出声音（朗读）可相对保留，直到病程很晚期才受累。失语性失写和书法退步与自发谈话障碍同时发生。至病程的中期和晚期，可有各种明显的重复说话障碍，如模仿语言（echolalia）为患者重复检查者对其说的词和词组；重语症（palilalia）为患者重复自己说的词和词组；词尾重复症（logoclonia）为患者重复词的最后一部分。这些在语言进一步恶化时均可出现。至病程晚期，声音减低到发出的重复声音听起来不像语言，最终可发生完全缄默。AD患者的语言障碍特点及语言变化模式证明，语言丧失不是全脑性退化，并且不是所有语言功能同时受损。整个过程中，语言的实质性和实用性部分进行性损害，而句法性和语言性成分相对不受损。进行性变化按预期次序发生，患者的语言特征依赖于疾病阶段而不同，也分为三个阶段（表14-2）。

表 14-2 AD 口头语言的进行性变化

阶段	语言障碍变化特点
Ⅰ	空洞冗赘的自发语言;列名困难;轻度命名不能
Ⅱ	命名不能;错语症;理解障碍;WA 或 TSA 的流利性失语,难于从事交谈
Ⅲ	错语与字靶无关;重复语言、模仿语言、词尾重复症;构音障碍(不可理解的声音);最后缄默(哑口无言)

4）视空间技能障碍、失认及失用:在 AD 早期视空间技能即受损,比其他痴呆的视空间障碍严重。如不能临摹图形,不能做结构性作业、连线测验和摆积木、拼图等。检查 AD 患者的失认和失用是很困难的,困难在于与患者由于失语、视空间障碍和遗忘所造成的无能的区别上。但尽管如此,失认和失用仍是 AD 病的特征。有近 1/3 的患者有视觉失认、面貌失认、体像障碍、视空间失认、地理失定向等。患者容易在熟悉的环境中迷路,如在家邻近的地区中外出而找不到归宅的路,或在家中找不到自己的居室,在医院的病房中去厕所后找不到自己的床位等,均因环境定向障碍所引起,并随病情进展而加重。AD 患者可出现多种失用:结构失用、穿衣失用、意念运动性失用、意念性失用、步行失用、失用性失写等。

（3）AD 的伴随症状:AD 的特征性功能障碍有两类,其一为认知功能损害,表现为记忆、语言、视空间技能、失认、失用等,为 AD 的核心症状;其二为精神病性症状,包括幻觉、妄想、心境障碍、行为障碍及社会功能障碍,为 AD 的伴随症状。除对 AD 的认知功能障碍进行研究外,探讨 AD 伴发的思维、心境、行为障碍已越来越引起重视。幻觉、妄想、睡眠、情绪、行为、人格障碍等是痴呆临床症状的组成部分,又常常是求治的目的,在诊断痴呆时不应忽视。

1）妄想:痴呆患者由于容易忘记物品的放置位置,因此认为物品被窃;有些患者由于失认而认为自己的家不属于自己,常要求回家,或认为自己的配偶或亲人系别人装扮;少数患者认为配偶不忠。痴呆患者的妄想往往不系统,结构不严密,时有时无。

2）幻觉:各种幻觉都可出现,但以幻视多见。常见的幻视是看见偷窃者或入侵者,看见死去的亲人等。偶尔,在没有幻视的情况下可听到偷窃者或死去的亲人说话,也可有其他言语性幻听。

3）情感障碍:大约 1/3 的痴呆患者伴有抑郁。尽管痴呆患者抑郁症状比较常见,但真正符合抑郁发作标准的患者很少,尤其是中重度痴呆患者。轻度痴呆时,焦虑比较常见,患者可能担心自己的工作能力和生活能力,还可能担心自己的钱财、生命等。痴呆较重时,情感平淡或淡漠日趋明显。

4）攻击行为:包括语言攻击和身体攻击两类。痴呆患者最常见的攻击行为是抗拒为其料理生活,如洗澡、穿衣等。常见的躯体攻击行为有咬、抓、踢等。虽然痴呆患者可出现多种攻击行为,但造成严重伤害的事件极少见。

5）活动异常:痴呆患者因认知功能下降,可出现多种无目的的或重复的活动,如反复搬移物品,反复收拾衣物,将贵重物品收藏在不恰当的地方。不少患者出现“徘徊症”(wandering),表现为整天不停漫步,或跟随照料人员,或晚间不恰当地要求外出等。有些患者表现活动减少、呆坐。

6）饮食障碍:主要表现为饮食减少、体重减轻。约一半的住院痴呆患者有营养不良。也有一些患者饮食不知饱足,饮食过多,导致体重增加。还有极少数患者出现嗜异食,吃一些常人不吃的东西。

7）生物节律改变：正常老年人睡眠时间有减少，慢波睡眠减少和白天疲劳。在痴呆患者身上，这些变化特别明显，表现为晚上觉醒次数增加。随着痴呆的进展，快眼动睡眠减少，白天睡眠增加，最后睡眠节律完全打乱。患者的行为异常在傍晚时更明显，称为日落综合征（sundown syndrome）。

8）性功能障碍：男性患者常有性功能减退。偶尔，患者可有不适当的性行为和性攻击行为。

（4）AD 的早期识别：如果注意到早期征兆，即可早期识别阿尔茨海默病。

1）记忆力下降：早期记忆轻度下降，刚刚发生的事或说过的话"扭头就忘"、过去的事情可以回忆起来。

2）定向障碍：多在记忆力下降的基础上发生，如不知今天是几号、星期几，出门后找不到自己的家（迷路）。

3）语言障碍：找词和命名困难，不能讲完整的句子，对语言的理解、书写和复述也有障碍，说话重复，反复、多次地讲同一件事或询问同一个问题。

4）不能执行做一些简单的动作，如梳头、穿衣等，完成日常家务变得困难。

5）精神和行为变化：患者可出现幻觉、妄想、易激惹、攻击行为（语言和行动）、焦虑、抑郁、病态搜集无价值物件等。

6）抽象思维困难：判断能力受损，过高估计自己的能力和地位，或过低估计某些活动的危险，算账、理财困难。

7）人格改变：脾气、个性的显著改变，固执、自私，不讲卫生，不修边幅，以及对陌生人不适当的过度亲密等。

（杨文明　张荣信）

第十五章　阿尔茨海默病主要检查量表

1. 神经心理量表检测概述

根据国际 ICD-10、DSM-Ⅳ及 NINCDS-ADRDA 中的 AD 诊断标准,出现记忆力及其他一项以上认知障碍,已影响生活、工作及社交能力,在意识清醒状态下,排除其他疾病导致认知障碍,即可诊断为 AD。目前尚无客观生物标志及影像学方法明确 AD 诊断,临床上主要依靠各种心理量表判断认知功能的下降,AD 以认知障碍、生活能力下降及精神行为异常为三大临床症状,量表检测主要围绕这三个方面进行。神经心理量表检测是痴呆筛查、诊断及量化评定其严重程度的得力工具,可识别早期痴呆症状,甚至在影像结构变化之前,就可以通过测试发现认知功能减退,有助于检测痴呆的附加症状,如情感障碍、人格障碍和行为障碍等(如幻觉、妄想、睡眠障碍、焦虑、抑郁等),还可以鉴别血管性痴呆、排除老年抑郁性假性痴呆。量表的规范化和量化等优点,能提供较为客观的依据,有利于诊断的统一、病程转归评估、疗效判定及多中心协作,为临床诊断提供了可靠、正确及标准的方法。但是没有也不可能有敏感性和特异性均达 100% 的量表,量表往往只能检测认知的某一方面或某几方面,不能反映智能的全貌,故对认知功能水平的综合评估能力受到限制,至今任何痴呆量表都不能全面满足痴呆诊断的要求。我们需根据临床研究的不同目的来选择不同的量表,或多个量表配合使用。诊断时量表选择不同,量表内容(版本、汉语化)不同,量表分界值不同和操作不同均可导致临床痴呆诊断的分歧,量表的统一、规范化使用直接影响 AD 诊断的准确性。因此,掌握量表的特性及操作是诊断痴呆的基础。下面按照测试量表的功能和使用目的将量表分类 (表 15-1)。

神经心理测验的操作要点:①主试人员须经过培训;②面对受试者,主试人员应态度应当和蔼、语气温和,以消除受试者的不合作情绪,使其配合完成测试。检测环境应安静、通风、舒适、光线良好。室内一般只有主试者和受试者两人,即使在床边也要注意避免旁人及家属的干扰;③严格按照各套量表的手册执行检测,使用统一的指导语,有时间限制的要严格执行,有规定可以给予一定范围内帮助的应按规定提供。同时,主试者使用的语言应能让受试者充分理解。要避免超过指导语和规定内容的暗示,也不要敷衍了事,减少应该告知受试者的信息;④注意向受试者直接询问,不要让其他人干扰检查,老人易灰心或放弃,应注意鼓励。

2. 轻度认知障碍筛查 (MCI)

蒙特利尔认知评估量表:

1) 量表概述:蒙特利尔认知评估量表 (Montreal cognitive assessment,MoCA) 是 Nasreddine 教授 2004 年编制的,用于针对轻度认知功能障碍 (mild cognitive impairment,MCI) 进行快速筛查的评定工具。所评定的认知领域包括注意力、执行功能、记忆力、语言功能、视结构技能、抽象思维、计算和定向力。完成 MoCA 量表检查约需时 10min。量表总分 30 分,英文原版的测试结果显示正常值为≥26 分。目前尚无中文常模及信度、效度分析 (表 15-2)。

表 15-1　常用神经心理测验量表分类

临床用途	常用量表
轻度认知障碍筛查（MCI）	蒙特利尔认知评估量表（MoCA）
认知障碍筛查	简易精神状态量表（MMSE 量表）
	认知能力筛查量表（CASI）
	长谷川痴呆量表（HDS）
	画钟测验（CDT）
	简易智力检测量表（AMTS）
认知功能的评估	
轻中度认知障碍	阿尔茨海默病评定量表——认知（ADAS-Cog）
重度认知障碍	严重损害量表（SIB）
认知功能亚项	
记忆力检测	韦氏记忆
	临床记忆
注意力检测	数字跨度
	连线测试
执行功能检测	画钟测验（CDT）
日常生活能力的评估	日常生活能力量表（ADL）
	日常生活能力问卷（ADCS-ADL）
	社会活动功能量表（FAQ）
	痴呆残疾评估表（DAD）
	进行性病情恶化评分（PDS）
	阿尔茨海默病功能评定和变化量表(ADFACS)
	痴呆日常生活能力衰退检查（IDDD）
精神行为症状的评估	神经精神科问卷（NPI）
	痴呆行为评定量表（Behavior AD）
总体功能的评估	临床总体印象-变化量表（CGIC）
	Gottfries-Brane-Steen 量表（GBS）
痴呆分级	临床痴呆评定（CDR）
	总体衰退量表（GDS）
	功能评定分期（FAST）
鉴别与排除诊断	Hachinski 缺血量表（HIS）
	汉密尔顿抑郁量表（HAMD）

表 15-2　蒙特利尔认知评估量表

蒙特利尔认知评估量表(MOCA)　姓名:
教育年限:________　年龄:________
性别:________　日期:________

视空间/执行功能	复制立方体	画钟(11 点 10 分)(3 分)	得分
戊 End　甲　5　乙　2　1 Begin　丁　4　3　丙 [ ]	[ ]	[ ] 轮廓　[ ] 数字　[ ] 指针	___/5

命名			
[ ]	[ ]	[ ]	___/3

记忆	阅读名词清单,必须重复阅读。读 2 次,在 5 分钟后回忆一次		脸面	天鹅绒	教堂	雏菊	红色	没有分数
		第 1 次						
		第 2 次						

注意力	现在我阅读一组数字(1 个/秒)	顺背　[ ]2　1　8　5　4 倒背　[ ]7　4　2	___/2

现在我阅读一组字母,每当读到 A 时请用手敲打一下。错 2 个或更多得 0 分。 [ ]F B A C M N A A J K L B A F A K D E A A A J A M O F A A B	___/1
现在请您从 100 减去 7,然后从所得　[ ]93　[ ]86　[ ]79　[ ]72　[ ]65 的数目再减去 7,共计算五次。连减:4 或 5 个正确得 3 分,2 或 3 个正确得 2 分,1 个正确得 1 分,0 个正确得 0 分。	___/3

语言	现在我说一句话,请清楚地重复一遍,这句话是: "我只知道今天李明是帮过忙的人"。　[ ] "当狗在房间里的时候,猫总是藏在沙发下"。[ ]	___/2

流畅性/固定开头词语"请您尽量多地说出以'发'字开头的词语或俗语,如'发财',我给您 1 分钟时间,您说得越多越好,越快越好,尽量不要复复。"	[ ]___ (N≥11 个词)	___/1

抽象能力	请说出它们的相似性。例如:香蕉——橘子[ ]　火车——自行车[ ]　手表——尺	___/2

		面孔	天鹅绒	教堂	雏菊	红色		
	没有提示	[ ]	[ ]	[ ]	[ ]	[ ]	只在没有提示的情况下给分	___/5
选项	类别提示							
	多选提示							

定向力	[ ]星期　[ ]月份　[ ]年　[ ]日　[ ]地方　[ ]城市	___/6

正常≥26/30	总分　___/30 教育年限≤12 年加 1 分

2）蒙特利尔认知评估使用与评分指导语和评分方法：蒙特利尔认知评估（MoCA）是一个用来对轻度认知功能异常进行快速筛查的评定工具。它评定了许多不同的认知领域，包括注意与集中、执行功能、记忆、语言、视结构技能、抽象思维、计算和定向力。完成 MoCA 检查大约需要 10min。本量表总分 30 分，英文原版的测试结果显示正常值为≥26 分。

交替连线测验

指导语："我们有时会用'123……'或者汉语的'甲乙丙……'来表示顺序。请您按照从数字到汉字并逐渐升高的顺序画一条连线。从这里开始[指向数字(1)]，从 1 连向甲，再连向 2，并一直连下去，到这里结束[指向汉字(戊)]"。

评分：当患者完全按照"1-甲-2-乙-3-丙-4-丁-5-戊"的顺序进行连线且没有任何交叉线时给 1 分。当患者出现任何错误而没有立刻自我纠正时，给 0 分。

视空间技能(立方体)

指导语(检查者指着立方体)："请您照着这幅图在下面的空白处再画一遍，并尽可能精确"。评分：完全符合下列标准时，给 1 分：

①图形为三维结构。

②所有的线都存在。

③无多余的线。

④相对的边基本平行，长度基本一致(长方体或棱柱体也算正确）。上述标准中，只要违反其中任何一条，即为 0 分。

视空间技能(钟表)

指导语："请您在此处画一个钟表，填上所有的数字并指示出 11 点 10 分"。

评分：符合下列三个标准时，分别给 1 分：

①轮廓(1 分)：表面必须是个圆，允许有轻微的缺陷(如圆没有闭合)。

②数字(1 分)：所有的数字必须完整且无多余的数字；数字顺序必须正确且在所属的象限内；可以是罗马数字；数字可以放在圆圈之外。

③指针(1 分)：必须有两个指针且一起指向正确的时间；时针必须明显短于分针；指针的中心交点必须在表内且接近于钟表的中心。

上述各项目的标准中，如果违反其中任何一条，则该项目不给分。

命名

指导语：自左向右指着图片问患者："请您告诉我这个动物的名字"。

评分：每答对一个给 1 分。正确回答是：①狮子；②犀牛；③骆驼或单峰骆驼。

记忆

指导语：检查者以每秒钟 1 个词的速度读出 5 个词，并向患者说明："这是一个记忆力测验。在下面的时间里我会给您读几个词，您要注意听，一定要记住。当我读完后，把您记住的词告诉我。回答时想到哪个就说哪个，不必按照我读的顺序"。把患者回答正确的词在第一试的空栏中标出。当患者回答出所有的词，或者再也回忆不起来时，把这 5 个词再读一遍，并向患者说明："我把这些词再读一遍，努力去记并把您记住的词告诉我，包括您在第一次已经说过的词"。把患者回答正确的词在第二试的空栏中标出。

第二试结束后，告诉患者一会儿还要让他回忆这些词："在检查结束后，我会让您把这些词再回忆一次"。

评分：这两次回忆不记分。

注意

数字顺背广度:指导语:"下面我说一些数字,您仔细听,当我说完时您就跟着照样背出来"。按照每秒钟 1 个数字的速度读出这 5 个数字。

数字倒背广度:指导语:"下面我再说一些数字,您仔细听,但是当我说完时您必须按照原数倒着背出来"。按照每秒钟 1 个数字的速度读出这 5 个数字。

评分:复述准确,每一个数列分别给 1 分(注:倒背的正确回答是 2-4-7)。

警觉性:指导语:检查者以每秒钟 1 个的速度读出数字串,并向患者说明:"现在我朗读一组字母,每当我读到 A 时请用手敲打一下。其他的字母不要敲打"。测试员以 1 个/秒的速度朗读字母序列。

评分:如果完全正确或只有一次错误则给 1 分,否则不给分(错误是指当读 A 的时候漏敲,或读其他字母时误敲)。

连续减 7:指导语:"现在请您做一道计算题,从 100 中减去一个 7,而后从得数中再减去一个 7,一直往下减,直到我让您停下为止"。如果需要,可以再向患者讲一遍。

评分:本条目总分 3 分。全部错误记 0 分,1 个正确给 1 分,2 ~ 3 个正确给 2 分,4 ~ 5 个正确给 3 分。从 100 开始计算正确的减数,每一个减数都单独评定,也就是说,如果患者减错了一次,而从这一个减数开始后续的减 7 都正确,则后续的正确减数要给分。例如,如果患者的回答是 93-85-78-71-64,85 是错误的,而其他的结果都正确,因此给 3 分。

句子复述

指导语:"现在我要对您说一句话,我说完后请您把我说的话尽可能原原本本的重复出来(暂停一会儿):我只知道今天张亮是来帮过忙的人"。患者回答完毕后,"现在我再说另一句话,我说完后请您也把它尽可能原原本本的重复出来(暂停一会儿):狗在房间的时候,猫总是躲在沙发下面"。

评分:复述正确,每句话分别给 1 分。复述必须准确。注意复述时出现的省略(如省略了"只","总是")以及替换/增加(如"我只知道今天张亮……"说成"我只知道张亮今天……";或"房间"说成"房子"等)

词语流畅性

指导语:"请您尽量多地说出以'发'字开头的词语或俗语,如'发财'。时间是 1min,您说得越多越好,越快越好,尽量不要重复。"

评分:在 1min 内说出 11 个或者更多的词语则记 1 分。同时在空白处记下患者的回答内容。

抽象

让患者解释每一对词语在什么方面相类似,或者说他们有什么共性。指导语从例词开始。

指导语:"请您说说橘子和香蕉在什么方面相类似?"。如果患者回答的是一种具体特征(如都有皮,或都能吃等),那么只能再提示一次:"请再换一种说法,他们在什么方面相类似?"如果患者仍未给出准确回答(水果),则说:"您说的没错,也可以说他们都是水果。"但不要给出其他任何解释或说明。

在练习结束后,说:"您再说说火车和自行车在什么方面相类似?"当患者回答完毕后,再进行下一组词:"您再说说手表和尺子在什么方面相类似?"不要给出其他任何说明或启发。

评分:只对后两组词的回答进行评分。回答正确,每组词分别给 1 分。只有下列的回答被视为正确:

火车和自行车:运输工具;交通工具;旅行用的。

手表和尺子：测量仪器；测量用的。

下列回答不能给分：

火车和自行车：都有轮子。

手表和尺子：都有数字。

延迟回忆

指导语："刚才我给您读了几个词让您记住，请您再尽量回忆一下，告诉我这些词都有什么？"对未经提示而回忆正确的词，在下面的空栏中打钩（√）做标记。

评分：在未经提示下自由回忆正确的词，每词给 1 分。可选项目：

在延迟自由回忆之后，对于未能回忆起来的词，通过语义分类线索鼓励患者尽可能地回忆。经分类提示或多选提示回忆正确者，在相应的空栏中打钩（√）作标记。先进行分类提示，如果仍不能回忆起来，再进行多选提示。例如，"下列词语中哪一个是刚才记过的：鼻子、面孔、手掌？"

各词的分类提示和（或）多选提示如下：

	分类提示	多选提示
面孔：	身体的一部分	鼻子、面孔、手掌
天鹅绒：	一种纺织品	棉布、的确良、天鹅绒
教堂：	一座建筑	教堂、学校、医院
菊花：	一种花	玫瑰、菊花、牡丹
红色：	一种颜色	红色、蓝色、绿色

评分：线索回忆不记分。线索回忆只用于临床目的，为检查者分析患者的记忆障碍类型提供进一步的信息。对于提取障碍导致的记忆缺陷，线索可提高回忆成绩；如果是编码障碍，则线索无助于提高回忆成绩。

定向

指导语："告诉我今天是什么日期"。如果患者回答不完整，则可以分别提示患者："告诉我现在是哪年、哪月、今天确切日期、星期几"。然后再问："告诉我这是什么地方，它在哪个城市？"

评分：每正确回答一项给 1 分。患者必须回答精确的日期和地点（医院、诊所、办公室的名称）。日期上多一天或少一天都算错误，不给分。

总分：把右侧栏目中各项得分相加即为总分，满分 30 分。量表设计者的英文原版应用结果表明，如果受教育年限≤12 年则加 1 分，最高分为 30 分。≥26 分属于正常。

3. 认知障碍筛查量表

（1）简易智能精神状态量表

1）量表概述：简易智能精神状态量表（mini-mental state examination，MMSE）是 1975 年 Folstein 编制的，1991 年 Molloy 等发表了标准的简易精神状态量表版本（sMMSE），规范了指导用语，便于多中心研究。由于文化背景的关系，我国仍采用 Folstein 的中文修订版。该表是目前运用最广泛的认知筛查量表，它包括对定向能力（10 分）、即刻回忆（3 分）、注意力和计算能力（5 分）、延迟回忆（3 分）、语言功能（8 分）（命名、复述、阅读、书写、理解）、视空间觉（1 分）的评估。量表总分 30 分，得分越高表示认知功能越好。Folstein 设计时以 MMSE <25 分为可疑痴呆。而目前国际及我国研究显示：MMSE≥27 分为正常，21～26 分为轻度痴呆，10～20 分为中度痴呆，<10 分为重度痴呆（表 15-3）。

表 15-3 简易智能精神状态检查量表(MMSE)

姓名________ 性别_____ 年龄_____ 文化程度_______ 评定日期_________
发病日期_______ 初步诊断_______ 评定者(签名)_______

项目		积分					
定向力 (10 分)	1. 今年是哪一年					1	0
	现在是什么季节?					1	0
	现在是几月份?					1	0
	今天是几号?					1	0
	今天是星期几?					1	0
	2. 你住在那个省?					1	0
	你住在那个县(区)?					1	0
	你住在那个乡(街道)?					1	0
	咱们现在在那个医院?					1	0
	咱们现在在第几层楼?					1	0
记忆力 (3 分)	3. 告诉你三种东西,我说完后,请你重复一遍并记住,待会还会问你(各 1 分,共 3 分)			3	2	1	0
注意力和计算力 (5 分)	4. 100-7=? 连续减 5 次(93、86、79、72、65。各 1 分,共 5 分。若错了,但下一个答案正确,只记一次错误)	5	4	3	2	1	0
回忆能力 (3 分)	5. 现在请你说出我刚才告诉你让你记住的那些东西?			3	2	1	0
语言能力 (9 分)	6. 命名能力						
	出示手表,问这个是什么东西					1	0
	出示钢笔,问这个是什么东西					1	0
	7. 复述能力 我现在说一句话,请跟我清楚的重复一遍(四十四只石狮子)!					1	0
	8. 阅读能力 (闭上你的眼睛)请你念念这句话,并按上面意思去做!					1	0
	9. 三步命令 我给您一张纸请您按我说的去做,现在开始:"用右手拿着这张纸,用两只手将它对折起来,放在您的左腿上。"(每个动作 1 分,共 3 分)			3	2	1	0
	10. 书写能力要求受试者自己写一句完整的句子					1	0
	11. 结构能力 (出示图案)请你照上面图案画下来!					1	0

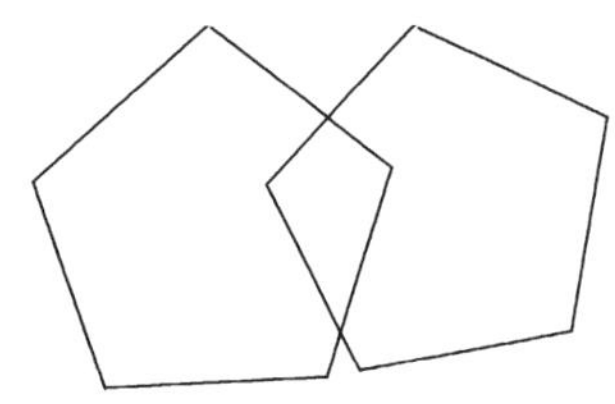

MMSE 的分析指标为总分,不能把单项分值视为相应的认知功能表现,也不能仅依据低于 MMSE 总分的划界分做出痴呆诊断,必须结合其他多种测试工具以及神经影像学表现和生化表现等。

MMSE 检查没有时间限制,对患者感到困难的项目,避免给予过多的压力,对受试者的成功要进行表扬,建立亲善的关系,使患者感到舒适。本量表的优点在于操作简便,整个检查耗时 5 ~ 10min,特别适用于老年人群,可作为大样本流行病学调查的筛查工具。它在评估中重度认知损害时假阴性率极低;另外,MMSE 的低分及其下降速度可以作为痴呆预后的预测因素,5 年随访研究表明正常衰老时 MMSE 减少约 0. 25 分/年,病理衰老约 4 分/年。

MMSE 缺点是易受教育程度的影响,文化程度较高的老年人可能有假阴性,文化程度低的可能假阳性。此外,量表的语言功能主要测查左半球病变所致的认知功能缺陷,对右半球和额叶病变引起的认知功能障碍不够敏感,不能用于不同病因的鉴别诊断,作为认知减退的随访工具也不够敏感。

简易智能状态检查(mini-mental state examination,MMSE)的最高总分是 30 分,总分低于 26 分提示患者可能存在认知功能障碍。一般来说,20 ~ 26 分为轻度,10 ~ 20 分为中度,<10 分为重度。

2)量表使用的指导语与评分方法:我现在要问您一些问题,来检查您的注意力和记忆力,大多数问题很容易。

Ⅰ. 定向力(最高分:10 分)

首先询问日期,之后再针对性的询问其他部分,如“您能告诉我现在是什么季节”,每答对一题得 1 分。

请依次提问,“您能告诉我你住在什么省市吗”(区县、街道、什么地方、第几层楼)每答对一题得 1 分。

Ⅱ. 记忆力(最高分:3 分)

告诉被测试者您将问几个问题来检查他/她的记忆力,然后清楚、缓慢地说出 3 个相互无关地东西的名称(如皮球、国旗、树木、大约 1s 说一个)。说完所有的 3 个名称之后,要求被测试者重复它们,被测试者的得分取决于他们首次重复的答案(答对 1 个得 1 分,最多得 3 分)。如果他们没能完全记住,你可以重复,但重复的次数不能超过 5 次,如果 5 次后他们仍未记住所有的 3 个名称,那么对于回忆能力的检查就没有意义了。(请跳过Ⅳ部分“回忆能力”检查)

Ⅲ. 注意力和计算力(最高分:5 分)

要求患者从 100 开始减 7,之后再减 7,一直减 5 次(即 93、86、79、72、65),每答对 1 个得 1 分,如果前次错了,但下一个答案是对的,也得 1 分。

Ⅳ. 回忆能力(最高分:3 分)

如果前次被测试者完全记住了 3 个名称。现在就让他们再重复一遍,每正确重复 1 个得 1 分,最高 3 分。

Ⅴ. 语言能力(最高分:9 分)

命名能力(0 ~ 2 分):拿出手表卡片给测试者看,要求他们说出这是什么之后拿出铅笔问他们同样的问题。

复述能力(0 ~ 1 分):要求被测试者注意你说的话并重复一次,注意只允许重复一次,这句话话是“四十四只石狮子”,只有正确,咬字清楚的才记 1 分。

三步命令(0 ~ 3 分):给被测试者一张空白的平纸,要求对方按你的命令去做,注意不要重复或示范。只有他们按正确顺序做的动作才算正确。每个正确动作计 1 分。

阅读能力(0 ~ 1 分):拿出一张“闭上您的眼睛”卡片给被测试者看,要求被测试者读它并按要求去做。只有他们确实闭上眼睛才能得分。

书写能力(0 ~ 1 分):给被测试者一张白纸,让他们自发的写出一句完整的句子,句子必须有主语、动词,并有意义,注意你不能给予任何提示,语法和标点的错误可以忽略。

结构能力(0 ~ 1 分):在一张白纸上画有交叉的两个五边形,要求被测试者照样准确地画出来。评分标准:五边形需画出 5 个清楚地角和 5 个边,同时,两个五边形交叉处形成菱形,线条的抖动和图形的旋转可以忽略。

3) 判定标准

认知功能障碍:最高得分为 30 分,分数在 27 ~ 30 分为正常,分数<27 为认知功能障碍。

痴呆划分标准:文盲≤17 分,小学程度≤20 分,中学程度(包括中专)≤22 分,大学程度(包括大专)≤23 分。

痴呆严重程度分级:轻度,MMSE≥21 分;中度,MMSE10 ~ 20 分;重度,MMSE≤9 分。

(2) 画钟实验

1) 量表概述:画钟实验(clock drawing test,CDT)常用于筛查视空间觉和视构造觉的功能障碍。是一种复杂的行为活动,除了空间构造技巧外,尚需很多知识功能参与,涉及记忆、注意、抽象思维、设计、布局安排、运用、数字、计算、时间和空间定向概念、运作的顺序等多种认知功能。操作更简单、省时,也更易被患者所接受。而 MMSE 中测验年、月、日和简单计算的粗浅内容,常为学识和社会地位较高的患者感到受侮辱而拒绝回答和合作。

2) 量表使用指导及评分方法:CDT 虽有多种评定方法,但以“0 ~ 4 分法”(0 ~ 4 point method)简单、敏感和易行,其痴呆确诊率可达 75%,因痴呆患者常不可能完整无缺地画一钟表盘面。

方法:要求患者画一表盘面,并把表示时间的数目字写在正确的位置,待患者画一圆并添完数字后,再命患者画上大小或分时针,把时间指到 7 点 11 分等。

记分:①画一封闭的圆 1 分;②数目字位置正确 1 分;③12 个数目字无遗漏 1 分;④分时针位置正确 1 分。

4 分为认知功能正常,3 ~ 0 分为轻、中和重度的认知功能障碍,其严重程度和 MMSE 计分一致性好,如 CDT 0 = MMSE 3 ~ 5,CDT 1 = MMSE 14,CDT 2 = MMSE 19 ~ 20,CDT 3 = MMSE 23 ~ 24,CDT 4 = MMSE 30。

(3) 认知功能筛查量表:美国加州大学李眉教授于 1987 年将 MMSE 增加题数和项目,修订为 3MS。认知功能筛查量表(CASI)(表 15-4)根据 3MS 的试用效果编制,包括定向、注意、心算、远时记忆、新近记忆、结构模仿、语言(命名、理解、书写)、类聚流畅性、概念判断等 9 个因子,共 20 题,费时 15 ~ 20 min,间隔 1 个月重测信度为 0.92。CASI 总分 100 分,得分可换算为 MMSE、HDS-R 的分数,有中、英、日、西(班牙)等不同语言版本,可用于不同文化背景的比较,已在美国、日本和我国香港、台湾、上海等地得到应用。作者将时间定向、类聚流畅性、即刻与短时听觉词语记忆组成 CASI 简式,其敏感性和特异性甚至高于 MMSE 和 HDS。

表 15-4　认知功能筛查量表

题目	分值	得分
1. 今天是星期几？	1	
2. 现在是哪个月？	1	
3. 今天是几号？	1	
4. 今天是哪一年？	1	
5. 这是什么地方？	1	
6. 请说出 872 这 3 个数字。	1	
7. 请倒过来说刚才这 3 个数字。	1	
8. 请说出 6371 这 4 个数字。	1	
9. 请听清 694 这 3 个数字，然后数 1 ~ 10，再重复说出 694。	1	
10. 请听清 8143 这 4 个数字，然后数 1 ~ 10，再重复说出 8143。	1	
11. 从星期日倒数到星期一。	1	
12. 9 加 3 等于几？	1	
13. 再加 6 等于几(在 9 加 3 的基础上)？	1	
14. 18 减 5 等于几？请记住这几个词，等一会我会问你：帽子、汽车、树、26。	1	
15. 快的反义词是慢，上的反义词是什么？	1	
16. 大的反义词是什么？硬的反义词是什么？	1	
17. 橘子和香蕉是水果类，红和蓝属于哪一类？	1	
18. 这是多少钱？角 分	1	
19. 我刚才让你记住的第一个词是什么？(帽子)	1	
20. 第二词呢？(汽车)	1	
21. 第三个词呢？(树)	1	
22. 第四个词呢？(26)	1	
23. 110 减 7 等于几？(103)	1	
24. 再减 7 等于几？(96)	1	
25. 再减 7 等于几？(89)	1	
26. 再减 7 等于几？(82)	1	
27. 再减 7 等于几？(75)	1	
28. 再减 7 等于几？(68)	1	
29. 再减 7 等于几？(61)	1	
30. 再减 7 等于几？(54)	1	

量表评分标准

注：答对 1 题给 1 分，共 30 分，≤20 分为异常。

(4) 长谷川痴呆量表：1974 年，日本学者长谷川和夫创制了老年痴呆检查量表(hasegawa dementia scale，HDS)，至今已和简易精神状况速检表(MMSE)等共同成为当今世界上使用最为广泛的老年痴呆初筛工具之一，它的主要用途是用于群体的老年人调查。

HDS 总计 11 项问题，其中包括定向力(2 题)、记忆功能(4 题)、常识(2 题)、计算(1 题)、物体铭记命名回忆(2 题)，在长谷川痴呆量表(表 15-5)的基础上，根据我国的实际情况,对以下几项问题做了修改;将询问侵华战争结束日期或关东大地震日期改为中华人民共和国成立日期;将日本国总理大臣改问我国现任总理。这个表设计了 11 项内容,简单易行,对痴呆的早期诊断很有帮助。该量表经我国学者修正后,已适合中国国情,故在我国应用比较多,可以说是目前国内应用最广泛的量表。长谷川痴呆量表(HDS)虽只 11 项,但包括了常识、识记、记忆、计算攻定向 5 个方向的测试,总分为 32.5,HDS>30.2 为正常,30.5 ~ 22 之间为亚正常,21.5 ~ 10.5 为可疑痴呆,10 ~ 0 为痴呆。在实践应用中发现,只有严重痴呆才会在 10 分以下;实践应用还发现,本表用于测试健康人的得分与受教育程度有关,即受教育程度越低得分越少。因此,用 HDS 评定是否痴呆,不同文化程度的标准应该有所区别,不要完全用上述得分标准轻易地确定诊断。

表 15-5 长谷川痴呆量表

询问内容		记分			
		错误		正确	
定向力	(1)今天是几月? 几日? 星期几?	0	1	2	3
	(2)你现在在什么地方?	0			2.5
	(3)你多大年纪?	0			2
记忆力	(4)你在这里住了多久?	0			2.5
	(5)你在什么地方出生?	0			2
	(6)新中国何时成立? (年、月、日)	0	1.5	2.5	3.5
日常知识	(7)1 年有多少天?	0			2.5
	(8)总理是谁? 主席是谁?	0		1.5	3
计算力	(9)100-7=? 再减 7=?	0		2	4
近记忆	(10)倒数数字,如 682→286,3529→9253	0		2	4
	(11)5 个物体任意拿走 1 个,问少了什么?	0	0.5	1.5	2.5 3.5
总分			32.5		

注:总分为 32.5,HDS>30.2 为正常,30.5 ~ 22 之间为亚正常,21.5 ~ 10.5 为可疑痴呆,10 ~ 0 为痴呆。

(5) 简易智力检测量表:简易智力检测量表(abbreviated mental test score,AMTS)(表 15-6),是 1974 年制定的 AD 筛查量表,针对受试者进行询问,全量表 10 个小题,共 10 分,低于 7 ~ 8 分时表示认知下降,测试约需时 3min。

向受试者逐一询问下表(表 15-6)问题,每回答对一题给 1 分。

表 15-6　简易智力检测量表

题目	分值	得分
1. 请您说出您的年龄	1	
2. 请您告诉我现在的时间(注意:±1h 均可给分)	1	
3. 我现在告诉您我们这的地址,请您跟我说一遍,并记住,过一会儿我还要问您	1	
4. 请您告诉我今年是哪一年	1	
5. 请您告诉我我们单位的名称(注意:不能提醒受试者这是医院,如果受试者回答是医院,可继续提问:是哪家医院)	1	
6. 请您告诉我我是做什么工作的(注意:回答是医生、大夫、或医院工作人员均可给分)	1	
7. 请您告诉我您的生日	1	
8. 请您告诉我我们国家的国庆节是哪一天	1	
9. 请您告诉我我们国家现在的主席	1	
10. 请您按顺序从 20 数到	1	
11. 请您告诉我我们这儿的地址,我刚才和您说过	1	

1）量表评分标准:每答对一题记 1 分,答错 0 分。其中,第 1 题在患者实际年龄±5 岁,均为正确。第 2 题,患者回答当时的具体时间或回答上午、下午、夜晚均为正确。第 4 题,回答的年份在实际年份±1 年,均为正确。第 10 题,患者必须由 20 倒数至 1 并完全正确,该题才能记 1 分。

2）量表评定结果判断:8 ~ 10 分提示认知能力正常,4 ~ 7 分提示认知能力一般,0 ~ 3 分提示认知能力差。

4. 认知功能评估量表

(1) 阿尔茨海默病评定量表:阿尔茨海默病评定量表(Alzheimer's disease assessment scale,ADAS)(表 15-7)是由 Rosen 等在 1984 年编制完成,主要适用于轻中度痴呆患者检查,不适用于重度痴呆的评定,也不适用于痴呆病因的鉴别诊断。该量表是一个对老年性痴呆患者常见症状的全面评估工具,既可协助早期诊断,又可评价疾病的进展,分为认知和非认知两方面。认知行为量表包括定向、语言、结构、观念的运用、词语即刻回忆与词语再认,共 12 题,费时 15 ~ 30min,评定 AD 的认知缺陷,评分范围为 0(无错误或无损害)至 75 分(严重损害)。非认知量表包括恐惧、抑郁、分心、不合作、妄想、幻觉、步态、运动增加、震颤、食欲改变等 10 项,每项 5 分,共 50 分,是针对 AD 神经精神症状的量表。对 AD 患者,检测者之间信度为 0. 99,间隔 1 个月再测相关性 0. 92,健康老人组则分别为 0. 92 与 0. 65。此处介绍认知分量表(ADAS-cognition,ADAS-cog),包括 12 个项目,目前,ADAS 多用于纵向的追踪观察以及临床药物试验,特别是 ADAS-cog 作为药效评估工具已得到广泛使用。

表 15-7　阿尔茨海默病评定量表

<table>
<tr><th colspan="2">测评项目</th><th colspan="2">得分</th></tr>
<tr><td colspan="2">1. 单词回忆
2. 命名
3. 指令
4. 结构性练习
5. 意向性练习
6. 定向
7. 单词辨认
8. 回忆测验指令
9. 口语能力
10. 找词困难
11. 语言理解能力
12. 注意力
总分</td><td colspan="2"></td></tr>
<tr><td colspan="2">1. 单词回忆测验
现在我给您出示一些单词(速度 1 个/秒。如患者为文盲,请读给患者听),请您尽可能记住,念完后请您回忆这些单词,并告诉我您能记住的那些单词</td><td colspan="2">评分标准:
每次测试计数未能回忆出来的单词数,得分为三次测试中未能回忆单词数的平均数</td></tr>
</table>

<table>
<tr><th colspan="3">测试 1</th><th colspan="3">测试 2</th><th colspan="3">测试 3</th></tr>
<tr><th rowspan="2">单词</th><th colspan="2">是否能回忆</th><th rowspan="2">单词</th><th colspan="2">是否能回忆</th><th rowspan="2">单词</th><th colspan="2">是否能回忆</th></tr>
<tr><th>是</th><th>否</th><th>是</th><th>否</th><th>是</th><th>否</th></tr>
<tr><td>家庭</td><td>□</td><td>□</td><td>皮肤</td><td>□</td><td>□</td><td>铁路</td><td>□</td><td>□</td></tr>
<tr><td>硬币</td><td>□</td><td>□</td><td>儿童</td><td>□</td><td>□</td><td>儿童</td><td>□</td><td>□</td></tr>
<tr><td>铁路</td><td>□</td><td>□</td><td>家庭</td><td>□</td><td>□</td><td>硬币</td><td>□</td><td>□</td></tr>
<tr><td>儿童</td><td>□</td><td>□</td><td>军队</td><td>□</td><td>□</td><td>旗子</td><td>□</td><td>□</td></tr>
<tr><td>军队</td><td>□</td><td>□</td><td>硬币</td><td>□</td><td>□</td><td>皮肤</td><td>□</td><td>□</td></tr>
<tr><td>旗子</td><td>□</td><td>□</td><td>铁路</td><td>□</td><td>□</td><td>图书馆</td><td>□</td><td>□</td></tr>
<tr><td>皮肤</td><td>□</td><td>□</td><td>麦子</td><td>□</td><td>□</td><td>海洋</td><td>□</td><td>□</td></tr>
<tr><td>图书馆</td><td>□</td><td>□</td><td>旗子</td><td>□</td><td>□</td><td>麦子</td><td>□</td><td>□</td></tr>
<tr><td>麦子</td><td>□</td><td>□</td><td>图书馆</td><td>□</td><td>□</td><td>家庭</td><td>□</td><td>□</td></tr>
<tr><td>海洋</td><td>□</td><td>□</td><td>海洋</td><td>□</td><td>□</td><td>军队</td><td>□</td><td>□</td></tr>
<tr><td colspan="2">未能回忆单词数</td><td></td><td colspan="2">未能回忆单词数</td><td></td><td colspan="2">未能回忆单词数</td><td></td></tr>
</table>

<table>
<tr><td>2. 命名物体或手指
我给您看些物品及利用您的手指,请您说出它的名称</td><td>评分标准:
评分记回答不正确名称数
0 分= 0 ~ 2 件物品命名不正确
1 分= 3 ~ 5 件物品命名不正确
2 分= 6 ~ 8 件物品不正确
3 分= 9 ~ 11 件物品不正确
4 分= 12 ~ 14 件物品不正确
5 分= 15 ~ 17 件物品不正确</td></tr>
</table>

续表

物品	物品相关线索（提示语）	是否正确	物品名称	物品相关线索（提示语）	是否正确
花	生长在花园里的	□ 对　□ 错	剪刀	裁纸用的	□ 对　□ 错
椅子	用来坐的	□ 对　□ 错	梳子	用来整理头发的	□ 对　□ 错
哨子	吹气时能发出声音的	□ 对　□ 错	钱包	放钞票用的	□ 对　□ 错
铅笔	用来写字的	□ 对　□ 错	口琴	一种乐器	□ 对　□ 错
拨浪鼓	婴儿玩的	□ 对　□ 错	听诊器	医生用来查你的心脏的	□ 对　□ 错
面具	隐藏你的脸的东西	□ 对　□ 错	钳子	夹东西用的	□ 对　□ 错

拇指　□ 对　□ 错　　食指　□ 对　□ 错　　中指　□ 对　□ 错

无名指　□ 对　□ 错　　小指　□ 对　□ 错

3. 指令 下面请您做几个动作，请您按我的指令去做	评分标准： 评分记录不正确操作步骤数 0 分＝ 全部正确 1 分＝ 1 项指令错误，4 项指令正确 2 分＝ 2 项指令错误，3 项指令正确 3 分＝ 3 项指令错误，2 项指令正确 4 分＝ 4 项指令错误，1 项指令正确 5 分＝ 5 项指令均错误
握拳	□ 对　　□ 错
指指屋顶，然后指指地板	□ 对　　□ 错
将铅笔放在卡片上面，然后再拿回来	□ 对　　□ 错
将手表放在铅笔的另一边并且将卡片翻过来	□ 对　　□ 错
用一只手的两个手指拍每个肩膀两次，并且眨眨眼睛	□ 对　　□ 错
4. 结构性练习 这张纸上有个几个图（见下面 4 个图），请您试着在这页纸的其他地方再画一幅，尽可能画得一样	评分标准： 0 分＝ 4 幅图全部正确 1 分＝ 1 幅错误 2 分＝ 2 幅错误 3 分＝ 3 幅错误 4 分＝ 4 幅均错误 5 分＝ 未作图，或在图上描，或只有以部分图形，或用文字代替图形
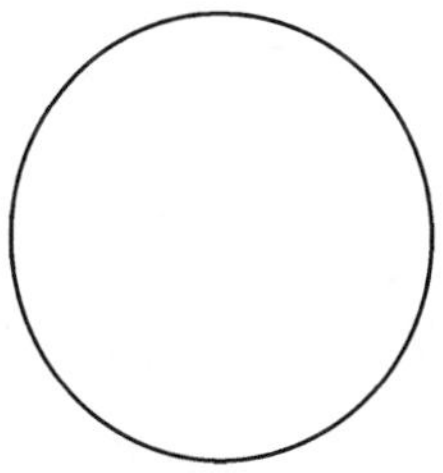	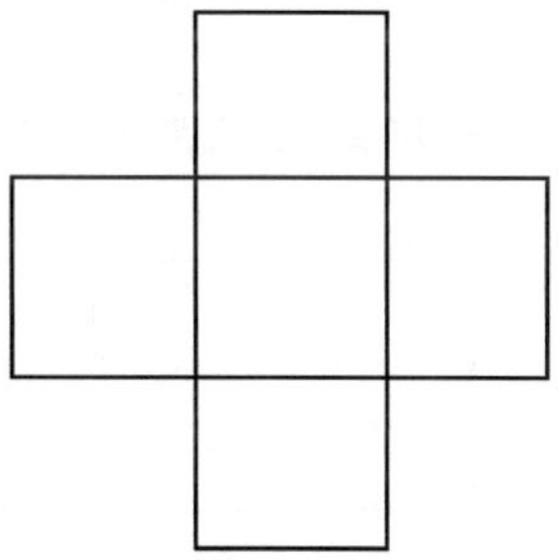

续表

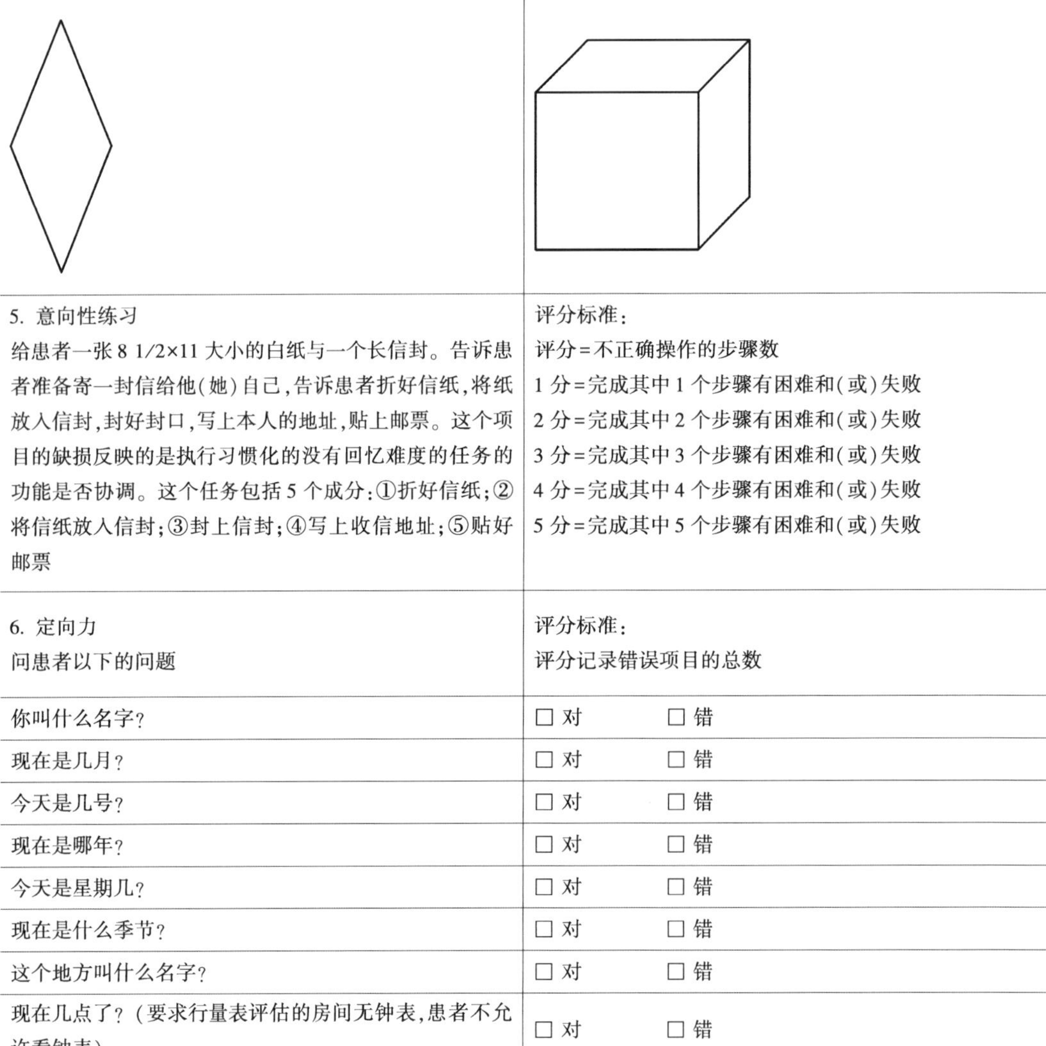

5. 意向性练习 给患者一张 8 1/2×11 大小的白纸与一个长信封。告诉患者准备寄一封信给他(她)自己,告诉患者折好信纸,将纸放入信封,封好封口,写上本人的地址,贴上邮票。这个项目的缺损反映的是执行习惯化的没有回忆难度的任务的功能是否协调。这个任务包括 5 个成分:①折好信纸;②将信纸放入信封;③封上信封;④写上收信地址;⑤贴好邮票	评分标准: 评分=不正确操作的步骤数 1 分=完成其中 1 个步骤有困难和(或)失败 2 分=完成其中 2 个步骤有困难和(或)失败 3 分=完成其中 3 个步骤有困难和(或)失败 4 分=完成其中 4 个步骤有困难和(或)失败 5 分=完成其中 5 个步骤有困难和(或)失败
6. 定向力 问患者以下的问题	评分标准: 评分记录错误项目的总数
你叫什么名字?	□ 对　　□ 错
现在是几月?	□ 对　　□ 错
今天是几号?	□ 对　　□ 错
现在是哪年?	□ 对　　□ 错
今天是星期几?	□ 对　　□ 错
现在是什么季节?	□ 对　　□ 错
这个地方叫什么名字?	□ 对　　□ 错
现在几点了?(要求行量表评估的房间无钟表,患者不允许看钟表)	□ 对　　□ 错
7. 单词辨认测试 (1) 现在我给您出示一些单词(即目标单词),请您念一遍这些单词并尽可能记住它们 (2) 现在我给您看另一套单词(第一试至第三试),其中一些是刚才给您看过的,一些是您没看过的,请您告诉我哪些是我刚才让您看过的,哪些不是	评分标准: 得分为三次测试回答错误的目标单词数的平均数 表中加粗且有阴影背景的单词为"目标单词"。患者回答正确,则在相应单词的"是"方框画×;回答错误,则在"否"方框画×。记录回答错误的目标单词数,即计数目标单词中选择"否"的个数

目标单词:天空 实质 救护车 事实 坟墓 机会 花束 趋势 香烟 资质 海报 树木

第一试			第二试			第三试		
词组	是否正确		词组	是否正确		词组	是否正确	
	是	否		是	否		是	否
天空	□	□	母亲	□	□	男孩	□	□
森林	□	□	香烟	□	□	天空	□	□
实质	□	□	公民权	□	□	思想	□	□
责任	□	□	快艇	□	□	城市	□	□

续表

第一试			第二试			第三试		
词组	是否正确		词组	是否正确		词组	是否正确	
	是	否		是	否		是	否
机器	□	□	趋势	□	□	坟墓	□	□
救护车	□	□	救护车	□	□	答案	□	□
事实	□	□	天空	□	□	花束	□	□
坟墓	□	□	事实	□	□	草地	□	□
优点	□	□	奇迹	□	□	香烟	□	□
足踝	□	□	海报	□	□	单位	□	□
背景	□	□	岩石	□	□	事实	□	□
机会	□	□	办法	□	□	树木	□	□
花束	□	□	机会	□	□	机会	□	□
爪子	□	□	困难	□	□	酒精	□	□
微笑	□	□	花束	□	□	趋势	□	□
趋势	□	□	资质	□	□	征服	□	□
香烟	□	□	实质	□	□	菠菜	□	□
竖琴	□	□	树木	□	□	救护车	□	□
事件	□	□	结果	□	□	等级	□	□
资质	□	□	骡子	□	□	海报	□	□
海报	□	□	自我	□	□	实质	□	□
爬行动物	□	□	手肘	□	□	资质	□	□
树木	□	□	坟墓	□	□	头盖骨	□	□
慎重	□	□	民主政治	□	□	讽刺	□	□
回答错误的目标单词数			回答错误的目标单词数			回答错误的目标单词数		

项目	评分标准
8. 回忆测验指令 评定受试者能记住辨认任务中的要求的能力。根据“7. 单词辨认测试”中受试者忘记指令的次数进行测评	评分标准: 0 分= 无 1 分= 很轻 2 分= 轻度 3 分= 中度;被试在 25%~50% 的时间内存在言语可理解性困难 4 分= 中重度,被试在 50% 以上的时间内存在言语可理解性困难 5 分= 重度,说一两个词即中断;或说话虽流利,但内容空洞;或缄默
9. 口头语言表达能力 针对测试过程受试者语言表现,总体评价语言理解能力,即:言语清晰性以及言语是否存在可理解性困难和表达受限	评分标准: 0 分= 无 1 分= 很轻,出现一两次,不具临床意义 2 分= 轻度,明显的赘述或用同义词替代 3 分= 中度,偶尔缺词,且无替代词 4 分= 中重度,频繁缺词,且无替代词 5 分= 重度,几乎完全缺乏有内容的单词;或言语听起来空洞;或说 1~2 个单词即中断

续表

10. 找词困难 针对测试过程受试者语言表现,评定受试者是否有找词困难。不包括手指和物体命名的评定	评分标准: 0 分= 无,理解正常 1 分= 很轻,有 1 次理解错误的情况 2 分= 轻度,有 3 ~5 次理解错误的情况 3 分= 中度,需要多次重复和改述 4 分= 中重度,仅偶尔正确回答,只回答是或否 5 分= 重度,患者极少对问题做出恰当反应,而且并非由语言贫乏所致
11. 语言理解能力 针对测试过程受试者语言表现,评定受试者评定言语理解能力	评分标准: 0 分= 无,理解正常 1 分= 很轻,有 1 次理解错误的情况 2 分= 轻度,有 3 ~5 次理解错误的情况 3 分= 中度,需要多次重复和改述 4 分= 中重度,仅偶尔正确回答,只回答是或否 5 分= 重度,患者极少对问题做出恰当反应,而且并非由语言贫乏所致
12. 注意力 针对测试过程受试者表现,评定有无注意力分散,如"被无关刺激分散注意力;由于思绪不畅或受试者沉湎于自己的思维中而需要再次告知正在进行的任务的情况等"	评分标准: 0 分= 无,理解正常 1 分= 很轻,有 1 次注意力不集中 2 分= 轻度,有 2 ~3 次有 1 次注意力不集中 3 分= 中度,有 4 ~5 次注意力不集中 4 分= 中重度,访谈过程中很多时候注意力不集中和/或经常注意力涣散 5 分= 重度,极其难以集中注意力和注意力极其容易转移;无法完成任务

1) 阿尔茨海默病评定量表使用与评分指导语和评分方法:先做词语回忆测验。接下去 10min 是开放式谈话以便观察受试者的言语表达与接受能力。然后,做余下的认知测验。

0 ~5 级的评分反映了功能失调严重程度。0 分意味着测验中没有缺损或没有异常行为,5 分意味着最严重的功能缺损或极高异常行为发生频率,1、2、3、4 分分别是极轻度、轻度、中度与中重度。对许多认知行为的评定得分与测验的表现相符。

认知行为部分

语言能力是通过晤谈与特异的测验来评定的。采用只需"是"与"否"来回答的问题评定受试最基本的理解能力。另外一些问题需要特定常识与保持良好的人际交流技术。

A. 单词回忆:每 2 秒让患者读一个有高度形象性的单词,共 10 个。读完后要求回忆并大声说出,阅读和回忆可反复 3 次,得分为 3 次回忆中没有回忆出的单词的平均数(最高分=10)。如果被试者不认识单词,施测者应读出该单词,并由被试者重复 1 遍。

B. 命名物体或手指:要求患者叫出他(她)的利手的 5 个手指的名称,命名随机呈现的 12 个真实物品,物品在日常生活中出现的频度是高、中、低三种。物品及其频度是:

高频度:花、玩具沙发、哨子、钢笔。

中频度:拨浪鼓、口罩、剪刀、梳子。

低频度:皮夹子、口琴、听诊器、钳子。

评分:0=0~2 个命名错误;1=3~5 个命名错误;2=6~8 个命名错误;3=9~11 个命名错误;4=12~14 个命名错误;5=15~17 个命名错误。

C. 指令:从完成 a)~e)步指令来评定患者的语言接受能力。

a) 握拳。

b) 手指天花板,而后指地面。

将钢笔、手表和卡片依次排在患者前面的桌子上。

c) 将钢笔放在卡片上面,而后放回去。

d) 将手表放到钢笔另一侧,而后反转卡片。

e) 用两手手指在自己的对侧肩膀上拍 2 下,同时一直闭着你的眼睛。

上述指令可全部重复一次。每个指令作为一个整体来评分。

评分:0=5 步都对;1=4 步做对;2=3 步做对;3=2 步做对;4=1 步做对;5=没有一步正确。

D. 结构性练习:模仿 4 个几何形状的能力,依次呈现以下形状:

a) 圆,直径约 20cm。

b) 两个交错的四边形,垂直的四边形是 20cm×25cm,水平的四边形是 10cm×35cm。

c) 菱形,每边长 20cm,锐角 50°,钝角 130°。

d) 立方体,每边长 20cm,呈现内部线条。

每幅图形位于一张 5 1/2×8 1/2 的白纸的上半部分,告诉患者:"你看清楚这些图形了吗?在这张纸上画出相似的图形。"允许尝试画两次。

a) 圆,一个封闭的曲线图。

b) 两个交错的四边形,每个四边形必须是四条边,两个必须相重叠,大小变化不计分。

c) 菱形(钻石形),必须是四条斜边,边长基本相等。

d) 立方体,呈三维立体结构,前面是正方形,画上内侧线条:前后、左右、上下两个面不平行超过 20°即为错误。

评分:0=4 个图形都正确;1=1 个图形错误;2=2 个图形错误;3=3 个图形错误;4=在原图上绕着描或叠加在原图上或 4 个图错误;5=没有画图;很潦草;画出各图的一部分;以词语代替画图。

E. 意向性练习:给患者一张 8 1/2×11 大小的白纸与一个长信封。告诉患者准备寄一封信给他(她)自己,告诉患者折好信纸,将纸放入信封,封好封口,写上本人的地址,贴上邮票。这个项目的缺损反映的是执行习惯化的没有回忆难度的任务的功能是否协调。这个任务包括 5 个成分:①折好信纸;②将信纸放入信封;③封上信封;④写上收信地址;⑤贴好邮票。

评分:1=完成其中 1 个步骤有困难和(或)失败;2=完成其中 2 个步骤有困难和(或)失败;3=完成其中 3 个步骤有困难和(或)失败;4=完成其中 4 个步骤有困难和(或)失败;5=完成其中 5 个步骤有困难和(或)失败。

F. 定向:定向项目包括日、月、年、星期几、季节、几点钟、地点及人物。错误 1 个扣 1 分(最高 8 分)。可接受答案包括:日期可相差±1 天;"现在是几点钟"项相差 1h 以内均算正确。对地址仅说出一部分、"现在是什么季节"项说出一周内就要来临的季节名称或流逝不到 2 周的上个季节名称亦为正确。

G. 单词辨认:让患者大声阅读 12 个高度形象性的单词,然后将这些单词随机混入 12

个没有看过的单词中，要求患者指出那个单词是刚才读过的，重复阅读与再认2次，得分是3次再认中错误数的平均数(最高=12分)。

H. 回忆测验：对测验指导语的回忆，评定患者记住再认测试的再认要求。在每一个再认试图中，要求患者先前呈现的头两个词，“你现在看到的这个单词是刚才看到过的还是没有看到过的?”假如患者回答恰当，那么，对指导语的回忆是准确的。测试第3个单词及其后的单词，测试者应该说：“这个呢?”假如患者未能回答，意味着指导语已遗忘。重复指导语，注意受试者必须提醒的次数。

评分：1=极轻，仅一次遗忘；2=轻度，必须提醒2次；3=中度，必须提醒3或4次；4=中重度，必须提醒5或6次；5=重度，必须提醒7次或7次以上。

I. 口语能力：这个项目是对语言质量的总体评分，如清晰度、受试者语言表达的难度。语量不在该项目评分；评分：1=极轻，偶尔有困难；2=轻度；3=中度，25%~50%的时间有困难；4=中重度，50%的时间有困难；5=重度，只能说出1、2个单词；说话流畅但内容空洞；缄默。

J. 找词困难：在自发言语中，患者寻找需要的词汇有困难，须通过迂回表达来克服，如给出解释性短语或接近满意的同义词，不包括手指与物品命名项目。

评分：1=极轻，1次或2次，没有临床意义；2=轻度，有值得注意的迂回表达或同义词替代；3=中度，有时出现失代偿性词语丧失；4=中重度，频繁出现失代偿性词语丧失；5=重度，几乎完全丧失表达内容的词汇；言语声音空洞，仅吐出1、2个单词。

K. 口语理解：该项目评定患者的言语理解能力，不包括患者对要求的反应。

评分：1=极轻，偶尔误会；2=轻度；3=中度；4=中重度；有时需要重复与另行措辞；5=重度；不是由于语言贫乏，患者很少恰当地回答问题。

L. 集中注意力/分心：评定患者对无关刺激和(或)由于缺乏训练在测验时需要重新领会指导语时表现出来的分心情况，也就是患者驾驭自己思路的能力。

评分：1=很轻，只有一次注意力不集中；2=轻度，注意力不集中或分心有2~3次；3=中度，谈话中有4~5次注意力不集中；4=中重度，整个晤谈过程大部分时间注意力不集中和(或)分心频繁出现；5=重度，集中注意力极端困难，不能完成测验。

2) AD评估量表中文修订版(ADAS-RC)(表15-8)。

表15-8 AD评估量表

	项目	评分
1	词语回忆：勾下每次回忆词语(以未回忆词语数记分，三次平均为该项目分) No1：血液、帐篷、棉花、火、大厅、试验室、植物、河流、蒸气、玩具 No2：试验室、大厅、蒸气、血液、棉花、帐篷、玩具、植物、河流、火 No3：血液、棉花、蒸气、帐篷、试验室、玩具、火、河流、大厅、植物	
2	手指命令：拇指、示指、中指、无名指、小指 物品命名：花、玩具沙发、哨子、钢笔、拨浪鼓、口罩、剪刀、梳子、皮夹、口琴、听诊器、钳子	
3	执行命令：①握拳；②手指天花板而后指地面；③将钢笔放在卡片上面，而后放回去；④将手表放到钢笔另一侧，而后反转卡片；⑤用两手手指再自己的对侧肩膀上拍2下，同时闭上你的眼睛	
4	结构。模仿圆、两个交错的四边形、菱形、立方体	

续表

	项 目	评 分
5	词语延迟记忆	
6	观念的运用:①折好信纸;②将信纸放入信封;③封上信封;④写上收信地址;⑤贴好邮票	
7	定向:日、月、年、星期几、季节、几点钟、地点、人物	
8	词语再认:(以未再认词语数记分) 阅读:天空、实质、救护车、事实、坟墓、机会、花束、趋势、香烟、资质、海报、树木 再认1:天空、实质、森林、责任、救护车、机器、优点、事实、坟墓、踝、背景、机会、爪子、花束、趋势、香烟、微笑、竖琴、资质、海报、树木、事件、爬行动物、慎重 再认2:天空、实质、母亲、救护车、事实、公民权、快艇、坟墓、机会、花束、奇迹、岩石、趋势、香烟、办法、困难、结果、资质、骤、自我、手肘、海报、民主政治、树木 再认3:男孩、天空、实质、救护车、思想、城市、事实、答案、坟墓、草地、机会、单位、花束、酒精、趋势、征服、菠菜、香烟、等级、头盖骨、讽刺、资质、海报、树木	
9	对测验指导语的回忆:评定患者记住再认测验的再认要求。	
10	语言表达能力:对语言质量的总体评分	
11	自发言语中的找词困难	
12	口语理解能力:评定病人的言语理解能力	
13	注意力集中/分散	
	认知总分	

3)阿尔茨海默病评定量表优点:ADAS-cog覆盖了NINCDS-ADRDA和美国情神疾病诊断统计手册修订第四版(DSM-IV)有关痴呆诊断标准要求检测的主要认知领域,包括记忆障碍、失语、失用、失认,是目前应用最广泛的抗痴呆药物临床试验的疗效评价工具。通常将改善4分(相当于6个月平均自然下降分数)作为治疗显效的判断标准。

4)阿尔茨海默病评定量表缺点

ADAS-cog不适合极轻度和极重度的患者。

没有检测执行功能障碍的项目,与MMSE一样,对额叶功能障碍不够敏感,所以,ADAS-cog不能用于不同痴呆病因,如AD与血管性痴呆(VD)的鉴别诊断。

由于ADAS-cog的"词语回忆"、"词语再认"、"观念运用(要求在信封上写姓名和地址)"和"结构模仿"等4项32分(约占总分的一半)需要被试有一定的阅读书写能力,故研究中健康老人与AD患者均需要选择教育程度在小学以上文化者,显然,这限制了ADAS-cog在我国部分地区推广应用。

5)阿尔茨海默病评定量表版本变化情况:由于ADAS-cog没有详细检测VD患者敏感的筹划执行功能项目,在血管性痴呆(VD)的疗效评定中,修订版的VDAS-cog增加了词语延迟回忆、言语流畅性、数字-符号转换测验、迷宫测验、数字划销测验和数字倒背等6个分测验,后5个被认为是对额叶和皮质下功能敏感的测验,弥补了上述第2个缺点,但另2个缺点仍然存在。

(2)严重损害量表(SIB):严重损害量表(severe impaiement batty,SIB)由Saxton等于1990年发表,用来评估晚期AD患者的认知功能,用时约30min,量表包含51项,评估社会交往、记忆、语言、视觉空间能力、注意、行为和结构。评分范围为 0 ~ 100，评分越低，痴呆程度越重。每题评分为 0、1、2 分。0 分：不正确；1 分：部分正确；2 分：回答正确。量表信度 0.87，测试者之间信度为 0.99。SIB 能有效区分 MMSE 0 ~ 5 分与 6 ~ 11 分组，不能区分 6 ~ 11 分，12 ~ 17 分和 17 分以上。

1）严重损害量表（中文版）

社会交际

1.（SI）

a）接近受试者并做出要和对方握手的表示，同时口中说“您好，我叫____”。

☐ 2 自发与测试者握手

☐ 1 起立，有与测试者握手的倾向，但未接触到测试者的手

b）向一间办公室或桌子做手势并伸出一只手臂，同时说“我希望您回答我一些问题”，再说“跟我（到办公室里）来或到这边来”

如果受试者没有反应，可以搀扶受试者的手臂，再说“跟我来”。

如果受试者不能行走，说“我希望您回答我一些问题，您能坐下/回去/过来吗？”

如果受试者没有反应，可以搀扶受试者的手臂，并说“请坐下/回去/过来”。

☐ 2 按照指令自动向相应的方向移动或者自动地坐下/回去/过去

☐ 1 在测试者以搀扶示意后才做动作

c）伸出手臂并指示一张椅子，同时说“请坐这儿”。

如果没有反应，可搀扶受试者的手臂并指示其坐在椅子上，说“坐这儿”。

如果患者当时坐在轮椅内，还可以说“请到这张桌子旁边坐”。

如果没有反应，可以将你的手温柔地放在受试者的肩膀上，并说“请把桌子拉到您的旁边”。

如果还没反应，可以再用手拍拍那张桌子，并重复上述指令。

☐ 2 自动坐在椅子上或者自动将自己的轮椅转到桌子旁，或者自动把桌子推到椅子旁

☐ 1 在测试者以搀扶示意后才行动

记忆力

2.（M）

说“我叫________”（只说名或姓，可包括身份称谓，如卡尔或史密斯先生或太太）。

重复名字说“我希望您能记住我的名字，因为我待会儿还要问您”，（暂停）再说“我叫什么名字？”然后，不论答案正确与否都说“是的，我的名字是______”。

☐ 2 自动说出正确答案

☐ 1 所说答案比较接近正确答案（如以朱莉代替朱蒂）

定向力

3.（O）

说“您叫什么名字？”

如果受试者只说出自己的姓或名，则再问其未说出的部分，如“约翰什么？”

☐ 2 说出全名，其间可提醒一次

☐ 1 只能说出姓或名，或原用名

语言

4. (L)

a) 说“请在这里写下您的名字”。

□ 2 自动写下正确的名字(可以允许签名中存在某些简写甚至缩写,特别是当受试者按照其平时的习惯来签名时)

□ 1 部分正确,如签名中只有姓或名,或者为受试者的原用名

b) 如果受试者在回答第 4 题 a 时已得到 2 分,则跳过此题,并给予满分(2 分)。

在黑色的纸上打印受试者的姓名,并说:“您能将这些抄写下来吗?”

□ 2 自动正确抄写(打印体姓名或签名)或 4a 题回答正确

□ 1 部分正确

定向力

5. (O) 说“现在是几月份?”

如果受试者无反应,则给予提示说:“现在是____月、____月还是____月呢?”

所给的备选月份应分别是 6 个月前、当前和下个月的月份。

□ 2 自动说出正确答案

□ 1 在给出多选提示后才说出正确答案

语言能力

6. (L) 说“告诉我一年中有哪几个月?”

如果受试者没有反应,则提示说“一年以一月、二月和三月开始,然后是____月?”

□ 2 自动说出正确答案

□ 1 在提示后说出正确答案,或者仅漏掉 1 或 2 个月份(可以给受试者 2 次提示)

定向力

7. (O) 说“这座城市叫什么名字?”

如果受试者没有反应,则提示说“这是________,________,或________(城市名)吗?”

提示时给出正确答案的城市名和两个其他的城市名作为备选答案。

□ 2 自动说出正确答案

□ 1 在给出多选提示后说出正确答案

语言能力

8. (L)

a) 说“您如何称呼您平时用来喝咖啡的东西?”

如果受试者没有反应,则提示说“您用来喝咖啡的瓷器/物件/陶器叫什么?”

□ 2 答“杯子”或“茶杯”

□ 1 说出某些与正确答案相关的词汇,如“玻璃杯”或“咖啡壶”,或在提示下说出正确答案

□ 0 说出某些与正确答案不相关的词汇,如“盘子”

b) 说“您如何称呼平时你用来盛汤的东西?”

如果受试者没有反应,则提示说“您用来喝汤的银质物品/铜质物品/器具叫什么?”

□ 2 勺子

□ 1 说出某些与正确答案相关的词汇,如“汤碗”,或在提示下说出正确答案

□ 0 说出某些与正确答案不相关的词汇,如“小刀”

语言能力

9. (L)

a) 向患者呈现写有“把您的手给我”的卡片,确保患者的注意力已集中于这张卡片上,说“请阅读这张卡片上的字并按照文字的要求做相应的动作”。

如果受试者没有反应,则通过重复上述指令的方法给予提示,同时向受试者伸出测试者自己的手,张开手掌。

如果受试者仍无反应,则大声阅读卡片上的内容。

□ 2 受试者自动给出自己的手

□ 1 受试者做出较接近题目要求的动作,如抬高自己的手等;或者在提示后做出正确的动作

□ 0 当测试者不得不自己阅读卡片上的内容时

b) 说“现在给我您的另一只手”。

如果受试者没有反应,可重复上述指令,由测试者做手势张开自己的手。

□ 2 受试者自动给出自己的另一只手

□ 1 受试者做出较接近题目要求的动作,如抬高自己的手但是却没有将手移向测试者;或者仍将与上题中相同的手交给测试者;或者在提示后做出正确的动作

c) 再次向受试者呈现写有“把您的手给我”的卡片并说“这上面说的是什么?”

如果受试者没有反应,可提示说“大声念出这张卡片上的内容”,再拿走卡片。

□ 2 自动阅读卡片上的内容

□ 1 部分正确,如读错了卡片上的内容或者只读出卡片中句子的一部分,或者在提示后做出正确的反应

记忆力

10. (M) 说“对不起,刚才您说的是什么?”

如果受试者没有反应,可提示说“你说了什么?”

□ 2 受试者自动正确地重复出在自己第 9 题 c 中说过的话

□ 1 部分正确地重复出自己先前的话。即只重复出句子的一部分或在提示后正确重复出刚才的话

语言能力

11. (L)“现在说这个”。

a) 说“人们花钱”。

□ 2 正确重复

□ 1 部分正确地重复,或者用该词汇说出评论性的语句,如“钱永远是不够的”

b) “婴儿”。

□ 2 正确重复

□ 1 部分正确地重复,或者用该词汇说出评论性的语句,如“我喜爱婴儿”

注意力

12. (ATT) 说“现在说这个”。

“2”	“5”	“87”	“41”
□	□	□	□

"582"	"694"	"6439"	"7286"	"42731"	"75836"
□	□	□	□	□	□

如果受试者没能正确的重复出两个相同位数的数字，则停止此项测试。

□ 2 正确重复出含有 3 个、4 个或 5 个数字的数字串

□ 1 正确重复出含有 1 个或 2 个数字的数字

语言能力

13.（L）说"告诉我所有您喜欢吃的东西"和（或）"告诉我所有您喜欢在早饭/晚饭/午饭时做/吃的东西"，在 1min 内记录。

□ 2 说出 4 样或更多的东西

□ 1 说出 1 样、2 样或 3 样东西

记忆力

14.（M）说"您还记得我的名字吗？"

说"（是的），我的名字是______"。

测试这道题时采用与前面所说的完全相同的名字或称谓。

□ 2 自动说出正确的答案

□ 1 说出接近正确的答案，如将"凯伦"说成"卡罗"，或将"史密斯先生/太太"说成"史密特先生/太太"等

语言能力

15.（L）向受试者展示茶杯的照片，并说"这是什么？"

□ 2"茶杯"

□ 1 说出与之接近的词汇，如"杯子"或"玻璃杯"

应用能力

16.（PR）说"告诉我您是怎样使用这样东西的"。

□ 2 向测试者清楚地示范该物品的使用方法

□ 1 做出接近正确的表示，如受试者将手抬了起来，却没有明确地使之凑近受试者自己的嘴

语言能力

17.（L）如果受试者在第 15 个问题中得了 2 分，则此题可给 2 分，但前提是必须完成此题，以便于以后测试其回忆能力。

说"拿住这样东西"（把杯子给受试者）"（再问）这是什么？"

□ 2 自动说出正确的答案，或者患者已经正确地回答了第 15 个问题

□ 1 说出接近正确的答案

应用能力

18.（PR）让受试者拿住杯子，同时说"再向我演示你是如何使用这样东西的"。

□ 2 向测试者清楚地示范该物品的使用方法

□ 1 做出接近正确的表示，如受试者将茶杯举了起来，却没有明确地使之凑近受试者自己的嘴

语言能力

19.（L）如果受试者在第 15 题或第 17 题回答正确，则可跳过此题，并给予满分（1 分）。

说“这是一顶帽子还是一个茶杯?”

□ 1“杯子”,或受试者已经正确地回答了第 15 题或第 17 题

□ 0“帽子”

说“我希望您记住这只茶杯”(拿起茶杯)“请尽量记忆,因为我将要在几分钟后向你提出与此有关的问题”(此题没有可得 2 分的答案)。

20. (L) 向受试者展示勺子的照片,说“这是什么?”

□ 2“勺子”

□ 1 说出与之接近的答案,如“银器/铜器”

应用能力

21. (PR)说“告诉我您是怎样使用这样东西的”。

□ 2 向测试者清楚地示范该物品的使用方法

□ 1 做出接近正确的表示,如受试者将勺子举到自己的嘴边,却不把嘴凑上去

语言能力

22. (L) 如果受试者在第 20 题中已经得到了 2 分,则此题可给 2 分,但前提是必须完成此题,以便于以后测试其回忆能力

说“拿住这样东西”(把勺子给受试者)“(再问)这是什么?”

□ 2 自动说出正确的答案,或者病人已经正确地回答了第 20 个问题

□ 1 说出接近正确的答案,如“银器/铜器”

应用能力

23. (PR)让受试者拿住勺子,同时说“再向我演示你是如何使用这样东西的”。

□ 2 向测试者清楚地演示该物品的使用方法

□ 1 做出接近正确的表示,如受试者将勺子举起来,却没有将其凑近自己的嘴

语言能力

24. (L) 如果受试者在第 22 题或第 20 题回答正确,则可跳过此题,并给予满分(1 分)。

说“这是一只靴子还是一个勺子?”

□ 1“勺子”,或受试者已经正确地回答了第 20 题或第 22 题

□ 0“靴子”

(此题没有可得 2 分的答案)

再次向受试者展示茶杯和勺子,并说“我希望您记住这把勺子”(拿起勺子),“还有这个茶杯”(拿起茶杯),因为我将要在几分钟后向你提出与此有关的问题,仔细看一下并尽量记住。

记忆力

25. (M) 把茶杯放在白板上,同时按照下面的顺序再放上两样其他的东西:

检查者的左侧	中央	检查者的右侧
塑料容器	盘子	茶杯

说“这里面哪个(项目/物品/东西)是我刚才请您记住的?”

把勺子放在白板上,同时按照下面的顺序再放上两样其他的东西:

检查者的左侧	中央	检查者的右侧
勺子	铲子	叉子

说“这里面哪个(项目/物品/东西)也是我刚才请您记住的?”

□ 2 说出“茶杯”和“勺子”

□ 1 要么说出了“茶杯”,要么说出了“勺子”

再次向受试者展示茶杯和勺子,并说“我希望您记住这把勺子”(拿起勺子),“还有这个茶杯”(拿起茶杯),因为我将要在几分钟后向你提出与此有关的问题”,仔细看一下并尽量记住。

语言能力

26. (L) 向受试者展示一个蓝色的木块说“这是什么颜色的?”

如果受试者没有反应,则可提示说“这是蓝色的还是红色的?”

□ 2 自动说出正确的答案

□ 1 受试者说出一种接近正确的颜色(如紫色、海蓝色等),或者受试者从给定的选择答案中选出了正确的颜色

视空间能力

27. (VS) 把蓝色、绿色和红色的木块按照下面的顺序分别放在白板上:

检查者的左侧	中央	检查者的右侧
蓝色	绿色	红色

拿着一个蓝色木块在受试者面前来回移动,以引导受试者看这个木块,说“哪个木块(手指着白板或轻拍桌子)和我手里的颜色相同?”

如果受试者没有反应,则可提示说“这是我的蓝色木块,出示你的蓝色木块。(手指着测试者手里的蓝色木块和白板上的木块)”

如果受试者的回答不正确或者没有反应,则拿起蓝色的木块,则说:“是这个,就是这个木块”。

□ 2 自动说出正确的答案

□ 1 在提示后说出正确的答案

□ 0 由检查者说出正确的木块

记忆力

28. (M) 改变木块摆放顺序如下:

检查者的左侧	中央	检查者的右侧
绿色	蓝色	红色

说“把那个木块还给我——也就是你刚才给过我的同一个木块(我给你看过的)”。

如果受试者没有反应,则可提示说“哪一个是你刚才给过我的木块(也就是我给你看过的木块)? 是这一块吗? 是这块吗,还是那一块? (手指着白板)”。

如果受试者的回答不正确或者没有反应,则拿起蓝色的木块,说:“是这个,就是这个木块”。

□ 2 自动说出正确的答案

□ 1 在提示后说出正确的答案

□ 0 由检查者说出正确的木块

视空间能力

29. (VS) 说“现在给我一个不同的木块,要不同于刚才我给你看的那个木块”。

如果受试者没有反应,则提示说“这是一个蓝色的木块”(拿起蓝色的木块),“再给我一个不同颜色的木块”。

□ 2 自动做出正确的反应

□ 1 在提示后做出正确的反应

语言能力

30. (L)

a) 向受试者展示红色的木块说“这个木块是什么颜色的?”

如果受试者没有反应,则提示说“这是蓝色的还是红色的?”

□ 2 自动说出正确的答案

□ 1 受试者说出与正确答案相近的颜色(如粉色或橘黄色),或者受试者从给定的选择答案中选出了正确的答案

b) 向受试者展示绿色的木块说“这个木块是什么颜色的?”

如果受试者没有反应,则提示说“这是蓝色的还是绿色的?”

□ 2 自动说出正确的答案

□ 1 受试者说出与正确答案相近的颜色(如橄榄色或柠檬色),或者受试者从给定的选择答案中选出了正确的答案

c) 向受试者展示黑色的方形木块说“这是什么形状的?”

如果受试者没有反应,则提示说“这是方形的还是圆形的?”

□ 2 自动说出正确的答案

□ 1 在提示后才说出正确的答案

视空间能力

31. (VS) 把黑色的各种形状的木块按照下面的顺序分别放在白板上:

检查者的左侧	中央	检查者的右侧
三角形	圆形	方形

拿起一个形状类似的黑色方形木块,把该木块在受试者面前来回移动,以引导受试者注视这个木块说“这些木块中哪一块的形状与这个木块相同(说时以手势示意白板或者用手轻轻拍打桌面)”。

如果受试者没有反应,则可提示说“这是一个方形的木块,请你也向我展示一个方形的木块”(可辅以清楚的手势示意)。

如果受试者仍然没有反应或者没有拿起正确的木块,则说:“是这个,这就是方形的木块”。

□ 2 自动说出正确的答案

□ 1 在提示后才说出正确的答案

□ 0 回答不正确或者由检查者自己拿起了正确的木块

记忆力

32. (M) 按照下面的顺序重新摆放白板上的木块:

检查者的左侧	中央	检查者的右侧
圆形	方形	三角形

说“把那个木块还给我——和您刚才给我的木块相同(也就是我给你看过的那个木块)”。

如果受试者没有反应,则可提示说“哪一个是你刚才给过我的木块(也就是我给你看过的木块)? 是这一块吗? 是这块吗,还是那一块? (手指着白板上的木块)”。

如果受试者仍然没有反应或者没有拿起正确的木块,则说“是这个,就是这个木块”。

□ 2 自动说出正确的答案

□ 1 在提示后才说出正确的答案

□ 0 回答不正确或者由检查者自己拿起了正确的木块

视空间能力

33. (VS) 说“现在递给我一个不同形状的木块,要和我刚才给你的木块形状不同”。

如果受试者没有反应,则提示说“这是一个方形的木块”(拿起方形的木块),“再给我一个形状不同的木块”。

□ 2 自动说出正确的答案

□ 1 在提示后才说出正确的答案

语言能力

34. (L)

a) 向受试者展示一个圆形的木块说“这是什么形状的?”

如果受试者没有反应,则提示说“这是方形的还是圆形的?”

□ 2 自动说出正确的答案(答“圆形”或“环形”都可以)

□ 1 在提示后才说出正确的答案

b) 向受试者展示一个三角形的木块说“这是什么形状的?”

如果受试者没有反应,则提示说“这是方形的还是三角形的?”

□ 2 自动说出正确的答案

□ 1 在提示后才说出正确的答案,或者答道“锥形”

结构能力

35. (C)

a) 说“画一个圆圈”。

如果受试者没有反应,可为其先画一个圆圈作为示范,并说“照着这个画”。

□ 2 自动画出环形、椭圆形或卵圆形的图案(允许因小的疏忽而画得形状不规范)

□ 1 受试者画出接近正确的图案。如一个至少含有半圆的形状,或者在测试者的提示下画出正确的图案,或者在测试者画出的圆圈上描画

□ 0 直线、点等

b) 说“画一个正方形”。

如果受试者没有反应,可为其先画一个正方形作为示范,并说“照着这个画”。

□ 2 受试者画出正方形、四边形或者长方形(允许因小的疏忽而画得形状不规范)

□ 1 受试者画出接近正确的图案。如图形的一角没有闭合,但是若闭合就可构成一个正方形(但不能是三角形),或者在测试者的提示下画出正确的图案,或者在测试者画出的正方形上描画

□ 0 直线、点等

注意力

36. (ATT) 说“我要拍打这个桌子,请计数我拍打桌子的次数。现在开始,仔细听!”

拍三下桌子,每次拍打时间应比 1s 稍短些,同时口中数着“1-2-3”,说“现在请你数数我拍桌子的次数,请你一直跟着数下去,不要中断”,拍 5 下桌子,本题只能提示一次。

□ 2 受试者无需提示即可自己数出测试者的 5 次拍击桌面。

□ 1 在测试者的提醒下,受试者数出 5 次。

□ 0 受试者在测试者提醒 1 次以上的情况下才数出 5 次,或者根本没有数出 5 次。

37. (ATT) 勾起你的手指,以引起受试者的注意,

说“看着我的手指,我竖起了 3 个手指”,测试者竖起第一、第二和第三个手指。

然后,扳起大拇指。说“现在,我竖起了一个手指”

然后,扳起大拇指和无名指说“现在,请您数数我的手指”“(对),是两个手指”

然后,只竖起大拇指,如果受试者没有自发地数测试者的手指,测试者就要说:

“我希望您来数数我的手指,就这样一直数下去,不要停”在整个测试过程中,测试者只能提醒受试者一次。按照下面的顺序扳起相应的手指:

大拇指和无名指	大拇指	大拇指、示指和中指	无名指	所有上述 4 个手指

□ 2 如果受试者在测试者 5 次展示自己的手指时都能正确的数出来,且不中途停顿

□ 1 如果受试者在测试者 5 次展示自己的手指时都能正确的数出来,但中途曾停顿过 1 次且受到了测试者的 1 次提醒

□ 0 如果数得不对或者受试者需要接受 1 次以上的提醒才能继续下去,完成计数

记忆力

38. (M) 把茶杯放在白板上,同时按照下面的顺序再放上两样其他的东西:

检查者的左侧	中央	检查者的右侧
量杯	茶杯	碗

说“这里面哪个(项目/物品/东西)是我刚才请您记住的?”

拿掉所有的三样东西,把勺子放在白板上,同时按下面的顺序放上两样其他的东西:

检查者的左侧	中央	检查者的右侧
小刀	量勺	勺子

说“这里面哪样东西也是我刚才请您记住的?请指出来”。

□ 2 说出“茶杯”和“勺子”

□ 1 要么说出了“茶杯”,要么说出了“勺子”

到此为止,正式的“面对面”测试已经结束了,而测试者应该告诉受试者,他们可以准备离开了。

对名字的定向力

39. (ON) 在受试者走回候诊室的过程中或在其准备离开的过程中,测试者站在受试者的正后方,并呼唤他/她的名字。

□ 2 自发地做出正常反应,即受试者转过身来

□ 1 有一定的反应(受试者做出语音的或非语音的反应,但其似乎对声音的传来的方向不甚确定)

□ 0 没有反应

语言能力

40. (L) 如果受试者对第 39 题有反应,则测试者可吸引受试者与自己对话,说“你觉得怎么样?”

如果受试者只回答一个字或词(如“好”、“不错”),则鼓励其再做更多的反应。

说“你这个周末有什么计划?”“今天有人会来拜访您吗?”

或者当受试者对第39题没有反应时,测试者即可在受试者离开前的任何时间向其询问上述(那些)问题。

□2 受试者连贯而恰当地回答了测试者所提出的1个或更多个问题,所回答的内容必须为完整的句子

□1 受试者对测试者的问题给予恰当的回答,但所答内容并非完整的句子。如“好”,或只有2到3个词,如“我还不错”,或“对,我还行”

5. 痴呆分级量表

(1) 临床痴呆评定量表:临床痴呆评定量表(clinical dementia rating,CDR),最早由美国Hughes等1982年制定,1988年Morris等完成与神经病理信息相关的有效性验证,1993年Hughes等发表CDR修订版本,对痴呆患者认知功能和社会生活功能损害的严重程度进行临床分级,适用于阿尔茨海默病或其他痴呆。该量表是医生通过从与患者和其家属交谈中获得信息,加以提炼,完成对患者认知受损程度的评估,继而快速评定患者病情的严重程度。评定的领域包括记忆、定向力,判断与解决问题的能力,工作和社会交往能力,家庭生活和个人业余爱好,独立生活自理能力。以上六项功能的每一个方面分别作出从无损害到重度损害五级评估,但每项功能的得分不叠加,而是根据总的评分标准将六项能力的评定综合成一个总分,其结果以0、0.5、1、2、3分表示,分别判定为正常、可疑、轻、中、重度五级。

1) 临床痴呆评定量表记录单:

知情者与受试者的关系:1□ 配偶 2□子女 3□其他

分别对知情者和受试者本人进行访谈,即:对知情者进行访谈时,受试者不应在场,这期间请研究者指定人员看护受试者;对受试者进行访谈时,知情者不应在场。询问以下内容以及必要的附加问题,并进行记录,根据两者提供的信息对受试者的认知功能做出评价。注意只有当能力的减退是由于认知障碍引起时才记分,其他因素(躯体或抑郁等)不影响评分。

询问知情者

1. 询问知情者有关受试者记忆的问题

(1) 他/她有记忆或思维的问题吗?

1□ 否 2□ 是

假如是,这个问题是经常的吗(而不是偶尔出现)?

1□ 否 2□ 是

(2) 他/她能回忆起最近发生的事情吗?

1□ 通常 2□ 有时 3□ 很少

(3) 他/她能记住短的购物清单吗?

1□ 通常 2□ 有时 3□ 很少

(4) 在过去的一年中他/她记忆力有减退吗?

1□ 否 2□ 是

(5) 从目前他/她的记忆状况来看,是否几年前他/她已经有了日常活动能力(或退休前的活动)障碍?(知情者的看法)

1□ 否 2□ 是

(6) 他/她会完全忘记几周内的大事吗(如:来访、出行、聚会、婚礼等)?

1□ 很少　2□ 有时　3□ 通常

(7) 他/她经常忘记这些事情确切的细节吗?

1□ 很少　2□ 有时　3□ 通常

(8) 他/她经常完全忘记很早以前的重要事情吗(如:生日、结婚日期、就业单位)?

1□ 很少　2□ 有时　3□ 通常

(9) 告诉我最近生活中他/她应该记得的一些事情,请详细描述事件发生的地点,开始、持续和结束时间,参加者以及他们(包括受试者)是如何到达现场的。

请具体记录:

1 周以内的事件

____

1 个月以内的事件

____

(10) 他/她是什么时候出生的? ______年______月______日

(11) 他/她在什么地方出生的? ______省 ______市

(12) 他/她最后就读的学校是:

名称:____________________

地点:____________________

年级:____________________

(13) 他/她主要的工作是什么? 假如没有,配偶的主要工作是什么?

(14) 他/她最后的主要工作是什么? 假如没有,配偶最后的主要工作是什么?

(15) 他/她(或配偶)何时退休的? 为什么?

2. 询问知情者有关受试者定向的问题

他/她是否经常准确知道:

(1) 当月的日期?

1□ 通常　2□ 有时　3□ 很少　9□ 不详

(2) 月份?

1□ 通常　2□ 有时　3□ 很少　9□ 不详

(3) 年份?

1□ 通常　2□ 有时　3□ 很少　9□ 不详

(4) 星期几?

1□ 通常　2□ 有时　3□ 很少　9□ 不详

(5) 他/她判断时间关系有困难吗(如发生在过去互相关联的事情)?

1□ 很少　2□ 有时　3□ 通常　9□ 不详

(6) 在熟悉的街区,他/她是否能找到自己想去的地方?

1□ 通常　2□ 有时　3□ 很少　9□ 不详

(7) 在居住区以外的地方,他/她是否能从一个地方到另一个地方?

1□ 通常　2□ 有时　3□ 很少　9□ 不详

(8) 在室内,他/她是否能找到自己想去的地方?

1□ 通常　2□ 有时　3□ 很少　9□ 不详

3. 询问知情者有关受试者判断和解决问题的能力

(1) 总的来说,假如您现在必须评定他/她解决问题的能力,请你考虑以下答案哪一种最适合。

1□ 和以前一样好　2□ 不如以前好　3□ 一般　4□ 差　5□ 根本没有能力

(2) 评定他/她处理少量钱财的能力(比如换零钱、找零钱)。

1□ 没有丧失　2□ 有些丧失　3□ 严重丧失

(3) 评定他/她处理复杂财务或生意交易的能力(比如收支平衡、付费)。

1□ 没有丧失　2□ 有些丧失　3□ 严重丧失

(4) 他/她是否能处理家庭中发生的紧急情况(如水管渗漏、着火)。

1□ 和以前一样好　2□ 因为思维障碍不如以前好

3□ 严重丧失　9□ 由于其他原因不如以前好(具体______________)

(5) 他/她能理解所处境况或别人对某一问题的解释吗?

1□ 通常　2□ 有时　3□ 很少　9□ 不详

(6) 在社交场合或与他人交往时,他/她的行为适当吗?(和他/她平常的风格一样吗?)这个题目是评定行为,不是外表。

1□ 通常　2□ 有时　3□ 很少　9□ 不详

4. 询问知情者有关受试者社会活动的问题。

(1) 他/她仍在工作吗?

1□ 是(跳至问题3)　2□ 否　9□ 不适用(跳至问题4)

(2) 记忆或思维障碍是他/她决定退休的原因吗?

1□ 否　2□ 是(跳至问题4)　9□ 不详

(3) 因为记忆或思维障碍,他/她在工作中有明显的困难吗?

1□ 无或很少　2□ 有时　3□ 通常　9□ 不详

(4) 他/她过去骑自行车吗?

1□ 是　2□ 否

(5) 他/她现在骑自行车吗?

1□ 是　2□ 否

(6) 如果没有,是否是因为记忆力或思维问题?

1□ 是　2□ 否

(7) 假如他/她仍坚持骑自行车,是否会因为思维能力不佳而出现问题或危险?

1□ 是　2□ 否

(8) 他/她能独立购买需要的东西吗?

1□ 总是　2□ 有时(购买有限数量的物品;重复购买或忘记所需要的物品)

3□ 很少或从来不(每次购物均需别人陪同)　9□ 不详

(9) 他/她在家庭以外能独立地进行活动吗?

1□ 总是(有意义的参加活动,如发表意见、选举)

2□ 有时(有限地或进行常规的活动,比如看上去能开会、能去理发)

3□ 很少或从来不(没有帮助一般不能进行活动)

9□ 不详

(10) 他/她是否经常被带去参加家庭以外的社会活动?

1□ 是　2□ 否

假如否,为什么?

(11) 不经意的观察会觉得他/她的行为异常吗?

1□ 否　　2□ 是

(12) 假如在养老院里,他/她能很好地参加社交活动吗?

1□ 是　　2□ 否

以上是否能够得到足够的信息来评定受试者的社会活动缺乏

1□ 是　　2□ 否

探亲访友、政治活动、行业组织如各种协会、社会俱乐部、服务机构、教育项目等。

假如需要澄清受试者的功能水平,请在下面加上注释。

5. 询问知情者有关受试者家务与爱好的问题

(1) 他/她做家务的能力出现了什么变化?他/她还能把哪些事情做好?

(2) 他/她从事业余爱好的能力有什么变化?他/她还能把哪些爱好的事情做好?

(3) 假如在养老院,哪些家务和爱好他/她再也无法做好了?

(4) 日常活动能力,请描述。

0□ 没有丧失　　0.5□ 部分丧失　　1□ 严重丧失

(5) 他/她做家务的能力以下哪个答案最合适(检查者根据以上信息判断,不需要直接询问知情者)。

1□ 在日常活动中功能正常

2□ 能进行日常活动,但达不到既往水平

3□ 能独立完成某些活动(操作家庭用具,如吸尘器,做简单的饭)

4□ 仅能从事有限的活动(在一些指导下,洗盘子尚干净、能摆碗筷)

5□ 缺乏有意义的功能(只有简单的活动,如在严密的指导下可铺床)

以上是否能够得到足够的信息来评定受试者的家务与爱好损害的程度?

1□ 是　　2□ 否(进一步探讨以下问题)

家务:如做饭、洗衣、打扫卫生、购买食品杂货、倒垃圾、整理院子、家庭用具简单维护和基本维修。

爱好:缝纫、绘画、手工艺、读书、娱乐、摄影、园艺、看电影或音乐会、做木活、参与体育运动。

6. 询问知情者有关受试者个人生活自理能力的问题

请您评估他/她在以下各方面心智能力如何(假如受试者的自理能力比以前退步,即使达不到1的程度,也应考虑"1分")。

评定项目

(1) 穿衣

0□ 独立完成　1□ 有时系错扣子等　2□ 顺序错误,常忘记某一件　3□ 不能穿衣

(2) 清洁与修饰

0□ 无需帮助　1□ 需要敦促　2□ 有时需要帮助　3□ 总是或几乎总是需要帮助

(3) 吃饭

0□ 干净,餐具适当　　1□ 零乱,只用汤勺

2□ 只能吃简单的固体食物　　3□ 完全依赖他人喂食

(4) 括约肌控制

0□ 控制正常　　1□ 有时尿床　　2□ 经常尿床　　3□ 大小便失禁

询问受试者

1. 询问受试者的记忆问题

(1) 你在记忆或思维方面有问题吗?

1□ 否　　2□ 是

(2) 刚才你的(配偶、子女等)告诉我一些你最近经历的事。你能告诉我有关这些事情的一些情况吗? 督促他/她描述事件的细节,如地点,发生、持续和结束时间,参加者以及他们(包括受试者)如何到达现场。

一周以内的事件

0□ 大部分正确　　0.5□ 部分正确　　1□ 大部分不正确

1 个月以内的事件

0□ 大部分正确　　0.5□ 部分正确　　1□ 大部分不正确

(3) 我现在说一个姓名和地址,请您记住。现在请跟我重复这个姓名和地址(重复到受试者能够正确重复但最多 3 遍,每一遍重复正确的成分对应的方框画×)。

1□ 张　　2□ 丹　　3□ 北京市　　4□ 王府井街　　5□ 42 号

1□ 张　　2□ 丹　　3□ 北京市　　4□ 王府井街　　5□ 42 号

1□ 张　　2□ 丹　　3□ 北京市　　4□ 王府井街　　5□ 42 号

(4) 你是什么时候出生的? ____年____月____日

(5) 你在什么地方出生的? ____省____市

(6) 你最后就读的学校是:

名称:

地点:

年级:

(7) 你主要的工作是什么? 假如没有工作,配偶的主要工作是什么?

(8) 你最后的主要工作是什么? 假如没有工作,配偶最后的主要工作是什么?

(9) 你(或配偶)何时退休的? 为什么?

(10) 请重复我刚才让您记住的名称和地址(每一个重复正确的成分对应的方框画×)。

1□ 张　　2□ 丹　　3□ 北京市　　4□ 王府井街　　5□ 42 号

2. 询问受试者的定向问题(详细记录受试者的答案)

今天是几号?

1□ 正确　　2□ 不正确

今天是星期几?

1□ 正确　　2□ 不正确

现在是几月份?

1□ 正确　　2□ 不正确

今年是哪一年?

1□ 正确　　2□ 不正确

这个地方的名称是什么?

1□ 正确　　2□ 不正确

我们住在哪个城市或城镇?

1□ 正确　　2□ 不正确

现在几点了？

1□ 正确　　2□ 不正确

受试者知道陪他/她来的人是谁吗？

1□ 正确　　2□ 不正确

3. 询问受试者有关判断和解决问题的能力：

假如受试者对该问题的最初反应不是“0”分，需要进一步询问，以便确定其对该题的最佳理解，最接近的答案画×。

相似性：

例如：“铅笔和钢笔有什么相似之处？”（书写工具）

这些东西有什么相似之处？

（1）萝卜……菜花

0□ 蔬菜

1□ 吃的东西、生长的东西、能做饭的东西等

2□ 回答不切题；不一样；买来的

（2）书桌……书架

0□ 家具，办公家具，都是放书用的

1□ 木头的，有腿

2□ 回答不切题；不一样

区别：

例子：“糖和醋有什么区别？”（一个甜，一个酸）

这些东西有什么不同之处？

（3）谎言……错误

0□ 一个故意，一个无意

1□ 一个不好，一个好；或只解释一个

2□ 其他答案，差不多

（4）河流……运河

0□ 一个天然，一个人工

2□ 其他答案

计算：

（5）1 元等于多少个 5 分？

1□ 正确　　2□ 不正确

（6）六元七角五分等于多少个二角五分？

1□ 正确　　2□ 不正确

（7）从 20 减去 3，再从每一个得数连续减 3，一直减下去（至少减两次）

20－3＝17

17－3＝14

1□ 正确　　2□ 不正确

判断：

（8）当你到达一个陌生的城市，你如何找到你想到达的一个单位？

0□ 问路边的行人或警察,查地图,打 114 查询

1□ 其他不佳的答案

2□ 没有明确的反应

(9) 受试者对自身生活能力减退和处境以及对他/她为什么到这儿来做检查的理解程度

1□ 自知力好　　2□ 有部分自知力　　3□ 无自知力

2) CDR 评分方法:利用获得的所有信息,做出最恰当的判断。对 6 个功能域分别进行评定,在相应的“□”填写分数,注意只有当能力的减退是由认知障碍引起时才记分。如果功能障碍的严重程度介于两级之间,原则上按严重的一级进行评定。最后,综合 6 个功能域的得分,根据以下原则总结出 CDR 总体得分:

A. 记忆(M)为主要项目,其他 5 项为次要项目。

B. 当 M=0.5,CDR≠0,只能=0.5 或 1。

C. CDR=M(记忆分)

a) 当至少 3 个次要项目与记忆分数相同时;

b) 当 1 个或 2 个次要项目分数=M,不多于 2 个次要项目分数在 M 的任一侧时;

c) 当 3 个次要项目分数在记忆分的一侧,另 2 个次要项目分数在记忆分的另一侧时;

d) 当 M=0.5,至少 3 个次要项目均为 0 时,CDR=0.5;

e) 当 M=0,只有 1 个次要项目≥0.5 时,CDR=0。

D. CDR≠M(记忆分)

a) 当 3 个或多个次要项目分数大于或小于 M 时,CDR=大多数次要项目分数;

b) 当 M=0.5,至少 3 个次要项目分≥1 时,CDR=1;

c) 当 M=0,2 个或多个次要项目≥0.5 时,CDR=0.5;

d) 当 M=1 时,CDR≠0,此时如果其他大多数次要项目=0,CDR=0.5。

就近联合原则:当不符合以上原则时,CDR=与 M 最接近的次要项目的分数(如:M 和一个次要项目的分数=3,2 个次要项目的分数=2,1 个次要项目的分数=1,CDR=2)。

3) 临床痴呆评定表(CDR)(表 15-9)

表 15-9　临床痴呆评定表(CDR)

	健康 CDR=0	可疑痴呆 CDR=0.5	轻度痴呆 CDR=1	中度痴呆 CDR=2	重度痴呆 CDR=3
记忆力	无记忆力缺损或只有轻微不恒定的健忘	轻微、持续的健忘;对事情能部分回忆:“良性”健忘	中度记忆缺损;对近事遗忘突出;缺损对日常生活活动有妨碍	严重记忆缺损;仅能记着过去非常熟悉的事情;对新发生的事情则很快遗忘	严重记忆力丧失;仅存片断的记忆
定向力	完全正常	除在时间关系定向上有轻微困难外,定向力完全正常	在时间关系定向上有中度困难;对检查场所能作出定向;对其他的地理位置可能有定向	在时间关系上严重困难,通常不能对时间作出定向;常有地点失定向	仅有人物定向

续表

	健康 CDR=0	可疑痴呆 CDR=0.5	轻度痴呆 CDR=1	中度痴呆 CDR=2	重度痴呆 CDR=3
判断和解决问题的能力	能很好地解决日常、商业和经济问题，能对过去的行为和业绩作出良好的判断	仅在解决问题、辨别事物间的相似点和差异点方面有轻微的损害	在处理问题和判断问题上有中度困难；对社会和社会交往的判断力通常保存	在处理问题、辨别事物的相似点和差异点方面有严重损害；对社会和社会交往的判断力通常有损害	不能作出判断，或不能解决问题
社会事务	在工作、购物、一般事务、经济事务、帮助他人和与社会团体社交方面，具有通常水平的独立活动能力	在这些活动方面有损害的话，仅是可疑的或轻微的损害	虽然仍可以从事部分活动，但不能独立进行这些活动；在不经意的检查中看起来表现正常	很明显地不能独立进行室外活动；但看起来能够参加家庭以外的活动	不能独立进行室外活动看起来病得很重，也不可能参加家庭以外的活动
家庭生活业余爱好	家庭生活，业余爱好、智力均保持良好	家庭生活，业余爱好、智力活动仅有轻微的损害	家庭生活有轻度而肯定的损害，较困难的家务事被放弃；较复杂的业余爱好和活动被放弃	仅能做简单的家务事；兴趣减少且非常有限，做的也不好	在自己卧室多，不能进行有意义的家庭活动
个人照料	完全自理		需要监督	在穿衣、个人卫生以及保持个人仪表方面需要帮助	个人照料需要更多帮助；通常不能控制大小便
只有当损害是由于认知功能缺损引起才进行记分，由其他因素（如肢体残疾）引起的不记分					

（2）全面衰退量表：全面衰退量表（global deterioration scale，GDS）（表 15-10），这是由 Reisberg 等人创立发展起来一组分期方法。GDS 是三个量表中最基本的量表，也最为常用。从正常（无认知下降）到非常严重的认知下降分为 7 期，内容涉及以下几个方面：记忆（即刻记忆，近期记忆和远期记忆）（1～7 期），操作性日常生活能力（IADL）（3、4 期），人格和情绪化（3、6 期），日常生活能力（ADL）（5～7 期），定向力（4～6 期）。该量表通过对患者和护理者进行访谈，进行评分分期，为非客观量表。

表 15-10　全面衰退量表

第一级：无认知功能减退	无主观叙述记忆不好，临床检查无记忆缺陷的证据	是	否
第二级：非常轻微的认知功能减退	自己抱怨记忆不好，通常表现为以下几个方面：①忘记熟悉的东西放在什么地方；②忘记熟人的名字，但临床检查无记忆缺陷的客观证据。就业和社交场合无客观的功能缺陷，对症状的关心恰当	是	否
第三级：轻度认知功能减退	最早而明确的认知缺陷。存在下述两项或两项以上的表现：①患者到不熟悉的地方迷路；②同事注意到患者的工作能力相对减退；③家人发现患者回忆词汇的名字困难；④阅读一篇文章或一本书后记住的东西甚少；⑤记忆新认识的人名能力减退；⑥可能遗失贵重物品或放错地方；⑦临床检查有注意力减退的证据 只有深入检查才有可能获得记忆减退的客观证据。可有所从事的工作和社交能力的减退。患者开始出现否认，伴有轻、中度焦虑症状	是	否

续表

第四级:中度认知功能减退	明显的认知缺陷表现在以下几个方面:①对目前和最近的事件知识减少;②对个人经历的记忆缺陷;③从作连续减法可以发现注意力不能集中;④旅行、管理钱财等的能力减退 但常无以下三方面的损害:①时间和人物定向;②识别熟人和熟悉的面孔;③到熟悉的地方旅行的能力。不能完成复杂的工作;心理防御机制中的否认显得突出,情感平淡,回避竞争	是	否
第五级:重度认知功能减退	患者的生活需要照顾,检查时半天不能回忆与以前生活密切相关的事情。例如,地址、使用了多年的电话号码、亲属的名字(如孙子的名字)、本人毕业的高中或大学的名称、或地点定向障碍。受过教育的人,作40连续减4或20连续减2也有困难。在此阶段,患者尚保留一些与自己或他人有关的重要事件的知识。知道自己的名字,通常也知道配偶和独生子女的名字。进食及大小便无需帮助,但不少的患者不知道挑选合适的衣服穿	是	否
第六级:严重认知功能减退	忘记配偶的名字、最近的经历和事件大部分忘记。保留一些过去经历的知识,但为数甚少。通常不能认识周围环境、不知道年份、季节等。做10以内的加减法可能有困难。日常生活需要照顾,可有大小便失禁,外出需要帮助,偶尔能到熟悉地方去。日夜节律紊乱。几乎总能记起自己的名字。常常能区分周围的熟人与生人。出现人格和情绪改变,这些变化颇不稳定,包括:①妄想性行为,如责备自己配偶是骗子,与想象中的人物谈话,可与镜子中的自我谈话;②强迫症状,如可能不断重复简单的清洗动作;③焦虑症状,激越,甚至出现以往从未有过的暴力行为;④认知性意志减退,如因不能长久保持一种想法以决定有的行为,致使意志能力丧失	是	否
第七级:极严重认知功能减退	丧失言语功能。常常不能说话,只有咕哝声。小便失禁,饮食及大、小便需要帮助料理。丧失基本的精神性运动技能,如不能走路,大脑似乎再也不能指挥躯体。常出现广泛的皮层性神经系统症状和体征	是	否

(杨文明)

第十六章　阿尔茨海默病辅助检查

阿尔茨海默病(AD)的发病率和患病率伴随席卷全球的人口老龄化银色浪潮迅速攀升，AD患者严重的智力衰退和语言能力障碍等导致患者交流困难、生活不能自理，还因精神行为异常而“无情地”折磨亲人和照料者。目前对临床确诊的AD、特别是中重度AD还无特效治疗方法。故痴呆的早期诊断和干预成为各国学者近年来探索的热点。由于临床前期AD患者没有痴呆临床症状或仅有轻度认知和行为衰退，故临床上早期诊断特别困难而主要借助于辅助检查。常用的阿尔茨海默病辅助检查项目主要包括神经心理学测验、血液学检查、脑脊液生物学检测、基因检测、脑电图检查、诱发电位检查、神经影像学检查等。

第一节　神经心理学测验

阿尔茨海默病为慢性进行性神经变性疾病，以认知功能损害、日常生活能力进行性下降及神经心理症状和精神行为异常为主要特征。临床诊断主要依据病史、体检、实验室检查和辅助检查结果进行综合分析得出，确诊则有赖于脑神经病理检查。在临床诊断标准中，需要心理测验和量表检查帮助诊断，病情严重程度的判断，治疗效果的判断也主要依赖一系列的量表。

一、神经心理学评估

神经心理学评估用于AD诊断是近年来的研究热点，全面的神经心理学评估量表不仅有利于筛查AD，同时还有助于实现对AD的早期诊断和鉴别诊断，并进行早期干预。随着社会老龄化，认知障碍和痴呆患者日益增多，神经心理评估已经成为神经科临床和科研中的重要工具。认知障碍和痴呆的神经心理学表现可以分为认知功能障碍、社会和日常能力减退、精神行为症状三部分，临床和研究中，神经心理评估主要针对这三部分内容进行。

1. 认知功能评估

认知功能评定包括总体认知、记忆、语言、执行和视空间结构能力，其中语言是人类特有的复杂认知心理活动，与其他认知功能之间存在密切的相互关系。目前用于认知损害和痴呆筛查的量表主要包括简易智能状态检查量表(mini-mental state examination，MMSE)、蒙特利尔认知评估量表(Montreal cognitive assessment，MoCA)、阿尔茨海默病评定量表认知分表(Alzheimer's disease assessment scale-cognitive subscale，ADAS-cog)、Mattis痴呆评估量表(Mattis dementia rating scale，DRS)等，这些量表在认知功能评估中具有很强的语言依赖性，难以用于失语患者。

首先AD患者进行筛查量表检查，对认知功能进行全面、快速检测。如简易精神量表(MMSE)，内容简练，测定时间短，易被老人接受，是目前临床上测查本病智能损害程度最常见的量表。该量表总分值数与文化教育程度有关，若文盲≤17分，小学程度≤20分，中学程度≤22分，大学程度≤23分，则说明存在认知功能损害。进一步详细神经心理学测验包括定向力、感应力、注意力、记忆力、执行功能、语言、思维、情感、运用和视空间能力等各项认知功能的评估。如ADAS-cog是一个包含11个项目的认知能力成套测验，专门用于检测AD

严重程度的变化,但主要用于临床试验。

2. 日常生活能力评估

AD患者由于智力逐渐下降,所以日常生活能力逐渐减退。日常生活能力的下降是痴呆综合征的主要表现。在诊断中应通过评价日常生活能力明确患者的需要。根据量表通过与患者和看护者的交谈来评测一般功能和操作活动等两类功能。常用的量表包括AD协作研究日常生活活动(activities of daily living,ADL)量表、功能活动问卷(FAQ)、进行性恶化量表(PDS)和痴呆功能障碍评价(DAD)等。

日常生活能力评估(ADL)量表可用于评定患者日常生活功能损害程度。该量表内容有两部分:一是躯体生活自理能力量表,即测定患者照顾自己生活的能力(如穿衣、脱衣、梳头和刷牙等);二是工具使用能力量表,即测定患者使用日常生活工具的能力(如打电话、乘公共汽车、自己做饭等)。后者更易受疾病早期认知功能下降的影响。ADL主要用于AD患者日常生活能力评定,为制定护理和康复方案及评定药物疗效和康复训练效果的重要参考指标。最常用的是Lawton和Pody等1969年制定的,由6项躯体自理量表(physical self-maintenance scale,PSMS)及8项工具性日常生活活动能力量表(instrumental activities of daily living scale,IADL)组成。

3. 行为和精神症状(BPSD)的评估

痴呆伴发精神行为障碍(BPSD)是指痴呆的症状之一。包括幻觉、妄想、偏执、猜疑、无故尖叫、无目的徘徊、情绪焦虑或抑郁、安静不下来、淡漠、易发脾气、冲动伤人、行为有失检点等一系列症状。患者可以同时出现多种精神行为症状,也可以只表现一种。

评估AD的行为和精神症状主要包括阿尔茨海默病行为病理评定量表(BEHAVE-AD)、神经精神症状问卷(NPI)和Cohen-Mansfield激越问卷(CMAI)等,常需要根据知情者提供的信息基线评测,不仅发现症状的有无,还能够评价症状频率、严重程度、对照料者造成的负担,重复评估还能监测治疗效果。Cornell痴呆抑郁量表(CSDD)侧重评价痴呆的激越和抑郁表现,15项老年抑郁量表可用于AD抑郁症状评价。而CSDD灵敏度和特异性更高,但与痴呆的严重程度无关。

二、临床中经常使用的量表

临床中所使用的量表可以分为两类,一类为用于疾病筛查、诊断和鉴别诊断;另一类用于评价的量表。后者又分为认知、总体、日常生活能力、精神行为等几个方面。

1. 用于疾病筛查和诊断的量表

(1)简易智力状态检查量表(MMSE):MMSE是最具有影响的认知功能筛查工具,在国内外被广泛使用,具有敏感性好,易操作等优点。MMSE信度良好,联合检查的组内相关系数为0.99,相隔48~72h重测,组内相关系数可达0.91。MMSE具有相当高的平行效度,与Blessed痴呆量表、长谷川痴呆量表、日常生活活动能力量表以及Pfeffer功能活动量表的相关系数也较高,与韦氏智力量表(Wechsler intelligence scale,WAIS)的平行效度也比较好。MMSE在痴呆筛查诊断中的敏感度为92.5%,特异度为79.1%。但MMSE量表也有其缺点:①受教育程度的影响大,教育程度高的老人可能会出现假阴性,教育程度低的老人可能会出现假阳性,对轻度认知功能障碍的检出不敏感;②记忆力检查如命名测验过于简单;③受语言的影响大,操方言者可能会出现假阳性;④语言项目占绝大部分,非语言部分项目少。

(2) 长谷川痴呆量表(Hasegawa dementia scaale, HDS):于20世纪80年代初引入我国,曾在WHO讲习班中介绍,因其操作方便,中日两国文化背景相仿,因而在我国使用较多。其评分简单,不受文化程度影响,敏感性和特异性较高,是筛选阿尔茨海默病较理想的工具。

(3) 常识-记忆力-注意力测验(information-memory-concentration test, IMCT):又名Blessed痴呆量表,由Blessed等于1968年编制,是一种常用的筛查认知功能缺损的短小工具。主要检查近记忆、远记忆和注意力,这些能力常在痴呆早期即受累,测验敏感性较好。经改良的中文版共25项,涉及常识、定向、记忆、注意。其中10项与MMSE完全一样。量表内部一致性良好。IMCT与MMSE、长谷川痴呆量表的平行效度良好($r=0.86, 0.66, P<0.001$)。

(4) 画钟测验(clock drawing test, CDT):对顶叶和额叶损害敏感,常用于痴呆的筛查。画钟测验从正常人中检出阿尔茨海默病患者的敏感度为86.0%,特异性为96.0%。

(5) 世界卫生组织老年成套神经心理测验(World Health Organization-battery of cognitive assessment instrument for elderly, WHO-BCAI):由听觉词汇学习测验、分类测验、语言测验、运动测验、视觉辨认功能测验、数字连线测验和结构能力测验七项分测验构成。其特点是专门针对老年人编制,难度适中,适用于不同国家和文化背景的老年人。国内由上海市精神卫生中心老年科引进并完成了中国常规模型的制定。经临床应用,其诊断阿尔茨海默病的敏感度为85.7%,特异度为92.8%。

(6) 韦氏记忆量表(Wechsler memory scale, WMS)及其中国修订本:WMS反映受试者记忆功能的概况和各方面记忆的特点。分甲乙两个平行版本,由七个分测验组成,在我国的修订本中又增加了三个分测验。主要测查长时记忆、时空定向、注意力、短时记忆、图形视觉记忆、图画视觉记忆、语言联想记忆、触知和空间知觉记忆、言语理解记忆等。

(7) Hachinski缺血指数量表(Hachinski ischemic scale, HIS):是1975年由Hachinski制定的主要用于血管性痴呆和阿尔茨海默病的鉴别诊断量表。Rosen曾对量表的计分做了修改,称为"改良的局部缺血性量表"。HIS由13个项目组成,来源于临床实践经验。需要综合病史、症状、体征和辅助检查结果等内容进行综合评定。此量表鉴别两种痴呆,敏感度可达到90.0%,特异性98.8%。

以上测试和量表主要用于阿尔茨海默病的诊断和鉴别诊断。其中以MMSE和Hachinski缺血指数量表最为常用,前者主要用于筛查和痴呆严重程度的判断,后者主要用于鉴别诊断。

2. 用于评价的量表

(1) 评价认知的量表

1) 老年性痴呆评定量表认知分量表(ADAS-cog):由Rosen等修订,用于评估阿尔茨海默病的认知功能,即可辅助诊断,又可评价疾病的进展。①内容:认知行为量表包括定向、语言、结构、观念的运用、词语即刻回忆与词语再认,共11题,费时15~30min,满分70分。对AD患者,检测者之间的信度为0.99,间隔1个月再测相关性0.92。②优点:ADAS-cog覆盖了NINCDS-ADRDA和美国DSM-Ⅳ有关痴呆诊断标准要求检测的主要认知领域,包括记忆障碍、失语、失用、失认,是目前应用最广泛的抗痴呆药物临床试验的疗效评价工具。通常将改善4分(相当于月平均自然下降分数)作为治疗显效的判断标准。③缺点:不适合极轻度和极重度的患者;没有检测执行功能障碍的项目,与MMSE一样,对额叶功能障碍者不够敏感,不能用于鉴别诊断;部分项目需要受试者有一定的阅读书写能力,故研究中健康老人与AD患者均需要选择教育程度在小学以上文化者。此量表现在是用于轻中度痴呆治疗药物的疗效评估的最常用量表。

2）加利福尼亚痴呆行为问卷(CDBQ):CDBQ由Victoroff主持制定,是一个照料者评定的量表,能全面评价痴呆患者的行为障碍。整个量表有81个条目。国内对其中文版本进行了信度和效度研究,内部一致性为0.78~0.89,与BPRS的平行效度为0.36。

3）Sandoz老年临床评定量表(SCAG):SCAG由Shader编制于1974年,根据BPRS改变而成。它原是为Sandoz药厂设计,主要目的是用来评定老年精神病患者治疗前后的症状的变化。由18个项目组成,加上总体印象共19项。本量表曾多次用于药理学研究,能较敏感地反映治疗前后精神行为症状的改变。

(2）日常生活能力评估:日常生活活动能力量表(activities of daily living,ADL):1969年Lawton和Brody制订,主要用于评定受试者日常生活能力。ADL共分14项,评分为四级:①自己完全可以做。②有些困难。③需要帮助。④根本不能做。64分为满分,总分16分完全正常,16分有不同程度功能下降。单项分1分为正常,2~4分功能减退,有2项或2项以上3或总分22为临界值,提示功能有明显减退。我国常规总分18.55.5。

日常生活能力评估种类甚多,迄今已有多种版本。ADL主要用于老年期痴呆患者日常生活能力评定,为制定护理和康复方案及评定药物疗效和康复训练效果的重要参考指标。最常用的是Lawton和Pody等1969年制定的,由6项躯体自理量表(physical self-maintenance scale,PSMS)及8项工具性日常生活活动能力量表(instrumental activities of daily living scale,IADL)组成,评定内容包括打电话、购物、备餐、做家务、洗衣、使用交通工具、服药和自理钱财。其在痴呆诊断中的敏感度为82.5%,特异度为89.1%。该量表项目细致,简明易懂,便于询问。但ADL受多种因素,如年龄、视、听或运动功能障碍,躯体疾病,情绪低落等的影响,因此对ADL结果的解释应慎重。

(3）行为和精神症状(BPSD)的评估:对痴呆患者精神与行为症状进行评定可以为治疗效果提供比较客观的依据。常用的量表如下。

1）阿尔茨海默病行为病理评定量表(rating scale of the behavioral pathology in Alzheimer's disease,BEHAVE-AD):目前在国际上已被广泛采用。由Reisberg等1987年编制,编制时借鉴了简明精神病评定量表(BPRS)、Hamilton抑郁量表的内容。比较简短,包括症状评定和总体评定两部分,症状部分含25个症状,归为七类,即偏执和妄想、幻觉、攻击、活动异常、昼夜节律紊乱、情感障碍、焦虑和恐惧。对每项症状按4级评分。总体部分评定精神行为症状的严重程度。该量表能比较全面、有效地评定痴呆患者的行为和精神症状。国内进行了中文版本的信度和效度研究,重测信度为0.96,与BPRS相比的平行效度为0.475。

2）Cohen-Mansfield激越问卷(CMAI):评价患者的激越行为,共评定29个与激越有关的行为症状的发生频率,评定的时间段是过去2周,从无到每小时数次共分为7级。国内信度和效度研究也表明,中文版的信度和效度较好。

3）加利福尼亚痴呆行为问卷(CDBQ):Victoroff主持制定,可以全面评价痴呆患者的行为障碍。由照料者来评定,整个量表有81个条目,评定患者近1个月的行为表现,按症状持续时间从无到有共分为5级。国内对其中文版本进行了信度和效度研究,内部一致性为0.78~0.89,与BPRS的平行效度为0.36。

4）Sandoz 老年临床评定量表（SCAG）：Shader 编制于 1974 年，根据 BPRS 改变而成。多次用于药理学研究，能较敏感地反映治疗前后精神行为症状的改变。主要目的是用来评定老年精神病患者治疗前后症状的变化。内容由 18 个项目组成，加上总体印象共 19 项，评分按从无到有分为 7 级。

5）神经精神症状问卷（the neuropsychiatric inventory，NPI）：根据对照料者的一系列提问来评分，NPI 评价包括妄想、幻觉、激越、抑郁、焦虑、淡漠、欣快、脱抑制行为、异常动作、夜间行为紊乱、饮食异常 12 个痴呆常见的精神行为症状。评定症状的发生频率和严重程度。病情严重程度按轻、中、重 3 级评分，另外，该量表要求评定照料者的心理痛苦，按 6 级评分评定。

涉及阿尔茨海默病的神经心理测试和量表繁多，但真正能良好应用于临床试验还需慎重选择，需要考虑信度、效度及使用的方便性等各个方面。临床试验中的疗效评价至少应包括认知和总体评价两个部分，并尽可能进行日常生活活动能力和精神行为的评价。进行疗效评价时，可以使用以上量表，也可以使用其他经过验证的量表。

第二节 AD 的实验室生物学检测

分子生物学的发展，为 AD 实验室诊断提供可能。很多学者致力寻找 AD 的生物标志，以期生前对 AD 做出正确诊断。理想的生物学标志应比临床诊断更具特异性和敏感性。实验室生物学检查，作为阿尔茨海默病诊断的一部分，是确定该疾病所不可或缺的检查项目。实验室生物学检测主要包括基因检测、尿液、血液学和脑脊液学生物学标志物检测，这些生物学标志物检测有望早期探查 AD。

基因检测：早发性常染色体显性遗传 AD 较少见，其中 14 号染色体上早老素-1（PS1）基因突变是最常见的家族性 AD（FAD）的原因。其次是 21 号染色体上淀粉样前体蛋白（APP）基因和早老素-2（PS2）基因位。PS1、PS2 及 APP 基因突变分析只适用于发病年龄早，且有家族史的患者。因此，基因突变筛选应限于典型的进行性，变性性痴呆的早发家系内。ApoE 是目前研究较多的基因，其 ε4 等位基因对晚发性、散发性 AD 是强烈的危险因子。在 AD 诊断有怀疑时，ε4 等位基因阳性预言值在 94%～98%；在病程早期 ε4 等位基因可增加 AD 诊断的 5%～10% 的可信性。ApoE 检测可用于早期痴呆及怀疑 AD 诊断时，但不作为单独诊断使用。基因检测可为诊断提供参考。淀粉样蛋白前体蛋白基因（APP）、早老素-1（PS1）、早老素-2 基因（PS2）突变在家族性早发型 AD 中占 50%。载脂蛋白 ApoE4 基因检测可作为散发性 AD 的参考依据。

1. 血液学检查

认知障碍可能和一系列的代谢、感染和中毒因素有关。通过血液检查有助于识别痴呆原因和伴发的疾病，筛查危险因素。必须做如下检查：红细胞沉降率、细胞计数、电解质、钙、葡萄糖、肾和肝功能，甲状腺功能，维生素 B_{12}、梅毒、人免疫缺陷病毒（HIV）的血清学检查。美国精神科协会（APA）指南中认为血常规、电解质、钙代谢、肾功能和肝功能、维生素 B_{12}、甲状腺功能是关键的项目；毒理学、梅毒血清学、红细胞沉降率、HIV 检测、血清同型半胱氨酸是可选项目：主要用于发现存在的伴随疾病或并发症、发现潜在的危险因素、排除其他病因所致痴呆。

血液生物学标志物由于获取脑脊液属于有创操作，患者不易接受，因此血浆生物标志物逐渐引起人们的重视。多数研究表明，AD 早期阶段血浆 $A\beta_{40}$、$A\beta_{42}$、Tau 水平没有明显改变，也有试验得出相反结果，因此血液中 Aβ 和 Tau 能否作为 AD 早期诊断标志物还需进一步研究。有研究者检测了正常人和 AD 患者血浆内的 120 种分泌型信号蛋白，发现其中 18 种蛋白，如白介素-3、11、1α，以及巨噬细胞集落刺激因子等的浓度在轻中度 AD 患者体内发生了显著变化，这些因子在鉴别 AD 和非 AD 患者方面有一定价值。

2. 脑脊液

脑脊液生物学标志物目前较为常用的脑脊液生物学标志物主要有 β 淀粉样蛋白$_{1-42}$（$A\beta_{1-42}$）、总 Tau 蛋白（T-Tau）、磷酸化 Tau 蛋白（P-Tau）、特异位点磷酸化 Tau（包括 P-Tau231、P-Tau181）。AD 患者脑脊液中 T-Tau、P-Tau、特异位点磷酸化 Tau 均升高，脑脊液 $A\beta_{42}$ 降低。T-Tau 和 $A\beta_{42}$ 的特异性较差；P-Tau 提高了诊断 AD 的特异性，其中 P-Tau231 鉴别 AD 和额颞叶痴呆的敏感性和特异性较高，P-Tau181 鉴别 AD 和路易体痴呆的特异性较高。有研究表明，AD 患者 CSF 中分泌型钙离子依赖的磷脂酶 A2（sPLA2）的活性和视锥蛋白样蛋白-1（VLP-1）的浓度变化能反映 AD 的早期病变，可能成为 AD 早期诊断的生物学标志物。

脑脊液检测项目主要包括：

（1）脑脊液细胞计数、蛋白质、葡萄糖和蛋白电泳分析：血管炎、感染或脱髓鞘疾病疑似者应进行检测。快速进展的痴呆患者应行 14-3-3 蛋白检查，有助于朊蛋白病的诊断。

（2）脑脊液 β 淀粉样蛋白、Tau 蛋白检测：AD 患者的脑脊液中 β 淀粉样蛋白（$A\beta_{42}$）水平下降（由于 $A\beta_{42}$ 在脑内沉积，使得脑脊液中 $A\beta_{42}$ 含量减少），总 Tau 蛋白或磷酸化 Tau 蛋白升高。这些生物标记物可用于支持 AD 诊断，但鉴别 AD 与其他痴呆诊断时特异性低（39%～90%）。

（3）有人发现 AD 脑脊液乙酰胆碱水平减低，且与痴呆程度显著相关。脑脊液去甲肾上腺素水平尚不能区别 AD 与正常人，但晚期 AD 脑脊液和血浆 NE、MHPG 比中度 AD 和正常人显著升高。多数报道脑脊液 5-HIAA 水平低，脑脊液生长抑素比对照组显著低。加压素、促甲状腺素释放激素、促性腺激素释放激素水平低。

3. 尿液

尿液生物学标志物研究表明，大多数 AD 患者尿液中 AD 相关神经丝蛋白（AD7c-NTP）的水平升高，其水平与痴呆的严重程度呈正比。与 Tau 蛋白和 Aβ 相比，AD7c-NTP 在疾病早期阶段即能检测到，可能更适合作为 AD 早期诊断的标志物。

第三节　神经电生理检查

1. 脑电图

AD 的常规脑电图可显示与年龄相关的脑电减弱表现，即对称性的枕部优势节律减慢，波幅降低。AD 的 EEG 表现为 α 波减少、θ 波增高、平均频率降低的特征。但 14% 的患者在疾病早期 EEG 正常。AD 可有以下改变：EEG 脑电波的平均频率有轻度减慢；枕部节律变慢，波与波的比值降低；功率的相对值和绝对值都增加，光反射受损。EEG 用于 AD 的鉴别诊断，可提供朊蛋白病的早期证据，或提示可能存在中毒-代谢异常、暂时性癫痫性失忆或其他癫痫疾病。

2. 诱发电位

反复检测诱发电位可作为动态观察病情严重程度和进展快慢的手段之一，且有助于早期诊断。

(1) P300：AD 的 P300 潜伏期明显延迟，达两个标准差，且与 MMSE 评分呈显著负相关。AD 患者的 P2 和 P3 波幅也明显下降或增高，同时靶刺激 P3 的缺失率也增高。AD 患者的 P300 各记录点的结果基本一致。AD 患者与血管性痴呆（VD）患者 P300 研究结果显示差异不明显。

(2) CNV（伴随负反应）：它是一种稳定电位偏转，也能反映 AD 患者的认知衰退和脑功能的变化。由于在检测 CNV 的过程中，需患者做按键反应，因此能监测患者配合的程度，同时能检测患者的 RT。

(3) MMN：Pekkonen（1994）报道 9 例 AD 患者的 MMN 面积随着刺激间隔的增加显著减少。

(4) SEP（体感诱发电位）：老年性痴呆患者 SEP 某些成分，如 P100 的延迟，反映了双侧皮质区活性受体有某种干扰。当传导通路不畅通时，大量神经元失活，突触数目减少，故神经传递速度明显下降。

(5) VEP（视觉诱发电位）：Straumanis（1973）和 Vissen（1985）对老年性痴呆进行闪光 VEP 测定，发现中潜伏期波幅增大和长潜伏期波峰延长。痴呆的严重程度与 VEP 潜伏期延迟有一定的相关性。

(6) ABR：AD 患者 ABR，他发现Ⅰ～Ⅴ波间的中枢传导明显延长，AD 患者两脑半球反应差别上明显大于正常老人。

(7) AEP（听觉诱发电位）：AEP 比 EEG 在监测痴呆方面更有价值，AEP 比 EEG 能提供更特异的信息。在皮质和脑干受损时，AEP 中短潜伏期波峰是异常的。在变性损害导致的痴呆中，AEP 仅有晚期复合波潜伏期延长。AD 患者的 AEP，各记录部位的潜伏期指标均见延迟，波幅下降；发现 AD 患者认知功能与 AEP 潜伏期 P1、N1、N2 呈负相关。诱发电位结合 MMSE 量表测定，能反映认知功能和脑功能的变化，反复检测诱发电位可作为动态观察病情严重程度和进展快慢的手段之一，且有助于早期诊断。

第四节　神经影像学检查

AD 临床症状明显时诊断的 AD 患者基本都处于中晚期，故早期诊断 AD 尤为关键。神经影像学是早期诊断阿尔茨海默病的有效工具。随着医学影像学革命浪潮的到来，其对 AD 的准确诊断和早期发现已经具有不可替代的价值，使得早期干预和治疗成为可能，而且先进的影像检查手段必将为 AD 的研究带来更加广阔的空间。

长期以来，结构性影像技术如 CT、MRI 在记忆障碍疾病的诊断上一直起支持性作用，但视觉和局域容积的评价远远不能满足临床需要。21 世纪是功能代谢和分子影像的世纪，医学影像模式发生很大转变，AD 的影像诊断已从单纯的形态解剖转向与功能代谢相结合，近年分子影像诊断也得到迅速发展，功能性成像技术如单光子发射断层成像（single photon emission computed tomography，SPECT）、正电子发射断层成像（PET）、功能 MRI 等，它们各具特点，分别用于显示解剖结构、评价脑功能和代谢、显示分子标志物等，在疾病早期就可能发现微小的病理变化，为早期诊断 AD 提供了可能性。

计算机断层摄影(CT):AD 早期的 CT 改变主要是皮质萎缩、脑沟增宽;中晚期还表现有脑室扩大。海马是 AD 累及的主要结构,但是 CT 难以准确显示海马萎缩,且对脑白质的改变敏感性不高,所以逐渐被 MRI 所取代。

磁共振成像(MRI):在所有影像学手段中,MRI 对脑解剖结构的显示最清晰,分辨率最高,可清楚区分脑灰质和脑白质,显示痴呆患者脑沟增宽加深、脑室扩大的情况,并可在任意方向直接断层,进行脑内结构(如海马、杏仁核等)的线性、面积和体积测量,为评价患者的脑萎缩状况提供精确指标。

结构性脑成像:结构性脑成像检查主要包括磁共振成像(MRI)和计算机断层摄影(CT)。退行性痴呆性疾病最常见的形态学改变是脑萎缩。①定性分析:根据视觉印象可将脑萎缩分为不同的程度,通常分为极轻度、轻度、中度和重度。②定量分析:任何脑结构的测量都会受到多种偏倚的影响。脑结构影像学为早期诊断 AD 提供可能。有几项用 MRI 测量海马结构体积的研究表明,早期 AD 患者、患有与年龄相关的记忆障碍者海马体积的萎缩程度显著地比年龄匹配的对照老人重,提示海马结构萎缩是 AD 早期敏感的诊断指标。结构性神经影像学,包括常规 CT、MRI 检查和脑萎缩的测量。常规 CT 和 MRI 有助于评价脑萎缩的程度,以及排除其他导致痴呆的原因。MR 上的 T_1WI 用来评价脑结构变化,自旋回波长 TR 成像(T_2WI 和 FLAIR)用来评价脑内异常信号的改变。在 AD 诊断中,CT 和 MRI 最常见的表现为颞叶内侧的萎缩,特别是杏仁核、海马、海马旁回。MRI 冠状成像比 CT 更容易评估海马区的变化。脑萎缩测量运用 MRI 测量的易实施性和准确性都优于 CT。目前,半自动阈值跟踪技术是最广泛应用的 MRI 容积测量技术。但是,对 MRI 图像的解释易受个人主观影响,缺乏一致性,且脑室扩大和脑沟增宽也可出现在正常老年人中,并不是痴呆的唯一征象。如需准确评价痴呆患者症状的严重程度,MRI 便略显不足,且对痴呆等原发性神经变性疾病作出早期诊断价值有限。

功能性脑成像:脑功能影像学检查有助于观察 AD 患者主要的病理学特征——神经元丢失、神经元纤维缠结沉积、胆碱能耗竭、老年斑等,有助于理解其病理生理学机制。由于大脑局部病变早期常表现为血流及代谢活动改变,后期才有结构变化,故脑功能影像学有助于辨认 AD 早期病理变化。功能性脑成像是用放射性标记物来分析大脑糖代谢或脑血流,从而间接反映神经元的活动。

目前常用的两种核医学方法是正电子发射断层摄影(PET)和单光子发射计算机断层摄影(SPECT)。大脑局部病变先是代谢活动的降低,继而引起血流的改变,最后才是结构的变异,所以要早期发现大脑局部的变化,首先应观察到代谢活动的改变,于是 SPECT 成为了早期诊断 AD 的重要方法。然而,SPECT 在发现早期 AD 方面似乎不如 PET 敏感,有两项研究发现,大约 1/3 的轻度 AD 患者的脑血流灌注正常。用 PET 研究 AD 患者的静息脑代谢和脑血流。绝大多数研究显示,AD 患者的全脑糖代谢和血流降低,在顶颞叶的联络皮质中降低最明显,代谢降低的程度为 30%～70%,顶颞叶代谢降低通常是双侧性的,额叶联络皮质的代谢降低通常较轻,但在晚期病例则很明显。患者的感觉运动皮质、视觉皮质、基底核和小脑的代谢值与正常对照组无显著性差异。SPECT 检查比较简便、易行。绝大部分的研究都证实 AD 的双侧颞顶叶血流灌注下降,可伴有或不伴有轻度额叶灌注下降。有相当一部分人左、右半球灌注不对称,甚至单侧颞顶叶血流灌注下降。大部分对严重 AD 患者的 PET 显示患者的额叶血流降低,但不是特异性的。

在 AD 患者的胆碱能神经元突触的乙酰胆碱能活性降低的基础上,已有用特异的 PET

和 SPECT 配体来测量活体中胆碱能受体分布的预初研究。一项研究显示，M 胆碱受体随年龄增加而有减少，但 AD 和伴痴呆的帕金森病减少非常明显。另一项初步研究显示，AD 的颞顶叶皮质 N 胆碱受体减少。

用 MRI 来测量脑血流是正在发展中的技术，称为功能性磁共振成像技术（FMRI）。FMRI 可显示动态动脉血流影像。有报道 FMRI 和 PET 检测到的痴呆患者的脑灌注异常非常相似，两者的一致率可达 78%。FMRI 要依靠声呐成像技术和钆造影剂。FMRI 可与认知功能检查同时进行，即所谓的认知激活试验。认知激活试验有望在不久的将来用于临床，但仍有许多实际操作和方法学问题有待解决。1999 年有人报道用磁共振显微镜技术（magnetic resonance microscopy，MRM）能探查到尸解标本的老年斑，并已开始用于活体研究。可以相信这一技术的发展将会对 AD 的诊断、病程观察和疗效评价带来革命性的变化。

磁共振光谱（MRS）是一种能够测量活体脑内某些化学物质的功能性成像技术，目前还不可能广泛用于临床，但将来的使用价值是很大的。MSR 主要对^{1}H 质子和 31P 感兴趣。^{1}HMRS 可产生一个含肌醇、*N*-乙酰门冬氨酸（NAA）、胆碱和肌酐的光谱。这些化学物质可提供神经元脱失、细胞膜磷脂和细胞能量代谢的信息。NAA 信号最能反映神经元的情况，因为胶质组织不含这种氨基酸，因此，可间接测量神经元数量。用 MRS 检查测量 NAA 光谱峰值与肌酐峰值的比率可计算局部脑区神经元脱失数。对 AD 研究发现，患者的额、顶、顶叶的联络皮质内 NAA 与肌酐的比率明显降低。

（蔡志友　赵　斌）

参考文献

冯涛. 2009. 阿尔茨海默病和其他类型痴呆诊断的国际指南解读与研究进展. 中国实用内科杂志, 29(9): 801-804.

韩杰, 张昱, 许晶. 2001. 阿尔茨海默病的临床神经心理学测验[J]. 现代康复, 5(5): 72-73.

缪飞, 吴志远. 2010. 阿尔茨海默病及血管性认知损害的神经影像学研究进展. 中国现代神经疾病杂志, 10(3): 307-310.

石庆丽, 韩利坤, 袁春,等. 2013. 阿尔茨海默病的影像学研究进展. 中国康复理论与实践, 19(4): 354-359.

王珲, 唐荣华, 朱文珍,等. 2007. 阿尔茨海默病功能性神经影像学的研究进展. 中华老年心脑血管病杂志, 9(11): 790-792.

肖世富. 2005 神经心理测验和评定量表在阿尔茨海默病的应用及价值. 中国现代神经疾病杂志, 5(3):137-140.

Blennow K, Zetterberg H. 2013. The application of cerebrospinal fluid biomarkers in early diagnosis of Alzheimer's disease. Med Clin North Am, 97(3):369-376.

Cummings JL, Dubois B, Molinuevo JL, et al. 2013. International Work Group criteria for the diagnosis of Alzheimer's disease. Med Clin North Am, 97(3):363-368.

Doecke JD, Laws SM, Faux NG, Wilson W, Burnham SC, Lam CP, Mondal A, Bedo J, Bush AI, Brown B. et al. 2012. Blood-based protein biomarkers for diagnosis of Alzheimer's disease. Arch Neurol, 69(10):1318-1325.

Dubois B, Epelbaum S, Santos A, et al. 2013. Alzheimer's disease: from biomarkers to diagnosis. Rev Neurol (Paris), 169(10):744-751.

Fraller DB. 2013. State of the science: use of biomarkers and imaging in diagnosis and management of Alzheimer's disease. J Neurosci Nurs, 45(2):63-70.

Jicha GA, Rentz DM. 2013. Cognitive and brain reserve and the diagnosis and treatment of preclinical Alzheimer's disease. Neurology, 80(13):1180-1181.

Lopez-de-Ipina K, Alonso JB, Travieso CM Sole-Casals J, Egiraun H, Faundez-Zanuy M, Ezeiza A, Barroso N, Ecay-Torres M, Martinez-Lage P, et al. 2013. On the selection of non-invasive methods based on speech analysis oriented to automatic

Alzheimer's disease diagnosis. Sensors (Basel), 13(5):6730-6745.

Marigliano V, Gualdi G, Servello A, et al. 2013. Olfactory Deficit and Hippocampal Volume Loss for Early Diagnosis of Alzheimer Disease: A Pilot Study. Alzheimer Dis Assoc Disord.

Nau JY. 2013. Alzheimer's disease: diagnosis before time? . Rev Med Suisse, 9(396):1604-1605.

Okochi M, Tagami S, Yanagida K, et al. 2013. Discovery and characteristic of surrogate marker for Abeta42 production-possibility of diagnosis marker as pre-Alzheimer condition. Seishin Shinkeigaku Zasshi, 115(3):245-252.

Patil RB, Piyush R, Ramakrishnan S. 2013. Identification of brain white matter regions for diagnosis of Alzheimer using Diffusion Tensor Imaging. Conf Proc IEEE Eng Med Biol Soc 2013, 6535-6538.

Rodrigue KM. 2013. Contribution of cerebrovascular health to the diagnosis of Alzheimer's disease. JAMA Neurol, 70(4): 438-439.

Roe CM, Rentz DM. 2013. Alzheimer's disease: before the diagnosis. Neurology, 80(13):148-149.

Rowe CC, Villemagne VL. 2013. Amyloid imaging with PET in early Alzheimer's disease diagnosis. Med Clin North Am, 97(3): 377-398.

Seppala TT, Louhija UM, Appelberg B, et al. 2013. Comparison Between Clinical Diagnosis and CSF Biomarkers of Alzheimer Disease in Elderly Patients with Late Onset Psychosis: Helsinki Old Age Psychosis Study (HOPS). Am J Geriatr Psychiatry.

Teipel SJ, Grothe M, Lista S, et al. 2013. Relevance of magnetic resonance imaging for early detection and diagnosis of Alzheimer disease. Med Clin North Am, 97(3):399-424.

van der Flier WM, Ossenkoppele R, van Berckel BN Scheltens P. et al. 2013. Early diagnosis of Alzheimer's disease: the role of Positron Emission Tomography (PET). Tijdschr Gerontol Geriatr, 44(4):190-191.

第十七章　阿尔茨海默病的影像学基础

在 AD 早期,相关脑区即有功能性变化,此后脑的形态和结构应发生相应改变。近十年来,影像学已由仅起部分排除性诊断作用,发展成为在 AD 诊断中占据中心地位;并指导药物研发、评估疗效、判断预后。其中 MRI 以其无创并且能进行脑功能及结构分析,被广泛地应用于 AD 的神经影像学研究,本章对此做重点阐述,并简要介绍 PET/CT 在 AD 诊断和评估中的作用;由于 CT 在此方面价值极其有限,估不做介绍。

第一节　磁共振扩散张量成像

一、扩散张量成像基本原理

1. 扩散及扩散张量

扩散是自然界最为普遍的现象,也是人体重要的生理活动,分子的扩散运动表现为随机平移运动,即布朗运动(Brownian motion)。一般来说扩散的方式分为两种:一种是在完全均质的容积中,分子的运动由于没有障碍,单位时间内向各个方向移动的距离是相等的,我们将这种扩散称为各向同性(isotropic)扩散,如在纯水、脑脊液以及大脑灰质中,水分子的扩散成像各向同性的特点;另一种扩散具有方向依赖性,即水分子在各个方向上的扩散阻力不一致,使得水分子在各个方向上单位时间内扩散的距离不相等,此种扩散称为各向异性扩散(anisotropic)。

扩散张量是一种物理名词用语,是指固体内三维排列的向量的张力。Fick 第一定律指出物质在某个方向上单位时间内通过单位面积的扩散质量与该方向上的密度梯度呈正比,并且两者之比即为扩散系数 D 值。

2. 扩散张量成像的基础

扩散张量成像(diffusion tensor imaging,DTI)是在扩散加权成像(diffusion weighted imaging,DWI)基础上发展起来的一项功能成像技术。要评价水分子的扩散各向异性,就要确定整体扩散张量,这就需要在至少 6 个非线性方向上连续应用扩散梯度,来获得一组扩散加权图像。目前在活体中 DTI 可以在 6 ~ 55 个线性方向上施加扩散梯度,来定量的分析水分子在不同方向上扩散的各向异性,能无创的观察组织微观结构、神经纤维走行等。

3. DTI 成像中的主要参数

(1) 平均扩散度(mean diffusivity,MD):它反应水分子在各个方向上的平均扩散能力。理论上讲,平均扩散度比表观扩散系数(apparent diffusion coefficient,ADC)值更能反映水分子扩散能力,但是在实际测量过程中,MD 并不能完全代表扩散,它会受到患者运动(心脏、动脉搏动,脑脊液搏动及呼吸运动等)、RF 脉冲及磁场非均匀性,以及环境温度影响。

(2) ADC 值及各向异性分数:在生物体内,扩散是多种因素的综合作用,所测扩散系数 D 值并不完全代表扩散,所以常用 ADC 值来表示人体中所测得的 D 值,所测得的 ADC 值一般指体素中水分子综合微观扩散值。之所以加上“表观”二字是由于影响水分子运动(随机与非随机)的所有因素都被叠加成一个观察值。

各向异性分数(fractional anisotropy,FA):是指扩散各向异性与整个扩散的比值,其数值在0~1之间,1表示整个扩散运动均为各向异性,即最大各向异性;0代表最小的各向异性即最大的各向同性。扩散的各向异性分数(FA)可以用来追踪纤维走行,评价组织结构完整性和连续性,因此DTI可以跟踪脑白质纤维束的变化。

二、DTI在AD中的应用

既往已有研究报道AD及轻度认知障碍(MCI)患者存在不同的病变脑区,特别是内嗅皮层及海马结构的灰质容量缺失。除此之外,神经病理学研究亦指出两者间在脑白质髓鞘缺失、反应性胶质增生等脑白质改变的不一致性。而DTI技术由于可以无创的测量脑白质微观结构,并且其测量指标各向异性分数(FA)能反映脑白质的完整性,平均扩散度(MD)能反映组织结构的改变,这使得DTI观察AD及MCI脑白质结构的病理变化成为可能。

MCI向AD发展的过程中,脑白质纤维的破坏主要为脱髓鞘性改变,会导致扩散屏障的破坏,表现为沿白质纤维方向的扩散减弱,而向四周的扩散增强,在DTI上表现为ADC值及MD值升高、FA值下降。AD患者ADC值增高主要见于海马、颞叶及顶叶的白质,轻度认知障碍(MCI)脑白质MD值的增高主要见于双侧海马,而双侧颞、顶联合区白质的ADC增高在MCI发展为AD后才出现,提示同时出现海马及颞、顶区白质ADC值的增高可作为AD较敏感的诊断指标。另外Mayzel-Oreq等研究指出脑白质ADC值增高与AD的病理改变进程具有一致性,即AD早期阶段受累部位为颞叶内侧,随着病程的进展逐渐向顶叶、额叶、颞叶的新皮层发展。亦有研究发现AD及MCI患者的扣带回脑白质的FA值均下降,但其在AD患者下降更明显;且AD患者胼胝体压部FA值亦下降,而这一表现在MCI患者未见降低;因此利用DTI分析不同脑区的FA值变化能够为早期诊断AD提供一定帮助。在DTI技术中,FA值及MD值反映了细胞膜和轴突膜等限制水分子运动屏障的破坏,与组织病理学显示的髓鞘脱失、轴突损害、少突胶质细胞减少相一致。FA值降低的原因主要是由于β样淀粉蛋白沉积、老年斑形成会造成髓鞘及轴突的损伤,从而导致水分扩散及各向异性均受限;而ADC值及MD值的升高可能继发于神经元丧失后组织间隙增多,使得组织内水分子运动加剧有关。因此通过测量ADC、MD及FA值可以用于准确评估AD的病理进程及病情进展,为临床治疗及监测提供指导价值。另有研究表明,DTI技术能构建脑白质结构网络,并分析其属性与智力存在的相关性,这些网络相对于正常老年人表现出全局信息处理效率的下降。

第二节 磁共振灌注加权成像

灌注是指单位时间内通过一定组织的血容量,其定量单位为每分钟100g组织有多少毫升血液[ml/(100g·min)],正常成人的平均脑血流量(cerebral blood volume,CBV)为40~60ml/(100g·min)。灌注既是组织的重要生理特征,也能反映病变的血管特征,从而为诊断疾病提供重要的信息。MRI灌注成像(perfusion-weighted imaging,PWI)以其无放射性损伤、组织分辨率高等优点成为临床评价灌注的重要技术。根据成像原理,MR PWI分为动态磁敏感对比增强(dynamic susceptibility contrast,DSC)、动脉自旋标记(arterial spin labeling,ASL)两种技术。其中DSC技术较成熟,空间分辨率高,应用最为广泛;ASL无需外源性对比剂,通过标记自体动脉血中质子即可评价脑组织的灌注,因此完全无创,但空间分辨率较低。

一、PWI基本原理

1. DSC 基本原理

顺磁性对比剂(如钆喷替酸葡甲胺,Gd-DTPA)进入血管后,在局部产生梯度场,导致磁场不均匀,使质子自旋失相位,导致 T_2 或 $T_2{}^*$ 值缩短,从而使得 T_2WI 或 $T_2{}^*$ WI 信号强度降低。DSC 为经静脉团注对比剂后,采用快速成像序列,获得对比剂首次通过受检组织前、通过中和通过后一段时间内的一系列动态图像,组织的 T_2 和 T_2 信号发生系列改变,血管内对比剂浓度与其所引起的 T_2 弛豫率($\triangle R2$)呈正比相关,而首过期间的 $T_2{}^*$ 弛豫率积分($\int \triangle R2^* \mathrm{d}t$)与脑血流容积(cerebral blood volume,CBV)相关。

DSC 评价的灌注参数主要有 CBV、CBF 和 MTT,多数研究均采用半定量的参数,而很少获得这些参数的绝对值。要获得定量的脑血流灌注参数,必须测量大血管的动脉输入函数(arterial input function,AIF),得到动脉内的对比剂浓度。

理论上,BBB 完整时,对比剂仅位于血管内,对比剂的分布符合单室模型。对比剂的弛豫率($\triangle R2^*$)可通过公式$\triangle R2^*(t) = -\ln(SI_t/SI_0)/TE$ 得到,式中 SI_t 是 t 时刻的信号强度,SI_0 是基线水平的信号强度,TE 为回波时间。$\triangle R2^*$ 正比于组织内的对比剂浓度,CBV 正比于 $\triangle R2^*(t)$ 曲线下面积,即 $\mathrm{CBV} = k \times \int \triangle R2^* \ \mathrm{d}t$,$k$ 是比例系数。最大信号强度下降(maximum signaldrop,MSD)和最大信号强度下降百分比(maximum signal reduction ratio,SRRmax),它们是与 CBV 正相关的参数,计算公式分别为 $\mathrm{MSD} = SI_0 - SI_{\min}$,$\mathrm{SRR}_{\max} = (SI_0 - SI_{\min})/SI_0 \times 100\%$,其中 SI_0 是基线水平的信号强度,$SI_{\min}$ 是首过期间兴趣区信号强度的最小值。

第二个常用的参数就是平均通过时间(mean transit time,MTT),它是指对比剂通过兴趣区脑组织所需的平均时间,即从动脉进入静脉的时间,也即位于毛细血管内的时间,其计算公式为:$\mathrm{MTT} = \int C_{\mathrm{tis}}(t)\mathrm{d}t / C_{\max}$。其中 C_{tis} 是组织对比剂浓度,$C_{\max}$ 是组织对比剂的最大浓度。另一个时间参数是达峰时间(time to peak,TTP),即兴趣区脑组织血管内对比剂自到达至最大浓度间的时间间隔,对应曲线上为信号开始下降至最小值间的时间。MTT 与 TTP 呈正比关系。

BBB 完整时,对比剂在血液中的分布符合单室模型,根据中心容积定理,脑血流(cerebral blood flow,CBF)的计算公式为:CBF=CBV/MTT,与计算 rCBV 同样的道理,临床上多计算 rCBF。

2. ASL 基本原理

ASL 以反转脉冲对动脉中的质子进行标记,标记后的质子随血流流入动脉远端的组织内,血液中的水分子可在血液和组织中自由扩散,被标记的质子扩散至组织内导致组织的磁化矢量发生改变,其改变的程度与血流灌注量呈正比。因此 ASL 可量化评价 CBV。

ASL 中将感兴趣层面称为成像层面,将组织血流上游进行动脉血自旋标记的层面称为标记层面,自标记至采集标记图像的时间为反转时间(TI)。分别获得成像层面未标记时和经过标记的图像,两者相减即得到组织的 PWI 图。ASL 标记动脉质子的方法分为两类,即连续性 ASL(continuous ASL,CASL)和脉冲式 ASL(pulsed ASL,PASL)。

CASL 是用射频脉冲连续标记成像层面近端一个层面动脉血中的质子,被标记的质子连续流入成像层面,连续标记一段时间后,兴趣组织内新流入的标记质子与已标记自旋的 T1 衰减达到平衡,组织磁化矢量亦即达到稳态,此时采集图像。其优点是信号较高,为 PASL

的2～3倍。缺点是会导致双倍的射频能量蓄积，可能使SAR值超过安全阈值，在高场MRI尤为明显。替代的方法是用另一个射频线圈进行标记，但这需要特殊的硬件。

PASL是用一个选择性的射频脉冲标记成像层面近端的一个厚层块中的动脉血质子，等待一段时间后，被标记的血液流入成像层面并在组织中充分扩散，然后成像。PASL技术相对简单，射频能量蓄积较小，在高场MRI上有一定优势。但其覆盖范围小，不能获得全脑的PWI；且信号较弱，大约只有CASL的一半。

二、PWI在AD的应用

ASL研究发现AD患者顶枕区和颞枕区信号明显减低，且顶枕区灌注减低程度与临床症状的严重性相关。CASL发现AD患者的颞叶、顶叶、额叶和扣带回后部灌注减低，其中顶叶和扣带回后部CBF的降低与临床症状严重性间具有明显的相关性。校正部分容积和全脑灌注效应后，PASL发现AD患者右侧顶下小叶、双侧额中回灌注下降；而MCI者右侧顶下小叶灌注下降；AD和MCI者间，双侧顶下小叶、扣带回后部和楔前叶灌注有差异。对AD高危者的研究发现，出现认知障碍前内侧颞叶的CBF约增加24%，而MCI者CBF减低，PWI可早于临床发现高危者的功能性变化，从而可作为有效的筛查方法，进行早期诊断，阻止其发展为AD。

MCI者皮层低灌注的情况可以预期患者的临床、功能和认知变化。右侧顶下小叶和右侧额中回的基线灌注值与患者发展为AD的可能性相关，而右侧楔前叶的基线灌注值可以预期患者临床痴呆评价一揽子加法评分和选择性注意的降低，右侧额中回的基线灌注值还可预期情景记忆的下降。

ASL显示的脑皮质血流灌注减低，与SPECT和PET的结果具有高度的一致性，且AD患者右侧额叶、左侧顶叶及左侧颞顶交界皮质的脑血流量减低与简易精神状态评分（MMSE）呈正相关，提示AD患者脑血流量灌注的减低在一定程度上反映了其临床表现的严重程度。AD患者额叶、颞叶及顶叶脑血流量的下降，表明AD患者的脑功能已经全面衰退，只是不同脑区功能减退的程度不同。有研究指出AD患者双侧颞顶叶的rCBV均降低，并且该征象对中度认知功能障碍者诊断的敏感性为91%，对轻度认知障碍患者的诊断敏感性为90%，而诊断AD的总特异性为87%。大量研究表明AD患者双侧颞顶叶皮层、感觉运动区和海马的rCBV明显减低，并且rCBV的减低与脑萎缩无关。rCBV区分AD和正常者的敏感性和特异性约为90%。

第三节　磁敏感加权成像

一、基本原理

磁敏感加权成像（susceptibility weighted imaging，SWI）是一种新的对组织间不同磁化率的检测非常敏感的三维成像技术，SWI不同于以往的质子密度、T_1或T_2加权成像，而是利用不同组织间磁敏感度的差异产生影像对比而成像的方法。它采用三维梯度回波扫描、完全流动补偿、射频扰相脉冲，能敏感的检测到脑内铁浓度、静脉结构和血液代谢物的变化，具有三维、高信噪比及高分辨率等优点。

SWI序列实际上是一种具有三个方向流动补偿也就是磁矩梯度零位的三维梯度回波序列。三个方向的流动补偿能保证静止的和运动的质子同时重聚，而三维序列则能获得非常薄的层面以利于观察小的结构。SWI的基础为磁场中不同物质的磁化率的差异。不同磁化率的结构能够导致感应磁场的变化,这种磁场会产生两个作用:一种是导致成像体素内的质子去相位,使得梯度回波的 T_2* 弛豫时间缩短(如动脉血的 T_2^* 弛豫时间大约为 200ms,而氧饱和量约为 70% 的静脉血的 T_2* 弛豫时间为 100ms),T_2* 弛豫时间的缩短导致信号降低,产生对比,从而形成 SWI 的强度图(magnitude image)。而另一个作用是导致质子本身的进动频率变化,产生不同组织的相位差别,形成相位图(phase image)。

二、SWI 在 AD 中的应用

国内外已有研究表明,应用 SWI 技术观察人脑中铁含量的微细改变具有可行性,大部分的研究指出脑内铁含量与血管分布密度是相对应的,说明铁与血管网络间存在内在联系。近来的研究表明铁的沉积与血管结构相关,特别是老年患者。这种铁可能是由于衰老过程中微出血的渐进性存在,导致含铁血黄素沉积所致。另外还有人认为 β 淀粉样蛋白周围的铁或其他来源的铁是阿尔茨海默病(AD)的早期表现,从而可以使之应用于 AD 诊断中。

以往的研究采用 MR 分析 AD 患者脑内铁沉积显示皮层及深部灰质核团的铁沉积有增加的趋势已成为共识。SWI 相位成像是无创性评价活体脑铁含量的有效工具,研究显示相位值与脑铁含量之间存在一定的线性关系。AD 患者基底节区及海马区相位值较正常人明显减低,并且 AD 患者右侧海马头部相位值减低与 MMSE 评分呈明显正相关;当以相位值-0.0972 作为临界值时鉴别 AD 及正常老年人的敏感性及特异性分别为 95.8% 和 80.8% 。大多数学者认为 AD 患者双侧海马、尾状核、齿状核、壳核、顶叶皮质的相位值降低具有统计学意义,并且双侧顶叶皮质、海马、壳核的相位值与相应的 MMSE 相关,但是不确定的是研究者在关于不同核团与 MMSE 评分的相关性上存在差异。目前,比较一致的观点认为 AD 患者左侧海马较右侧海马在形态分析上更有效,并且在相位值上左侧较右侧减低的更明显,同时病理学研究也证实铁、铜、锌等金属离子与诱导神经元凋亡密切相关,这些都似乎可以解释左侧海马相位值的降低,即铁含量的增加与反映 AD 病情进展的 MMSE 评分具有较好的相关性。由于目前利用 SWI 观察 AD 患者各脑区相位值与 MMSE 评分的相关性研究报道并不多,还需要大样本量的研究来支持。虽然 SWI 对 AD 研究仍然处于研究当中,但其可以通过相位图及幅值图准确地鉴别脑内微量铁质沉积及信号的变化,相信随着 SWI 技术的发展必然能为 AD 早期诊断提供可能。

第四节　结构磁共振成像(sMRI)

一、sMRI 测量方法

1. 横断测量法

结构磁共振(structural MRI,sMRI)是通过对脑组织形态与结构测量,观察脑体积的改变。横断测量法主要用于在同一时间研究不同个体脑萎缩变化,主要采用的测量方式有:①目测法,这种方法通过目测内侧颞叶的萎缩程度来反映 AD 患者的病情严重程度。虽然该方法能快速、有效的对图像进行判断,但是其对于脑萎缩等级的判断存在缺陷;②体积测量法,此法在横断面研究中最常见,分为人工勾画法及自动或半自动技术。首先人工勾画法可以较准确地反映感兴趣区的体积变化从而体现脑萎缩的程度,但是此方法繁琐且浪费时间,所以不适合大样本资料的研究。随着计算机技术的发展,自动化及半自动化技术越来越多的应用于体积的测量,其通过对某一感兴趣区的变化来反映认知功能的改变,但是其只适合对单个感兴趣区的测量,故不能全面的观测整个三维图像的改变。

2. 纵向测量法

因为不断加剧的脑组织丢失是神经变性病变的特点,所以系列的 sMRI 通常被用来评价疾病进展。在横断法中,虽然从 sMRI 中能获得每个时间点的详细信息,但是由于个体差异,这种测量方法不可避免地存在变异,因此测定脑组织萎缩的确定程度需要特定的技术。在纵向测量法技术中,最早被用于两次扫描全脑体积定量变化分数的是边界变化积分(boundary shift integral,BSI),它主要是通过两次不同时间扫描的脑组织边界的改变来判断脑容积的减少和脑室体积的增加。BSI 是确定脑萎缩的变化率最敏感的全脑测量方法之一。除此之外,像素测量法(voxel-based morphometry,VBM)也能较准确地反映脑组织体积的变化,它主要是把被研究的所有个体的脑结构图像在空间上标准化到一个完全相同的立体空间中,然后将标准化的脑结构图像进行有效分割,得到灰质、白质和脑脊液,然后平滑,最后对平滑的脑组织成像建模,其较传统的体积测量方法不仅能全面、客观的分析不同脑区的体积变化,还能对全脑定量的检测脑组织成分的密度,从而能刻画出局部脑区的特征和脑组织成分的差异。

二、sMRI 在 AD 中的应用

sMRI 是通过对脑组织结构及形态的测量,来观察脑组织容量的改变,因此它可以间接的反映由于神经元、突触及神经树突的改变而引起的脑灰质的萎缩。AD 患者 sMRI 上主要表现为内嗅皮质、后扣带回、海马萎缩,并且不同脑区萎缩程度与 AD 的不同临床阶段有关。首先出现萎缩的是颞中回,典型者表现为内嗅皮质最先萎缩,其次是海马、杏仁核和海马旁回;边缘叶的其他结构,如扣带回后部,亦在病变早期受累。此后,病变扩展至颞叶新皮层,并继而累及全部新皮层;皮层受累多为双侧对称性。Mata 分析发现,MCI 组与正常年龄对照组相比,左侧及右侧海马体积缩小约 12. 9% 和 11. 1% ;而 AD 组与正常年龄对照组相比,左侧及右侧海马体积缩小约 24. 2% 和 23. 1% ;表明 AD 组海马体积萎缩程度明显大于 MCI 组。脑萎缩的程度、分布和速度与认知功能障碍密切相关,在 MCI 与 AD 患者大脑灰质体积变化及其与记忆功能的关系的研究中发现,AD 组双侧颞叶、额叶及顶叶大脑灰质明显萎缩,其中额叶及顶叶萎缩比 MCI 组严重;并且复合记忆分数与左侧海马旁回、颞中回、楔中回、楔前回、额上回、额中回、扣带回以及右侧海马旁回、额内侧回及额下回的灰质体积密切相关;而在 MCI 与正常对照组中,未发现灰质体积与记忆测验评分显著相关的脑区。Whitwell 等追踪研究 33 例 3 年后转化为 AD 的 MCI 患者,发现第一年灰质萎缩累及内侧颞叶及双侧梭状回,第二年灰质萎缩蔓延至颞中回和整个海马,而当第三年确诊 AD 后,内侧颞叶、颞顶皮质联合区、额叶灰质出现严重萎缩。因此,通过一定时间内观察脑组织结构的变化,来预测 MCI 发展为 AD 可能性,可以为临床早期发现病变并减缓 MCI 向 AD 发展提供一定程度的帮助。以内侧颞叶萎缩作为判断标准,预测的敏感性和特异性为 50% ~ 70% 。

第五节　磁共振波谱(^{1}H-MRS)

一、基本原理

1. 磁共振波谱的基本概念

磁共振波谱(magnetic resonance spectroscopy,MRS)是利用磁共振现象和化学位移进行

特定原子核及其化合物定量分析的方法。原子核的共振频率不仅取决于外加磁场强度和原子核本身物理特性,同时还受原子核在化合物中的化学环境的影响,即使是同一原子核,其所在的化合物的环境不同,原子核的进动频率就存在差异,产生磁共振的频谱就不一样,在频谱上产生的共振峰就会存在差别,这种现象即所谓的化学位移。由于化学位移不同,不同化合物可以根据其在频谱峰上的差异加以区别。共振峰的面积与共振核的数目呈正比,它能反映化合物的浓度变化。对于给定的外加磁场,原子核所处的化学环境不同,使其共振频率产生微小的差异,这就是 MRS 各频谱谱峰产生差别的基础。

正常人脑的^{1}H-MRS 有 5 个较明显的共振频谱波峰。*N*-乙酰天门冬氨酸(*N*-acetylaspartate,NAA)的波峰最高,其意义是代表*N*-乙酰基的特性,化学位移大约位于 2.02ppm,在正常人的大脑中其浓度接近 12.0mmol/L,目前认为 NAA 仅存在于神经元和神经轴突内,是神经元的标志物。NAA 水平的降低可以作为判断神经元丢失和损伤的可靠标志。

胆碱复合物(choline containing compounds,Cho)包括磷酸胆碱(phosphocholine,PCho)、甘油磷酸胆碱(glycerol 3-phosphocholine,GPC)及磷脂酰胆碱(choline),Cho 峰反映脑内总胆碱的储存量,化学位移大约位于 3.22ppm,其中甘油磷脂酸胆碱和磷脂酰胆碱是该波峰的主要成分,Cho 是乙酰胆碱和磷脂酰胆碱的前体,前者是一种重要的神经递质,影响记忆认知功能及精神状态,后者则参与细胞膜的构成,与胆碱及细胞膜磷脂的代谢有关。

肌醇(myoinositol,MI):MI 峰的主要成分是肌醇,并含有少量的磷酸肌醇和甘氨酸,其化学位移大约在 3.56ppm 和 4.0ppm 处,目前认为 MI 仅存在于神经胶质细胞中,是脑内神经胶质细胞的标志物,在胶质细胞损伤区及脑肿瘤病变时 MI 水平会相应的增高。

磷酸肌酸及肌酸(phosphocreatine and creatine,PCr/Cr)包括肌酸、磷酸肌酸以及少量的γ-氨基丁酸、赖氨酸及谷胱甘肽,化学位移大约在 3.02ppm 和 3.96ppm 处,在脑灰质的含量高于脑白质,它是 ATP/ADP 转换的高能磷酸储备物质和细胞内 ATP/ADP 的缓冲剂,作为脑内能量的代谢提示物,Cr 在能量代谢减退的情况下增加,而在能量代谢增加的情况下降低,其可作为评价细胞完整性的标志。

谷氨酰胺(glutamine,Gln)和谷氨酸(glutamic,Glu)的复合物在 MRS 上的波峰很难区别,其总的化学位移位于 2.1ppm 与 2.5ppm 之间,Glu 是一种兴奋性氨基酸,其在脑组织缺血缺氧及肝性脑病时增高。

到老年期后,NAA 及 NAA/Cr 比值会逐渐地下降,而 Cho 及 Cho/Cr 比值会逐渐地增加,这是由于老年人神经元细胞功能减退,细胞膜退变,胶质细胞增生所致。

2. MRS 成像方法的优缺点

MRS 成像主要有单体素及多体素两种成像方法。其中单体素频谱法(single-voxel spectroscopy,SVS)成像时间短,操作简单,但体素较大,大小一般在 15 ~ 20mm,并且要求体素选择在病灶实体部分或感兴趣区,从而避免采集到不均一的组织或正常组织造成误差;但是由于该方法不能准确地显示病灶内的代谢及各种成分的空间分布,因而不利于对病灶进行更为准确的分析。多体素成像又称化学位移成像或磁共振频谱成像,它包括二维、三维及全面覆盖的位移成像,它包含有单体素频谱的全部技术,其主要优点是能获得较大范围的无数个小体素的频谱,而且当病灶内不均一时,小体素可以减少平均容积效应;其次,多体素采集视野较大,可以一次采集多个感兴趣区,并且获得病灶内所有信号及周边情况;再者,多体素频谱可以经一维、二维或三维采集数据,经计算机处理后得到各代谢物分布图,对颅内弥漫性病变和大的不均一病变评价较合适。

二、^{1}H-MRS 在 AD 中的应用

国内外许多研究发现 AD 患者脑内不同区域存在选择性代谢异常，最常见于双侧海马部位，在早期海马体积还没有明显改变时，其 MRS 波谱就可以出现 NAA/Cr 水平降低及 mI/Cr 升高。双侧海马区 NAA/Cr 水平降低表明双侧海马神经元数量的丢失，这与组织病理学研究结果相一致，海马区 NAA/Cr 水平降低可以作为预示 MCI 向 AD 转变的有用指标。在 7.0T MR 上研究 APP/PSI 转基因鼠海马 MRS 时发现 mI/Cr 在 3 个月龄时即出现升高，而 NAA/Cr 水平在 5 个月龄时才开始出现下降，因此 mI/Cr 升高可能是 AD 早期病理学改变的一个标志；有研究指出 MI/Cr 比值大于 0.7 高度提示 AD，这和 SPECT 研究具有一致性。在 AD 及其早期阶段，MRS 显示 NAA/Cr 在许多灰质及白质中均有减少，AD 的痴呆程度与 NAA/Cr 呈明显的正相关。但 Cho 的浓度变化一直是令人困惑的难题，目前对 Cho 脑内变化的研究结果很不一致，经典的细胞膜学说认为：Cho 参与胆碱合成，而胆碱能神经元受代谢变化影像，并受动态平衡缓冲，由于合成磷酯酰胆碱同样也是以 Cho 为原料，当 Cho 消耗较少时，会通过自食机制，即双分子磷脂酰胆碱获得 Cho，从而合成乙酰胆碱；磷脂酰胆碱代谢为甘油磷酸胆碱和自由的 Cho，磷脂膜的降解使 Cho 和磷酸二酯水平升高。神经生化研究表明，AD 患者的乙酰转运酶严重下降，与记忆和认知相关的胆碱能神经元数量减少。磷酸二酯升高与组织内的老年斑数量有关，所以认为 Cho 升高是出现老年斑(SP)的标志。虽然^{1}H-MRS 扫描时间长，波谱信号容易扭曲变形，但通过观察不同脑区 NAA、Cr、mI 的变化及 NAA/Cr、mI/Cr 比值改变能够在病变发展早期预测 MCI 向 AD 转变的可能性，从而为减缓病情发展提供帮助。

第六节　功能磁共振

一、基本原理

功能磁共振(functional MRI，fMRI)包括任务相关 fMRI 和静息态 fMRI(resting functional MRI，rfMRI)，前者有组块设计和事件相关设计两种设计方法，主要观察脑区活动的变化；rfMRI 则主要反映神经网络之间的功能连接(functional connection，FC)，简单易行，影响因素较少，可反映静息态下脑功能的病理生理变化，在 AD 评估中的应用日益增多。

任务相关 fMRI 是基于血氧水平依赖(blood-xxygen level dependent，BOLD)效应。当执行任务时，相关脑区的神经元活化，在该局部活化区域会出现脑血流量(CBF)增加，而氧摄取仅轻度增加，两者的增加不成比例，导致在神经活动区域静脉系统内的氧合血红蛋白增加。升高的氧合血红蛋白量和升高的血流量联合导致了瞬间的脱氧血红蛋白量相对减低，后者是顺磁性物质，可使 T_2 或 $T_2{}^*$ 缩短，引起 T_2WI 或 $T_2{}^*$ WI 上信号的降低。此即为 BOLD 效应。

静息态是指受试者清醒、闭眼、平静呼吸、安静平卧、尽量不做任何思维活动的状态，反映的是一种长程相干的功能模式，提示不同脑区间存在的功能连接。静息态时大脑存在多种网络系统，默认网络是其最重要的组成部分，其相关脑区活动强度并不相同，其中后扣带回是活动最强的脑区之一，做种子相关分析时其常作为种子点。静息态时人脑的低频波动能将大脑相关脑区连接成为有序的整体，rfMRI 是基于静息态下 BOLD 检测功能相关脑区的低频波动(low frequence fluctuate，LFF)信号，波动一致脑区构成静息态网络。目前 rfMRI 功能连接分析方法主要包括：种子相关分析方法、独立成分分析方法和小世界网络模型。

二、fMRI 在 AD 中的应用

最初采用任务相关 fMRI 研究情景记忆时海马和内侧颞叶其他结构的活动情况，结果显示在编码新信息时海马的激活下降，前额叶激活增加，表明在海马激活下降时其他脑区代偿性激活。在高危患者和早期 MCI 者，内侧颞叶的激活增加；而晚期 MCI 和 AD 患者内侧颞叶激活下降；因此早期激活的增加可能是脑组织的代偿反应；此外，早期内侧颞叶激活预示着其后认知功能的快速减退和海马功能的丧失。在 AD 患者，记忆任务时不仅内侧颞叶激活下降，整个默认网络亦失活。

种子相关分析方法和独立成分分析方法的 rfMRI 均发现在默认网络的中后节点间存在坚实的功能连接，但在 MCI 和 AD 患者这种功能连接受损，尤其是后扣带回/楔前叶与海马之间的功能连接。种子相关分析方法发现 AD 患者海马与其他脑区的功能连接同时减弱和增强；右侧海马与内侧前额叶、前扣带回腹侧、右侧楔叶/楔前叶等区域的功能连接强度降低，而左侧海马与右侧前额叶外侧的功能连接强度增强，后者表明 AD 患者在执行其认知功能时，需要前额叶这样的高级皮层的代偿性增加。

通过“局部一致性”(regional homogeneity，ReHo)方法对静息态 BOLD 信号数据进行分析，计算某个给定的体素与其周围多个体素之间时间序列的 Kendall 系数，反映局部脑区的内神经活动的时间同步性。AD 患者在后扣带回/楔前叶存在 ReHo 值降低，同时发现在左侧梭状回、右侧舌回，以及双侧楔叶等脑区存在 ReHo 值增高。提示 AD 患者在默认网络脑功能受损的情况下，其他脑区存在功能性的代偿。

fMRI 是评价药物治疗 AD 疗效的有效工具，几个研究发现胆碱酯酶抑制剂治疗 MCI 和 AD 后早期或长期治疗后脑活动增强。

第七节 PET

正电子发射断层成像(PET)利用^{18}F 脱氧葡萄糖(^{18}F-FDG)可以了解脑组织葡萄糖代谢情况，利用^{11}C 标记的匹兹堡复合物 B(^{11}C-PIB)可以了解 Aβ 在脑内的沉积和分布。PET 在 AD 患者出现明显的临床表现之前即可检测到脑血流和葡萄糖代谢降低；^{11}C-PIB 作为淀粉样蛋白显像剂之一，在 AD 的早期诊断中发挥了越来越重要的作用。随着更多特异性靶向显像剂的合成和应用，PET 在 AD 的诊断、随访和疗效评估等中的作用必将越来越重要。

正常老年人葡萄糖代谢正常，双侧大脑半球^{18}F-FDG 呈对称性分布；AD 患者顶叶、颞叶和额叶的葡萄糖代谢减低，且葡萄糖代谢率减少程度和疾病严重性相关；而感觉运动皮层、视觉皮层和基底节核团不受影响。顶颞叶代谢减退对 AD 的诊断具有特异性，包括楔前叶、后扣带回、顶上小叶、颞叶后外侧部、海马和内侧颞叶皮层，这些部位在解剖上和功能上是相互联系的，都是默认网络的组成部分，也是 Aβ 易于沉积的部位。FDG PET 诊断 AD 的灵敏度为 85%~95%，特异度为 75%~90%。在疾病早期，受累皮层常双侧不对称，前额叶是否受累可作为鉴别早期和中晚期 AD 的标准，早期 AD 患者前额叶葡萄糖代谢不受影响，中晚期者则前额叶葡萄糖代谢减低。随着疾病的进展，受累区域向其他皮层或皮层下结构延伸。局部脑血流(rCBF)是另一个反映脑代谢功能的重要指标，AD 患者顶叶、颞叶和额叶的 rCBF 较正常人明显减低，其中以颞叶内侧扣带回后部较为敏感。但 rCBF 作为 AD 的诊断指标不如葡萄糖代谢率敏感。

一旦达到诊断 AD 的临床标准，淀粉样物质沉积即达到平台，但葡萄糖代谢率和认知功

能仍共同下降，表明 FDG PET 检出的葡萄糖代谢改变是位于最初的病理事件和其后的突触衰减和神经元变性的中间时期。

MCI 是 AD 的前驱症状，但并非的 MCI 患者都最终发展为 AD，部分可保持稳定甚至有所好转。MCI 患者出现在 PET 检查时，如表现为典型的 AD 改变，则将在 16 个月内发展为痴呆；而无异常改变者则病情保持稳定。PET 亦可预测 AD 的进展速度，一项研究发现病变初期颞-顶叶或额叶联系区葡萄糖代谢率明显下降的患者，其临床症状恶化的危险性比无或轻度下降的患者高 4.7 倍。

^{11}C-PIB 能穿过血-脑屏障，与脑组织的 Aβ 选择性结合。在 AD 的研究中发现，楔前回是 PIB 摄取较早的部位，随着病情的进展，其他皮质区才逐渐摄取，因此楔前回对 AD 可能更具有预测作用。楔前回 PIB 的结合对 AD 诊断的敏感度和特异度均为 94%。典型的 AD 图像 PIB 分布特点是额前叶、内侧顶叶、外侧顶叶、外侧颞叶皮层、纹状体呈高分布区，岛叶、丘脑、枕叶相关皮层相对低摄取，其他区域呈更低分布或无摄取。2 年内对患者重复进行^{18}F-FDG PET 和^{11}C-PIB PET 发现，多个脑皮质区葡萄糖代谢率减少了 20%，但这些脑区 PIB 滞留差异不明显，提示 Aβ 沉积在 AD 临床早期即达到高峰。关于 PIB 滞留和认知评分间关系的研究结论并不一致，因此可以认为两者间无明显关系。

PIB PET 在诊断为 AD 患者中的阳性率为 96%，在 3 例阴性患者随访 5 年后 PIB PET 仍为阴性，提示 PIB PET 阴性患者可能不是 AD 患者，而是其他类型痴呆。同时需要注意的是，在临床诊断为额颞叶痴呆的患者 PIB PET 亦可为阳性，

在 MCI，PIB PET 的阳性率为 59%。且 PIB 的结合亦可预测 MCI 向 AD 的转化，同未转化者相比，转化者后扣带回 PIB 结合明显增高；而 PIB PET 阴性的 MCI 者仅有 7% 的可能转化为 AD。

PIB PET 的最大意义可能在于检测认知功能正常的老年人，阳性者可能有助于我们找到本病的真正早期阶段和真正有效的治疗药物。

（钱银锋）

参考文献

何毅，王华丽，苏敏丽，等．2012．轻度认知障碍损伤和阿尔茨海默病的大脑灰质体积及其与记忆功能的关系．中华神经精神疾病杂志，38(7)：411-416.

王蕊，李飒英，陈敏，等．2009．磁共振动脉自旋标记技术对阿尔茨海默病脑血流量的初步研究．中华老年医学杂志，28(9)：725-728.

Alsop DC, Dai W, Grossman M, et al. 2010. Arterial spin labeling blood flow MRI: its role in the early characterization of Alzheimer's disease. J Alzheimers Dis, 20(3): 871-880.

Ballard C, Gauthier S, Corbtt A, et al. 2011. Alzheimer's disease. Lancet, 377(9770): 1019-1131.

Bartzokis G. 2011. Alzheimer's disease as homeostatic responses to age-related myelin breakdown. Neurobiol Aging, 32(8): 1341-1371.

Chen G, Ward BD, Xie C, et al. 2011. Classification of Alzheimer's disease, mild cognitive impairment, and normal cognitive status with large-scale network analysis based on resting-state functional MR imaging. Radiology, 259(1): 213-221.

Chen SQ, Wang PJ, Ten GJ, et al. 2009. Role of myo-inositol by magnetic resonance spectroscopy in early diagnosis of Alzheimer's disease in APP/PS1 transgenic mice. Dement Geriatr Cogn Disord, 28(6): 558-566.

Chen Y, Wolk DA, Reddin JS, et al. 2011. Voxel-level comparison of arterial spin-labeled perfusion MRI and FDG-PET in Alzheimer's disease. Neurology, 77(22): 1977-1985.

Ding B, Chen KM, Ling HW, et al. 2009. Correlation of iron in the hippocampus with MMSE in patients with Alzheimer's disease. J Magn Reson Imaging, 29(4): 793-798.

Haacke EM, Ayaz M, Khan A, et al. 2007. Establishing a baseline phase behavior in magnetic resonance imaging to determine normal vs. abnormal iron content in the brain. J Magn Reson Imaging, 26(2): 256-264.

Herholz K. 2012. Use of FDG PET as an imaging biomarker in clinical trials of Alzheimer's disease. Biomark Med, 6(4):431-439.

Jack CR Jr, Barrio JR, Kepe V. 2013. Cerebral amyloid PET imaging in Alzheimer's disease. Acta Neuropathol, 126(5): 643-657.

Jack CR, Knopman DS, Jagust WJ, et al. 2010. Hypothetical model of dynamic biomarkers of the Alzheimer's pathological cascade. Lancet Neurol, 9(1): 119-128.

Kantarci K, Petersen RC, Boeve BF, et al. 2005. DWI predicts future progression to Alzheimer's disease in amnestic mild cognitive impairment. Neurology, 64(5): 902-904.

Kantarci K, Weigand SD, Przybelski SA, et al. 2009. Risk of dementia in MCI: combined effect of cerebrovascular disease, volumetric MRI, and 1H MRS. Neurology, 72(17):1519-1525.

Kantarci K, Weiqand SD, Boeve BF, et al. 2007. Longitudinal 1H MRS changes in mild cognitive impairment and Alzheimer's disease. Neurobiol Aging, 28(9): 1330-1339.

Lo CY, Wang PN, Chou KH, et al. 2010. Diffusion tensor tractography reveals abnormal topological organization in structural cortical networks in Alzheimer's disease. J Neurosci, 30(50): 16876-16885.

Mayzel-oreq O, Assaf Y, Giqi A, et al. 2007. High b-value diffusion imaging of dementia: application to vascular dementia and Alzheimer's disease. J Neurol Sci, 257(1-2):105-113.

Mueller S, Keeser D, Reiser MF, et al. 2012. Functional and structural MR imaging in neuropsychiatric disorders, Part 1: imaging techniques and their application in mild cognitive impairment and Alzheimer disease. AJNR Am J Neuroradiol, 33(10): 1845-1850.

Quintana C, Gutierrez L. 2010. Could a dysfunction of ferritin be a determinant factor in the aetiology of some neurodegenerative diseases. Biochim Biophys Acta, 1800(8): 770-782.

Quintana C. 2007. Contribution of analytical microscopies to human neurodegenerative diseases research (PSP and AD). Mini Rev Med Chem, 7(9): 961-975.

Shi F, Liu B, Zhou Y, et al. 2009. Hippocampal volume and asymmetry in mild cognitive impairment and Alzheimer's disease: Meta-analyses of MRI studies. Hippocampus, 19(11): 1055-1064.

Shokouhi S, Claassen D, Kang H, et al. 2013. Longitudinal progression of cognitive decline correlates with changes in the spatial pattern of brain ^{18}F-FDG PET. J Nucl Med, 54(9):1564-1569.

Toussaint PJ, Perlbarg V, Bellec P, et al. 2012. Resting state FDG-PET functional connectivity as an early biomarker of Alzheimer's disease using conjoint univariate and independent component analyses. Neuroimage, 63(2):936-946.

Vandenberghe R, Adamczuk K, Dupont P, et al. 2013. Amyloid PET in clinical practice: Its place in the multidimensional space of Alzheimer's disease. Neuroimage (Amst), 2:497-511.

Watanabe T, Shiino A, Akiguchi I. 2012. Hippocampal metabolites and memory performances in patients with amnestic mild cognitive impairment and Alzheimer's disease. Neurobiol Learn Mem, 97(3):289-293.

Weiner MW, Veitch DP, Aisen PS, et al. 2013. The Alzheimer's Disease Neuroimaging Initiative: a review of papers published since its inception. Alzheimers Dement, 9(5):e111-194.

Westman E, Wahlund LO, Foy C, et al. 2010. Combining MRI and MRS to distinguish between Alzheimer's disease and healthy controls. J Alzheimers Dis, 22(1):171-181.

Whitwell JL, Praybelski SA, Weigand SD, et al. 2007. 3D maps from multiple MRI illustrate changing atrophy patterns as subjects progress from mild cognitive impairment to Alzheimer's disease. Brain, 130(Pt 7): 1777-1786.

Yao B, Li TQ, Gelderen P, et al. 2009. Susceptibility contrast in high field MRI of human brain as a function of tissue iron content. Neuroimage, 44(4): 1259-1266.

Zhang B, Li M, Sun ZZ, et al. 2009. Evaluation of functional MRI markers in mild cognitive impairment. J Clin Neurosci, 16(5): 635-641.

Zhang Y, Schuff N, Jahng GH, et al. 2007. Diffusion tensor imaging of cingulum fibers in mild cognitive impairment and Alzheimer's disease. Neurology, 68(1):13-19.

第十八章 阿尔茨海默病分类和临床分级

1. AD 的分类

根据美国国立神经病、语言交流障碍和卒中研究所-老年性痴呆及相关疾病学会(NINCDS-ADRDA)诊断分类标准:以 65 岁为界,可分为早发性 AD(early-onset AD,EOAD)和晚发性 AD(late-onset AD,LOAD),其中 LOAD 约占 94%;依据其是否与家族发病有关,划分为家族性 AD(familiar AD,FAD)和散发性 AD(sporadic AD,SAD)。在 EOAD 中以 FAD 居多,在 LOAD 中则以 SAD 为主。

早发性阿尔茨海默病:这种类型的患者 65 岁前发病,较少见,低于总发病人数的 10%。由于此种类型发病年龄较早,患有唐氏综合征的患儿更易发早发性阿尔茨海默病。患有唐氏综合征的成人,多在 45 岁左右或 50 岁出头出现阿尔茨海默病的症状。发病年龄越早,与阿尔茨海默病相关的脑损害症状就越严重。早发性 AD,可能与位于人类 14 号染色体上的基因缺陷有关,此基因与晚发性阿尔茨海默病无关。与晚发性相比,早显性肌阵挛较常见,是肌肉抽搐和痉挛。

晚发性阿尔茨海默病:是阿尔茨海默病最常见的类型,约占 94%,多于 65 岁后发病,晚发性 AD 呈散发性发病,家族聚集性不强,属于多基因遗传因素、环境因素和衰老共同致病,其中遗传因素影响占 AD 全部发病风险的 60%~80%。

家族性阿尔茨海默病(FAD):这种类型大部分具有遗传性。家族中至少两代人出现阿尔茨海默病患者。家族性极其少见,低于总患病人数的 1%。发病年龄更早(经常 40 岁左右),并且在家谱中很容易被发现。

目前对于阿尔茨海默病的基因遗传学研究,主要采用以发病年龄区分的研究模式,即早发性 AD(AD1、AD3、AD4)(发病年龄<65 岁)和晚发性 AD(发病年龄≥65 岁)。早发性 AD 主要由 β 淀粉样蛋白前体(APP)、早老素-1(PS1)和早老素-2(PS2)基因错义突变引起,晚发性 AD 临床虽较常见,但发病机制不明。迄今为止,ApoE 基因已被证明是导致 LOAD 发病的重要危险基因,然而,ApoE 基因突变不能解释 LOAD 发病的所有机制,推测复杂晚发性 AD 可能是由多种基因(表 18-1)和环境因素综合作用所致。近年来,高通量基因检测技术对大样本 LOAD 易感基因检测提供了新的技术平台。

2. AD 的临床分级

AD 通常起病隐匿,为持续性、进行性病程,无缓解,由发病至死亡平均病程 8~10 年,但也有些患者病程可持续 15 年或以上。AD 的症状加重犹如“滑滑梯”,即使是积极治疗,也只能够短期改善症状,不能阻止病情的发展。根据疾病的发展和认知功能缺损的严重程度,AD 症状的严重性,即轻度、中度和重度对应症状进展的三个不同阶段:Ⅰ期、Ⅱ期、Ⅲ期(表 18-2)。痴呆的严重性界定不仅依赖于认知损害程度,而且也考虑功能残疾和神经精神症状的水平。

表 18-1 与 AD 相关的基因的名称、染色体定位、多态性、编码蛋白及作用

基因名称	染色体定位	多态性	编码蛋白	作用
APP	21q21. 1-21. 3	A692G, E693G, D694N, A713T	淀粉样前体蛋白	促进和维护神经元生长
PSEN1	14q24. 3	Phe105Val Pro117Arg His163Arg	跨膜蛋白 PS1	膜蛋白胞外域蛋白水解
PSEN2	1q31-42	A85V	跨膜蛋白 PS2	膜蛋白胞外域蛋白水解
APOE	19q13. 2	APOE _ε2/3/4	载脂蛋白	参与三酰甘油和胆固醇的转运
CLU	8p21	rs11136000	聚集素	清除细胞碎片及淀粉样蛋白
MAPT	17q21. 3	rs62063857	Tau 蛋白	维持微管稳定性
CR1	1q32	rs3818361	补体受体 1	调节补体级联反应
SORL1	11q23. 2-q24. 2	rs641120	膜蛋白	阻止 APP 形成 Aβ
TOMM40	19q	rs10524523	线粒体外膜转移酶	电压阀门离子选择性通道
PLAU	10q22. 2	rs2227564	uPA	参与 Aβ 清除
CALHM1	10q24. 33	rs2986017 rs17853566	跨膜糖蛋白	增加细胞膜对 Ca^{2+} 的渗透性

表 18-2 AD 的症状进展

功能	Ⅰ期(轻度)	Ⅱ期(中度)	Ⅲ期(重度)
语言	命名性失语	感觉性失语	严重受损
记忆	近事遗忘	近远事遗忘	无法测评
抽象思维	受损	受损	无法测评
视空间	轻中度受损	重度异常	无法测评
行为	淡漠妄想	淡漠妄想	激动昏睡妄想
步态	正常	徘徊	受损
姿势	正常	正常	卧床
MMSE 得分	30 ~ 21 分	20 ~ 11 分	10 ~ 0 分

简单的筛选测试如简易精神状态检查(MMSE)通常被用于确认认知功能障碍的程度,30 ~ 21 分表示轻度痴呆,20 ~ 11 分表示中度痴呆,10 分及以下表示重度痴呆。此外,CDR 量表是一个被广泛用于痴呆严重程度分级的量表,在临床评价中十分重要。该量表基于患者以下功能区的损害进行评估:记忆、定向、判断和解决问题能力、社区事情、家庭、兴趣与个人自理能力。该量表在治疗试验研究中证明是有用的,通过逐项得分最后汇总而成。痴呆临床诊断可能从 0. 5 分开始,分数越高则病情越重。0 分表示无痴呆,0. 5 分表示可疑痴呆,1. 0 分表示轻度痴呆,2. 0 分表示中度痴呆,3. 0 分表示重度痴呆。

一般阿尔茨海默病症状进展多是由轻到中再到重,但也有例外,如突发脑梗死、感染、外伤或重大情绪刺激等,会使病情快速恶化或者跳跃发展,直至死亡。无论采取何种方法划分阿尔茨海默病病情轻重,对阿尔茨海默病病情判断、预后评估和治疗措施的制定都具有重要意义。

(1) 轻度:轻度阿尔茨海默病的表现除记忆减退外,还至少影响了一般认知功能(如定向、计算、推理、判断、概括和执行功能等),但患者个人的日常生活基本能自理,一般不需要他人的帮助。

1) 记忆:近期记忆障碍常是阿尔茨海默病最早出现也是最突出的症状,如经常丢失物

品,忘记重要的约会及许诺的事,记不住新来同事的名字,学习新知识出现困难,看书后不能回忆其中的内容,反复询问同一件事情。

2）定向:时间定向障碍也是常见的症状,患者对事情发生的时间顺序记忆混乱,记不清具体的年月日。方位定向障碍也开始偶尔出现,如忘记了从日常工作地点回家的路。

3）计算:计算能力减退,很难完成简单的计算,如简易精神状态检查(MMSE)时,患者通常不能完成100减7、再减7的连续运算。

4）抽象思维:在疾病的早期阶段,患者的抽象思维能力已经出现减退,不能解决问题,尤其是不能进行逻辑推理,甚至一些常见信息的识别也变得越来越困难,如交通信号的识别,对新事物表现出茫然难解。

5）人格:除了认知能力以外,在疾病的早期往往还会出现人格改变,例如,患者变得缺乏主动性、活动减少、孤独、自私,对以前饶有兴趣的工作失去热情,以前的工作狂丧失了他们的主动性,需要不断提示或督促才能参与活动。同时,突然变得漠然,经常终日无所事事,并常无目的地徘徊。越来越脱离社会,对周围环境兴趣减少,对周围人较为冷淡,甚至对亲人漠不关心。此外,患者的情绪也会出现问题,情绪不稳,易激惹。他们常常会有大难临头的恐惧感,莫名其妙地对家人发脾气,或者感到挫折和莫名的伤心。同时,对新环境难以适应。

在疾病的早期,患者虽然出现了轻度阿尔茨海默病功能障碍,但对自己的记忆问题还有一定的自知力,并力求弥补和掩饰,如经常做记录,避免因记忆缺陷对工作和生活带来不良影响,妥善管理钱财和为家人准备膳食。尚能完成熟悉的日常事务,保持周围环境清洁,但对个人清洁卫生的关注度降低。患者的个人生活基本能自理,但患者可能已不再能胜任财务和预算工作,独自驾驶汽车也是相当危险的。

(2）中度:到了这个阶段,患者记忆、认知、社交或职业功能等明显受损,个人日常生活活动至少部分需要他人的帮助。

1）记忆:记忆障碍日益严重,用过的物品随手就忘,日常用品丢三落四,甚至包括贵重物品。忘记自己的家庭住址及亲友的姓名,但尚能记住自己的名字。远记忆力也受损,不能回忆自己的工作或学习经历,甚至不知道自己的出生年月。

2）定向:时间定向障碍表现为无法区别白天黑夜或者记不住年月日,地点定向也经常出现障碍,不能分辨地点,容易迷路走失。

3）语言:表现为失语症,即语言功能减退,是指原有的理解和运用言语的能力因神经中枢病损而丧失。痴呆患者会出现言语不能,表现为讲话无序,内容空洞,不能列出同类物品的名称。情况可能会严重到忘记单个的词语或找不到合适的词语来替代,结果旁人无法理解患者所表达的意思,严重的甚至叫不出常用物体或个人的名称。继之出现命名不能,在命名检测中对少见物品的命名能力丧失,随后对常见物品的命名也出现困难。

4）认识:表现为失认症,又称“认识不能”,是指对以前熟悉的人和事物失去了通过知觉认识的能力,它包括视觉、听觉、触觉、及身体部位的认识能力。此期以面容“认识不能”最常见,如不认识著名人物、自己的亲人和朋友,甚至不认识镜子中自己的影像。

5）能力:表现为失用症,又称“运用不能”,是指在没有智能障碍、情绪反常、瘫痪、感觉缺失等情况下不能完成习惯性动作。表现为不能正确地以手势表达,无法做出连续的动作,如刷牙动作。患者已不能完成极简单的工作,难以完成家务劳动,甚至洗漱、穿衣等基本的生活料理也需家人督促或帮忙。

此外,患者的精神和行为障碍也比较突出,情绪波动不稳;或因找不到自己放置的物品,而怀疑被他人偷窃,或因强烈的嫉妒心而怀疑配偶不贞;可伴有片段的幻觉;睡眠障碍,部分患者白天思睡、夜间不宁。行为紊乱,常拾破烂、藏污纳垢;乱拿他人之物;亦可表现本能活动亢进,当众裸体,有时出现攻击行为。

(3) 重度:在此阶段,患者记忆力、思维及其他认知功能皆严重受损。忘记自己的姓名和年龄,不认识亲人。语言表达能力进一步退化,患者只有自发言语,内容单调或反复发出不可理解的声音,最终丧失语言功能。患者活动逐渐减少,并逐渐丧失行走能力,甚至不能站立,最终只能终日卧床,大小便失禁。晚期患者可出现原始反射如强握、吸吮反射等。最明显的神经系统体征是肌张力增高,肢体屈曲。

病程呈进行性,一般经历 8 ~ 10 年,罕见自发缓解或自愈,最后发展为严重痴呆,常因褥疮、骨折、肺炎、营养不良等继发躯体疾病或衰竭而死亡。

正常人和阿尔茨海默病的功能分期对比(表 18-3)。

表 18-3 正常人和阿尔茨海默病的功能分期

大概年龄	正常人获得技能	阿尔茨海默病患者丧失技能	阿尔茨海默病分期
>12 岁	工作	工作	初期
8 ~ 12 岁	简单理财	简单理财	轻度
5 ~ 7 岁	选择恰当的衣着	选择恰当的衣着	中度
5 岁	自行穿衣	自行穿衣	中重度
4 岁	自行洗澡	自行洗澡	
4 岁	自行入厕	自行入厕	
3 ~ 4 岁	控制小便	控制小便	
2 ~ 3 岁	控制大便	控制大便	
15 个月	能说 5 ~ 6 个词	能说 5 ~ 6 个词	重度
1 岁	能说 1 个词	能说 1 个词	
1 岁	会走	会走	
6 ~ 10 个月	会坐	会坐	
2 ~ 4 个月	会笑	会笑	
1 ~ 3 个月	会抬头	会抬头	

正常发育和 AD 患者相当的发育年龄(developmental age, DA)对照料者的需求(表 18-4)。

1982 年首次对正常老化过程和阿尔茨海默型进行性痴呆病程的临床特点进行了调查,该研究将从正常老化到严重阿尔茨海默病痴呆描述为共分为 7 期的一个连续谱。这些临床描述以量表的方式-总体衰退量表(global deterioration scale, GDS)刊登于 1982 年的《美国精神病学杂志》上。这些总体描述已被证明非常有用,今天已经在全世界范围内被广泛使用。从 1983 年人们认识到阿尔茨海默病各个特定领域的进行性变化与疾病总体分期相互对应。患者的功能水平便是其中的特定领域之一。后来的研究工作表明阿尔茨海默病的进行性痴呆从功能上可以分为 16 个连续的疾病病期或亚病期。阿尔茨海默型进行性痴呆的病程还可以从进食能力、语言和词汇以及构筑能力(行为)方面来描述。

阿尔茨海默型进行性痴呆病程的 16 个连续病期或亚病期组成了一个新型的评测表-功

能分期评定表(functional assessment staging procedure,FAST)。有趣的是:应用传统评测量表例如评定阿尔茨海默病痴呆的各种心理测验和精神状态检查都是最低分值(0 分)的情况下,此时采用功能分期评定表仍然可以对患者的病程进行分期。这一实践鼓励了对于新型评测工具的开发,这些新型评测工具能够追踪阿尔茨海默病患者思维能力的丧失,而以前认为这些是“不可测的”。功能分期评定表的效度已经通过各种方式得到了验证。最近的研究发现:阿尔茨海默病患者的(神经)反射变化、大脑容积改变、特定大脑局部区域的细胞丢失和神经元纤维变化、躯体变化都与阿尔茨海默病的进展性功能丧失有关。从 1985 年,人们认识到阿尔茨海默病患者功能的进行性恶化恰恰是正常人类发育各个阶段的逆向过程。目前的研究也表明这些正常发育阶段的逆过程也适用于阿尔茨海默病患者其他能力的丧失。例如,功能分期评定表中的每一期都能找到相应的发育年龄(developmental age,DA)。研究发现阿尔茨海默病患者在相应功能年龄的思维能力与正常人类发育的功能发育年龄几乎相同(表 18-4)。例如,婴儿出现神经反射的时间和阿尔茨海默病退行性痴呆出现神经反射的时间都可以通过发育年龄测算出来。即使是阿尔茨海默病患者的脑电活动都与功能发育年龄相应的婴儿、儿童和成人相似。尽管阿尔茨海默病患者的退行性变化与人类正常发育的逆过程有许多类似之处,但是两者之间毕竟存在着明显的差别。例如,阿尔茨海默病患者不会出现正常发育的躯体变化。所以,即使到了阿尔茨海默病的后期,患者病情已经退行到了婴儿的功能水平,患者仍然保持着其成人的身材体形。这一点也使得照料阿尔茨海默病患者较照料一个相应功能的婴儿困难得多。阿尔茨海默病患者也不会退行到像婴儿那样满地乱爬。阿尔茨海默病患者常常表现出身体僵硬和强直,婴儿和儿童则很少有类似情况。显然,儿童发育是以期望逐渐增加为特点,而阿尔茨海默病是以期望逐渐降低为特征。然而,阿尔茨海默病的功能发育年龄为阿尔茨海默病的护理提供了普遍易行的指南。例如,阿尔茨海默病的第七期相当于正常发育年龄出生到一岁半。处于第七期阿尔茨海默病的患者就需要对待婴儿一样来照料看护。此期的患者在躯体和情绪上都与婴儿一样脆弱。同样,处于第六期阿尔茨海默病的患者相当于正常发育年龄的 2 ~5 岁。此期的患者就需要得到一个 2 ~5 岁儿童相同的照料:要一天到晚的看护。既然人们不能将一个 2 ~5 岁的儿童单独丢在家里,同样也不能将一个处于阿尔茨海默病六期的患者独自留在家中。第五期阿尔茨海默病患者相当于正常发育年龄的 5 ~7 岁。正像我们不可能期望一个 5 ~7 岁的孩子在没有大人的帮助下独闯江湖一样,一个阿尔茨海默病五期的患者也不可能独立地存社会上生存。第四期阿尔茨海默病患者相当于正常发育年龄的 8 ~12 岁。正像一个 8 ~12 岁的孩

表 18-4 正常发育和阿尔茨海默病患者相当的发育年龄对照料者的需求情况

正常衰老和 AD 总体衰退和功能分期评定表分期	发育年龄	正常衰老和阿尔茨海默病患者对照料者的需求
1	成年	无
2	成年	无
3	>12 岁	无
4	8 ~12 岁	仍然可独立生存
5	5 ~7 岁	应不间断的给予帮助,否则不能独立地在社会上生存
6	2 ~5 岁	患者需要全天的看护
7	0 ~2 岁	患者需要持续的看护

子有可能能够独立地在社会上生存(尤其是有人帮助其管理财物时)以及执行某些成年人的功能,一个阿尔茨海默病四期的患者也可以独立地在社会上生存,尤其是家庭成员能够协助其付房租、管理财务的情况下。所以,了解了阿尔茨海默病患者的功能水平极其相应的功能发育阶段后,就能够很好地了解阿尔茨海默病患者所需要的照料和看护。

(杨文明　张荣信)

参考文献

田金洲. 2009. 阿尔茨海默病的诊断与治疗. 北京:人民卫生出版社.

Barry Reisberg, MD, Sunnie Kenowsky, DVM et al. 1999. 阿尔茨海默病的临床表现、病程、治疗和管理. 中国心理卫生杂志, 13(5):272-275.

Bertram L, Tanzi RE. 2009. Genome-wide association studies in Alzheimer's disease. Hum Mol Genet, 18(R2):R137-145.

Bertram L. 2009. Alzheimer's disease genetics current status and future perspectives. Int Rev Neurobiol, 84:167-184.

Coon KD, Myers AJ, Craig DW, et al. 2007. A high-density whole-genome association study reveals that APOE is the major susceptibility gene for sporadic late-onset Alzheimer's disease. J Clin Psychiatry, 68(4):613-8.

Figgins JA, Minster RL, Demirci FY, et al. 2009. Association studies of 22 candidate SNPs with late-onset Alzheimer's disease. J Am J Med Genet B Neuropsychiatr Genet, 150B(4): 520-6.

Raux G, Guyant-Maréchal L, Martin C, et al. 2005. Molecular diagnosis of autosomal dominant early onset Alzheimer's disease: an update. J Med Genet, 42(10):793-795.

第十九章　阿尔茨海默病诊断学的修正

痴呆是一类很特殊的疾病，虽然随着研究进展和知识积累，对它的认识越来越深入，但在诊断和治疗方面仍然存在着巨大的困难，备受药物研发领域关注。单从疾病诊断，迄今为止临床诊断仍然是诊断手段的核心，尤其是对于阿尔茨海默病（Alzheimer's disease，AD），繁复的排除诊断在临床试验中不可或缺。在 1983 年秋季，由美国国家神经疾病与卒中研究所（NINCDS）和阿尔茨海默病及相关疾病学会（ADRDA）召集了一个小组共同制定并描述了阿尔茨海默病（AD）的临床诊断标准。小组阐述了病史、临床检查、神经心理学测试以及实验室评价等问题，并撰写报告发表于 1984 年 7 月。此报告中的标准，即通常所称 NINCDS-ADRDA 标准，相当成功，迄今已使用 27 年。这些标准能够可靠地诊断很可能 AD，在十余项临床病理学研究中灵敏度达 81%，特异度达 70%。这些标准已广泛用于临床试验和临床研究。然而，经 27 年使用之后，这些标准有待更新。2011 年 4 月，美国国家老龄化研究所和阿尔茨海默病学会（NIA-AA）发表了对 1984 版 NINCDS-ADRDA 诊断标准的修订版。新版诊断标准在保留 1984 版标准中很可能 AD 诊断的基本框架基础上，提出在很可能 AD 和可能 AD 的诊断中应结合生物标志物的证据用于研究。对 AD 诊断的概念还进行了外延，提出了临床前期 AD 诊断标准和阿尔茨海默病所致轻度认知功能障碍的诊断标准。使我们对 AD 从无症状的临床前阶段到重度 AD 阶段的整个发展进程有了一个全景的认识，对 AD 的临床试验也提供了新的空间。

1. 修订现有诊断标准的原因

（1）诊断特异度欠佳：根据已报道的病理学对照研究，DSM-Ⅳ和 NINCDS-ADRDA 的诊断准确率为 65%～96%，而与其他痴呆相鉴别的特异度仅为 23%～88%。尽管这些研究采用的 AD 病理学标准有所不同，但其特异度低下是显而易见的。

（2）对非 AD 痴呆认识的提高：在过去数十年中没有充分认识到缺乏在类似年龄人群中区分 AD 和其他痴呆的知识。例如，现已对路易体痴呆、血管性痴呆、行为变异型额颞叶痴呆，以及原发性进行性失语症的特点有了深入的了解。

（3）新的生物标志物：近年无论是 MRI 对内侧颞叶萎缩的定量评估、FDG-PET 对颞顶叶脑区能量代谢的改变和 CSF 中 Aβ 和 Tau 蛋白的改变，还是匹兹堡复合物 B（PIB）-PET 对 Aβ 的脑内定位显像，都为建立新的 AD 诊断标准提供了依据。

（4）对 AD 临床认识的提高：一般认为所有 AD 患者的原发性认知缺陷都表现为记忆损害。但是经验显示 AD 的病生理过程中也有一些非记忆损伤表现，其中最为常见的是后部皮质萎缩综合征和非流畅性原发性进行性失语。

（5）缺少关于 AD 遗传学的信息：有 3 个基因淀粉样前体蛋白基因、早老素-1 基因和早老素-2 基因变异，导致早发性 AD。

（6）提出 AD 痴呆诊断的年龄界值：通过过去数十年的工作发现年龄<40 岁的 AD 痴呆虽然很少见，但从病生理学上与老年患者没有区别。年龄>90 岁的 AD 痴呆与较年轻患者的情况也相同，但临床病生理相关性较弱。

(7) 轻度认知功能障碍(MCI)概念的不确定性及其与 AD 的关系：MCI 概念的提出对于早期干预延缓 AD 进展意义重大。但由于 MCI 的异质性,对 MCI 人群临床药物回顾性研究分析标明,其诊断灵敏度为 46%~88%,特异度为 37%~90%,其研究结果就很可能出现假阴性(研究群体中包括了其他类型痴呆或非痴呆人群)。被认为最接近 AD 临床表现的遗忘型 MCI(aMCI)人群也只有 70% 符合病理学诊断标准。因此,在没有联合影像学检查和 CSF 指标情况下,占 30% 的非 AD 人群对药物研究结果的影响就不言而喻。所以,用“临床前期”AD 的概念来特指属于 MCI 人群中最终进展为临床 AD 的个体,而用“AD 型痴呆”代替现在使用的阿尔茨海默病(AD)概念,以强调其严重程度和早期干预的必要性。鉴于 AD 呈持续、隐匿进展的特点,MCI 与 AD 的界限在诸多临床研究中并没有统一,仅为主观划分,因而医师的经验和病史采集的准确性显得尤为重要。

2. 修正诊断标准

美国国家老龄化研究所和阿尔茨海默病学会委员会重点关注 AD 痴呆的诊断标准,及继发于 AD 病生理改变的痴呆。回顾 NINCDS-ADRDA 标准,然后对其进行更新,并融入临床、影像学和实验室检查的现代新观念。首先制订出全病因所致痴呆的标准,然后制订出 AD 所致痴呆的标准。

(1) 全病因所致痴呆的诊断标准:核心临床标准。鉴于导致痴呆的因素很多,首先概述全病因所致痴呆。痴呆的诊断包括不同的严重程度,从最轻度到痴呆最严重阶段。痴呆严重程度分期的方法学不在工作组职责范围内。出现以下认知或行为(神经精神性)症状时即可诊断为痴呆:①干扰进行工作或日常活动的能力。②功能和执行力较以前水平有所下降。③不能用谵妄或重要的精神病解释。④合并患者和知情人提供的病史;和通过临床精神状态检查或神经心理学检查进行客观的认知评价,来检查和诊断认知损害。如果常规病史和临床精神状态检查不能提供足够的诊断依据,则进行神经心理学测试。⑤认知或行为障碍,至少应包括以下其中两项:

获取和记忆新信息的能力受损-症状包括:重复提问或谈话、放错个人物品、忘记事件或约会、在熟悉的路上迷路。

推理和处理复杂任务的能力受损、判断力差-对可能遇到的危险理解力差、不能理财、决策能力差、不能安排复杂的或有序的活动。

视觉空间能力受损-症状包括:不能识别面孔或常见物品,或即便视力良好也无法找出直接看到的物体、不能正确穿衣或操作简单工具。

语言功能受损(说话、阅读、书写)-症状包括说话时难以想起常用词汇、犹豫;语言、拼写和书写错误。

人格、行为或举止改变-症状包括:无典型特征的情绪波动,如激越、没有积极性、主动性、淡漠、缺乏动力、社交退缩、对从前活动的兴趣减弱、失去同情心、强迫或偏执行为、有悖社会的行为。

(2) 拟定的 AD 痴呆分类标准:以下术语用于对 AD 所致痴呆患者进行分类:①很可能 AD 痴呆;②可能 AD 痴呆;③很可能或可能 AD 痴呆伴 AD 病理生理过程的证据。

前两类适用于所有临床情况。第 3 类目前只适用于研究目的。

(3) 很可能 AD 痴呆:核心临床标准。患者有以下情况即可诊断为很可能 AD 痴呆:

1) 符合上述痴呆诊断标准。

2）起病隐匿；在数月至数年间逐渐起病，而非在数小时或数天内起病。

3）报告或观察到认知变差的明确病史。

4）在以下几类病史或检查之一有初始和最重要的认识障碍

遗忘表现：这是 AD 痴呆最常见的综合征性表现。障碍包括学习和对近期所学信息的记忆受损。如前所述，至少还应在其他一个认知领域有认知障碍的证据。

非记忆损害表现：

语言表现：最重要的障碍是找词障碍，但还应存在其他认知领域障碍。

视觉空间表现：最重要的障碍是空间认知，包括物品失认症、面孔识别障碍、组合失认以及失读症。但还应存在其他认知领域障碍。

执行障碍：最常见的障碍是推理、判断和解决问题能力障碍。但还应存在其他认知领域障碍。

5）如有以下证据则不能适用很可能 AD 痴呆的诊断

明显合并脑血管疾病，定义为在时间上卒中病史与认知障碍的起病或加重相吻合；或存在多发或广泛梗死或重度脑白质高信号负荷。

除痴呆本身外有路易体痴呆的关键特征。

有行为变异型额颞叶痴呆的主要特征。

有语义变异型原发性进行性失语症或非流利/语法错乱变异型原发性进行性失语症的主要特征。

其他伴随、活动性神经疾病或非神经性合并症或使用对认知有明显影响的药物的证据。

备注：所有符合 1984 版 NINCDS-ADRDA“很可能 AD”标准的患者也都将符合本文给出很可能 AD 痴呆的现行标准。

（4）确诊肯定性提高的很可能 AD 痴呆

1）很可能 AD 痴呆伴逐渐衰退证据：对于符合很可能 AD 痴呆核心临床标准者，有认知衰退的证据可以更加确定疾病所代表的活动进行性病理过程，但并不能特异性地提高此为 AD 病生理过程的肯定性。

很可能 AD 痴呆伴逐渐衰退证据定义如下：根据知情人提供的信息以及按照正式的神经心理学评价或标准精神状态检查进行认知测试，通过连续评价发现认知进行性衰退。

2）致病性 AD 基因突变携带者的很可能 AD 痴呆：对于符合很可能 AD 痴呆核心临床标准者，如果存在致病性 AD 基因突变的证据（APP、PS1 或 PS2）就可以更加肯定疾病是由 AD 病理改变所致。载脂蛋白 E 基因 ε4 等位基因携带者的特异性不强，不属于此类范畴。

（5）可能 AD 痴呆：核心临床标准。患者有以下情况可诊断为可能 AD 痴呆。

1）非典型病程：非典型病程符合 AD 痴呆有关认知障碍性质的核心临床标准，但其中认知障碍为突然起病，或者没有认知进行性衰退的详细病史或客观证据。

2）病因学混合表现：病因学的混合表现符合 AD 痴呆的所有核心临床标准，但有合并脑血管疾病的证据，定义为在时间上卒中病史与认知障碍的起病或加重相吻合；或存在多发或广泛梗死或重度脑白质高信号负荷；或除痴呆本身外有路易体痴呆的关键特征；或其他神经疾病或非神经性合并症或使用对认知有明显影响药物的证据。

备注：所有符合 1984 版 NINCDS-ADRDA“可疑 AD”标准的患者也都将符合本文给出的可疑 AD 痴呆的现行标准。

（6）很可能 AD 痴呆伴 AD 病生理过程的证据：在本系列文章的引言中总结了在诊断标

准中纳入 AD 病生理过程的生物标志物的依据。目前根据检测生物学可以将已有广泛研究的主要 AD 生物标志物分为两类。脑内淀粉样 β(Aβ)蛋白沉积的生物标志物为低 CSF $A\beta_{42}$ 以及 PET 成像淀粉样改变阳性。第二类是下游神经元变性或损伤的生物标志物。这一类中有三种主要的生物标志物,即 CSF Tau,包括总 Tau 和磷酸化 Tau(p-Tau)升高;PET 成像发现颞顶叶皮质^{18}氟代脱氧葡萄糖(^{18}F-FDG)摄取增加;以及结构性磁共振成像发现颞叶中间、底部和侧面萎缩不成比例。在本文中总 Tau 和 p-Tau 同等对待,但 p-Tau 对 AD 的特异性比对其他痴呆疾病更强。

对于符合很可能 AD 痴呆核心临床标准的患者,存在生物标志物证据可以更加肯定临床痴呆综合征的基础是 AD 病理生理过程。但是现阶段,我们不支持将 AD 生物标志物用于常规诊断目的。对这一限制有以下几个原因:①核心临床标准具有很好的诊断准确性,可用于多数患者;②为确保生物标志物的诊断标准设计的合理性还需进行更多研究;③各地生物标志物标准化不够;④在社区医院生物标志物的获取受到不同程度的限制。目前,使用生物标志物提高 AD 病理生理过程的确定性对以下三种情况可能会有所帮助:临床试验、作为一种备选临床工具使用,以及在临床医生认为适当时使用。

生物标志物的结果可以分为三类:肯定阳性、肯定阴性和无法确定。

(7) 可能 AD 痴呆伴 AD 病生理过程的证据:此分类适用于符合非 AD 痴呆核心临床标准,但具有 AD 病理生理过程的生物标志物证据,或符合 AD 神经病理学诊断标准的患者。例如,符合路易体痴呆或额颞叶变性某一亚型的临床标准,但 AD 生物标志物检查呈阳性或尸检发现符合 AD 的病理学标准。在生物标志物表中,我们指出对于临床表现为非 AD 表型的个体其中两类生物标志物均为阳性才能符合可疑 AD 的诊断。随着不同生物标志物的长期研究,可以获得越来越多的信息,这种保守方法可能随之改变。可能 AD 痴呆伴 AD 病生理过程的诊断不能排除还存在继发性病生理改变的可能性。

(8) 关于在 AD 痴呆诊断中结合纳入生物标志物的考虑:AD 痴呆是临床和生物学现象的连续过程的一部分。AD 痴呆本质上属于临床诊断。使用生物标志物支持 AD 痴呆的诊断,首先必须先满足 AD 痴呆的核心临床诊断。

根据性质,CSF 生物标志物需与常规标准对比进行定量分析。对影像学生物标志物既可以定性也可以定量分析。多数情况下能够肯定生物标志物的结果正常或异常。此时,生物标志物的定性分析可明确说明"阳性"结果意味着存在 AD 病生理过程,阴性结果明确说明不存在 AD 病生理过程。但是,在有些情况下会得到模糊或无法确定的结果。这种情况无法避免,因为所有生物标志物都属于连续变量,对于连续生物学指标需要使用界值来标记"阳性"或"阴性"。虽然已有复杂的定量及客观影像分析方法,但目前仍然没有 AD 影像检查的定量分析标准。诊断性影像检查的标准临床操作属于定性分析。因此,影像学生物标志物的定量分析必须依赖当地实验室的特定标准。CSF 生物标志物的情况与之相同,但是 CSF 生物标志物的标准化工作超前于影像检查。定量分析技术正在革新并且仍将继续一段时间。因此,在标准化工作完成之前,生物标志物的实际应用必须遵循实验室特定环境下的最佳操作规范。

用 Aβ 病生理过程描述事件的顺序是 Aβ 首先出现异常,之后下游神经元损伤生物标志物才开始异常。这就是说,Aβ 生物标志物与下游神经元损伤生物标志物在诊断上有等级顺序。但是这种等级次序用于 AD 痴呆的可靠性尚不充分明确。正因为有数种不同的 AD 生物标志物,就必然会有不同的检测组合结果。例如,个别病例可能会出现 Aβ 为阳性而神经元损伤生物标志物呈阴性,或 FDG PET 阳性而 Tau 检测阴性等情况。现有数据尚不足以在所有各种生物标志物组合中推荐一种方案。区分生物标志物的先后次序、确定其在临床应用和研究中的价值以及效果还需进一步研究(表 19-1)。

表 19-1　结合生物标志物的 AD 痴呆诊断标准

诊断分类	AD 致病的生物标志物的可能性	Aβ(PET 或 CSF)	神经元损伤(CSF Tau、FDG-PET、结构性 MRI)
很可能 AD 痴呆根据临床标准	无意义	无、矛盾或无法确定	无、矛盾或无法确定
伴有 AD 病生理过程的 3 级证据	中等	无或无法确定	阳性
	中等	阳性	无或无法确定
	高	阳性	阳性
可能 AD 痴呆(非典型临床表现)根据临床标准	无意义	无、矛盾或无法确定	无、矛盾或无法确定
伴有 AD 病生理过程的证据	高但不能排除继发病因	阳性	阳性
非 AD 所致痴呆	最低	阴性	阴性

(9) 病生理学 AD 痴呆:如果患者符合上述 AD 痴呆的临床和认知标准,同时按照广为接受的标准中的神经病理学检查也证实存在 AD 病理改变,即可诊断为病生理学证实的 AD 痴呆。

(10) 非 AD 所致痴呆:不符合 AD 痴呆的临床标准。①无论是否符合很可能或可能 AD 痴呆的临床标准,都有足够的证据支持其他诊断如 HIV 痴呆、亨廷顿舞蹈症痴呆或与 AD 有重叠的其他罕见疾病;②无论是否符合可能 AD 痴呆的临床标准,Aβ 和神经元损伤生物标志物均为阴性。

(杨文明　张荣信)

参 考 文 献

McKhann GM, Knopman DS, Chertkow H, et al. 2012. 美国国立老化研究所与阿尔茨海默病协会诊断指南写作组:阿尔茨海默病痴呆诊断标准的推荐. 中华神经科杂志,45(5):353-355

第二十章　阿尔茨海默病诊断标准

阿尔茨海默病(Alzheimer's disease,AD)起病隐匿,记忆障碍是AD典型首发征象,主要是近记忆障碍,目前主要根据患者详细病史、临床症状、精神量表检查及相关基因突变检测等进行排他性诊断。为了确诊AD,国内外制定多种诊断标准,尚无统一标准,目前常用的诊断标准包括以下几种:

1. DSM-IV关于AD的诊断标准

美国精神病协会《精神障碍诊断和统计手册》第4版(DSM-IV),此诊断标准是国内外应用普遍的标准之一,特别强调无谵妄的病程过程和器质性因素存在,同时存在智能低下影响了患者的日常生活活动、工作及人际关系等。本标准AD的诊断采用"二步法",即首先评估是否存在痴呆,然后根据临床及辅助检查结果做出AD的诊断,其中日常活动是否受影响是必备条件。

诊断标准:

(1) 进展性多个认知功能缺失,包括以下两项:①记忆缺损(学习新信息的能力缺损或不能回忆以前所学到的信息);②至少下列认知障碍之一:失语(语言障碍)、失用(虽然运动功能没有问题,但不能执行动作)、失认(虽然感觉功能没有问题,但不能认识或识别物体)、执行管理功能的障碍(即:计划、组织、按排次序、抽象)。

(2) 以上认知功能障碍导致社交或职业工作能力明显减退,不能胜任以往工作。

(3) 认知功能丧失为逐渐起病,并缓慢持续进展。

(4) 认知缺陷,并非由于下列原因导致:①其他能导致记忆与认知进行性缺陷的中枢神经系情况(例如,心血管疾病、帕金森、亨廷顿病、硬膜下血肿、正常颅压性脑积水、脑肿瘤等);②已知能导致痴呆的系统性情况(例如,甲状腺功能减退、维生素B_{12}或叶酸缺乏、烟酸缺乏、低血钙、神经梅毒、HIV感染);③活性物质所致的痴呆。

(5) 这些缺陷并非由于谵妄所致。

(6) 不能由其他精神疾病(如重性抑郁、精神分裂症)解释。

2. NINCDS-ADRDA诊断标准

(1) 诊断标准:①痴呆:临床检查和认知量表测查确定有痴呆;②两个或两个以上认知功能缺损,且进行性恶化;③无意识障碍;④40~49岁起病,多见于65岁以后;⑤排除其他引起进行性记忆和认知功能损害的系统性疾病和脑病疾病。

(2) 支持标准:①特殊性认知功能如语言(失语症)、运动技能(失用症)、知觉(失认症)的进行性损害;②日常生活功能损害或行为方式的改变;③家庭中有类似病史,特别是神经病理学或实验室证据者;④ 实验室检查腰穿压力正常;脑电图正常或无特殊性的改变如慢波增加;CT或MRI证实有脑萎缩,且随诊检查有进行性加重。

(3) 排除标准:①突然起病或卒中样发作;②早期有局灶性神经系统体征,如偏瘫、感觉丧失、视野缺损、共济失调;③起病或疾病早期有癫痫发作或步态异常。

3. NIA-AA阿尔茨海默病痴呆诊断标准

随着新的AD定义的修订,2011年4月19日《阿尔茨海病与痴呆》杂志(Alzheimer's &

Dementia）在线发表了最新的阿尔茨海默病诊断标准。

很可能（probable）阿尔茨海默病痴呆的诊断标准（核心临床标准）：

（1）很可能阿尔茨海默病痴呆应符合痴呆的诊断标准，并且具备以下特征：

1）隐袭起病。症状在几个月或几年内渐进发展，而不是在几小时或几天内突然发生。

2）并且经报告或观察有明确的认知功能恶化病史。

3）并且病史和检查证实下列早期突出的认知损害之一：

a）遗忘症状：AD型痴呆最常见表现，包括学习能力及最近所学知识的回忆能力受损，还应至少具备一项其他认知领域的功能损害。

b）非遗忘症状：

语言障碍：最明显的是找词困难，也可能出现其他认知内容损害。

视觉障碍：最明显的是空间认知障碍，包括物体失认、面孔失认、视觉图像组合失认和失读症，也可能出现其他认知内容损害。

执行功能障碍：最明显的是推理、判断和问题解决能力受损，也可能出现其他认知内容损害。

4）具有下列情形不应使用很可能阿尔茨海默病痴呆的诊断：①存在时间上与认知损害发生或加重相关的卒中史，或存在多发梗死或严重白质高信号；②路易体痴呆的突出特征；③行为变异型额颞叶痴呆的突出特征；④语义变异型原发性进行性失语或非流利型/语法缺失变异型原发性进行性失语特征；⑤伴有可影响认知的神经系统疾病、非神经系统疾病或药物。

（2）使很可能阿尔茨海默病痴呆诊断确定性增加的情形

1）很可能AD型痴呆伴资料证明的衰退：符合核心临床标准中很可能AD所致痴呆诊断标准的人群伴病例记录的认知功能下降增加了具有进行性加重病理过程的可能性，并不增加存在AD病理生理学过程的可能性。很可能AD型痴呆伴资料证明的衰退定义为基于知情者提供的信息和正式神经心理学测试或标准精神状态检查证明的认知功能进行性衰退。

2）很可能AD型痴呆：突变基因携带者符合很可能AD型痴呆的核心临床标准，存在（APP，PS1或PS2）遗传突变增加了AD病理所致临床表现的可能性。ApoE ε4等位基因纳入此分类并不合适。

（3）可能（possible）AD型痴呆的核心临床标准

1）非典型病程：符合AD型痴呆认知损害的特征，但发病突然，或缺少充分病史或客观认知测试结果肯定认知功能的进行性减退。

2）存在可引起痴呆的其他病因。符合AD型痴呆的核心临床标准，但存在以下情形：证据显示有共存的脑血管疾病，与认知障碍发生或发展存在时间关联；或存在多发梗死或严重白质高信号；或存在路易体痴呆特征；或伴有可影响认知的神经系统疾病、非神经系统疾病或药物。

（4）很可能AD型痴呆伴AD病理生理学：AD的生物标志物分类两大类：一类是脑蛋白沉积相关的生物标志物，如脑脊液$A\beta_{42}$水平降低和PET淀粉样蛋白影像学；另一类是下游神经变性和损伤相关的生物标志物，如脑脊液Tau蛋白水平（包括总Tau和磷酸化Tau蛋白）增高，PET检查颞叶皮质FDG代谢下降和结构MRI显示内侧颞叶、基底和外侧颞叶、内侧顶叶皮层不成比例的萎缩。总Tau和磷酸化Tau被同等对待，尽管磷酸化Tau对AD型痴呆更具特异性，符合很可能AD型痴呆核心临床标准的人群中生物标志物阳性可以增加AD病理生理学改变所致临床综合征的可能性。

目前不提倡常规诊断中使用 AD 生物标志测试，主要基于以下原因：

1）核心临床标准在大多数患者中具有很好的诊断准确性。

2）还需要更多如何使用生物标志物的研究。

3）不同临床机构生物标志测试缺乏标准化。

4）社区机构生物标志物检查的可获得性存在很大的差异。

以下三种情况使用生物标志物增加 AD 病理生理学诊断的确定性是合适的：调查研究、临床试验和生物标志物检查可获得并能被医生合理的评估。生物标志物检查结果可分为三类：肯定阳性，肯定阴性和不确定。

（5）可能 AD 型痴呆伴 AD 病理生理学：此分类是为符合非 AD 型痴呆临床标准而 AD 病理生理学生物标志物阳性或 AD 神经病理学标准的患者而设。如患者符合路易体痴呆或一个额颞叶变性亚型的临床诊断标准，但 AD 生物标志物阳性或尸检结果符合 AD 的病理学诊断标准。若要将表现为非 AD 型痴呆患者诊断为可能 AD 型痴呆必须两类生物标志物均阳性。当关于不同生物标志物组合患者的长期结局更明确时这一保守的定义方法可能会改变。可能 AD 型痴呆伴 AD 病理生理学的诊断不排除同时存在其他疾病病理生理学改变。

（6）利用生物标志物进行 AD 诊断的考虑：生物标志物支持的 AD 型痴呆诊断必须先符合 AD 型痴呆的核心临床诊断标准。脑脊液依赖于定量分析，而影像学生物标志可以定量也可定性分析。许多病例生物标志结果表现为肯定的正常或异常，可以明确的提示存在或不存在 AD 的病理生理学改变。然而有些病例生物标志检查结果却很含糊。接受多个生物学测量的病例中很难避免这种情况，另外需要有分界值来区分阳性或阴性。虽然已经有了定量客观的影像学检查方法，仍缺少定量分析标准。标准临床实践中影像学诊断应该是定性的。因此，定量影像学生物标志物依赖于当地实验室标准。脑脊液生物标志物存在同样的问题，尽管比影像学生物标志物要好一些。应用生物标志物必须基于实验室的特定情况并遵循最佳临床实践原则，直到标准出现。首先是出现 Aβ 病理生理学改变，而后是下游神经元损伤的生物标志物异常。这一点提示 Aβ 用于诊断会更好，目前为止这一标准还未很好建立起来。使用多个生物标志物必然会出现不同组合出现的情况。例如，某病例的 Aβ 标志物阳性而神经元损伤标志物却阴性，或者 FDG-PET 结果阳性而 Tau 蛋白检测阴性。目前还没有办法解决这些问题，未来的研究会进一步优化生物标志的使用。

（7）病理生理学证实的 AD 型痴呆：当患者符合 AD 型痴呆诊断的临床和认知标准，并且符合广泛接受的神经病理学标准中定义的 AD 病理学改变。

（8）不太可能是 AD 型痴呆

1）不符合 AD 型痴呆的临床诊断标准。

2）尽管符合很可能或可能 AD 型痴呆的临床诊断标准，但有充分的证据支持其他诊断，如 HIV 痴呆，亨廷顿病痴呆，或者其他少见的痴呆类型，或同时合并 AD。尽管符合可能 AD 型痴呆的临床诊断标准，但 Aβ 或神经元损伤标志物阴性。

（杨文明　张荣信）

第二十一章　阿尔茨海默病鉴别诊断

第一节　轻度认知功能损害

轻度认知功能障碍(mild cognitive impairment,MCI)是阿尔茨海默病患者的高危人群,指有记忆障碍和(或)轻度的其他认知功能障碍,但个体的社会职业或日常生活功能未受影响,亦不能由已知的医学或神经精神疾病解释,是介于正常老化与轻度痴呆之间的一种临床状态。每年有10%~15%的MCI转化为临床AD,而正常老年人群每年仅1%~2%发展为AD。

1. MCI的临床诊断标准

MCI的临床诊断标准有不同版本,常用的有:

(1) Petersen提出的标准:①以记忆障碍为主诉,且有知情者证实;②总体认知功能正常;③日常生活能力正常;④与年龄和教育程度不相符的记忆障碍;⑤未达到痴呆诊断。从临床上看,MCI的记忆障碍与早期AD相似,如果患者表现为延迟记忆障碍且不被语义线索所改善,则考虑诊断为MCI。

(2) 美国神经病学学会提出的MCI推荐标准:①排除痴呆和其他可引起脑功能障碍的医学或神经心理状态;②记忆力下降的主诉;③记忆和总体认知分级情况评价:总体衰退量表(CDS=2或3)或临床痴呆量表(CDR=0.5),记忆测查分值在年龄和教育匹配对照组1.5 SD以下,MMSE至少24分或Mattis痴呆评价量表(DRS)至少123分。

2. MCI的分型

目前MCI的分型也不统一,Petersen等认为MCI主要存在三种亚型,①遗忘型(MCI-amnestic),以记忆障碍为主,其他认知领域相对完整,即Petersen提出的诊断标准中所描述的MCI,此亚型以高比例发展为AD,但并非全部。②复合型(MCI-multiple domains slightly impaired),累及多个认知领域的轻度障碍,不一定包括记忆,其严重程度达不到痴呆标准,可进展为AD或其他疾病。③单一型(MCI-single nonmemorydo-main),累及单个非记忆认知领域的障碍。Huang C等根据MCI转化为AD的危险程度分为进展型MCI(progressive mildcognitive impairment,PMCI)和稳定型MCI(stable mild cogni-tive impairment,SMCI),其中PMCI很大一部分属于遗忘型MCI。MCI患者在一定程度上可成为预测AD是否发生的最适群体,尤其对PMCI的诊断有助于临床上进行早期干预治疗以延缓病情进展,并最终预防AD的发生。

3. MCI的神经影像学改变

(1) 结构影像学改变:随着MRI的发展,采用MRI技术测量大脑内侧结构如颞叶、海马及脑室等对MCI有一定帮助。Csernansky等的研究表明左侧海马外侧带(相当于CA1带)的内部变形是非痴呆老人发生AD型痴呆(DAT)的早期预测因素。Devanand等用MRI对139例MCI患者的海马和内嗅皮层测定随访平均5年的研究表明:海马和内嗅皮层的体积越小MCI转化为AD的危险性就越大,结合海马和内嗅皮层MRI测定与年龄和认知损害的类型提高了预测MCI向AD转化的准确度而有潜在的临床应用价值。

(2) 功能影像学改变:功能影像学的一些检查手段对MCI甚至MCI的更早期阶段患者进行筛查比结构影像学更敏感;在对MCI患者的诊断及其干预治疗以延缓和阻止AD的发

生等方面也较结构影像学价值更大。临床上较常用的功能影响学检查有 PET、fMRI、SPET 等。Gary 等注射一种能与老年斑和神经原纤维缠结 Tau 蛋白结合的分子-2-(1-{6-[2-(F-18)氟乙基(甲基)氨基]-2-萘基}亚乙基)丙二晴(FDDNP)后接受 PET 检查,与注射 FDG 比较。结果显示:对照组 FDDNP-PET 结合的总体值(额叶、顶叶、扣带回和额区的平均值)低于 MCI 组,而 MCI 组又低于 AD 组($P<0.001$)。FDDNP-PET 结合对各组的鉴别力优于通过 FDG-PET 检查代谢情况或 MRI 结果,FDDNP-PET 扫描可将 MCI 与 AD 区分开来。

关于记忆过程中脑功能激活的 fMRI 的研究表明:熟悉刺激出现可以使海马功能泛化激活,用 fMRI 可以检测海马功能泛化激活损害,而海马泛化损害可能是有海马萎缩的行为学标记和以后出现记忆损害危险的早期标记。Chaorui 等用^{99m}Tc(HMPAO)SPECT 对 MCI 患者的研究表明:PMCI 患者在情节记忆、视空间技能和总体认知功能方面的障碍较 SMCI 患者更严重;语义记忆和注意力与左前额叶相对局部脑血流呈负相关。该研究表明,MCI 的临床异质性表现在心理学模式和 CBF 的不同,结合 SPECT 和神经心理学测验可预测 MCI 患者以后痴呆的发展情况。

4. MCI 神经生物学指标

(1) 基因标记:载脂蛋白 E(ApoE)是一种糖蛋白,ApoE 等位基因在老年人中可作为一种预测迟发性 AD 发生的重要危险因子。Reiman 等研究表明:ε4 基因携带量与每个脑区的 CMRgl 减低相关,该基因的携带量越多则 CMRgl 减低越明显,AD 发生的危险性就越大,其发病的时间就越早。

(2) 生物标记:Aβ 是 AD 患者老年斑的主要成分;Aβ 和 Tau 蛋白是检测 MCI 和 AD 患者及监测 MCI 进展的重要指标。Hampel 等的研究结果显示:MCI 组脑脊液 Tau 蛋白含量增高则脑脊液 $Aβ_{1-42}$ 浓度降低;这两个标志物在鉴别 PMCI 的准确性都相当高,$Aβ_{1-42}$ 的敏感性为 59%,特异性为 100%;而脑脊液 Tau 蛋白的敏感性为 83%,特异性为 90%。脑脊液 $Aβ_{1-42}$ 对预测 MCI 是否向 AD 转化的特异性很高,还可区分患者属于 PMCI 还是 SMCI。

5. MCI 的治疗

MCI 的干预治疗包括药物治疗和非药物治疗。首先,非药物治疗不容忽视,有许多证据表明体育锻炼和有目的的大脑刺激活动对抑制认知下降和 AD 风险有重要作用。药物治疗有以下几个方面:对 MCI 患者而言,并没有很有效的治疗方案。目前,MCI 的治疗现状现今已被验证有效并广泛使用的药物是乙酰胆碱酯酶抑制剂(AchEI);可能有效的药物包括抗谷氨酸能药物、益智药、抗氧化剂和非类固醇类抗炎药;对于激素替代疗法仍存在争议。总体而言,临床和试验研究中所运用的方法和手段,大多是借鉴了 AD 的治疗措施,但是,这些措施在阻止 MCI 患者进展成为 AD 的作用还未被证实。近来有些研究所正在进行这些药物和其他一些预防性治疗的临床随机对照实验,是用单药治疗还是鸡尾酒式治疗 MCI,只有当这些药物研究结果得以确认后,才能作出正式的、有益于患者的科学治疗建议。另外,药物的安全性和患者对药物的耐受力也需在 MCI 患者中进行试验,因为许多个体一经诊断就要在症状出现的早期服药,而且必须选择最佳的药物剂量。

第二节　血管性痴呆

血管性痴呆(vascular dementia,VD)是指由各种脑血管疾病引起的脑功能障碍而产生的一种获得性智能损害综合征,是一种慢性的进行性疾病。其临床表现除神经系统定位损害的症状和体征外,尚有系列异常的神经心理症状和精神行为,已成为继阿尔茨海默病(Alzheimer's disease,AD)后的第二大痴呆疾病。VD病因复杂,症状表现多样,临床诊断存在一定困难。

1. 危险因素

一般认为脑卒中的发生和发展与VD的产生有着密切的因果关系,VD应与脑卒中有共同的危险因素。但VD除与脑血管因素有关外,还可由年龄、文化素质、遗传以及其他导致全脑缺血、缺氧等因素引起。因此,VD的危险因素大致可分为与脑卒中干预有关和干预无关(或不明显)的因素。脑卒中干预有关的因素包括多发性梗死、高血压、糖尿病、小的脑血管病变、高血脂和心脏病以及嗜烟、酗酒等因素。干预无关的因素包括年龄、性别、文化素质、心理等。

2. VD的分类

按照国内外文献的分类标准,血管性痴呆包括六个亚型:①多发性梗死性痴呆(MID),占75%;②关键部位梗死性痴呆,例如丘脑梗死;③小血管病性痴呆,包括微梗死性痴呆、皮质下动脉硬化性脑病、脑白质病变、脑淀粉样血管病(可伴出血);④低灌注性痴呆;⑤出血性痴呆,如丘脑出血;⑥其他,如CADASIL(常染色体显性遗传病合并皮质下梗死和白质脑病)。

(1) 多发性梗死性痴呆(MID):MID由多发性脑梗死累及大脑皮质或皮层下区域所引起的痴呆综合征,是VD的主要类型,表现为梗死灶的体积大和数目多。病理显现大脑双侧多发性梗死,临床循证有一次或多次卒中病史,表现为有局灶神经症状、体征(如偏瘫、失语、偏盲)、假性球麻痹、可能伴有语言障碍、小步态、强哭强笑、巴宾斯基征阳性、自制力丧失等。CT检查发现大脑的双侧低密度的阴影,并伴有一定程度的脑皮质萎缩。

(2) 关键部位梗死性痴呆:关键部位梗死性痴呆是与高级皮质功能有关的特殊关键部位缺血性病变引起的梗死所致的痴呆。这些损害常为局灶的小病变,可位于皮质或皮质下。皮质部位有海马、角回和扣带回等,皮质下部位可有丘脑、穹隆、基底节等,这是与人的学习、语言、认知等功能有密切关系的区域,一次梗死,即使小面积也可引起痴呆。

(3) 小血管疾病引起的痴呆:主要病变于脑小血管,引起腔隙性脑梗死和缺血性白质损害。病变主要位于皮质下部位,所以皮质下症状群是主要临床表现。皮质下缺血性血管性痴呆常重叠Binswange病和腔隙状态,腔隙病灶分布于纹状体、苍白球或丘脑或半球白质,发病常较隐袭,认知功能障碍与脑影像学改变。

(4) 缺血和缺氧性低灌注引起的痴呆:动脉硬化和高血压等引起血管损害或颈动脉狭窄/闭塞,使大脑参与认知功能的重要部位长期处于缺血性低灌注状态,神经元发生迟发性坏死、凋亡和缺失,基底神经节、白质、重要脑区产生明显损害,逐渐出现认知功能障碍。

3. 诊断标准

VD病因复杂,临床表现多样,而且尚无一致的临床分型,所以建立统一的VD诊断标准具有很大的挑战性。迄今为止多个协作组织或国际研究小组先后制定发表了五个VD诊断标准,包括国际疾病分类第10版(ICD-10)标准、美国加利福尼亚阿尔茨海默病诊断和治疗中心(ADDTC)标准、美国神经病学、语言障碍和卒中-老年性痴呆和相关疾病学会(NINDS-AIREN)标准,美国《精神障碍诊断和统计手册》第4版(DSM-Ⅳ)标准以及我国的标准草案。这五个标准均包括以下三个要素:①符合痴呆的诊断标准;②有脑血管病变的证据;③脑血管病变与痴呆有相互因果关系。

(1) 2000年DSM-Ⅳ-TR痴呆诊断标准:

1) 发生多个认知领域功能障碍,包括以下两个方面:①记忆功能障碍;②至少同时具有以下认知功能损害之一:失语、失用、失认和执行功能障碍。

2）上述认知功能障碍必须严重到足以干扰社会或职业功能,而且与以往相比明显下降。

3）认知功能障碍不只是发生在谵妄过程中。

（2）NINDS-AIREN 的 VD 诊断标准如下:

1）临床诊断可能(probable)VD 标准:痴呆。认知功能较以往减退,表现为记忆力损害及2项或2项以上认知领域内的功能损害(定向、注意力、语言、视空功能、执行功能、运动控制和实施功能)。最好由临床和神经心理测试确定。这些功能缺陷足以影响患者日常生活,而不单纯是由卒中所致的躯体障碍引起。排除标准:有意识障碍、谵妄、精神病,重度失语,明显感觉运动损害,但无神经心理测验证据的病例。且排除其他能引起记忆、认知功能障碍的系统性疾病和其他脑部疾病。

脑血管病。神经病学检查有局灶性体征,如偏瘫、下部面瘫、巴宾斯基征、感觉缺失、偏盲、构语障碍等,与卒中一致(不管有无卒中史)。脑部影像学检查(CT 或 MRI)有相关脑血管疾病的证据,包括多发性大血管卒中,或单发性重要区域内梗死(角回、丘脑、前脑基底部、前脑动脉和后脑动脉的供血区域),多发性基底神经节和白质内的腔隙性病灶,以及广泛性脑室周围缺血性白质损害,或两者兼有。

以上两个疾病诊断具相关性。至少有下列 1 个或 1 个以上的表现:①痴呆表现发生在卒中后 3 个月;②有突发的认知功能恶化,或波动性、阶段性进展的认知功能缺损。

2）临床特征与可能 VD 一致的情况有:①早期的步态不稳(小步态、共济失调步态或帕金森步态);②有不稳定的、频发的、原因不明的跌倒情况;③早期有不能用泌尿系统疾病解释的尿频、尿急和其他尿路症状;④假性球麻痹;⑤人格改变、情感淡漠、抑郁、情感失禁,其他皮层下缺损症状,如精神运动迟缓和执行功能异常。

3）排除 VD 诊断的特征有:①早期表现为记忆缺损,渐进性加重,同时伴其他认知功能的损害如语言(经皮层的感觉性失语)、运动技巧(失用)、感知觉(失认)方面的损害,且没有相关的脑影像学检查上的局灶性损害;②除认知功能损害外,没有局灶性神经体征;③脑 CT 或 MRI 上无血管性病损。

4）可考虑(possible)VD:存在痴呆并有局灶性神经体征,但没有脑影像学检查上的 CVD 发现;或痴呆和卒中之间缺乏明显的短暂的联系;或虽有 CVD 存在,但缓慢起病,病程特征不符(没有平台期及改善期)。

5）肯定 VD 的诊断标准:①临床上符合可能(probably)VD;②组织病理学检查(活检或尸解)证实 VD;③没有超过年龄限定数目的神经纤维缠结和老年斑;④没有其他引起痴呆的临床和病理的疾病。

对上述诊断标准进行具体分析,对指导临床实践具有十分重要的意义。NINDS-AIREN 标准应用比较广泛,该标准中对 VD 的定义为:患者存在记忆及至少 2 个其他认知领域的障碍,有脑血管病的临床和影像学证据,以及在脑卒中发生后 3 个月内发生痴呆。ADDTC 标准中对 VD 的定义为:存在两个认知领域异常,但不强调记忆障碍;对于脑卒中和痴呆的相关性,如果病史中只有一次脑卒中,需要在卒中事件和痴呆发生之间有明确的时间上的相关性,有 2 次或以上卒中事件则不要求这种时间上的相关性。ICD-10 标准中对 VD 的定义为:有记忆和其他认知功能障碍并持续 6 个月以上,认知功能缺陷分布不均衡,部分功能受损,其他功能相对保留,有局灶性神经系统症状和体征,以及脑血管病的证据。DSM-Ⅳ标准中对 VD 的定义为:记忆损害和一项以上的其他认知障碍,并且有脑血管病的证据。

以病理诊断为金标准对上述 VD 诊断标准进行分析，结果表明各标准的敏感度均非常低，而均有较高的特异度，各标准对 VD 和 AD 均有很好的区分能力，但不能很好地区别单纯 VD 和混合性痴呆。与其他标准相比，DSM-Ⅳ标准的敏感度较高但特异性较差，适合于临床使用，以减少漏诊；而 NINDS-AIREN 的很可能 VD 标准特异度最高，但敏感性差，适合于研究中使用，以确保入选患者的准确性。

4. VD 与 AD 的鉴别诊断

虽然现有的 VD 诊断标准仍存在较多的缺陷和问题，但在 VD 和 AD 的鉴别诊断方面具有一定的敏感度和特异度。有助于临床上对两者的区分，为治疗和预防提供依据。VD 一般有脑血管病史，而 AD 发病隐匿，进展缓慢，一般没有明确的脑血管病史，以记忆损害为核心症状，早期一般无神经系统局灶体征。Hachinski 缺血指数量表（表 21-1）可用于两者的鉴别，因其操作方便、可信度较高，在临床上被广泛应用。

表 21-1　Hachinski 缺血指数量表

项目	是	否	项目	是	否
突发急性起病	2	0	情感失控	1	0
阶梯式恶化	1	0	高血压病史	1	0
波动式病程	2	0	卒中病史	2	0
夜间谵妄	1	0	动脉硬化	1	0
人格相对保持完整	1	0	局灶神经症状	2	0
抑郁	1	0	局灶神经体征	2	0
躯体不适叙述	1	0			

注：缺血指数=所有分数总和，诊断：>7 分=血管性痴呆；4 ~7 分=混合性痴呆；<4 分=变性病性痴呆（Alzheimer 等）

Hachinski 量表和上述 VD 诊断标准对区分单纯 AD 和 VD 相对敏感，但对鉴别混合型痴呆不敏感。由于部分 VD 患者缺乏典型的临床表现，如急性起病、阶梯式进展、波动性病程、脑卒中史、局灶性神经症状和体征等，故 Hachinski 量表对 VD 的误诊率较高。随着对痴呆临床研究的进一步深入，AD 与 VD 的鉴别诊断越来越困难。越来越多的证据表明，VD 与 AD 有密切的联系，两者有共同的危险因素，病理改变相互重叠。据加拿大健康与年龄研究工作组报道，生前被诊断为 VD 的患者占所有痴呆患者的 29%，但尸检结果却表明，单纯的 VD 比例很小，少于 4%。这些矛盾之处说明用目前标准诊断的 VD 可靠性很差。同样，AD 的误诊率也很高。尸检资料表明，AD 患者同时存在脑血管病者占 18%。另有研究证明，混合性痴呆的比例高达 40% 以上，比其他任何一种痴呆都多见，可见血管因素无论在 VD 还是在 AD 发病中均有重要作用。目前已有大量证据表明，AD 的重要病理变化包括小血管疾病和微梗死，至于淀粉样血管病几乎存在于所有 AD 中，这些病理变化均可作为老年斑和神经原纤维缠结的病理变化之外引起认知功能障碍的独立因素。基于这些发现，一些学者提出 AD 是一种未被认识的脑血管病，但是 AD 与 VD 的发病机制是否完全相同，两者的诊断标准是否需要修改，临床如何鉴别 AD、VD 和混合性痴呆，仍需进一步深入研究探讨。

第三节　额颞叶痴呆

额颞叶痴呆（frontotemporal dementia，FTD）是一组以行为和人格改变、失语为特征性表现的疾病。根据美国的流行病学调查和病理学分类，额颞叶痴呆是仅次于阿尔茨海默病

(AD)、路易体痴呆(DLB)的第三种痴呆类型。

1. 病理

1892 年,德国医师 Arnold Pick 最先报道一例额颞叶痴呆患者。数年后,Alois Alzheimer 医师对其病理学特征进行描述:皮质呈海绵状,神经元发生气球样变。神经元内出现特异性球形嗜银包涵体被称为 Pick 小体,是 Tau 蛋白阳性神经元内包涵体。此后相当长时间内,额颞叶痴呆一直被称为 Pick 病。额极和颞极萎缩是额颞叶痴呆的典型形态学特征,但在疾病早期这些改变并不十分明显,随着病程进展,MRI 或 SPECT 等可见典型的局限性脑萎缩和代谢低下的影像学表现。

病理改变最明显的部位是额颞叶皮质、海马的 CA_1 区,基底节、黑质、桥核、脑神经核亦有不同程度受累。一般可见神经元脱失、微小空泡形成、胶质增生和海绵样变。这种改变以皮质Ⅱ层明显。神经元和胶质可见 Tau 的沉积。但未必有其他病理改变,如老年斑、神经原纤维缠结(NFT)或 Lewy 小体,仅约 15% 病理出现 Pick 小体。

在萎缩皮质处,神经元数量明显减少,残存神经元呈现不同程度的变性、萎缩,其中胞体呈梨形膨大的变性细胞称之为 Pick 细胞,而其胞浆内存在与细胞核大小相似、嗜银性球形的包涵体称之为 Pick 小体。电镜研究 Pick 小体主要由大量 Tau 原纤维杂乱排列形成,对 ubiquitin、α-synuclein 和 ApoE 等抗体也可着色。这些 Tau 免疫反应、分散的微丝样物,呈狭窄、不规则卷曲的带状,宽度约 15nm,交叉空间>150nm,且周围并无包膜。所以,认为此并非真正的包涵体。部分神经胶质细胞内也可发现有小形、Pick 小体样包涵物。Pick 小体也可见于其他神经变性病如皮质基底节变性(CBD)及进行性核上性瘫痪(PSP)等。而大多数 FTD 并无 Pick 小体出现,所以是否存在 Pick 小体对于 FTD 的诊断无肯定价值。

Lund 和 Manchester 研究组提出 FTD 病理改变主要为额叶、颞前叶对称性萎缩和纹状体变性;而组织学表现主要有三种类型:①微空泡型,约占 60%,特征表现为大量皮质神经细胞脱失和浅表神经的海绵状变性或微空泡形成。胶质增生轻微,残留细胞也无特征性改变(肿胀或包涵体)。边缘系统和纹状体受累,但程度相对较轻。②Pick 型,约占 25%,以大量皮质细胞脱失和广泛的胶质增生为特征,轻度或海绵状变性或微空泡形成。大多数病例出现肿胀神经元或对 Tau 和 ubiquitin 均阳性的包涵体,边缘系统和纹状体较严重受损。以上两种不同的组织学类型在额叶和颞叶皮质有相似的分布。③运动神经元型,约占 15%,FTD 和 MND 临床表现合并出现,即微空泡形成(或非常少见的 Pick 型)的组织学表现合并脊髓 MND 表现。

2. 临床特征

一般 70 岁前起病,以 45~65 岁多见,平均 59 岁,早于 AD 发病。呈隐匿起病、缓慢进展。一般病程 2~20 年,平均 8~10 年。男女均可发病,男性多于女性。40%~50% 的患者有痴呆家族史。额颞叶痴呆主要包括额颞叶痴呆行为异常型或额叶型(即狭义的额颞叶痴呆)、语义性痴呆和进行性非流利性失语共三种临床综合征。

(1) 额颞叶痴呆行为异常型:以伴有执行能力损害的个性和行为异常为突出表现。亦可出现语言障碍,但通常不是突出表现,可能被个性改变等更显著的临床症状所掩盖。个性改变和社交失范是最主要的临床表现,在疾病早期即出现并贯穿整个病程。感知力、视空间能力、运用和记忆功能相对保留。少数额颞叶痴呆行为异常型患者尚可表现有奇特的幻视和帕金森综合征,机制不明。另有少数患者符合额颞叶痴呆行为异常型诊断标准,但在相当长的时间内病情不进展,称为缓慢进展型额颞叶痴呆。在视空间短时记忆,词语的即刻、延迟、线索记忆和再认,内隐记忆,注意力持续性测验中,额颞叶痴呆患者的表现优于阿尔茨海默病患者,而威斯康星卡片分类测验(WCST)、Stroop 测验、连线测验 B 等执行能力则相反,其测验成绩较 AD 者差。额颞叶痴呆记忆缺损的模式属于额叶型遗忘。尽管认知测验可以区分大多数 AD 与 FTD,但是,单一的神经心理学测验表现并不足以诊断 FTD,而非认知症状,如自知力缺乏、人际交往失范、反社会行为或淡漠、意志缺失等,鉴别 AD 与 FTD 比认知测验更为敏感。

(2) 语义性痴呆:以语义记忆损害出现最早且最严重,MRI 表现为下外侧颞叶皮质严重萎缩而颞叶内侧即海马系统(包括海马、海马旁回和内嗅区皮质)结构相对正常;AD 则以弥漫性脑萎缩为主,不存在颞叶皮质的局限性萎缩。因此,颞极和颞叶下外侧萎缩程度是语义性痴呆与 AD 的影像学鉴别诊断特征。语义性痴呆患者主要表现为找词困难、物品常识丧失和理解障碍,还可出现不同程度的面孔失认;也可出现行为异常,但其特征有别于额颞叶痴呆行为异常型。语义性痴呆患者以颞叶萎缩为主,根据萎缩严重程度,还可进一步分为左颞叶型和右颞叶型;行为异常主要出现在右颞叶型语义性痴呆患者。

(3) 进行性非流利性失语:是一种基于语言损害的痴呆,以语言表达不流畅、语法错误和电报式语言为主要表现。至少在发病的最初 2 年,语言的进行性损害是唯一明显的受损领域。语言能力的标准化神经心理学测验有助于早期识别原发性进行性失语(PPA)。行为和人格改变在进行性非流利性失语中极为罕见,可以此区别额颞叶痴呆行为异常型和语义性痴呆。进行性非流利性失语进展至晚期,常出现锥体外系症状与体征,有时会使临床医师的诊断变更为皮质基底节变性综合征(CBS)。

3. FTD 诊断标准

目前提出的 FTD 诊断标准主要有三个。

(1) Chow 标准:①50 ~ 60 岁时发病(平均 56 岁);②以失抑制或犯罪行为起病;③社交意识丧失;④强迫行为;⑤精神错乱或冲动(此症也可见于 AD,但以 FTD 多见);⑥心境异常(常为忧郁,有时欣快);⑦刻板重复语言。

(2) Lund 和 Manchester 标准:于 1998 年再次修订,由核心诊断(行为障碍、情感症状、语言障碍、体征、实验室检查)、支持诊断、排除诊断和相对排除诊断共四方面临床表现及检查项目组成。此标准可 100% 鉴别 FTD 与 AD。早期以个人和社交意识丧失、口部活动过度,以及刻板、重复行为对鉴别两种疾病的敏感性 63% ~ 73%,特异性可高达 97% ~ 100%。

(3) Work Group 标准:①出现行为或认知缺陷,表现为早期进行性人格改变,以行为调整困难为特征,常致不合时宜的反应或活动;或表现为早期进行性语言功能改变,以对语言理解异常、或严重命名困难及词义异常为特征;②社交或职业功能明显异常,或以往功能水平的明显降低;③病程以渐进性发病、持续性进展为特征;④第 1 条症状排除由其他神经系统疾病(如脑血管病)、全身性疾病(如甲状腺功能减低)或物质诱导性疾病等引起;⑤这些缺陷症状在谵妄状态时不发生;⑥这些异常不能以精神疾病诊断解释(如忧郁)。

4. 诊断与鉴别诊断

FTD 的诊断较为困难,65 岁前发病,一级亲属阳性类似病史,早期出现人格和社交能力的丧失等非认知性行为改变,影像学异常以额叶或前颞叶为主,应考虑 FTD 的诊断。不支持诊断的特征有急性发作,外伤有关,早期严重的记忆障碍、视空间障碍,肌阵挛,锥体束损害,小脑性共济失调,影像学提示中央后部为主的结构与功能损害或多灶性损害,实验室检查提示脑代谢或炎性病变等。

FTD 主要与 AD 鉴别,症状在病程中出现的时间次序和影像学特征为两者的主要鉴别点。AD 通常早期出现遗忘、视空间定向力和计算力受损,智能改变,社交能力相对保留;而 FTD 早期表现明显的人格改变、言语障碍和行为障碍,记忆力障碍轻,空间定向力相对保留,日常生活能力障碍重于 AD。并且 FTD 常合并运动障碍,语言障碍、痴呆的进展也更为迅速。影像学上 AD 显示广泛脑萎缩,FTD 则显示局限性额颞叶萎缩,顶枕叶皮层常不受累。PET 研究显示,FTD 患者左侧脑岛、左侧额下回和双侧额中回的糖代谢明显低于 AD 患者,而后者糖代谢在颞中回下降更明显。

第四节 路易体痴呆

路易体痴呆(dementia with Lewy body, DLB)是仅次于阿尔茨海默病(Alzheimer's disease, AD)的第二常见神经变性性痴呆,临床表现为波动性认知障碍、以视幻觉为主的精神症状和帕金森综合征。路易体痴呆,既有阿尔茨海默病所具有的认知功能损害,又有帕金森病样的运动迟缓,在临床工作中很容易被误诊。路易小体曾被认为是帕金森病的神经病理标志。由于染色方法的进步,人们发现路易小体不仅存在于脑干黑质,还广泛存在于皮质、杏仁回、扣带回、岛叶、内嗅区皮层及颜叶以及其他皮层下区域。过去被认为是原发性帕金森病同时具有明显痴呆症状的患者,被从原发性帕金森病中分离出来,称为路易体痴呆。

1. 病理及生化

皮质路易体是一种嗜伊红染色包涵体,与帕金森病(PD)的脑干路易体不能区分,LBD 与 AD 的病理变化既有相似之处,也有不同之处。LBD 也有 SP 和神经元纤维缠结(NFT),但 LBD 的 SP 显示出是一种病理性衰老,因老年斑中没有 Tau 蛋白免疫反应炎性成分,SP 的多少与皮质路易体密切相关。有大约 50% 的 LBD 患者有 NFT 和神经元网线,但 LBD 的 NFT 多不损及海马,而 AD 患者的海马几乎都严重损害。LBD 的病理变化特点有:除皮质下神经核中大量存在 Lewy 体外,大脑皮质也广泛存在,特别是扣带回、岛叶和海马旁皮质数量最多;皮质 Lewy 体主要见皮质内层中的中小锥体细胞中,海马中几乎没有 Lewy 体形成;大脑皮质的 SP 为非炎性老年斑,NFT 不累及海马。

LBD 的神经生化改变与其组织病理损害有关。黑质纹状体损害致豆状核多巴胺(DA)下降,前脑 Meynert 神经核受损致皮质胆碱乙酰基转移酶(CHAT)和乙酰胆碱(Ach)下降。ChAT 的下降水平甚至比 AD 严重,但海马区除外,因 LBD 的海马常可免遭损害。有幻觉的患者比没有幻觉的患者的胆碱能递质系统损害更严重,但没有幻觉的患者的 5-羟色胺(5-HT)能递质系统损害更严重。这种神经生化缺陷的不同对药物治疗来说可能具有一定的价值。

2. 临床表现

路易体痴呆的起病形式无特异的规律性。早期可能以帕金森病样症状起病伴有轻度的认知功能障碍,或以认知功能障碍为主要表现。进行性痴呆是诊断路易体痴呆的必备条件,而波动性认知功能障碍、视幻觉和帕金森综合征构成路易体痴呆的核心症状。

(1) 核心表现:波动性认知功能障碍。进行性加重的认知功能损害常常是最早最明显的症状。路易体痴呆患者认知功能障碍的特点是以注意力、视空间能力、词语流畅性等方面差较为突出,特别是视空间损害的程度与其他认知功能损害不成比例。在总体认知功能损害程度很轻时,就可见搭积木、画钟等项目很难完成,记忆力减退的症状并不突出。路易体痴呆早期认知减退症状较轻,但其认知功能较阿尔茨海默病衰退得更快。认知症状的波动性是本病的重要特征之一。患者常出现突发而又短暂的认知障碍,可持续几分钟,几小时或几天,之后又戏剧般恢复。

视幻觉。DLB 的视幻觉生动鲜明并可重复出现,在疾病早期就可出现,并可持续到病程晚期,对于诊断 DLB 有重要的提示意义。要注意鉴别抗 PD 药物不良反应造成的幻觉。脑功能成像可显示视皮质血流量和功能异常。视幻觉是路易体痴呆最常见的精神症状,常在夜间出现,表现为反复发作的、形象具体,以人和动物为主,伴有对对象的情感反应。具体生动同样具有波动性的视幻觉是路易体痴呆的精神障碍特点。其次是妄想。与阿尔茨海默病不同的是,幻觉和妄想多在路易体痴呆的早期出现,以视幻觉为主,但听幻觉也较阿尔茨海默病为多见。后期患者无法辨别幻觉,对于旁人否定会表现很激惹。

帕金森综合征。发生率为 75%～80%。运动迟缓、肌强直及步态障碍是路易体痴呆帕金森样症状的主要临床特征。但是,震颤相对少见。可以出现面具脸、躯干屈曲、音调低沉及不明原因的跌倒。这种锥体外系的症状是自发的,与纹状体梗死或精神抑制剂的使用无关。痴呆和帕金森样症状多在 1 年内相继出现。

(2) 提示性表现:快速动眼睡眠期异常行为(RBD)发生于快速动眼睡眠期,以睡眠中肌肉松弛间断缺失为特点,表现为躯体活动和痉挛增多,可有复杂剧烈的肢体或躯干运动如系扣、摆臂,伴梦境回忆,多导睡眠描记图显示睡眠期间颏下或肢体肌张力增高。RBD 是路易体痴呆的一个先驱征候,可以在临床症状之前就出现。

对神经安定药的敏感性。因神经安定药对 D2 受体的拮抗阻滞作用,约半数 DLB 患者会发生锥体外系症状加重,甚至可能危及患者生命。对神经安定药的敏感性损伤不可逆,因此不推荐用于实验性诊断。多巴胺能转运体的功能成像。DLB 患者的多巴胺能转运体(DAT)功能下降,而 AD 患者 DAT 功能正常,可以此鉴别两病。

(3) 支持性表现:反复摔倒和晕厥,一过性无法解释的意识丧失,严重自主神经功能障碍,其他形式幻觉、妄想、抑郁,神经影像学显示颞叶内侧结构相对保留,功能神经影像枕叶视皮质功能减低,心脏扫描碘-123 间碘苄胍([I-123]MIBG)摄入减低。该检查可以量化节后心脏交感神经,DLB 的心脏节后交感神经减少,而 AD 并不减少,对于鉴别两病有高度敏感性和特异性。支持性表现并不具备特异性。

3. 诊断标准

1996 年,国际路易体痴呆联盟 CDLB 将路易体痴呆的临床及病理诊断标准的大多数意见进行了统一,提出的临床诊断标准主要包括:

(1) 进行性的认知功能损害严重到足以影响到正常的社会与职业活动。这种记忆障碍在疾病的早期可以不易察觉,但随着病情的进展逐步变得明显。注意力、额叶-皮层下功能及视空间能力的损害可能更为突出。

(2) 很可能的路易体痴呆应该具有下列症状的 2 个,可能的路易体痴呆应该具有下列症状中的一个:①波动性认知功能损害伴有注意和警觉方面的明显变化;②反复出现的形象具体的视幻觉;③帕金森样的自主运动特点。

(3) 下列症状支持路易体痴呆的诊断:①反复跌倒;②晕厥;③短暂性意识丧失;④精神安定剂敏感;⑤妄想;⑥其他形式的幻觉。

(4) 如果有下列情况存在,则路易体痴呆的可能性很小

①脑卒中,有局灶性神经系统体征或影像学证据支持;②体格检查及病史询问表明有其

他任何躯体或脑的疾病能够足以引起上述临床现象。

2005 年,McKeith 等报道一个国际研究小组根据既往标准修改的诊断标准,该标准主要内容如表 21-2 所示:

表 21-2 路易体痴呆的诊断标准

标 准	描 述
必须具备症状	进行性认知功能下降以致明显影响社会或职业功能 以注意、执行功能和视空间功能损害最明显 早期可以没有记忆损害,但随着病程发展,记忆障碍越来越明显
核心症状(符合任意 2 项=很可能 DLB,符合任意 1 项=可能 DLB)	波动性认知功能障碍 反复出现视幻觉 自发的帕金森综合征症状
提示特征(1 个或多个+1 个核心特征=很可能 DLB,任意 1 个提示特征=可能 DLB)	REM 相睡眠行为异常 对抗精神病类药物过度敏感 SPECT 或 PET 提示基底神经节多巴胺能活性降低
支持证据(常见但无诊断特异性)	反复跌倒、晕厥或短暂意识丧失 自主神经功能紊乱(如直立性低血压、尿失禁) 其他形式的幻觉 系统性妄想 抑郁 CT 或 MRI 提示颞叶结构相对完好 SPECT 或 PET 影像显示枕叶皮质的代谢率降低 心脏扫描提示碘苄胍(MIBG)摄入减低
不支持诊断的条件	EEG 体示明显的慢波,颞叶短暂性尖波 脑卒中的局灶性神经系统体征或影像学证据支持 检查提示其他可导致类似临床症状的躯体疾病或脑部疾病 痴呆严重时才出现帕金森综合征的症状

4. 阿尔茨海默病与路易体痴呆鉴别要点

阿尔茨海默病与路易体痴呆均有认知功能损害,但阿尔茨海默病的认知功能是全面减退,早期的记忆力减退突出,随后计算力、定向力、抽象思维能力、语言能力等认知功能全面减退,锥体外系损害症状多在病程的晚期出现。阿尔茨海默病的认知功能损害症状呈进行性加重,一般没有明显的波动性。疾病的早期很少出现幻觉,视幻觉多出现于病程的 6 年左右。而路易体痴呆回忆及再认功能均相对保留,而言语流畅性、视觉感知及操作任务的完成等方面损害更为严重。

第五节 帕金森病痴呆

帕金森病痴呆(Parkinson's disease with dementia,PDD)是指帕金森病(PD)患者的认知损害达到痴呆的程度。目前,PD 患者的痴呆是否直接由 PD 的病理生理改变引起还很难确定,PDD 还可能与其他痴呆性疾病,如阿尔茨海默病(Alzheimer's disease,AD)或路易体痴呆(dementia with Lewy body,DLB)同时存在形成共病,尤其是 PDD 与 DLB 的关系尚存在较多争议。临床通常采用痴呆症状与 PD 的运动障碍出现的时间关系对 PDD 和 DLB 进行区分:

认知功能障碍发生于 PD 运动症状出现 1 年以后者诊断为 PDD,认知功能障碍和运动症状在 1 年内先后出现或同时出现者,则诊断为 DLB。

1. 临床病理学分类

根据导致 PD 伴发痴呆的原因不同,可以将 PDD 的病理改变分为三个类型:

(1) 皮层下型:由于黑质多巴胺神经元变性是 PD 的主要病理学特征,因此推测其可导致认知损害,虽然很多年轻患者除严重的运动异常外未表现出明显的认知损害。研究发现中脑黑质细胞减少与痴呆相关。此外,PDD 患者与无痴呆 PD 患者相比,中脑黑质神经元细胞丢失更明显,但皮层和海马的 AD 样病理改变也更加明显。

(2) AD 型:部分 PDD 患者大脑皮质中可见到神经原纤维缠结(NFT)和 β 淀粉样蛋白(Aβ)沉积,与 AD 的神经病理改变类似。研究显示局部 NFTs 的严重程度与 PD 患者痴呆程度关系密切,提示 AD 型病理改变是预测 PD 患者痴呆的良好指标。有尸检结果发现:与单纯 PD 患者比较,PDD 患者中 AD 样病理改变明显增多,推测 PDD 患者的 AD 样病理改变可能与 PDD 病情严重程度相关。

(3) 路易体型:有研究表明皮层和边缘系统的路易小体(Lewy body)变性是 PDD 的主要原因。研究发现皮质路易体变性在 PDD 发病机制中具有重要作用。PD 患者中颞叶、扣带回、杏仁核和中央前回等处的皮质路易体变性与患者的认知损害程度明显相关。PDD 患者分布在新皮质和边缘系统的路易体数量是不伴痴呆的 PD 患者的 10 倍。基底前脑和边缘系统广泛出现的路易小体是 PDD 重要的神经病理变化特征。

总之,临床病理研究提示上述三种类型的病理改变可能导致 PDD,其中皮层和边缘结构的路易体变性可能起主导作用,且与 AD 型病理改变密切联系。

2. PDD 的临床特征

PDD 的临床表现主要包括:锥体外系功能障碍的运动症状、波动性的认知功能障碍及突出的精神症状。

(1) 锥体外系症状:与非痴呆 PD 患者比较,PDD 患者的锥体外系症状以姿势障碍、步态异常等中轴症状更常见,而震颤相对少见,这可能与其他非多巴胺能递质系统出现异常有关,因而这些患者对左旋多巴疗效相对不敏感。

(2) 认知障碍:通常认为 PDD 属于"皮质下痴呆",但新近研究表明早中期 PDD 患者主要表现为"皮质下痴呆",以执行能力下降更为突出;而晚期 PDD 患者兼具"皮质下痴呆"及"皮质性痴呆"的特点。在注意力、执行能力、视空间能力及记忆力方面均表现异常。

1) 注意力:波动性认知功能障碍,尤其是注意力及警觉性波动是 DLB 患者的特征性表现,但临床研究显示,29% 的 PDD 患者也存在注意力的波动、减退及警觉性下降,表现为不能集中于相关的信息及加工过程,例如在数字广度顺背及倒背、完成 2 个连续的指令等测验中 PDD 患者均存在注意力的减退。临床诊断简要评估方法:①100 连续减 7,出现 2 次或以上错误;②从 12 月份倒数至 1 月份,遗漏 2 个或以上月份、月份顺序错误或在 90s 内不能完成;以上均提示注意力下降。临床医生可择其一进行评估。

2) 执行能力:正常的执行能力应该能够从众多的信息中选择必要的信息,形成推理,实施计划行为并解决问题。执行功能障碍的患者不能按照要求完成一个较复杂的任务(如伦敦塔测验)。PDD 患者在词语流畅性(属于执行功能一部分)、连线测验、伦敦塔测验、Wisconsin 卡片分类等测验中表现出执行功能的启动、维持、转换能力及解决问题能力的下降。临床诊断简要评估方法:①词语流畅性:请患者在 1min 内说出尽可能多的动物名称,<11 个/分钟提示执行能力异常;②画钟试验:请患者画 1 个钟表,标明数字刻度,并指示出 11 点 10 分。不能正确填写数字刻度或时间指向错误均提示执行能力异常。临床医生可择其一进行评估。

3)视空间能力:PDD 患者视空间辨别能力下降极为突出,尤其在视觉分辨力、物体形状辨别及积木设计等方面减退明显。临床诊断简要评估方法:MMSE 量表中描摹画图试验。

4)记忆力:PDD 患者可有记忆障碍,主要表现为检索型记忆障碍,即患者可形成并储存信息,但难以回忆,可能是由于回忆的内容和时间缺乏联系导致,回忆中给予提示有助于准确回答。临床诊断简要评估方法:①MMSE 量表中 3 项物体(皮球、国旗、树木)即刻和短期(3 ~ 5min 后)回忆测验,回忆中忘记任何一项物体均视为记忆力受损;②蒙特利尔认知评估量表(MoCA)中的记忆检测部分。即刻回忆不计分,延迟回忆(5min 后)≤3 分,视为记忆力受损,线索回忆部分(分类提示和多选提示)不计分,它有助于临床医生区分编码型记忆障碍和检索型记忆障碍。

(3)精神行为异常:除认知功能障碍外,PDD 患者还可表现出多种精神行为症状,包括幻觉、错觉、妄想、抑郁、情感淡漠、快速眼动睡眠障碍等,其中以视幻觉和错觉更为常见。由于抑郁影响患者认知功能的评估,伴有抑郁的 PDD 患者应该先给予抗抑郁治疗再评估其认知功能。

3. 诊断标准

2007 年,Emre M 等报道帕金森病性痴呆的诊断标准,该标准主要内容如表 21-3 所示。

表 21-3 帕金森病性痴呆的诊断标准

Ⅰ. 核心特征

1. 符合帕金森病诊断

2. 帕金森病诊断之后出现痴呆综合征,起病隐袭缓慢进展,符合以下特点:

2 个或以上认知领域的损害与发病前相比有明显下降

认知损害影响了日常生活(社会、职业功能和自我照料),不能用运动或自主症状解释

Ⅱ. 相关临床特征

1. 认知特征:

注意力下降:自发注意力和集中注意力的损害,注意任务完成较差,不同时间(1 天的不同时间或不同日期)的表现可能波动较大

执行功能受损:任务的开始、计划、形成概念、发现规测、计划的转变或维持困难,精神速度下降(智力迟钝)

视空间功能损害:表现在视空间定向、感知或构造

记忆损害:近事的自由回忆,或学习新知识困难,但通过线索、再认等方法可以有所改善,比自由回忆的结果要好

语言:大部分功能保留完好,主要表现为找词困难和复杂句子的理解困难

2. 行为特征:

淡漠:主动性下降,缺乏动机和兴趣

人格和情绪改变:包括抑郁或焦虑

幻觉:最多的是视幻觉,内容生动,立体视像的人、动物或物体

妄想:偏执妄想,不信任或妄想屋内有不受欢迎者

白天睡眠过多

续表

Ⅲ. 不能除外 PDD,但会增加诊断不确定性的特征

同时存在可以导致认知损害的其他原因,但不是痴呆的原因,如影像学存在血管病相关的表现

运动症状与认知症状的发生时间间隔不清楚

Ⅳ. 以下特征提示精神障碍可能是因为其他疾病或情形所致:

认知和行为症状只发生于下述情形:

急性精神错乱由于:

a. 系统性疾病

b. 药物中毒

重度抑郁(DSM-IV)

NINDS-ARIEN 血管性痴呆标准一致的特征:痴呆同时伴有脑血管病,如神经检查发现的局灶性神经体征,如轻偏瘫、感觉障碍,或是神经影像学发现存在脑血管病证据,且出现以下一个或多个情形支持两者之间的关系:脑卒中发生后 3 个月内出现的痴呆,认知功能迅速恶化或呈阶梯样进展

很可能 PDD 标准:

a. 同时具备两个核心特征

b. 相关临床特征:

4 个核心认知领域至少有 2 个出现典型表现(波动性注意力损害,执行功能障碍,视空间能力受损,可因线索方法而改善的自由回忆功能受损)

至少出现 1 项行为症状(淡漠,抑郁或焦虑情绪,幻觉,妄想,白天睡眠过多)支持很可能 PDD 诊断,无行为症状不能除外很可能 PDD 诊断

c. 无第Ⅲ组特征出现

d. 无第Ⅳ组特征出现

可能 PDD 标准:

a. 同时具备两个核心特征

b. 相关临床特征:

至少 1 项不典型的认知领域表现,显著的或是流利型失语,注意力保留完好的情况下出现线索或再认方法不能改善的单纯存储障碍型遗忘

伴或不伴行为症状

或

c. 出现 1 个或多个第Ⅲ组特征

d. 无第Ⅳ组特征出现

4. PDD 与 AD 鉴别要点

(1) 执行力:PDD 患者执行能力障碍突出,语义和语音流畅性均损害,语音流畅性损害更明显;而 AD 患者以疾病晚期出现执行力障碍,且症状不如 PDD 明显,AD 患者语义流畅性损害明显。

(2) 记忆力:PDD 患者以检索型记忆障碍为主,AD 患者以编码型记忆障碍为主,且早期即出现记忆障碍。

(3) 语言:PDD 患者以找词困难常见,但语言功能保持;AD 患者语言障碍明显,可表现为失语、错语等。

(4) 视空间:PDD 患者视觉分辨力、物体形状辨别等视空间能力受损明显,AD 患者不如 PDD 明显。

第六节 其 他

一、亨廷顿病

亨廷顿病(Huntington disease,HD)为常染色体显性遗传病,1872 年由 George Huntington 首先报道,Huntington 最初描述本病的最主要特征为遗传性进行性神经变性病,以异常运动和精神障碍为特点。现在仍以异常运动、痴呆和家族史三联征为本病的临床特点。因亨廷顿病的异常运动-舞蹈症常为首发的突出的临床特点,因此曾将本病命名为亨廷顿舞蹈病;因其病程呈进行性发展又将其称为慢性进行性舞蹈病以及遗传性舞蹈病。近 20 年来,已报道包括随意和不随意的其他异常运动增多,因此再次称其为亨廷顿病。痴呆为本病的另一突出症状,ICD-10 在器质性精神障碍痴呆的分类中,称其为亨廷顿病性痴呆。

1. 临床症状

亨廷顿病的临床症状包括三方面,即运动障碍、认知障碍和精神障碍,这些临床表现均可以作为首发症状出现。

(1) 运动障碍:进行性发展的运动障碍表现为四肢、面、躯干的突然、快速的跳动或抽动,这些运动不可预先知道,也可以表现为不能控制的缓慢运动。查体发现舞蹈样不自主运动和肌张力不全。舞蹈样不自主运动是本病最突出特征,大多开始表现为短暂的不能控制的装鬼脸、点头和手指屈伸运动,类似无痛性的抽搐,但较慢且非刻板式。随病情发展,不随意的运动进行性加重,出现典型的抬眉毛和头屈曲,当注视物体时头部跟着转动,患者行走时出现不稳,腾越步态,加上不断变换手的姿势,全身动作像舞蹈。在疾病后期患者因全身不自主运动而不能站立和行走。即使坐着也不稳,身体扭动,突然站起又突然坐下,卧床后躯干和肢体仍不停的扭动。当病情发展时,随意运动受损愈益明显,动作笨拙、迟缓、僵直,不能维持复杂的随意运动,出现吞咽困难、讲话吞吞吐吐和构音障碍。出现不正常的眼球活动异常。在病的晚期随意运动减慢,呈现出四肢不能活动的木僵状态。多数患者腱反射和感觉正常。舞蹈样运动障碍是成年型亨廷顿病的典型运动障碍。在 20 岁前起病的少年型患者(占亨廷顿病的 5%~10%)中,以不动性肌强直为主要运动障碍。表现为肌强直、肌阵挛,至晚期则呈角弓反张。此外与成人患者不同,约 50% 的少年型亨廷顿病者有全身性癫痫发作。

(2) 认知障碍:进行性痴呆是亨廷顿病患者另一个特征。痴呆在早期具有皮质下痴呆的特征,后期表现为皮质和皮质下混合性痴呆。认知障碍在亨廷顿病的早期即可出现。开始表现为日常生活和工作中的记忆和计算能力下降,患者记住新信息仅有轻度损害,但信息做修饰以便有效储存有明显困难,回忆也有显著缺陷。由于词的流利性、视空间功能及对社会和人际关系的判断能力下降,病人变得比较混乱,出现人格的改变。言语的改变,包括口语流利性测验不良,轻度找词困难和构音障碍。口语流利性损害是亨廷顿病最早能计量查出的认知功能不正常之一。在中期和晚期,患者不能完成需要组织、连续和语言学精心加工的语言测验,也不能完成需回忆不常用词的命名测试。但这些测试还需要记忆和认识能力,超出了语言范围。没有典型的错语和失语症,但构音和韵律障碍为本病患者的突出特征。舞蹈样运动障碍常可累及舌和唇,破坏了发音的韵律和敏捷性,妨碍了言语的量、速度、节律和短语的长度,使口语呈现一种暴发性质。由于患者仍保留词的识别记忆及对手的识别和对物的命名能力,亨廷顿病患者能继续与人交流。随病情发展,集中力和判断力进行性受损。患者缺乏启动解决问题的行为。在需要计划和连续安排信息的作业上感到特别困难。视空间能力下降,对结构的判断有困难。在需要连续安排运动的额叶系统测验上,如手的连续变换动作有困难。

(3) 精神障碍:首先出现的精神状态变化为人格行为改变,包括焦虑、紧张、兴奋易怒、或闷闷不乐、或不整洁以及兴趣减退,出现反社会行为、精神分裂症、偏执狂和幻觉。情感障碍是最多见的精神症状,且多出现在运动障碍发生之前。由于情感障碍出现在患者的运动障碍出现之前,或了解其家族疾病特点之前,所以不是反应性障碍。此外抑郁症状的发生率也很高,对患者的重度抑郁症状如能早期发现并及时治疗,可预防自杀。

亨廷顿病患者的神经和精神性障碍进行性衰退,最后患者处于呆傻、缄默状态。

2. 临床诊断要点

(1) 典型 HD 的家族史。

(2) 非其他因素导致的进行性运动异常伴舞蹈和僵直。

(3) 非其他因素导致的精神障碍伴随进行性痴呆。

(4) 影像学检查发现对称性尾状核萎缩可以进一步支持亨廷顿病的诊断。头部 CT 或 MRI 对于诊断亨廷顿对于诊断亨廷顿病具有重要的临床价值,典型的影像学特点是双侧尾状核萎缩,导致侧脑室额角外侧面向外膨起。SPECT 检查发现尾状核和豆状核区血流明显下降,额叶和顶叶血流也有下降,与患者这些部位的病理改变有关。PET 表现尾状核区葡萄糖代谢明显降低,尾状核区的代谢活性下降可出现在尾状核萎缩前。

3. HD 与 AD 鉴别诊断

亨廷顿病认知障碍具有皮质下痴呆的特征,即记忆缺陷、认知缓慢、淡漠和抑郁。与皮质性痴呆如阿尔茨海默病不同的是无失语、失用和失认。认知缺陷在亨廷顿病的早期即可出现。但记忆损害的模式与阿尔茨海默病早期所见遗忘不同。AD 患者是记住新信息能力首先破坏,而对旧信息的回忆相对保留。亨廷顿病患者对记住近期材料和回忆远期的信息同样困难。仔细分析记忆缺陷发现最初记住新信息仅有轻度损害,而将信息做修饰以便有效储存则有明显困难,回忆有显著缺陷。

二、正常颅压性脑积水

正常颅压性脑积水(normal-pressure hydrocephalus,NPH)是一种脑室虽扩大,而脑脊液压力正常的交通性脑积水综合征。Hakin(1964)记载了关于成人的颅内压正常的脑积水,1965 年 Adams 提出了正常颅压性脑积水的概念。以步态或平衡障碍、认知功能减退、尿失禁三联征为主要临床特征,影像上表现为脑室扩大而脑脊液压力正常,经脑脊液分流后可以改善症状的综合征。

NPH 一般缓慢隐袭起病,以进行性智能减退、共济失调步态和尿失禁三大主征为特点。进行性智能减退是 NPH 的一个重要的临床特征,在数周至数月之间逐渐出现并发展的。早期出现的轻微的认知与行为改变不易被发现,常常被忽视。NPH 的认知功能障碍以额叶功能障碍为主,属于皮层下痴呆。早期出现轻度健忘,继之出现思维、动作缓慢,主动言语减少,注意力不集中,淡漠。晚期严重者可出现缄默、重度运动功能减退,表现为明显的痴呆症状。目前关于 NPH 认知功能损害的责任解剖定位尚不清楚,有研究者将其归咎于额叶纹状体系统,还有人认为涉及脑室附近的投射纤维。较之阿尔茨海默病(Alzheimer's Disease,AD),NPH 的额叶症状更为突出,如注意力低下,而记忆和定位损害相对较轻。由于 NPH 的认知减退症状与有些疾病如 AD 等以认知功能障碍为主要表现的疾病症状有重叠,在辨别上存在一定困难,但 NPH 的认知功能障碍通过适当的治疗手段是有望得到恢复或终止其进展的,所以应注意识别。

三、感染性疾病引起的痴呆

(一) 克雅病

克雅病(Creutzfeldt-Jakob disease,CJD)又称皮质-纹状体-脊髓变性、亚急性海绵状脑病或传递性海绵状脑病,1920 年 Creutzfeldt 和 1921 年 Jakob 首次报道该病。近年研究发现 CJD 是由朊病毒蛋白(prion protein,PrP)感染所致的一种中枢神经系统(CNS)变性疾病,具有传染性和致死性,是快速进展性痴呆(rapidly progressive dementia,RPD)的常见原因之一,人群发病率百万分之一。依据发病形式、家族史以及有无被朊病毒蛋白感染的机会,通常分为散发型 CJD(sCJD)、变异型 CJD(vCJD)、家族遗传性 CJD(gCJD)及医源性 CJD(iCJD),其中以散发性最为常见。

1. 临床表现

CJD 的发病年龄多为 40 ~ 80 岁,潜伏期很长,可超过 10 年,病程 3 ~ 12 个月。主要表现为精神衰退、记忆力障碍、肌阵挛、小脑性共济失调、言语障碍、无动性缄默,晚期有痴呆、中枢性瘫痪、锥体外系体征及尿便失禁,少见的体征有感觉障碍、眩晕、听力减退及视觉和(或)眼球运动障碍。

(1) 典型的 sCJD 表现为快速进展性痴呆及小脑、锥体外系、行为和精神症状。通常发病年龄为 50 ~ 70 岁,男女相等。中位生存期为 5 个月,约 85% 患者在症状发作的 1 年内死亡。1/3 的患者在出现痴呆前数周至数月有模糊不清的主诉,如疲劳、头痛、睡眠紊乱、眩晕、不适、体重下降、疼痛、抑郁、行为改变。

(2) vCJD 以影响年轻人为主,平均年龄 29 岁,年龄范围 12 ~ 74 岁。典型的 vCJD 精神异常的前驱症状可持续超过 6 个月。神经症状包括共济失调、感觉迟钝、痴呆、运动障碍(舞蹈症、肌阵挛、肌张力障碍)等表现较迟。然而 vCJD 很少在老年人中发生。

(3) gCJD 一般发展较慢,但少数基因突变者可产生典型 sCJD 的表现。

2. 诊断标准

临床 CJD 可根据诊断依据的不同分为确诊 CJD、拟诊 CJD 及可疑 CJD。通过尸体解剖或脑活组织神经病理学检查发现脑组织海绵状变和致病型 PrP(PrPSc)能确诊 CJD。

(1) sCJD

1) 确定诊断:具有典型、标准的神经病理学改变,和(或)免疫细胞化学和(或)Western 印迹法确定为蛋白酶耐受性 PrP 和(或)存在羊瘙痒病相关纤维。

2) 疑似诊断:具有进行性痴呆,在病程中出现典型的脑电图改变,和(或)脑脊液 14-3-3 蛋白阳性,临床病程短于 2 年,以及至少具有以下四种临床表现中的两种:①肌阵挛;②视觉或小脑功能障碍;③锥体及锥体外系功能异常;④无动性缄默。

3) 可能诊断:具有进行性痴呆,临床病程短于 2 年。以及至少具有以下四种临床表现中的两种:①肌阵挛;②视觉或小脑功能障碍;③锥体及锥体外系功能异常;④无动性缄默。

所有诊断应排除其他痴呆相关疾病。

(2) iCJD

在 sCJD 诊断的基础上具有:①接受由人脑提取的垂体激素治疗的患者出现进行性小脑

综合征;②确定的暴露危险,如曾接受过硬脑膜移植、角膜移植等手术,则可诊断为 iCJD。

(3) gCJD

gCJD 包括家族型 CJD、GSS、FFI。确诊或临床诊断 CJD 患者具有本病特异的 PRNP 突变和(或)一级亲属中具有确诊或临床诊断的 CJD 病例则可诊断为 gCJD。

(4) vCJD

ⅠA:进展性神经精神症状(包括抑郁、焦虑、感情淡漠、戒断症状和妄想);ⅠB:病程>6 个月;ⅠC:常规检查不提示其他诊断;ⅠD:没有潜在医源性暴露的历史。ⅡA:早期精神症状;ⅡB:顽固性痛觉症状;ⅡC:共济失调;ⅡD:肌阵挛、舞蹈病、肌张力障碍;ⅡE:痴呆。ⅢA:脑电图没有散发性 CJD 的典型表现(即周期性三相复合波,1 次/s)或未行脑电图检查;ⅢB:双侧丘脑后结节磁共振呈高信号成像。具备ⅠA 及神经病理发现海绵状改变和 PrPSc 过量沉积,伴全脑红色空斑变性者为确诊的 vCJD;具备Ⅰ和Ⅱ中的 4 条,以及同时具备ⅢA、ⅢB 为高度可疑 vCJD 但不能确诊;具备Ⅰ和Ⅱ中的 4 条,以及具备ⅢA 为可疑 vCJD。

临床医师应加强认识,在临床中凡遇到中年起病,迅速进展的痴呆,合并共济失调、视力障碍,应高度怀疑 CJD 的可能,并与 AD、麻痹性痴呆、艾滋病性痴呆、OPCA、肌阵挛性癫痫、进行性核上性麻痹、弥散性 Lewy 小体性痴呆、皮质基底节变性等疾病鉴别,尽早行头部 MRI 弥散加权像、脑电图及脑脊液 14-3-3 蛋白检查,以免漏诊和误诊。

(二) 麻痹性痴呆

麻痹性痴呆(general paresis of insane, GPI)是晚期神经梅毒中最严重的一种类型,临床以进行性痴呆、精神行为异常为主要特点。梅毒病原感染机体数月后即侵入神经系统,但多数患者常迟至数年甚至数十年后方出现神经系统损害表现。当梅毒病原进入中枢神经系统后,无症状期为 3 ~ 45 年,平均 15 年,出现症状的年龄为 30 ~ 60 岁,35 ~ 45 岁尤为多见。

最先出现的为精神症状,早期主要表现为智能的减退。一般是慢性隐匿进展,开始时不为人所注意,可首先表现为判断力的下降,如一精明的商人,由于判断失误,使自己的财产蒙受损失。逐渐发展为记忆力明显减退,注意力不集中,工作能力下降,情绪不稳定,自制力丧失,不注意整洁和个人卫生,后天所获得的优良品质逐步丧失,变得极端自私自利,甚至酗酒,性乖戾等,最后发展到完全痴呆。

麻痹性痴呆由于精神表现不一,临床可分以下四型:①单纯痴呆型:此型最常见。病程较长,进展缓慢,主见其智能逐步衰退,工作能力降低,记忆力、计算力均明显下降,自己幼年所熟悉的基本技能和知识也都忘记。②夸大型:此型的症状很引人注目,患者终日情绪高涨、欣快,有各种夸大妄想,如认为自己是超人,多才,多艺,力大无穷或拥有百万家财,或高呼自己对人类有很大贡献,终日得意洋洋,忘乎所以。此型自动缓解的倾向较大,预后较好。③抑郁型:此型患者终日愁眉不展,时时哭泣,甚至号啕大哭。④其他类型:以情绪激动为主者为躁狂型,有卒中样发作;遗有偏瘫、失语、偏盲等局灶性神经系症状者,称 Lissauer 型;合并脊髓结核者称脊髓结核-麻痹痴呆;由先天梅毒引起的称幼年型痴呆。以上各型如不经过应有的治疗,最终均可发展成完全痴呆,没有精神活动,患者可终日卧床不起,大小便失禁,类似植物人,只有夸大型,有时可自动缓解。

症状躯体症状和体征方面可有癫痫发作,可为局限性,小发作或大发作,并常出现癫痫持续状态;患者可发音不清,伸出的舌及手震颤,可出现偏瘫、失语、偏盲等局部脑症状,瞳孔常缩小,不等大,对光反应丧失,调节反应存在,称之为阿-罗瞳孔(Argyll-Robertson's pupil),

各腱反射常亢进，且经常不对称，阳性掌颌反射和锥体束征均常见。晚期可见唇周围肌肉震颤，可合并主动脉炎，其合并脊髓结核者步态如马蹄状（即高抬腿、重塌地、步行不稳）步态，并有跟腱反射丧失和排尿障碍。

本病潜伏期长、起病隐袭，可累及神经系统各组织、各部位，临床表现复杂多样，且缺乏特异性症状及体征，又无诊断金标准，再者患者及家属多数会隐瞒不洁性史或吸毒史，故临床医师在工作中应提高警惕性。尤其对不明原因、呈进行性恶化的痴呆，且出现精神情感障碍的患者，均应询问有无冶游史、皮肤性病史，并积极筛查血清梅毒抗体，以提高 GPI 的诊断率。并及时予以青霉素治疗，以减轻神经系统症状，减缓或阻止痴呆进展，提高患者的生活质量。

（三）艾滋病痴呆综合征

艾滋病痴呆综合征（AIDS dementia complex，ADC）亦称 HIV 相关性痴呆、HIV 脑病、HIV-1 相关性认知/运动综合征，是 HIV 最常见且最严重的神经系统并发症，但是国内尚缺少关注。ADC 以认知功能障碍、运动能力减退和行为改变为特征。该病主要发生在 HIV 感染的进展期，此时 $CD4^+$ 细胞计数相对较低（$CD4^+<200/mm^3$）。然而，功能障碍的进展多变，它被认为是一种严重的并发症，预示患者将在 1 年内死亡。

早期患者的临床表现轻微或不典型，随着病情进展，大多数患者可逐渐出现认知、运动和行为异常。

典型的认知功能障碍为渐进性健忘、专注困难、淡漠、倦怠和对一切事物失去兴趣。神经心理检测显示提取性记忆缺失，无法处理获取的知识，心理运动速度和思维过程障碍。然而，患者常对自身认知障碍有清醒的认识，且不伴有失语症和失用症。注意力和计算能力也不受影响。借此可与皮层性痴呆相鉴别。

典型运动障碍表现为书写困难，站立不稳，东西容易从手中脱落。步态异常是相对早期症状。姿势性震颤较常见，偶尔会出现肌张力改变和手足徐动症。皮层下肌阵挛相对罕见。这些症状提示基底神经节损害。早期查体无明显异常，少数可出现快动眼和四肢运动损害，以及弥漫性反射亢进。进展期患者可出现渐进性肌张力增高，特别是位于下肢末端，且常与阵挛、前叶松弛征和反射亢进相关。这些体征往往反映 HIV 脊髓损伤。部分患者以脊髓损害为主，表现为严重下肢轻瘫而认知损害轻微。临床特征包括痉挛性下肢轻瘫伴累及膀胱的感觉性共济失调。感觉神经病变可与运动损害同时发生。病变很少累及上肢。神经系统定位体征往往提示中枢神经机会性感染，而非痴呆症。

目前，ADC 的最佳治疗似乎是高活性抗逆转录病毒治疗（HAART），其中齐多夫定是被了解最多，或许也是 ADC 的最有效的治疗药物。发达国家自从应用 HAART 以来，其 HIV 相关的神经系统病变以及中枢神经系统的机会性感染已显著减少。然而，ADC 仍然是一个重要的公共卫生问题，特别是在那些抗病毒药匮乏的发展中国家。正因如此，目前 HIV 正成为全世界继阿尔茨海默病和血管性痴呆后的又一主要的痴呆原因。

四、桥本脑病

桥本脑病（Hashimoto's encephalopathy，HE）又称为自身免疫性甲状腺炎相关的激素敏感性脑病、非血管炎性自身免疫性炎性脑膜脑炎，是一种比较少见的以血清甲状腺抗体水平增高、持续性或波动性神经和精神功能缺陷及对糖皮质激素治疗反应良好为特征的综合征，通常患者甲状腺功能正常或仅有轻度甲状腺功能减退。

根据临床表现不同,HE 大致分为两种类型:一为血管炎型,表现为复发缓解病程,反复的脑卒中样发作,如轻偏瘫、失语、共济失调,一般仅有轻度的认知功能受损;另一种为缓慢进展型,起病隐袭,老年患者多见,以进行性认知功能障碍、癫痫及行为异常为主要特点。

因 HE 是一种自身免疫性疾病,故其治疗主要是免疫调节治疗。绝大多数学者认为 HE 对激素较敏感,应用后可有显著效果。对于激素治疗效果差、有类固醇激素使用的禁忌证或使用后出现明显不良反应者,可联合使用细胞毒药物、血浆置换或大剂量免疫球蛋白治疗。

五、其他

阿尔茨海默病尚需与酗酒、一氧化碳中毒、颅内肿瘤、严重的叶酸和维生素 B_{12} 缺乏、慢性药物中毒等引起的痴呆综合征相鉴别。

（杨文明）

参 考 文 献

吴江. 2005. 神经病学. 北京:人民卫生出版社.

Collins SJ, Sanchez-Juan P, Masters CL, et al. 2006. Determinants of diagnostic investigation sensitivities across the clinical spectrum of sporadic Creutzfeldt-Jakob disease. Brain,129(Pt 9):2278-2287.

Csernansky J. G, Wang. W, Swank J, et al. 2005. Preclinical detection of Alzheimer's disease: hippocampal shape and volume predict dementia onset in the elderly. Neuroimage,25 (3):783-792.

Devanand DP, Pradhaban G, Liu X, et al. 2007. Hippocampal and entorhinal atrophy in mild cognitive impairment: prediction of Alzheimer disease. Neurology,68 (11):828-836.

Emre M, Aarsland D, Brown R, et al. 2007. Clinical diagnostic criteria for dementia associated with Parkinson's disease. Mov Disord,22(12):1689-707. 15.

Gluck MA, Myers CE, Nicolle MM, et al. 2006. Computational models of the hippocampal region: implications for prediction of risk for Alzheimer's disease in non-demented elderly. Curr Alzheimer Res,3 (3):247-257.

Hampel H, Teipel, Fuchsberger, et al. 2004. Value of CSF β-amyloid1-42 and tau as predictors of Alzheimer's disease in patients with mild cognitive impairment. Molecular Psychiatry,9:705-710.

Huang C, Wahlund LO, Almkvist O, et al. 2003. Voxel-and VOI-based analysis of SPECT CBF in relation to clinical and psychological heterogeneity of mild cognitive impairment. Neuroimage,19:1137-1144.

Malloy P, Tremont G, Grace J, et al. 2007. The Frontal Systems Behavior Scale discriminates frontutemporal dementia from Alzheimer's disease. Alzheimers Dement,3:200-203.

McArthur JC, Haughey N, Gartner S et al. 2003. Human immunodeficiency virus-associated dementia: an evolving disease. J Neurovirol,9:205-210.

Petersen RC, Smith E, Stephen C, et al. 1997. Aging, memory, and mild cognitive impairment. Cambridge University Press,9:65-69.

Rabinovici GD, Wang PN, Levin J, et al. 2006. First symptom in sporadic Creutzfeldt-Jakob disease. Neurology,66(2):286-287.

Reiman, Kewei, Alexander, et al. 2005. Orrelations between apolipoprotein E ε4 Gene dose and brain-imaging measurements of regional hypometabolism. PNAS, June7, 102 (23):8299-8302.

Small GW. 2006. PET of brain amyloid and Tau in mild cognitive impairment. N Engl J Med,355:2652-2663.

Strub R. 2003. Vascular dementia. South Med J,96 (4):363-366.

TAKI J, YOSHITAM, YAMADAM. 2004. Significance of 123I-MIBG scintigraphy as a pathophysiological indicator in the assessment of Parkinson s'disease and related disorders: itcan be a specific marker for Lewy body disease. Ann NuclMed,18: 453-461.

The Lund, Manchester Groups. Lund, et al. 1994. Clinical and neuropathological criteria for frontotemporal dementia. JNeurolNeurosurg Psychiat,57:416.

治　疗　篇

第二十二章　阿尔茨海默病治疗概述

AD 是老年人当中引起痴呆最常见的疾病。20 世纪中叶以来,随着世界人口老龄化的发展,AD 的防治已成为全球关注热点。当前治疗本病方法多样,主要包括药物疗法和非药物疗法。药物治疗的目的是改善 AD 患者的认知、精神行为和功能方面的症状。非药物疗法主要是心理-社会-环境治疗,此外针刺疗法也被广泛使用。所有疗法的目标最终都是为了改善 AD 患者症状,最大限度地保留 AD 患者的功能水平,延缓疾病进展,从而提高患者的生活质量,减少家庭的照料负担。

目前,药物治疗中只有乙酰胆碱酯酶抑制剂(acetylcholinesterase inhibitors,AChEI)中的多奈哌齐、利斯的明和加兰他敏及谷氨酸 N-甲基-天冬氨酸(N-methyl-D-aspartate,NMDA)受体拮抗剂的美金刚被 2010 年由欧洲神经病学联盟(European Federation of Neurological Societies,EFNS)发布的 AD 诊疗指南及 2007 年由美国精神病学会(American Psychiatric Association,APA)发布的 AD 指南一致推荐为 AD 的一线治疗药物,无论是从病理机制还是临床大量的研究均验证了疗效的有效性和安全性。AchEI 治疗轻度、中度 AD 患者的认知和非认知症状有效(Level A),也有研究支持 AchEI 用于重度 AD 患者的治疗。美金刚治疗中、重度 AD 患者认知和非认知症状有效(Level A),非认知症状(激越、妄想)的治疗效果优于其他症状(Level B),指南指出有的研究显示美金刚也可用于轻度 AD 患者的治疗。此外,EFNS 及 APA 指南还指出,联合 AchEI 和美金刚治疗比单独应用 AchEI 可让患者更有效获益,两者联合有相互增效的作用。其他可能缓解病情的方法有抗炎药物(如非甾体抗炎药),抗氧化、清除自由基药物(如维生素 E、维生素 C 等),降压药物、降脂药物(如他汀类药)、降糖药物(如吡格列酮、二甲双胍等)、雌激素、脑代谢增强剂(包括尼麦角林、吡拉西坦、茴拉西坦等)等尚无结论统一、强有力的循证医学证据表明这些药物可以改善 AD 症状,其预防作用也有待于进一步证实。此外,如何降低阿尔茨海默病的重要病理特征 β 淀粉样蛋白和过度磷酸化的 Tau 蛋白在脑内的水平也是治疗 AD 的重要策略之一。但该类药物研究多处于早期阶段,时至今日尚无靶向作用于 Aβ 及 Tau 蛋白的药物成功上市。作为治疗 AD 的新技术干细胞移植和基因疗法,目前同样处于试验研究阶段,真正应用于临床,还有许多技术上、伦理等方面的困难需要克服,从基础研究到临床应用仍有一定的距离。

长期的临床实践证明,如果把中医辨证施治的整体治疗与西药的靶向治疗结合起来,不仅能改善 AD 患者的症状,而且能标本同治,更加有利于延缓疾病发展。近年来,大量的临床与实验研究证实中医中药在针对 AD 的调节神经递质及脑内蛋白质含量、抗神经炎症和氧化应激反应、改善脑能量代谢、减少神经元的丢失、抑制细胞凋亡等神经生物机制方面均有一定的作用。中医中药在治疗 AD 上显现出了多靶点、不良反应低的优势。但中医中药在 AD 的研究中也存在许多亟须改善的方面:如对 AD 的诊断缺乏明确的标准,实验动物研究未采用统一的 AD 病变的模型，临床研究缺乏遵循循证医学研究手段的大样本、多中心的研究资料等。

非药物疗法即主要是心理、社会、环境治疗。广义的心理、社会、环境治疗的具体任务包括与患者及其家人建立和保持适当的治疗关系；进行诊断性评估，及时制定个体化治疗方案；精神状况评估和监测，根据病情发展及时调整治疗策略；安全评估和干预；对患者和家属的疾病知识教育等。狭义的心理、社会、环境治疗是针对某个或某类具体的行为、情感或认知症状而实施的治疗，目的是尽可能的提高生存质量和保留功能水平。此类治疗主要着重于患者、照料者、环境在治疗中的相互作用，充分考虑患者的需要，为患者提供个性化的治疗及护理方法，这些均有利于减轻 AD 患者的认知、生活能力及精神行为症状，有助于提升患者的心理状态，同时也为家属提供了许多行之有效的照料手段，从而有利于提高患者的生活质量。

在治疗时需注意：

(1) 应及早诊治并持续用药。阿尔茨海默病的整个病理过程长达几十年，本病前驱阶段脑细胞处于亚结构改变，如果及时治疗，可以阻止或延缓细胞结构进一步恶化。而在疾病晚期，病变的脑细胞处于不可逆的死亡状态，则失去治疗的机会。研究发现，持续使用抗痴呆药物有助于延长 AD 患者的寿命。53% AD 患者在 5 年随访期内死亡，其死亡风险与服药持续时间呈显著负相关，即服药时间越长死亡率越低。

此外，作为医生还应让患者明白，AD 和高血压、糖尿病等慢性病一样，需要终身服药治疗。不同的是，高血压、糖尿病等慢性病只需坚持合理用药，血压或血糖一般能控制在正常范围，而阿尔茨海默病患者即使坚持用药，其疗效也不能持久，需要及时调整剂量和用药。当出现：①不良反应超过潜在疗效；②没有疗效，或从发病起始阶段病情加重的速度明显加快；③患者曾有一些获益表现，但之后出现一个更快速的恶化，在两次连续的随访中均记录到此现象，并能证实此种下降并不是中间发生的疾病所导致的(如尿路感染)时应考虑停止用药。

(2) 阿尔茨海默病患者应定期到医院进行检查，如接受规范的神经心理学检测，整体变化印象评估等，以便医生随时掌握病情的变化，调整用药方案。

(3) 阿尔茨海默病病因复杂，目前虽然已知与 Aβ、Tau 蛋白、ApoE 等因素有关，但这些既是病因也是结果。另外，诸多研究表明，AD 的发病与高血压、糖尿病、代谢综合征、高同型半胱氨酸血症等危险因素有关。因此，防治此类疾病也是治疗阿尔茨海默病的重要一筹，有关疾病及危险因素的诊疗还望参考相关文献及书籍。

(4) 对于接受联合中医药治疗的患者，一般应至少 2 周一次辩证更方。因为中医证候是对疾病发生发展过程中各种病理因素综合作用于机体的整体反应，AD 患者可能由于疾病阶段不同，或受其他因素影响，证候也不同，所以应及时重新辩证并调整用药。

随着人类寿命的延长和社会老龄化问题的日益突出，AD 的治疗已成为当今社会的重大课题之一。由于目前对 AD 的病因及发病机制尚不十分明确，目前治疗只是延缓疾病进展，而尚无特效治疗手段或逆转疾病的药物上市。相信随着对 AD 病理机制的深入研究以及药物研发的飞速进步，今后可从更多环节、更多靶点和更多途径研究相关治疗药物，从而使 AD 的预防与治疗获得突破性进展。

（韩景献　贾玉洁　任明山）

第二十三章 针对 Aβ 治疗

AD 的重要病理特征是老年斑和神经元纤维缠结。老年斑的主要组成物质是 β 淀粉样蛋白(amyloidp-protein,Aβ),而神经元纤维缠结主要由过度磷酸化的 Tau 蛋白组成。当前的研究明确了 Aβ 是 AD 的致病物质,它具有高度聚集能力,经神经元产生分泌后,会迅速聚集,形成可溶状态的寡聚体,然后进一步聚集形成 Aβ 纤维而沉积在脑内。Aβ 在脑内过度产生和沉积,引起神经元凋亡和突触功能紊乱、隔-海马胆碱能神经系统损害、Tau 蛋白过度磷酸化和继发炎性反应,导致神经元变性死亡,最终产生痴呆。Aβ 的神经毒性在 AD 病理学中发挥了关键作用,是 AD 的核心致病物质,也是 AD 防治最为重要的靶点。因此,如何降低脑内 Aβ 水平成为防治 AD 的重要策略。目前,主要作用于 Aβ 药物研究主要集中在以下几方面。

1. 抑制 Aβ 生成

Aβ 来源于 β-淀粉样前体蛋白(APP)的水解。正常情况下,APP 可由两条途径、三种分泌酶(α、β、γ)裂解。一条是非淀粉样蛋白途径,主要由 α-分泌酶参与,APP 氨基酸序列第 687 位裂解形成大量可溶性 sAPPα,后者可降低细胞内 Ca^{2+} 浓度,促进神经细胞发育,从而改善学习和记忆功能;另一条是淀粉样蛋白途径,APP 在 β、γ-分泌酶的共同作用下产生成 $Aβ_{40}$ 和 $Aβ_{42}$,当溶解度极低的 $Aβ_{42}$ 在神经细胞间积聚达到一定量时即形成 Aβ 斑块。因此抑制 Aβ 生成可通过增强 α-分泌酶的活性或降低 β/γ-分泌酶的活性来完成。

(1) α-分泌酶激动剂:目前研究发现去解聚素金属蛋白酶(ADAM)家族成员:ADAM9、10 和 17 为 α-分泌酶成员,具有 α-分泌酶活性。丛琳研究发现,调控 ADAM9 基因表达启动子区多态性对散发性 AD 具有保护作用,由此推断 ADAM 家族可能是治疗 AD 的新途径。另外,有研究发现 M_1 胆碱受体激动剂 AF102B(cevimelin)可增强 α 分泌酶活性,从而减少患者脑脊液中 Aβ 水平。与 PLC 偶联的 5-羟色胺受体激动剂可增加 AD 模型小鼠皮层的 sAPP 水平。Colciaghi 等发现,银杏叶标准提取物 EGb761 可通过影响 α-分泌酶活性提高大鼠脑内 sAPPα 释放,降低 Aβ 的形成,起到神经细胞保护作用。

法国 Exonhit 公司开发的 etazolate(EHT0202)是一种口服小分子药物,该药可选择性调节 γ-氨基丁酸受体并抑制磷酸二酯酶 4,从而能刺激 α-分泌酶的活性,增加 sAPPα 的生成。Vellas 等进行的一项多中心随机双盲安慰剂对照Ⅱa 期临床研究,159 例轻至中度 AD 患者随机服用 etazolate(每日 2 次,每次 40 或 80mg)或安慰剂。结果发现数例剂量依赖性撤药和中枢神经系统不良反应,其安全性有待进一步评价,但其耐受性良好。Aphios 公司开发的抗癌药物 bryostatin-1 通过激活蛋白激酶 C 刺激 α-分泌酶,促进 sAPPα 的分泌,AD 动物试验提示其作用较好,该药正在计划进行Ⅱ期临床研究。美国 ProteoTech 公司和(天津)天士力制药共同开发的口服小分子抗 AD 药物 Exebry-1 获 FDA 批准进入Ⅰ期临床研究,该药具有多种活性,除作用于 Tau 蛋白和抗炎外,还能调节 α-和 β-分泌酶活性,抑制 Aβ 的产生。

(2) β-分泌酶抑制剂:β-分泌酶(又称为 β 位的 BACE1)是催化 Aβ 蛋白产生的限速酶,是 AD 病理的关键因素。动物试验表明,抑制 β-分泌酶能减少 Aβ 产生且不对其他生理功能产生严重不良影响,因此 BACE-1 抑制剂是较为理想的 AD 治疗靶点。第一代 β-分泌酶抑制剂主要是基于其底物设计的多肽类似物，虽然抑制作用强但不易透过血脑屏障。第二代 β-分泌酶抑制剂的开发主要针对第一代抑制剂药物分子结构中的氨基酸残基进行结构改造，以耐水解酶和能提高膜通透性的类药基团取代，以增加其血脑屏障通透性同时保留原化合物抑制 β 分泌酶的活性；非肽类 BACE-1 抑制剂也有开发，其抑制活性虽不如肽类抑制剂，但生物利用度、稳定性及血-脑脊液屏障通透性均有所提高。

2012 年 7 月，卫材（欧洲）公司在加拿大举行的 2012 年 AD 协会国际会议（AAIC）上公布了新的 BACE1 抑制剂 E2609 的两项Ⅰ期临床研究结果。一项为随机、双盲、安慰剂对照、单剂量递增研究，纳入 73 例健康成年志愿者，分为 9 个组，口服剂量在 5 ~ 800mg/d，研究结果显示，与用药前相比，5mg/d 组血浆 Aβ 浓度下降了 52%，800mg/d 组下降了 92%。研究中各剂量组均耐受良好，最常见不良反应是头痛和头晕。另一项为多种口服剂量递增研究，纳入 50 例健康成年志愿者，分为给予本品 25mg/d、50mg/d、100mg/d、200mg/d 以及安慰剂组，治疗 14 天后初步中期分析显示，与给药前相比，给药 14 天后血浆 Aβ 百分比显著下降，且差异具有统计学意义；与对照组相比，本品一日 25、50、100、200mg 组血浆 Aβ 分别下降 46.2%、61.9%、73.8% 和 79.9%；同时脑脊液中 Aβ 显著减少，并呈剂量依赖性。上述研究显示，E2609 可通过抑制 BACE-1，从而防止 Aβ 的产生。

2012 年 4 月，默沙东公司在新奥尔良举行的第 64 届美国神经医学会（AAN）年会上公布了其新型口服 BACE1 抑制剂 MK-8931 的Ⅰ期临床研究结果。该研究纳入 40 例健康成年志愿者，为随机、双盲、对照研究。研究结果显示，与用药前相比，本品使受试者脑脊液 Aβ 浓度降低了 92%，同时耐受性良好，无严重不良事件及停药。最常见不良反应为轻至中度的短暂头痛、鼻塞、头晕。

（3）γ-分泌酶抑制剂和 γ-分泌酶调节剂：γ-分泌酶也是 AD 药物研发的热点之一。研究发现，通过抑制 γ-分泌酶，减少 β-淀粉样前体蛋白 APP 的裂解来降低 Aβ 的生成，可以有效预防和治疗阿尔茨海默病。然而，γ-分泌酶参与体内多个信号转导通路，其抑制剂影响包括 Aβ42 在内的多种蛋白质. 其中跨膜 Notch 受体在胚胎发育和细胞分化中具有重要作用，一旦其裂解受到抑制会引起人体胃肠道、胸腺以及脾功能发生异常。这是 γ-分泌酶抑制剂在临床前和临床试验中引起多种毒副反应的主要原因。礼来公司开发的小分子 γ-分泌酶抑制剂 semagacestat（LY-450139）能降低 AD 动物的脑脊液及血清中的 Aβ 水平，并对 AD 患者血清中的 Aβ 水平有剂量依赖性抑制作用。Ⅱ期临床研究提示，其可使 AD 患者血液中 $Aβ_{40}$ 水平至少降低 50%。令人失望的是，本品Ⅲ期临床研究中未观察到显著的治疗作用，且可能加快患者认知功能的丧失，因此相关临床研究于 2010 年 9 月终止。百时美施贵宝公司的 avagacestat（BMS-708163）Ⅰ期临床研究显示，健康志愿者脑脊液中 Aβ 水平明显降低，Coric 等进行的一项旨在评估 BMS-708163 治疗轻至中度 AD 患者的安全性和耐受性的随机、双盲、安慰剂对照的Ⅱ期临床研究显示 25mg/d、50mg/d 耐受性良好，但该公司在评估了有关 avagacestat 所有察到的疗效数据后认为其不值得推进至Ⅲ期临床开发。另外，默克公司的 MK-0752，辉瑞公司的 PF-3084014 和惠氏公司的 begacestat（GSI-9531）等几个品种开发也已终止。此外，凯西制药的 CHF 5074 目前处于Ⅱa 临床研究，卫材的 E2012 和 E2212 均尚处于Ⅰ期临床研究。

γ-分泌酶调节药能调节 γ-分泌酶裂解 APP 的活性，而不会对 Notch 受体产生作用。一些非甾体类抗炎药如布洛芬、吲哚美辛等可以调节 γ-分泌酶活性，使 Aβ42 减少，对体内 Notch 受体代谢没有任何影响。Wilcock G K 等在 Tarenflurbil 的Ⅱ期临床试验中发现该药物对于轻度 AD 患者有积极的治疗效果,但在两个Ⅲ期临床试验中均没有显著疗效。目前还有两种 γ-分泌酶调节剂正在进行临床试验,均显示出较好的安全性。然而这些候选药物存在的问题包括:血脑屏障透过率低,动物长期服用后脑内淀粉样斑块的数量未发生改变。

虽然 α-分泌酶激动剂能减少 Aβ 的生成,但由于作用广泛,对神经元受体的影响较大,因此并不是目前首选的分泌酶靶点。而 β-分泌酶和 γ-分泌酶参与众多底物的代谢过程,简单地抑制其活性会干扰神经元的正常生理功能而产生严重不良反应。因此,如何提高抑制剂的特异性,是今后研究的一个重要方向。

2. 促进 Aβ 清除

由于清除脑内 Aβ 不会干扰细胞生理代谢过程,因而此类药物比分泌酶抑制剂具有更好的安全性。

(1) 促进 Aβ 降解的药物:中性内肽酶(NEP)是作用于此环节的重要靶点之一,而且是可同时降解可溶性低聚物形式和单体形式 Aβ 的肽酶(尤其是 $A\beta_{1-42}$)的,对于细胞外和细胞内 Aβ 都能降解,尤其是对分泌后的 Aβ 的降解具有更为重要的意义。Saito 等筛选了近五十多种化合物,包括神经肽、神经递质、生长因子和细胞因子等,最后发现,只有生长抑素(SST)能显著升高 NEP 水平。SST 的上调能使 NEP 水平也随之上调,后者上调对于 AD 的预防和治疗具有重要意义。因此,SST 受体激动剂作为一个药物开发靶点具有重要意义。Sandoval 等动物研究显示,SST 受体激动剂 NNC 26-9100 可降低学习与记忆相关脑部区域 $A\beta_{1-42}$ 水平。生长抑制素释放剂 FK962,可以增强小鼠的认知能力,在 2006 年就进入了Ⅱ期临床试验,但由于没有显著疗效而被放弃。此外,胰岛素降解酶(insulin degrading enzyme,IDE)在 Aβ 的降解过程中也有一定作用。现已有研究者利用高通量筛选发现了多种小分子 IDE 激活剂。由于 Aβ 降解过程涉及多种酶,因此单一作用于某种酶可能无法有效促进 Aβ 的降解,这是此类药物研发需要考虑的问题之一。

载脂蛋白在 Aβ 代谢和转运过程中起主要的作用。尽管它们不易透过血脑屏障,它们可调控 Aβ 在中枢与周围神经之间的运动。载脂蛋白 Eε4(ApoEε4)可使 Aβ 从血液至脑内含量增加。这种转运是受体调控的,在此过程中低密度脂蛋白受体相关蛋白(LRP)起关键性作用。随着年龄增长,LRP 的表达逐渐减少而使 Aβ 流出受损,造成脑内 Aβ 滞留。因此,LRP 抗体可减少 Aβ 从脑内的外流,而经外周给予可溶性 LRP 可增加 Aβ 外流,这可作为 AD 治疗的潜在策略。糖化作用终末产物受体(RAGE)是一种能与 Aβ 高亲和结合的多配体受体,Aβ 与血脑屏障上的 RAGE 相结合从而可促进 Aβ 进入中枢神经系统从而引起炎性反应和神经元死亡。AD 患者 RAGE 的表达是增加的。PF-04494700 是一种应用于人的口服小分子 RAGE 拮抗剂。一期临床实验显示:该药具有可接受的安全性。但二期实验却是失败的。如果能制备出一种用作诱饵受体的可溶性 RAGE 类似物来减少配体的结合是一种非常有效的方法。对转基因鼠的研究已经发现,可溶性受体融合物具有显著的效果。一种如此的可溶性 RAGE 受体分子 TTP4000(TranstechPharma)目前正在进行一期临床研究。FPS-ZM1 是一种最新在研的新型多模式特异性 RAGE 受体。对它的研究结果显示:该成分具有明显的血脑屏障清除能力,可减少淀粉样蛋白的沉积和改善转基因鼠的认知和脑血管参数。

一些蛋白酶可以降解 Aβ 斑块,它们包括纤溶酶、肾胰岛素残基溶酶、胰岛素降解酶、内皮缩血管肽转换酶、血管紧张素转换酶和金属基质蛋白酶 9。AD 患者因 Aβ 集聚而使 Aβ 降解酶水平下降。组织纤维蛋白溶酶原激活物可激活纤溶酶。但纤维蛋白溶酶原激活物抑制剂 1 可阻滞这种作用。转基因动物实验证据显示：纤维蛋白溶酶原激活物抑制剂 1 可减少血浆和脑内 Aβ 水平和通过病毒载体转运基因表达而增加肾胰岛素残基溶酶水平。多肽激素生长抑素可通过肾胰岛素残基溶酶激活来调节 Aβ 清除。脑内生长抑素随年龄的增加而减少，故应用生长抑素或其类似物以肾胰岛素残基溶酶作为靶点对 AD 进行治疗也不失为一种治疗选择。目前，尽管有许多蛋白酶抑制剂临床可用，但是它们的临床应用仍需要进一步的临床评价。

（2）抑制 Aβ 聚集药物：研究表明铜、锌等金属离子能诱导 Aβ 蛋白沉积，寻找亲和能力合适的螯合剂作用于过渡金属离子，从而减少 Aβ 蛋白低聚物的形成。氯碘羟喹（Clioquinol，CQ）为金属离子螯合剂，动物实验结果表明模型大鼠口服 CQ 9 周能减轻 AD 症状。虽然其副作用影响了其进一步的应用，但是以 CQ 为母体的新型金属离子螯合剂正在研究当中。Cu/Zn 螯合剂 PBT-1，Ⅱ期临床试验中显示其对于中重度 AD 患者有显著疗效，但由于其中含有毒性较大物质而影响其临床进一步研究。Cu/Zn 螯合剂 PBT-2，是一种金属蛋白衰变分子，针对早期 AD 患者开展Ⅱ期临床试验研究显示，人体耐受性好，可降低脑脊液中 Aβ 水平。Tramiprosate 是一种多糖类似物，可与 Aβ 结合阻抑斑块的形成。Ⅱ期临床试验结果显示，长期使用 Tramiprosate 的安全性良好，并可以减少脑脊液中的 $A\beta_{42}$。但其在Ⅲ期临床试验中未显示出明显效果，已被停止试验。

（3）Aβ 免疫疗法：Aβ 免疫疗法是通过提升机体抗 Aβ 抗体的水平，通过抗原抗体的特异性结合以及相关效应，清除脑内沉积的 Aβ，以达到抑制病程发展的目的。该疗法主要包括主动免疫和被动免疫。目前全球有多种 Aβ 免疫疗法处于临床研究中。

1）主动免疫：主动免疫是应用 $A\beta_{42}$ 全肽或其亚单位疫苗经一定的途径和程序进行免疫接种，以产生特异性的抗 Aβ 抗体，继而与内源性 Aβ 形成抗原-抗体复合物，可被激活的吞噬细胞清除，从而促进 Aβ 清除。1999 年 Elan 公司的 Schenk 等用 $A\beta_{1\text{-}42}$ 对 PDAPP 转基因鼠进行主动免疫产生了高滴度的抗 Aβ 抗体，阻止了转基因鼠认知功能的减退。该方法也尝试运用于临床实验，80 名健康成年志愿者和部分家族性 AD 患者应用疫苗 AN1792 成功免疫，但接受该治疗的患者中有 18/300 例（6%）患者出现了亚急性无菌性脑膜脑炎，而安慰剂组未出现类似的病例，使得此项研究就此搁浅。研究人员对参与试验的患者进行 6 年的随访，发现 Aβ 接种能产生抗 Aβ 抗体并能有效将之清除，但并不能改善患者认知功能，也不能延长生存时间。该试验中自身免疫性脑膜脑炎的原因可能在于 Aβ 作为自身抗原，激活了自身反应性 T 细胞，导致 T 细胞浸润到脑组织而产生炎症。目前进入临床试验的还有疫苗 CAD-106、ACC-001、ACI-24、UB-311、V-950 已经在早期临床研究之中，模拟 Aβ 部分结构的短肽分了也在研究之列。

2）被动免疫：被动免疫是将特异性单克隆抗 Aβ 抗体经适宜途径直接导入体内，进入体内的抗体清除 Aβ。被动免疫对人体自身免疫系统要求较低，用于老年患者的治疗可避免由于免疫系统功能低下而疗效降低。辉瑞公司进行的采用抗 Aβ 抗体（bapineuromab）的Ⅲ期临床试验，结果表明该药物并不能改善或延缓 AD 病情进展，且引起了血管源性脑水肿和微血管出血等不良反应；该公司进行的另外一项免疫治疗临床试验（ponezumab）由于未达到预期的疗效也宣告终止。此外，礼来公司也宣布 solanezumab 在治疗轻至中度 AD 患者的Ⅲ期临床研究中，认知功能和运动功能改善两个方面均未达到主要临床终点。但在对所得数据的二次分析中发现，本品可减缓患者认知功能降低，但仅限于轻度 AD 患者，常见不良反应包括嗜睡、皮疹、全身乏力和心绞痛。百特医疗公司研发的 Gammagard，是静脉注射用免疫球蛋白(IvIg),属天然抗体。研究发现其可以干预 Aβ 的低聚反应及纤维化,还能保护神经元免受 Aβ 多肽的毒性。Ⅱ期临床研究证实,Gammagard 可改善 AD 患者的认知功能,现已进入Ⅲ期临床研究。

AD 是多病因致病的疾病,Aβ 蛋白在其病理过程中起着关键作用,所以加快以 Aβ 蛋白为靶点的药物开发显得很有必要。虽然时至今日尚无靶向作用于 Aβ 的药物成功上市。但我们相信随着 Aβ 相关机制认识的不断深入,抗 Aβ 治疗必将成为治疗阿尔茨海默病的有效手段之一。

(韩景献　贾玉洁)

参 考 文 献

杨红旗,邢莹. 2012. 中性内肽酶在阿尔茨海默病发病机制中的作用. 生物化学与生物物理进展,39(8):721-725.

Aisen P S,Saumier D,Briand R,et al. 2006. A Phase Ⅱ study targeting amyloid-beta with 3APS in mild-to-moderate Alzheimer's disease. Neurology,67(10):1757-1763.

Bonda DJ,Lee HG,Blair JA,et al. 2011. Role of metal dyshomeostasis in Alzheimer' s disease. Metallomics,3(3):267-270.

Cachard-Chastel M,Lezoualc'h F,Dewachter I,et al. 2007. 5-HT4 receptor agonists increase sAPPalpha levels in the cortex and hippocampus of male C57BL/6j mice. Br J Pharmacol,150(7):883-892.

Choi S,Kim JH,Roh EJ,et al. 2006. Nuclear factor-kappaB activated by capacitative Ca^{2+} entry enhances muscarinic receptor-mediated soluble amyloid precursor protein (sAPPalpha) release in SH-SY5Y cells. J Biol Chem,281(18):12722-12728.

Colciaghi F,Borroni B,Zimmermann M,et al. 2004. Amyloid precursor protein metabolism is regulated toward alpha-secretase pathway by Ginkgo bilobaextracts. Neurobiol Dis,16(2):454-460.

Coric V,van Dyck CH,Salloway S,et al. 2012. Safety and tolerability of the γ-secretase inhibitor avagacestat in a phase 2 study of mild to moderate Alzheimer sisease. Arch Neurol,69(11):1430-1440.

Du Y,Wei X,Dodel R,et al. 2003. Human anti-beta-amyloid antibodies block beta-amyloid fibril formation and prevent beta-amyloid-induced neurotoxicity. Brain,126(9):1935-1939.

Fu HJ,Liu B,Frost JL,et al. 2010. Amyloid beta immunotherapy for Alzheimer's disease. CNS NeurolDisord Drug Targets,9(2):197-206.

Grill JD,Cummings JL. 2010. Current therapeutic targets for the treatment of Alzheimer's disease. Expert Rew Neurother,10(5):711-728.

Holmes C,Boche D,Wilkinson D,et al. 2008. Long-term efhects of Abeta42 immunisation in Alzheimer's disease:follow-up of a randomised,plaoebo-controlled phase I trial. Lancet,372(9634):216-223.

Hongpaisan J,Sun MK,Alkon DL. 2011. PKC ε activation prevents synaptic loss,Aβ elevation,and cognitive deficits in Alzheimer's disease transgenic mice. J Neurosci,31(2):630-643.

Imbimbo B P,Giardina G A. 2011. gamma-secretase inhibitors and modulators for the treatment of Alzheimer's disease:disappointments and hopes. Curr Top Med Chem,11(12):1555-1570.

Imbimbo BP,Peretto I. 2009. Semagacestat,a gamma-secretase inhibitor for the potential treatment of Alzheimer's disease. Curr Opin Investig Durgs,10(7):721-730.

Kurz A,Perneczky R. 2011. Amyloid clearance as a treatment target against Alzheimer's disease,24(2):61-73.

Nitsch RM,Deng M,Tennis M,et al. 2000. The selective muscarinic M1 agonist AF102B decreases levels of total Abeta in cerebrospinal fluid of patients with Alzheimer's disease. Ann Neurol,48(6):913-918.

Orgogozo J M,Gilman S,Dartigues J F,et al. 2003. Subacute meningoencephalitis in a subset of patients with AD after Abeta42 immunization. Neurology,61(1):46-54.

Ritchie C W,Bush A I,Mackinnon A,et al. 2003. Metal-protein attenuation with iodochlorhydroxyquin (clioquinol) targeting Abeta amyloid deposition and toxicity in Alzheimer's disease:a pilot phase 2 clinical trial. Arch Neurol,60(12):1685-1691.

Ritchie C W,Bush A I,Mackinnon A,et al. 2003. Metal-protein attenuation with iodochlorhydroxyquin (clioquinol) targeting Abeta amyloid deposition and toxicity in Alzheimer disease: a pilot phase 2 clinical trial. Arch Neurol, 60(12): 1685-1691.

SaitoT, Iwata N, Tsubuki S, et al. 2005. Somatostatin regulates brainamyloid β peptide Aβ42 through modulation of proteolyt icdegradation. Nat Med, 11(4): 434-439.

Salloway S, Sperling R, Gilman S, et al. 2009. A phase 2 multiple ascending dose trial of bapineuzumab in mild to moderate Alzheimer's disease. Neurology, 73(24): 2061-2070.

Samson K. NerveCenter. 2010. Phase Ⅲ Alzheimer trial halted: Search for therapeutic biomarkers continues. Ann Neurol, 68(4): 9-12.

Sandoval KE, Farr SA, BanksWA, et al. 2012. Somatostatin receptorsubtype-4 agonist NNC 26-9100 decreases extracellular andintracellular Aβ(1-42) trimers. Eur J Pharmacol, 683(1-3): 116-124.

Tokita K, Inoue T, Yamazaki S, et al. 2005. FK962, a novel enhancer of somatostatin release, exerts cognitive-enhancing actions in rats. EurJ Pharmacol, 527(1-3): 111-120.

Vellas B, Coley N, Andrieu S. 2008. Disease modifying trials in Alzheimer's disease: perspectives for the future. J Alzheimers Dis, 15(2): 289-301.

Vellas B, Sol O, Snyder PJ, et al. 2011. EHT0202 in Alzheimer's disease: a 3-month, randomized, placebo-controlled, double-blind study. Curr Alzheimer Res, 8(2): 203-212.

Wilcock G K, Black S E, Hendrix S B, et al. 2008. Efficacy and safety of tarenflurbil in mild to moderate Alzheimer's disease: a randomized phase Ⅱ trial. Lancet Neurol, 7(6): 483-493.

Wright T M. 2006. Tramiprosate. Drugs Today (Barc), 42(5): 291-298.

第二十四章　针对 Tau 蛋白过度磷酸化的治疗

Tau 蛋白是一种神经元微管相关细胞骨架蛋白,广泛存在于神经元内,主要集中在神经细胞轴突之中,参与微管的形成并维持其稳定性。临床病理研究发现 AD 患者的痴呆症状严重程度与脑组织中神经元纤维缠结(neurofibrillary tangles,NFT)数量呈正相关,而 NFT 的主要成分是过度磷酸化 Tau 蛋白。目前普遍认为正是 Tau 蛋白的过度磷酸化在促进 AD 患者神经细胞退行性变中起着关键作用,因此如何最大程度阻断 Tau 蛋白过磷酸化被认为是治疗 AD 的主要研究方向之一。

在正常状态时,Tau 蛋白的磷酸化作用和脱磷酸化作用保持平衡。蛋白激酶(催化磷酸化反应)和蛋白磷酸酯酶(催化去磷酸化反应)的平衡紊乱可能是导致蛋白磷酸化的重要原因。因此,抑制 Tau 蛋白过度磷酸化,可以通过下调蛋白激酶活性或使磷酸酯酶活性上调两方面着眼。此外,还可从阻止 Tau 蛋白聚集成 NFTs 及加快 Tau 蛋白在细胞内的降解两方面入手。

1. 抑制 Tau 蛋白磷酸化

(1) Tau 蛋白激酶抑制剂:对于 Tau 蛋白来说,胞质内使其磷酸化的蛋白激酶包括糖原合成酶激-3(glycogen synthasekinase 3,GSK-3)、周期蛋白依赖性激酶-5(cyclin-dependent kinase-5,CDK5),微管亲和力调节激酶(microtubule affinity regulating kinase,MARK),钙/钙调素依赖性蛋白激酶Ⅱ(Ca^{2+}/calmodulin-dependent protein kinases or CaM kinases,CaMK Ⅱ)、70kD 核糖体蛋白 S6 激酶(70-kDa ribo-somal protein S6 kinase,p70S6K)、cAMP 依赖性蛋白激酶(CAMP-dependent protein kinase,PKA)、酪蛋白激酶Ⅰ/Ⅱ(casein kinase Ⅰ/Ⅱ,CK Ⅰ/Ⅱ)、促分裂素原活化蛋白激酶(mitogen-activated protein kinase,MAPK)等。目前研究较多的是 GSK-3、CDK5。

1) GSK-3 抑制剂:GSK-3 是一种多功能的脯氨酸指导的蛋白激酶,主要包括 GSK-3α 和 GSK-$3β_1$ 和 GSK-$3β_2$ 三种亚型。其中,GSK-3α 可调控 Aβ 的产生和 Tau 蛋白的磷酸化,而 GSK-3β 只能调控 Tau 蛋白的磷酸化。目前这一类的研究主要集中在 GSK 3β 抑制剂方向上。越来越多的研究标明,GSK-3β 抑制剂可以阻止 Tau 蛋白高度磷酸化。GSK-3 抑制剂的代表药物为锂盐(一种目前广泛使用的抗情感障碍药物)。Shimada 等给过量表达人变异 Tau 蛋白的 P301L 转基因小鼠饲喂氯化锂。与对照组相比,氯化锂组的 GSK-3 蛋白的活性得到很好的抑制,小鼠在感官运动任务中表现出了更高的分数,其过度磷酸化 Tau 蛋白、可溶解性 Tau 蛋白的浓度以及神经纤维缠结的数量在药物组都有所下降,但在病理改变的晚期,锂盐对已经聚集的 Tau 蛋白纤维却没有作用。因此,推测锂盐可能对于早期 AD 有治疗作用。在众多临床研究中,疗效报道不一。Hampel H 等进行的一项历时 10 周的随机、单盲、安慰剂对照研究发现,锂盐对于 AD 患者的认知表现及脑脊液生物标志物均无明显作用。

抗癫痫药丙戊酸盐在转基因模型和细胞模型实验中发现其能抑制 GSK-3β,减少 Tau 蛋白磷酸化水平,该药物已经完成临床Ⅲ期试验研究,却以失败告终。已经进入Ⅱ期临床试验的 Tideglusib 在不同的动物模型中都表现出降低 Tau 蛋白过度磷酸化程度,改善学习和记忆能力和阻止神经元丢失的功效。另外，Gong 等通过酶联免疫吸附实验筛选抑制 GSK 3β 活性的物质时发现，类黄酮桑色素能够有效抑制 GSK 3β 的活性，进而阻止 Tau 蛋白过度磷酸化。实验还发现，桑色素能减弱 Aβ 诱导的 Tau 蛋白过度磷酸化，保护神经细胞免受 Aβ 的神经毒性作用。这一实验表明，桑色素作为一种新的抑制 GSK 3β 活性的化合物，可能成为潜在的治疗 AD 的有效药物。苯扎贝特（Bezafibrate）是一种全过氧化物酶增殖子活化受体激动剂，对于 P301S 鼠它具有通过减轻 Tau 磷酸化而改善行为特征的作用，但其临床意义并不十分清楚。胰岛素对于 AD 的神经保护作用也有了一些证据。临床前研究结果显示：经鼻给予胰岛素可减少 GSK3β 活性从而减轻 Tau 磷酸化过程。临床研究也显示：经鼻给予胰岛素治疗可改善患者的认知功能，但是这种作用明显取决于 ApoE ε4 基因携带状态和患者的性别。目前，一些评估胰岛素治疗 AD 的研究仍在进行之中。

2）CDK-5 抑制剂：CDK-5 是周期依赖性蛋白激酶家族中的一员，在中枢神经系统发育、学习和记忆中起着重要作用。CDK-5 的活性由与其结合的特异性激活蛋白 p35、p25 和 p39 来调节，P25 是 p35 通过钙蛋白酶降解的产物，在体内的降解速度比 p35 慢，且 CDK-5/p25 可引起比 CDK-5/p35 更为广泛的磷酸化效应，这提示 CDK-5/p25 在 AD 发病中起着更为关键的作用。CDK-5 蛋白激酶抑制剂可以阻断 p25 的增加。靛红族是激酶 GSK-3β，CDK-5 强有力的抑制剂。Shi 等发现天然提取化合物丹参酮能有效地保护神经元损伤，并且发现此种保护效应与钙蛋白酶密切相关。进一步实验发现，丹参酮是通过维持细胞膜上 p35 的正常表达和减少胞质内 p25 的形成来起到这种保护作用的。Zhang 等发现具有 15 年治疗 AD 历史的传统中药复方复智散也通过 CDK-5/p25 信号通路保护大脑皮质神经元免受 $A\beta_{25\text{-}35}$ 所引起的细胞毒性损伤。此外，Jain 等合成了一系列 6 位氧连接苯并咪唑化合物，增加了抑制剂对 CDK-5 的抑制效能以及其对另外一种相似酶 CDK-2 的选择性。

3）JNK 抑制剂：JNK 是 MAPK 家族的一种，它的异常活化也将导致 Tau 蛋白高度磷酸化，并造成神经纤维缠结的产生。因此 JNK 抑制剂可以降低 Tau 蛋白的磷酸化水平。Tran 等发现，一种 JNK 蛋白的多肽抑制剂 D-JNKil 可以适度的降低 40% 的 JNK 蛋白活性，并降低脑部外创伤大鼠神经轴突总体 Tau 蛋白和二氧磷基 Tau 蛋白的聚集。有实验表明，糖尿病的治疗药物二甲双胍可以降低活化 JNK 蛋白的含量，并缓解 AD 患者大脑中生理化学变化。Yoon 等通过动物试验发现 2 型糖尿病药物罗格列酮能够明显降低 JNK 蛋白活性和 Tau 蛋白磷酸化水平，但 GSK-3β 活性不变。进一步的神经细胞实验也证实仅仅只有 JNK 活性的降低，而 GSK-3β 的活性不受影响。因此，罗格列酮可以作为一个很好的选择性 JNK 抑制剂，成为治疗 2 型糖尿病相关 AD 的药物。另有动物研究表明传统中药苏合香丸精油也能够抑制 JNK 蛋白引起的海马区神经细胞的过度磷酸化。

（2）Tau 蛋白磷酸酶激活剂：上调 Tau 蛋白的磷酸酶活性，催化其去磷酸化可能是逆转 Tau 高度磷酸化的另一个途径。丝氨酸/苏氨酸蛋白磷酸酯酶（serine/threoninephosphatase，PP）是一类在哺乳动物中高度表达的蛋白酶，包括 PP1、PP2A、PP2B、PP2C 和 PP5。其中，PP2A 作为最主要的 Tau 蛋白磷酸酶，可以和大部分的磷酸化位点发生去磷酸化作用，其占总 Tau 磷酸酶活性的 70% 左右。最近研究表明，PP2A 失活或活性降低是引起 Tau 蛋白过度磷酸化的主要原因。Sun 等认为神经元细胞分泌的锌离子可阻止 PP2A 的活性，从而使 Tau 蛋白去磷酸化能力降低促进 Tau 蛋白的过度磷酸化。I_1^{PP2A} 和 I_2^{PP2A} 是细胞内 PP2A 活性的两个主要调节蛋白，可在 AD 脑内发生神经元纤维病变的区域选择性上调。CHOHAN 等研究发现目前临床中用于治疗中重度 AD 的 memantine（美金刚）能够降低患者脑脊液中

Tau 蛋白磷酸化水平,能阻止过表达 I_2^{PP2A} 诱导的 PP2A 活性抑制并减少 Tau 蛋白磷酸化。另有研究发现在转基因 Tau 病理模型中,硒酸钠可以特异性激活 PP2A 活性,稳定 PP2A-Tau 复合体,减少 Tau 高度磷酸化,阻止 NFTs 形成,减弱神经退变。

(3) 增强 Tau 的 O 位 N-乙酰葡萄糖胺糖基化修饰剂:研究发现,Tau 蛋白的许多丝/苏氨酸残基除可被磷酸化修饰以外,也可被 O 位 N-乙酰葡萄糖胺(O-G1cNAc)糖基化修饰,且两者可相互影响,增加 O-G1cNAc 糖基化水平可降低 Tau 蛋白磷酸化水平。O-G1cNAc 糖基化修饰由 O-G1cNAc 糖基转移酶(OGT)催化形成并由 O-G1cNAc e 糖苷酶(O-GIeNAoase)水解。Yuzwa 等利用化学合成的一种抑制剂 Thiamet-G 阻断 O-GIeNAoase 水解,从而使 O-G1cNAc 水平增高,结果可抑制 Tau 蛋白过度磷酸化,进而防止 Tau 聚集,并最终减缓神经性退化。但由于蛋白质的 O-G1cNAc 糖基化修饰在体内蛋白质中普遍存在,该类疗法在 AD 的安全性及有效性方面仍需进一步探究。

2. 抑制 Tau 蛋白聚集

从微管上脱落下来的 Tau 蛋白可以相互聚集形成具有神经毒性的寡聚体及纤维状物,并最终形成 NFTs。因此,抑制 Tau 蛋白聚合可减少有神经毒性的 Tau 蛋白寡聚体形成,增加 Tau 蛋白单体的浓度,并改善 Tau 蛋白的神经毒性作用。研究人员从 Tau 蛋白自身的结构和功能出发,寻找能够直接和 Tau 蛋白相互作用并能够从不同程度抑制 Tau 蛋白聚集,甚至能让聚集初期的 Tau 蛋白解聚而恢复其生物学功能的小分子化合物。目前有多个实验室展开了大规模的化合物库筛查研究,已筛选出了上百种此类有机小分子化合物,只是绝大多数化合物有待进一步临床验证。这类化合物的代表药物是亚甲蓝(methylene blue,MB),它是第一个进入Ⅱ期临床试验的该类药物,临床发现其可以较显著的改善认知水平,近期研究发现 MB 不仅可以抑制 Tau 蛋白聚合,还可以降低脑内 Aβ 水平,但其安全性及有效性尚需Ⅲ期临床试验进一步证实。

一些可预防 Tau 蛋白相互作用和神经纤维缠结聚集的药物成分对于 AD 的治疗是有益的。如阿司米唑(astemizole)和兰索拉唑(lansoprazole)。二者均为苯并咪唑衍化物,与 Tau 蛋白结合具有很强的亲和力。因此,可间接地减轻 Tau 蛋白与 Tau 蛋白之间的相互作用。尽管兰索拉唑可减轻 Tau 蛋白的病理变化,但它对淀粉样蛋白代谢具有不同的影响。细胞与动物模型研究表明,它所具有的 γ 分泌酶调控作用可增加淀粉样蛋白的沉积和凝聚。亚甲蓝(methylthioninium chloride)具有多种药理作用,包括防止 Tau 蛋白相互作用、抑制淀粉样蛋白凝聚、改善电传递、减少氧化应激、预防细粒体损害、调节自噬、抑制 AChE 和热休克蛋白 70(Hsp70)活性等作用。RemberTM(TauRx therapeutics)是第一代用于治疗 AD 的亚甲蓝专利药物。该药在人类研究中成功稳定了 AD 患者的病情进展达 50 周。这个令人鼓舞的结果使其第二代产品 Leuco-methylthioninium(LMTXTMTauRx therapeutics)开始问世并已经进入三期临床实验阶段。

3. 增加 Tau 蛋白降解

另一个有效的策略就是增加已经聚合的 Tau 蛋白的降解,从而减少它的毒性作用。热休克蛋白 90(Hsp90)是一种折叠变性蛋白的伴侣蛋白,它对防止 Tau 蛋白降解具有作用。姜黄素(curcumin)具有多种药理作用机制,其中之一即具有抑制 Hsp90 的作用。在对 Tau 转基因鼠的研究中,姜黄素治疗通过抑制神经纤维缠结和改善已经形成纤维缠结的解溶而减轻 Tau 蛋白形成的病理变化。当前,有各种特异性的 Hsp90 抑制剂在应用,它们中一些临床实验中作为抗癌成分。一种具有脑通透性 Hsp90 抑制剂 EC102 可在转基因鼠中明显减少 Tau 蛋白凝聚的数量。

蛋白质的降解主要有两条途径:泛素蛋白酶体系统(ubiq-uitin-proteasome system,UPS)和自噬溶酶体通路(autophagy-lysosomal pathway)。虽然正常状态的 Tau 蛋白不通过这两个途径降解,但过度磷酸化、异常折叠及聚合状态的 Tau 蛋白的清除则与其密切相关,因此上调其中任意一条清除途径都可以加快不正常 Tau 蛋白的降解。Luo 等研究表明,热休克蛋白 90(HSP90)抑制物具有上调 UPS 的作用。HSP90 可与蛋白质相结合以稳定其结构、避免其被蛋白酶体降解。其抑制物可使得到稳定保护的蛋白质被 UPS 降解。动物实验表明,静脉注射小分子 HSP90 抑制物(如 EC102),可有效降低动物模型脑中的过磷酸化 Tau 蛋白水平。较大的 Tau 寡聚体主要通过自噬溶酶体通路来清除,上调该通路不仅有利于清除异常聚集的 Tau 蛋白,还可直接或间接降低脑内 Aβ 水平。雷帕霉素(rapamycin)等化合物可通过刺激自噬-溶酶体通路降低 Tau 蛋白及 Aβ 水平,这已在体外培养的神经母细胞及果蝇模型实验中得到证实。但应用到人体仍需进一步的临床考察。

4. Tau 相关免疫剂治疗

最近,对研究改善 Tau 蛋白缠结免疫清除方法的兴趣明显增加。这个兴趣的产生源于免疫接种了野生型 Tau 蛋白表位的实验动物发生了中枢神经系统浸润和脑炎样反应。之后,研究人员对以上方法进行了修饰改进,采用病理磷酸化的表位作为免疫源。一项采用不同病理表位的鸡尾酒疗法在两种不同的动物模型中能使 Tau 病理变化显著减轻且无明显的副反应。采用针对磷酸化 Tau 分子的寡克隆抗体进行被动免疫的方法在 Tau 转基因动物模型中也显示出良好的效果。接种处理后的动物表现出较少的运动损害、Tau 磷酸化和非可溶性凝集物减少。尽管这种治疗理念和初步的结果令人鼓舞,但鉴于 Aβ 疫苗人类实验的现状,该项治疗的临床应用只能寄希望于今后的研究证据。

目前,Tau 蛋白相关的免疫研究均处于临床前期研究阶段。动物实验发现,使用 Tau 蛋白作免疫刺激剂,可在血浆中检测出抗磷酸化 Tau 蛋白抗体,并使中枢神经系统中的 Tau 蛋白负担减少约 40%,且不伴脑膜反应。但该疗法在人体中的可行性及安全性还需将来在临床试验中进一步证实。

Tau 蛋白的过度磷酸化以及形成的神经纤维缠结作为 AD 显著病理性变化之一,其在 AD 的发病机制中有着至关重要的作用。目前以 Tau 蛋白异常磷酸化为切入点的抗 AD 药物研究多处于早期阶段,我们相信随着人们对 AD 机制研究的不断深入,在不远的将来以 Tau 蛋白为靶标的阿尔茨海默病药物研发将会出现新突破。

(韩景献　贾玉洁　任明山)

参 考 文 献

唐笛,黄汉昌,姜招峰. 2013. 阿尔兹海默病中 Tau 蛋白磷酸化调节. 生命的化学,33(1):6-13.

Avila J,Wandosell F,Hernández F. 2010. Role of glycogen synthase kinase-3 in Alzheimer's disease pathogenesis and glycogen synthase kinase-3 inhibitors. Expert Rev Neurother,10(5):703-10.

Boimel M,Grigoriadis N,Lourbopoulos A,et al. 2010. Efficacy and safety of immunization with pbospborylated tau against neurofibrillary tangles in mice. Exp Neuro1,224(2):472-485.

Chohan MO,Khatoon S,Iqbal IG,et al. 2006. Involve-ment of I2PP2A in the abnormal hyperphosphorylation of tau and its reversal by Memantine. FEBS Lett, 580(16):3973-3979.

Corcoran NM, Martin D, Hutter-Paier B, et al. 2010. Sodium selenate specifically activates PP2A phosphatase, dephosphorylates tau and reverses memory deficits in Alzheimer's disease model. J Clin Neurosci, 17(8):1025-1033.

Dickey CA, Kamal A, Lundgren K, et al. 2007. The high-affinity HSP90-CHIP complex recognizes and selectively degrades phosphorylated tau client proteins. J Clin lnvest, 117 (3):648-658.

Gong CX, Liu F, Grundke-Iqbal, et al. 2006. Dysregulation of protein phosphorylation/dephosphorylation in Alzheimer's Diserse: a therapeutic target. J Biomed Biotechnol, 2006(3):31825.

Gong CX, lqbal K. 2008. llyperphosphorylation of microtubule-associated protein tau: a promising therapeutic target for Alzheimer disease Cpl. Curr Med Chem, 15(23):2321-2328.

Gong EJ, Park HR, Kim ME, et al. 2011. Morin attenuates tauhyperphosphorylation by inhibiting GSK3β. Neurobiol Dis, 44(2):223-230.

Hampel H, Ewers M, Bürger K, et al. 2009. Lithium trial in Alzheimer's disease: a randomized, single-blind, placebo-controlled, multicenter 10-week study. J Clin Psychiatry, 70(6):922-931.

Hanger DP, AndertonBH, NobleW. 2009. Tau phosphorylation: the therapeutic challenge for neurodegenerative disease. Trends Mol Med, 15(3):112-119.

Hu JP, Xie JW, Wang CY, et al. 2011. Valproate reduces tau phosphorylation via cyclin-dependent kinase 5 and glycogen synthase kinase 3 signaling pathways. Brain Res Bull, 85(3-4):194-200.

Jain R, Flaherty PT, Yi S, et al. 2011. Design, synthesis, and testing of an 6-O-linked series of benzimidazole based inhibitors of CDKS/p25. Bioorg Med Chem, 19(1):359-373.

Jeon S, Hur J, Jeong HJ, et al. 2011. SuHeXiang Wan essential oil alleviates amyloid p induced memory impairment through inhibition of tau protein phosphorylation in mice. Am J Chin Med, 39(5):917-932.

Li J, Deng J, Sheng W, et al. 2012. Metformin attenuates Alzheimer's disease-like neuropathology in obese, leptinresistant mice. pharmacol Biochem Behav, 101(4):564-574.

Luo W, Dou F, Rodina A, et al. 2007. Roles of heat-shock protein 90 in maintaining and facilitating the neurodegenerative phenotype in tauopathies. Proc Natl Acad Sci USA, 104(22):9511-9516.

Medina DX, Caccamo A, Oddo S. 2011. Methvlene blue reduces Aβlevels and rescues early cognitive deficit by increasing proteasome activity. Brain Pathol, 21(2):140-149.

Shelton SB, Tohnson GV. 2004. Cyclin-rdependent kinase-5 in neurodegeneration. Neurochem, 88(6):1313-1326.

Shi LL, Yang WN, Chen XL, et al. 2012. The protective effects of tanshinone IIA on neurotoxicity induced byp-amyloid protein through calpain and the p35/Cdk5 pathway in primary cortical neurons. Neurochem Int, 61(2):227-235.

Shimada K, Motoi Y, Ishiguro K, et al. 2012. Long-term oral lithium treatment attenuates motor disturbance in tauopathy model mice: implications of autophagy promotion. Neurobiol Dis, 46(1):101-108.

Sun XY, Wei YP. Xiong Y, et al. 2012. Synaptic released zinc promotes tau hyperphosphorylation by inhibition of protein phosphatase 2A (PP2A). J Biol Chem, 287(14):11174-11182.

Tran HT, Sanchez L, Brody DL. 2012. Inhibition of JNK by a peptide inhibitor reduces traumatic brain injury-induced tauopathy in transgenic mice. J Neuropathol Exp Neurol, 71(2):116-129.

van Eersel J, Ke YD, Liu X, et al. 2010. Sodium selenate mitigates tau pathology, neurodegeneration, and functional deficits in Alzheimer's disease models[J]. Proc Natl Acad Sci U S A, 107(31):13888-13893.

Wang Y, Martinez-Vicente M, Kruger U, et al. 2009. Tau fragmentation, aggregation and clearance: the dual role of lysosomal processing. Hum Mol Genet, 18(21):4153-4170.

Yoon SY Park JS, Choi JE, et al. 2010. Rosiglitazone reduces tau phosphorylation via JNK inhibition in the hippocampus of rats with type 2 diabetes and tau transfected SH-SYSY cells. Neurobiol Dis, 40(2):449-455.

Yuzwa SA, Shan X, Macauley MS, et al. 2012. Increasing G1cNAc slows neurodegeneration and stabilizes tau against aggregation. Nat Chem Biol, 8(4):393-399.

Zhang Z, Zhao R, Tang Y, et al. 2011. Fuzhisan, a Chinese herbal medicine, inhibits β-amyloid-induced neurotoxicity and tau phosphorylation through calpain/Cdk5 pathway in cultured cortical neurons. Neurochem Res, 36(5):801-811.

第二十五章　乙酰胆碱酯酶抑制剂

AD 发病机制尚不清楚,胆碱能损伤假说为目前普遍接受的假说之一。该假说认为 AD 患者的脑内出现明显的胆碱能神经元丢失,导致突触部位乙酰胆碱(acetylcholine,Ach)含量减低,特别是皮质和海马、前脑 Meynert 基底核和隔区等部位更为突出。大量的动物实验和临床研究证明,胆碱能系统和记忆、学习能力密切有关。因此提高 AD 患者脑中的乙酰胆碱含量,促进胆碱能神经功能的药物成为研究重点。胆碱酯酶抑制剂(cholinesterase inhibitors,ChEI)抑制 Ach 活性,延缓 Ach 水解的速度,提高突触间隙 Ach 的水平,延长 Ach 对脑内胆碱受体的作用时间,从而提高患者的胆碱能神经功能,发挥对 AD 的治疗作用。美国食品药品管理局(FDA)目前只批准了 4 种治疗 AD 的乙酰胆碱酯酶抑制剂,即他克宁、多奈呱齐、利斯的明和加兰他敏。其中,他克宁目前已基本弃用。另外 3 个 AchEI 药物是目前治疗 AD 的一线药物。

一项对多奈哌齐、利斯的明和加兰他敏的 26 项临床研究进行了系统综述,经 meta 分析表明:对于患者认知功能的改善,三者疗效相当;但就总体功能的改善而言,多奈哌齐和利凡斯的明优于加兰他敏;然而,对于行为能力,多奈哌齐的疗效则优于利凡斯的明。此外,多奈哌齐不良反应发生率是 3 个药物中最低的。

AchEI 治疗 AD 最常见的不良反应有:恶心、呕吐、腹泻、头晕和体重减轻。短期来看,AchEI 耐受性相当好,但与安慰剂相比,其至少发生一次不良反应的概率及发生严重胃肠道不良反应的概率均稍高于安慰剂。此外,一项针对多奈哌齐、利凡斯的明和加兰他敏安全性和耐受性比较研究显示,与利凡斯的明和加兰他敏相比,接受多奈哌齐治疗的患者因不良反应中止治疗的概率及胃肠道不良反应发生率更低;而非胃肠道(中枢神经系统和心血管系统)不良反应 3 个药物均较少发生且类型相似,从中不难看出多奈哌齐较另外两个药物有更好的依从性。

1. 他克林

他克林(Tacrine,cognex®)(9-氨基四羟基丫啶)为非选择性可逆性抗胆碱酯酶药,由美国华纳-兰伯特公司研制,是 1993 年第一个获美国 FDA 批准用于治疗 AD 的药物。它可延缓胆碱能神经元分泌的 Ach 降解而提高脑皮质内 Ach 的水平。由于它具有高度脂溶性,因此极易透过血脑屏障。该药物除了具有抑制胆碱酯酶的作用外,还可以直接作用于胆碱能毒蕈碱型受体(M 受体)及烟碱型受体(N 受体),且对 M 受体的亲和力是对 N 受体亲和力的 100 倍,治疗量的本品可与 30% 以上 M 受体结合。此外,本品还可以促进乙酰胆碱的释放,该作用可被非选择性毒蕈碱型受体拮抗剂阿托品抑制。临床实验表明大剂量应用他克林可以明显改善轻、中度 AD 患者的认知功能。本品的半抑制率[half maximal(50%)inhibitory concentration(IC)of a substance,IC_{50}]≤4μmol/L,半衰期($T_{1/2}$)为 2～4h,因此需 4 次/天给药。本品服用时主要副作用为无症状转氨酶升高,易出现肝功能异常、消化道不适症状,因此他克林目前很少用于临床治疗。

2. 多奈哌齐

多奈哌齐(Aricept,donepezil®),由日本卫材公司研制,1996 年获得 FDA 批准治疗 AD,

为第二代中枢性乙酰胆碱酯酶抑制剂。该药是一种具有高度选择性可逆性 ChEIs,主要通过抑制皮质和海马回的 AchE 活性,提高患者脑中乙酰胆碱的水平,从而改善认知障碍及海马萎缩的进程。多奈哌齐是四个药物中唯一一个可用于轻、中、重度 AD 治疗的药物,口服吸收良好,且不受性别、年龄等影响,代谢缓慢,$T_{1/2}$ 为 70h,故临床上每日仅需用药 1 次,血药浓度 3 ~4h 可达峰值,治疗开始后 3 周血药浓度可达稳态。血浆中 95% 的多奈呱齐与血浆蛋白结合,并最终以原型由尿液排泄(50%)或由细胞色素氧化酶 P450 系统进行代谢分解(50%)。建议初始量为 5mg/d,就寝前服用。1 个月后可增至 10mg/d。

多奈哌齐目前主要用于轻中度 AD 患者的治疗,其副作用发生率低,被公认为治疗轻、中度 AD“金标准”药物。一项旨在观察多奈哌齐疗效和安全性的多中心、双盲、随机、安慰对照的临床研究中,将纳入的轻中度 AD 患者随机分为口服多奈哌齐 5mg 组、10mg 组和安慰剂组。在治疗 12 周、18 周、24 周时 5mg 组和 10mg 组患者的 ADAS-cog 得分均较安慰剂患者有显著改善,且 10mg 组较 5mg 组改善更大(24 周时 5mg 组的 ADAS-cog 减少了 0. 67 分,10mg 组减少了 1. 06 分)而安慰剂组认知功能明显恶化。CIBIC-plus 评估的总体印象在接受治疗 12 周、24 周后 5mg 组和 10mg 组均较安慰剂组出现统计学差异,但停药 6 周后,症状恶化,最终与安慰剂组无差别。最常见的副作用是胆碱能类的副作用,如腹泻、恶心和呕吐,但这些均是短暂且轻微的。这一试验说明多奈哌齐是一种耐受性良好的药物,可以改善轻中度 AD 患者的认知和整体功能。

近年来已有相关临床试验关注于多奈哌齐在中重度 AD 患者中的疗效,但结论并不一致。由 Eisai 发起的一项大型试验,对中重度 AD 患者使用多奈哌齐,在初期阶段 23mg/d 与 10mg/d 的比较中未发现优越性,但事后分析宣称有显著性差异。比起 10mg/d,服用多奈哌齐 23mg/d 有 3 倍还高的胃肠道副作用,因此不仅 23mg/d 增加了不可预知的胃肠道副反应,还不能提供临床益处,而且每天 23mg/d 的多奈哌齐费用大约是 10mg/d 的 10 倍。2006 年 Farlow 等的一项随机、双盲、对照试验研究中患者被分为高剂量多奈哌齐组(23mg/d)和常规剂量多奈哌齐组(10mg/d)进行总体功能和认知功能的疗效比较。结果显示,高剂量多奈哌齐在认知功能方面的疗效明显优于常规剂量多奈哌齐,但在总体功能方面的疗效,两者无明显差异。同时,该研究的一项事后分析中还提示,高剂量多奈哌齐(23mg/d)与常规剂量的多奈哌齐相比,其对语言功能的改善,可以使患者更多地获益。

此外,Lu 等对 756 名 MCI 患者进行多奈哌齐和维生素 E 的为期 3 年,双盲,安慰剂对照的药物试验研究,结果显示,患抑郁症的 MCI 患者服用多奈哌齐比服用维生素 E 或安慰剂在 1. 7 年及 2. 2 年时进展为 AD 的比例更低,差异具有统计学意义。由此可见多奈哌齐治疗可延缓 MCI 中的抑郁患者发展为 AD 的进程。由此作者推断多奈哌齐似乎调整了由抑郁症状的而引起 AD 的危险因素。

3. 利斯的明

利斯的明(Rivastigmine,Exclon®),又名重酒石酸卡巴拉汀。由瑞士诺华公司开发,于 2000 年获得 FDA 批准,属于第二代 AchE 抑制剂。利斯的明是一种可逆性非竞争性 AchEIs,同时也是一种丁酰胆酯酶抑制剂(BchEs),具有高度的组织选择性,主要作用于大脑皮质和海马区。在 AD 早期,乙酰胆碱酯酶(AchE)活性降低,丁酰胆碱酯酶(BchE)活性轻度增高,随着病情进展,BchE 活性显著提高,利斯的明可双重抑制胆碱酯酶活性。

此外,在药代动力学方面,利斯的明还是一种长效的 ChEIs,可抑制酶活性长达 10h,口服吸收迅速,但有首过效应,血药浓度 1h 达峰值,易受食物影响,与食物同服后可使血药浓度峰值延后 90min。血浆中 40% 的利斯的明与血浆蛋白相结合,$T_{1/2}$ 为 1 ~ 2h,1d 后达稳态血浆浓度。90% 卡巴拉汀经肾脏排泄,且无代谢产物蓄积,它对中枢神经系统的作用较对外周神经系统的作用强,耐受性好,无肝脏毒性。在推荐的剂量范围内本品的抑制作用具有剂量的依赖性,主要用于轻中度的 AD 的治疗。本品推荐初始剂量为 1. 5mg/次,2 次/天,至少 2 周后增加到 3mg/次,2 次/天,再逐渐增加到 4. 5 ~ 6mg/次,但间隔至少为 2 周。不良反应少且轻微,有恶心、呕吐、腹泻等,服药一段时间后自行消失。另外,利斯的明还是首个也是唯一一个获准用于治疗由帕金森病所致轻中度痴呆的药物。其缓释贴片是各种抗 AD 药物中首个开发的经皮给药制剂品种,由于其最大血药浓度降低因而胃肠道不良反应显著降低。

一项旨在观察卡巴拉汀透皮贴剂安全性、耐受性、有效性的临床研究在 2007 年进行。1195 名 AD 患者进行为期 24 周,随机、双盲、双模拟的对照试验。将 AD 患者随机分为卡巴拉汀透皮贴剂 9. 5mg/24h 组、17. 4mg/24h 组、卡巴拉汀胶囊(6mg,bid)组或安慰剂组。治疗 24 周后分别根据 ADAS-Cog 量表和 ADCS-CGIC 量表对患者的认知功能和总体功能进行评估,结果显示 3 组使用卡巴拉汀的患者在认知功能和总体功能方面疗效均优于安慰剂组。卡巴拉汀贴剂组效果略优于胶囊制剂组,透皮贴剂低剂量(9. 5mg/24h)组与高剂量(17. 4mg/24h)组疗效及耐受性无明显差异,但高剂量组可能更早显效。而透皮贴剂组的恶心、呕吐等副作用与安慰剂相比在统计学无显著性差异。

另一项研究评估了口服或卡巴拉汀透皮贴剂的依从性和照顾者对于治疗的满意度。2252 名轻中度 AD 患者完成研究。开始时 54. 4% 患者口服卡巴拉汀,45. 6% 采取经皮方式;但 35. 6% 口服途径的患者中途转向了透皮贴剂治疗。对于 77. 5% 的透皮贴剂患者仅需一次剂量调整,而口服途径患者只有 11. 8% 。大部分贴皮治疗(80. 8% :57. 1% 口服治疗)在短时间内(51. 6d:205. 8d)达到了卡巴拉汀的最大治疗量。坚持服药率(60. 5% :47. 2%),并且对于贴皮治疗照顾者的满意度也很高(89. 4% :81. 9%)。因此在临床实践中,卡巴拉汀透皮贴剂途径有利于剂量调整,提高药物依从性,让更多患者在短期内达到卡巴拉汀的最大推荐治疗量。

4. 加兰他敏

加兰他敏(galantamine,reminy ®)由希雷公司与强生公司合作开发,属于第二代乙酰胆碱酯酶抑制剂,于 2001 年获得美国 FDA 许可用于治疗 AD。其最早是从石蒜科植物中提取的一种生物碱,为 AChE 的竞争性、可逆性抑制药,具有高度选择性,不仅可以抑制 AchE,延长 Ach 的作用时间,还可调节脑内烟碱样受体进而增加 Ach 释放。主要用于改善轻、中度 AD 患者的认知功能。口服吸收快,$T_{1/2}$ 为为 5 ~ 6h,故临床用药多为 1 日 2 ~ 3 次。

2006 年的一项观察性、多中心研究显示加兰他敏具有很好的安全性和耐受性,可以较好的改善轻中度 AD 患者的认知功能和精神行为。Burns 等 2007 年以重度 AD 患者为对象(MMSE:5 ~ 12 分)进行的一项随机、双盲、安慰剂对照研究显示,加兰他敏(24mg/d)在认知功能,尤其是记忆、执行功能和视空间能力等方面的改善优于安慰剂,而在日常生活能力方面,虽然结果提示加兰他敏对患者的运动功能有一定改善,但对总体生活能力的疗效与安慰剂无明显差异。另外,还有研究显示加兰他敏可以减少轻中度 AD 患者的语言重复,这可能是一个治疗有效的临床症状;还可以改善注意力不集中情况,同时认为改善的注意力也许对AD 患者认知功能有肯定的效果。

小结

至今已经有四种胆碱酯酶抑制剂被研制应用。他克林(tacrine)是第一个批准应用于临床上治疗 AD 的胆碱酯酶抑制剂,但因为其高发的肝脏毒性作用等,目前该药临床上已经弃用。目前仍在临床上应用于治疗轻中度 AD 的另外三种胆碱酯酶抑制剂分别是多哌奈齐(donepezil)、加兰他敏(galantamine)和利斯的明(rivastigmine)。多哌奈齐属于选择性可逆性胆碱酯酶抑制剂,它也用于治疗重度 AD 患者。利伐斯的明属于乙酰胆碱酯酶和丁基胆碱酯酶的抑制剂。加兰他敏除具有抑制胆碱酯酶活性外,还可刺激烟碱型乙酰胆碱受体而发挥治疗作用。尽管至今多项临床研究和 meta 分析已经证实了这三种药物的临床疗效,但是其疗效持续的时间至多仅维持 12 ~24 个月,长期观察发现它们并不能减慢患者认知功能降低的速率。此外,临床上因不同医师的认识与处方习惯的不同,对这类药物的使用方法也不尽相同。但这类药物因具有明显的量-效关系,通常在患者诊断明确后即须开始应用,并根据患者对药物的耐受情况递增药物剂量,但对于理想的起始治疗时机仍存有争论。尽管该治疗仅可改善临床症状,但是胆碱酯酶抑制剂(多奈哌齐、加兰他敏和利斯的明)因具有明显改善日常生活能力、行为功能和认知功能的作用,已经广泛地在临床上用于治疗轻度和中度 AD。

迄今为止治疗 AD 的药物的研究和开发着眼于维持退化的胆碱能神经元的功能为主要方向之一,其中又以乙酰胆碱酯酶抑制剂的研究为重点。然而胆碱能药物治疗 AD 只能缓解其症状,不能减轻神经细胞的退化,也不会对疾病的进程有所改善。因此开发能延缓 AD 疾病过程的新药才是可选的最佳方案。

(韩景献　贾玉洁)

参考文献

Birks J. 2006. Cholinesterase inhibitors for Alzheimer's disease. Cochrane Database Syst Rev, (1): CD005593.

Blesa R, García Ribas G, Galdós L, et al. 2006. Observational study on safety, tolerability and effectiveness of galantamine in patients with mild to moderately severe Alzheimer's disease. Neurologia, 21(6): 289-96.

Burns A, Bernabei R, et al. 2009. Safety and efficacy of galantamine (Reminyl) in severe Alzheimer's disease (the SERAD study): a randomised, placebo-controlled, double-blind trial. Lancet Neurol, 8(1): 39-47.

Cruz Jentoft AJ, Hernández B. 2014. Rivastigmine as treatment for patients with mild to moderately severe Alzheimer's disease under normal clinical practice conditions. The ENTERPRISE study. Neurologia, 29(1): 1-10.

Estadieu MC, Machou C, Berthezène P, et al. 1998. Balance sheet of tolerance-efficacy on the use of tacrine in 100 cases of Alzheimer's disease. Therapie, 53(1): 67-76.

Farlow MR, Salloway S, Tariot PN, et al. 2010. Effectiveness and tolerability of high-dose (23 mg/d) versus standard-dose (10 mg/d) donepezil in moderate to severe Alzheimer's disease: a 24-week, randomized, double-blind study. Clin Ther, 32(7): 1234-1251.

Ferris SH, Schmitt FA, Saxton J, et al. 2011. Analyzing the impact of 23 mg/day donepezil on language dysfunction in moderate to severe Alzheimer's disease. Alzheimers Res Ther, 3(3): 22-30.

Galvin JE, Cornblatt B, Newhouse P, et al. 2008. Effects of galantamine on measures of attention: results from 2 clinical trials in Alzheimer's disease patients with comparisons to donepezil. Alzheimer Dis Assoc Disord, 22(1): 30-38.

Hansen RA, Gartlehner G, Webb AP, et al.2008.Efficacy and safety of donepezil, galantamine and rivastigmine for the treatment of Alzheimer's disease: A system review and meta-analysis.Clin Interv Aging, 3(2):211-225.

Knopman DS.2012.Donepezil 23 mg: An empty suit.Neurol Clin Pract, 2(4):352-355.

Lockhart IA, Mitchell SA, Kelly S. 2009. Safety and tolerability of donepezil, rivastigmine and galantamine for patients with Alzheimer's disease: Systematic review of the "real-world" evidence.Dement Geriatr Cogn Disord, 28(5):389-403.

Lu PH, Edland SD, Teng E, et al.2009.Donepezil delays progression to AD in MCI subjects with depressive symptoms.Neurology, 72 (24):2115-2121.

Mimica N, Presecki P.2009.Side effects of approved antidementives.Psychiatr Danub, 21(1):108-113.

Rockwood K, Fay S, Jarrett P, Asp E.2007.Effect of galantamine on verbal repetition in AD: a secondary analysis of the VISTA trial. Neurology, 68(14):1116-1121.

Rogers SL, Farlow MR, Doody RS, et al. 1998. A 24-week, double-blind, placebo-controlled trial of donepezil in patients with Alzheimer's disease.Donepezil Study Group.Neurology, 50(1):136-145.

Winblad B, Grossberg G, Frölich L, et al.2007.IDEAL: a 6-month, double-blind, placebo-controlled study of the first skin patch for Alzheimer's disease.Neurology, 69 (4 Suppl 1):S14-22.

第二十六章　谷氨酸受体拮抗剂

1. 主要作用机制

谷氨酸是脑中最常见的兴奋性神经递质，对学习、记忆过程具有重要影响，其浓度增加或神经节对谷氨酸敏感性增强均可增加 NMDA 受体、AMPA（a-amino-3-hydroxy-5-methyl-4-isoxazole-propionic acid，α-氨基-3-羟基-5-甲基-4-异恶唑）受体与谷氨酸结合，引起电压调控性钙通道开放或激活磷酸肌醇环路，使细胞内钙超载，导致神经细胞损伤、凋亡。NMDA 受体介导的兴奋性谷氨酸毒性在淀粉样蛋白诱导的神经细胞死亡中发挥重要作用。美金刚作为一种低中度亲和力、非竞争性、强电压依赖性的 NMDA 受体阻断剂，不仅可以阻断谷氨酸递质系统异常激活的神经毒性作用，保护神经细胞，而且抑制谷氨酸系统病理性激活导致的背景噪音，保留正常的生理性信号传递，维持长时程增强效应（long-term potentiation，LTP）的生成，而不影响谷氨酸参与正常学习和记忆等生理作用。因此寻找拮抗 NMDA 受体的药物将有利于保护脑神经和治疗阿尔茨海默病。由美国礼来公司于 1968 年首先合成的盐酸美金刚（memantine，又名易倍申）是美国食品药品管理局（FDA）于 2003 年 10 月 16 日批准的首个也是唯一一个用于中重度 AD 的治疗的 NMDA 受体拮抗剂。

盐酸美金刚还可通过促进大脑皮层和边缘系统的脑源性神经营养因子（brain derived neurolrophic factor，BDNF）mRNA 的表达及增加 BDNF 受体亚型 trkB（此亚型为盐酸美金刚的结合部位），从而增加 BDNF 的含量、增强其对神经细胞提供的保护作用，改善记忆功能。此外，美金刚还可通过另外两条途径发挥神经保护作用，对 $5\text{-}HT_3$ 受体的非竞争电压依赖性抑制作用（IC_{50}:0.2mol/L）和对烟碱型胆碱受体的抑制作用（IC_{50}:6.6mol/L）。但近年也有研究显示，盐酸美金刚的神经保护作用可能涉及其他的作用机制，但目前还无明确定论，有待进一步研究。

2. 体内代谢过程

盐酸美金刚口服给药，开始剂量为 5mg/d，以后增加 5mg/d，直至 20mg/d（bid）。本品口服吸收良好，且不受食物、年龄、性别影响，在治疗剂量范围内呈线性药代动力学特征。口服给药 3～8h 血药浓度达到峰值，$T_{1/2}$ 为 60～80h。血浆蛋白结合率 45%，57%～82% 以原型、其余以代谢产物 *N*-3，5-二甲基-葡萄糖醛酸苷、6-羟基美金刚和 1-亚硝基-脱氨基美金刚形式经尿液排泄，这 3 种代谢物也有较低的 NMDA 受体阻滞剂活性。99% 以上美金刚经肾脏排泄。对于肾功能正常的志愿者，总体清除率为 170ml/（min · 1.73m^2）；对于老年人，不论肾功能正常或减退，肌酐清除率与美金刚的总体肾脏清除率显著相关。肾脏清除率受尿液 pH 影响，尿液 pH 为 8 时，肾脏清除率下降 80%。因此，在用药过程中，提高尿液 pH 会导致美金刚的蓄积，而酸化尿液可加快美金刚的排出。目前盐酸美金刚在临床上的常用口服剂量为 20mg/d，其稳定血药浓度为 70～150ng/ml，这在健康人群和痴呆人群中无明显差别。

3. 盐酸美金刚的临床疗效

（1）治疗中重度 AD 临床疗效

1）单独使用：一项基于欧洲 6 项Ⅲ期临床试验，纳入 1826 名中重度 AD 患者的 meta 分析结果进一步显示，盐酸美金刚治疗中重度 AD 是安全、有效的，对认知、行为、功能和总体指标均有改善作用，耐受性良好，不良事件的总发生率分别相当于安慰剂。这项荟萃分析支持盐酸美金刚对中度至重度AD患者的临床疗效。Förstl H等于2011年进行了一项为期6个月，对4305名轻度至重度的德国和希腊AD患者每天服用20mg美金刚的观察研究发现，与基线相比，6个月后接受盐酸美金刚治疗的67.4%的患者认知功能得到改善，15.1%保持稳定，仅17.5%患者认知功能评定下降。ADL得分由基线的70.5分下降至6个月后的66.6分，生活自理能力有所提高。该结果同样证实了盐酸美金刚治疗的有效性，且具有很好耐受性。同时，另一项多中心、开放性的临床实验也证实盐酸美金刚的治疗是安全且有效的，同时精神症状也得到改善，照顾者负担有所减轻。

2010年6月，美国FDA批准了Forest和Merz两制药公司联合开发的盐酸美金刚(memantine hydrochloride)28mg缓释胶囊NamendaXR，用于一日1次口服治疗中至重度阿尔茨海默病患者。Namenda XR治疗中至重度阿尔茨海默病的安全性和有效性已得到一项随机、双盲、安慰剂对照试验的确认。2013年Grossberg等进行的一项将中重度AD患者随机分为盐酸美金刚缓释剂治疗组和安慰剂治疗组的研究同样也证实该制剂的有效性。该研究中盐酸美金刚缓释剂组(28mg)79.8%的患者和安慰剂组81.2%患者完成该项临床研究，治疗期24周结束后，盐酸美金刚缓释剂组患者在认知功能、总体功能和精神症状方面均远远超过安慰组患者，而在日常生活能力方面两组患者无显著性差异。另外，美金刚缓释剂组患者常见的副作用是头痛(5.6%)和腹泻(5.0%)。

2）联合胆碱酯酶抑制剂使用：近年来，已有相关临床试验关注于盐酸美金刚与胆碱酯酶抑制剂联合应用治疗中重度AD患者，但结论并不一致。一项多中心、双盲、安慰剂对照的Ⅲ期临床研究观察了多奈哌齐与盐酸美金刚联用的效果，有404例MMSE评分在5～14的中重度AD患者参加，在原先多奈哌齐治疗方案中加入盐酸美金刚或安慰剂，盐酸美金刚剂量由5mg/d逐渐增加到20mg/d，结果24周后给药组AD患者认知、行为能力、日常生活能力以及总体评价等方面比单用多奈哌齐组有显著改善。2012年Howard等对295名已经接受多奈哌齐至少3个月的中重度AD患者(MMSE评分在5～13分)随机分为继续服用多奈哌齐(服用多奈哌齐和美金刚安慰剂)组，停止多奈哌齐(服用多奈哌齐安慰剂和盐酸美金刚安慰剂)组，停止多奈哌齐开始盐酸美金刚(服用多奈哌齐安慰剂和美金刚)组，继续多奈哌齐开始盐酸美金刚(服用多奈哌齐和盐酸美金刚)四组。患者接受治疗52周，主要疗效指标是SMMSE，BADLS。SMMSE提高1.4分和BADLS降低3.5分被认为具有临床差异。与停止多奈哌齐患者比较，继续服用多奈哌齐组患者SMMSE提高1.9分，BADLS降低3分。与停止多奈哌齐组患者相比，停止多奈哌齐开始接受盐酸美金刚组患者SMMSE提高1.2分，BADLS降低1.5分。多奈哌齐联合盐酸美金刚与单用多奈哌齐相比疗效无显著性差异。

(2）治疗轻度AD疗效：目前，美金刚治疗轻度AD是否有效仍存在争议。由Peskind ER等进行了一项应用盐酸美金刚治疗那些不能耐受胆碱酯酶抑制剂的轻中度AD患者的有效性和安全性的临床研究，治疗24周后结果显示，与安慰剂相比，盐酸美金刚在认知、总体评估方面具有改善作用且耐受性良好。该试验结果支持盐酸美金刚治疗轻中度AD是有效和安全的。而2011年的一篇关于盐酸美金刚治疗轻度AD的系统评估纳入3项遵循循证医学原则的临床试验共431名轻度AD患者，分析结果显示，无论是认知终点或是其他终点盐酸美金刚治疗组和安慰剂组均无显著性差异。文章结论认为尚无证据证明美金刚治疗轻度AD有效。因此多个阿尔茨海默病指南中均未将盐酸美金刚作为轻度AD治疗药物予以推荐。

综上所述，盐酸美金刚作为首个应用于治疗中、重度 AD 的临床药物，临床研究已证实其安全、有效、耐受性好，对患者的认知功能、日常生活能力、精神行为症状方面均有改善作用，且能使照顾者负担有所减轻。但其与胆碱酯酶抑制剂联合使用，如多奈哌齐、加兰他敏等效果如何，尚有待于进一步研究。

（韩景献　贾玉洁）

参考文献

Barnes CA, DanyszW, Parsons CG. 1996. Effects of the uncompetitive NMDA receptor antagonist memantine on hippocampal long-term potentiation, short-term exploratory modulation and spatial memory in awake, freely moving rats. Eur J Neurosci, 8(3): 565-571.

Förstl H, Stamouli SS, Janetzky W, et al. 2011. Memantine in everyday clinical practice: a comparison of studies in Germany and Greece. Dement Geriatr Cogn Disord, 32(4): 267-272.

Gauthier S, Wirth Y, Möbius HJ. 2005. Effects of memantine on hehaviournl symptoms in Alzheimer's disease patients; an analysis of the nenropsychiatric inventory (NPI) data of two randomized, controlled studies. Int J Geriatr Psychiatrt, 20(5): 459-464.

Grossberg GT, Manes F, Allegri RF, et al. 2013. The safety, tolerability, and efficacy of once-daily memantine (28 mg): a multinational, randomized, double-blind, placebo-controlled trial in patients with moderate-to-severe Alzheimer's disease taking cholinesterase inhibitors. CNS Drugs, 27(6): 469-478.

Howard R, McShane R, Lindesay J, et al. 2012. Donepezil and memantine for moderate-to-severe Alzheimer's disease. N Engl J Med, 366(10): 893-903.

Jantas D, Szymanska M, Budziszewska B, et al. 2009. An involvement of BDNF and PI3-K/Akt in the anti-apoptotic effect of memantine on staurosporine-evoked cell death in primary cortical neurons. Apoptosis, 14(7): 900-912.

Parsons CG, Stöffler A, Danysz W. 2007. Memantine: a NMDA receptor antagonist that improves memory by restoration of homeostasis in the glutamatergic system--too little activation is bad, too much is even worse. Neuropharmacology, 53(6): 699-723.

Peskind ER, Potkin SG, Pomara N, et al. 2006. Memantine treatment in mild to moderate Alzheimer's disease: a 24-week randomized, controlled trial. Am J Geriatr Psychiatry, 14(8): 704-715.

Schneider LS, Dagerman KS, Higgins JP, et al. 2011. Lack of evidence for the efficacy of memantine in mild Alzheimer's disease. Arch Neurol, 68(8): 991-998.

Sánchez Ortiz C, Durán Alonso JC, García López MT, et al. 2010. Memantine in the pharmacologic treatment of moderately severe to severe Alzheimer's disease in Spain (MEMORY study). Rev Neurol, 51(9): 525-534.

Winblad B[1], Jones RW, Wirth Y, et al. 2007. Memantine in moderate to severe Alzheimer's disease: a meta-analysis of randomised clinical trials. Dement Geriatr Cogn Disord, 24(1): 20-27.

第二十七章　抑制炎症相关治疗

阿尔茨海默病的发病机制复杂,至今仍不完全清楚。老年斑和神经纤维缠结是 AD 最具特征性的病理改变,在老年斑的周围有大量活化的胶质细胞和大量的炎症因子分泌,因此神经炎性反应在 AD 发病机制中的作用一直备受关注。

1. 抑制胶质细胞活性相关治疗

胶质细胞在神经炎性斑块和神经元纤维缠结形成中起着重要作用,同时对神经元产生直接毒性作用,因此许多药物通过抑制其介导的炎性反应达到治疗 AD 的效果。Hashioka S 等的研究表明质子泵抑制剂如兰索拉唑或奥美拉唑可以抑制肿瘤坏死因子 α(tumor necrosis factor-α,TNF-α)和白细胞介素 6(interleukin6,IL-6)的分泌,减弱小胶质细胞的毒性,还可以和非甾体抗感染药布洛芬共同使用对小胶质细胞协同起到抗感染作用。因此非甾体抗感染药联合质子泵抑制剂可能对 AD 的治疗有效。蓝莓浓缩物能够通过抑制 p44/42 促分裂素原活化蛋白激酶(MAPK)通路抑制 Aβ 引起的小胶质细胞活化。另外,过氧化物酶体增殖激活受体 γ(peroxisome proliferators activated receptor-gamma,PPAR-γ)可通过 IL-10 抑制小胶质细胞的活化。罗格列酮作为 PPAR-γ 的强效激动剂,在 Watson 等进行的一项安慰对照、双盲、平行预实验结果中,证实相对于安慰剂组,接受罗格列酮的受试者表现出更好的延迟回忆和选择性注意力。

2. AD 相关的炎症因子治疗

许多炎症因子在 AD 的发病机制中重要作用已经得到证实。AD 患者与健康者相比脑组织中明显增加的炎症因子主要是 TNF-α、白细胞介素-1(IL-1)、IL-6、转化生长因子-β(TGF-β)等。其中研究最多的是 TNF-α 与 IL-1,IL-6。

TNF-α 是一种炎症信号因子,通过相应的受体,触发下游的级联反应,调节神经元之间的突触联系。AD 患者脑脊液中存在着过多的 TNF-α,导致了突触的功能障碍;同样 TNF-α 也导致 AD 患者内皮细胞及微血管的功能障碍、淀粉样蛋白生成及淀粉样蛋白诱导的记忆障碍。研究者在 AD 和 MCI 研究中针对 TNF-α 做了大量研究。依那西普是一种有效的抗肿瘤坏死因子制剂,通过结合 TNF-α 抑制其促炎效应,现已被批准临床使用来治疗风湿性关节炎和其他的一些炎性疾病。Tobinick 等进行的一项前瞻性,单中心,开放性的临床研究中,15 例轻度至重度 AD 患者均接受依那西普每周一次,25～50mg 的治疗,主要观察指标为 MMSE,ADAS-Cog 和 SIB,治疗 6 个月后各项指标具有显著性改善,MMSE 增加了 2.13±2.23,ADAS-Cog 减少了 5.48±5.08,SIB 增加 16.6±14.52。脊髓周围注射 TNF-α 拮抗剂依那西普,同样对 AD 患者症状起到了改善作用。有报道称阿司匹林与黄芪颗粒合用能够抑制 $Aβ_{1\text{-}40}$ 诱导大鼠 AD 模型海马区 1L-6 和 TNF-α 的释放。

3. 非甾体抗感染药抑制炎症相关治疗

大规模流行病学研究的结果证实长期使用非甾体抗感染药(non-steroidal anti-inflammatory drugs,NSAIDs)的关节炎患者 AD 的发病率显著降低,并且服用此类抗感染药能延缓 AD 的病程。在 AD 患者脑内,环氧化酶-2(cyclo-oxygen-ase-2,COX-2)表达增加与 Aβ 水平具有高度一致性,而且 COX-2 与含 NFT 的神经元共存,说明 COX-2 在神经元内的表达增加,可能导致神经元死亡。非甾体抗感染药降低 AD 发病率的机制认为主要是大剂量的 NSAIDs 通过抑制 COX-2 的表达与酶的活性,阻断前列腺素介导的炎症反应通路,从而抑制局部炎症反应。此外,非甾体抗感染药还对小胶质细胞活化和炎症因子表达的影响,研究发现长期使用非甾体抗感染药可以显著降低 AD 患者的星形胶质细胞和小胶质细胞的活化。但是最近几年有大量实验研究发现非甾体抗感染药预防 AD 的机制可能与其抗感染作用无关,而与非甾体抗感染药能够降低 AD 的主要病理因素 $A\beta_{42}$ 有关。Steven CV 等在一项研究中发现布洛芬可以通过降低血清 Aβ 水平延缓 AD 发病。一些研究认为部分非甾体抗感染药(如舒林酸、消炎痛等)可以通过抑制 Rho-Rho 激酶(Rho-Rho associated kinase, RhoROCK)信号通路改变 PS-1 构象而影响 γ 分泌酶活性减少 $A\beta_{42}$ 的产生,另有研究发现 NSAIDs 能激活过氧化物酶体增殖物激活受体(PPAR)-γ 的表达,PPAR-γ 的过表达可以下调 APP 的表达和 Aβ 的分泌,其机制可能与 β-分泌酶的启动子位点有 PPAR-γ 结合位点有关,非甾体抗感染药可以通过激动 PPAR-γ 下调 β 分泌酶的表达,可减少 Aβ 的产生。

但是最近的研究却发现非甾体抗感染药并不能降低 AD 患者 Aβ 的产生,一些随机对照临床研究也发现 NSAIDs 并不能延缓 AD 患者病情的进展。临床实验证实口服 COX-2 抑制剂塞来考昔(50mg、200mg 和 400mg 2 次/天)对 AD 患者脑脊液中 Aβ 的水平没有影响,并且多个随机对照的临床研究证实 COX-2 拮抗剂罗非考昔和低剂量的萘普生与安慰剂相比并不能延缓轻、中度 AD 患者病情的进展,此外,在治疗组中还出现乏力,头晕,高血压和一些较严重不良事件。阿司匹林是临床最常用的非甾体抗感染药,其防治心脑血管病的效果已经被公认,最近的研究也没有显示出它对 AD 患者有利,反而增加 AD 患者出血的风险,故不主张用于治疗 AD 患者。因此到目前为止,现有证据尚不能有力的证实非甾体抗感染药可以改善 AD 症状,预防作用也有待于进一步证实。

近年来有关于 AD 的神经炎性反应的研究取得了一些进展,同时也提出了更多的问题。有关炎性反应与 AD 间的关系、抗感染药物对 AD 的治疗等方面的研究还不成熟,仍需进一步探索。

(韩景献　贾玉洁)

参 考 文 献

章卓,刘明华,秦大莲,等. 2009. 阿司匹林与黄芪颗粒合用对大鼠 Alzheimer' s 模型炎症因子影响研究. 四川生理科学杂志,31(1):9-11.

AD2000 Collaborative Group. 2008. Aspirin in Alzheimer s disease (AD2000): a randomised open-label trial. Lancet Neuro,7(1): 41-49.

Aisen PS, Schafer KA, Grundman M, et al. 2003. Effects of rofecoxib or naproxen vs placebo on Alzheimer disease progression: a randomized controlled trial. JAMA,289(21):2819-2826.

Alafuzoff I, Overmyer M, Helisalmi S, et al. 2000. Lower counts of astroglia and activated microglia in patientswith Alzheimer's disease with regular use of non-steroidal anti-inflammatory drugs. J AlzheimersDis,2(1):37-46.

Anthony JC, Breitner JC, Zandi PP, et al. 2000. Reduced prevalence of AD in users of NSAIDs and H2 receptor antagonists: the Cache County study. Neurology,54(11):2066-2071.

Etminan M, Gill S, SamiiA. 2003. Effect of non-steroidal anti-inflammatrory drugs on risk ofAlzheimer's disease: system aticreview and meta-analysis of observation studies. BMJ,327(7404):128-135.

Hashioka S, Klegeris A, McGeer PL. 2009. Proton pump inhibitors exert anti-inflammatory effects and decrease human microglial and monocytic THP-1 cell neurotoxicity. Exp Neurol,217(1):177-183.

Lleo A, Berezovska O, Herl L, et al. 2004. Nonsteroidal anti-inflammatory drugs lowerAbeta 42 and change presenilin 1 conformation. Nat Med, 10(10): 1065-1066.

Lleo A, Galea E, Sastre M. 2007. Molecular targets of non-steroidal anti-inflammatory drugs in neurodegenerative diseases. Cell Mol Life Sci, 64: 1403-1418.

McGeer PL, Schulzer M, McGeer EG. 1996. Arthritis and anti-inflammatory agents as possible protective factors forAlzheimer s disease: a review of 17 epidemiologic studies. Neurology, 47(2): 425-432.

Reines SA, Block GA, Morris JC, et al. 2004. Rofecoxib: no effect on Alzheimer s disease in a 1-year, randomized, blinded, controlled study. Neurology, 62(1): 66-71.

Soininen H, West C, Robbins J, et al. 2007. Long-term efficacy and safety of celecoxib in Alzheimer's disease. Dement Geriatr Cogn Disord, 23(1): 8-21.

Steven CV, Donald RM, Neil WK, et al. 2008. Protective effects of NSAIDs on the development of Alzheimer disease. Neurology, 70(19): 1672-1677.

Szekely CA, Breitner JC, Fitzpatrick AL, et al. 2008. NSAID use and dementia risk in the Cardiovascular Health Study: role of APOE and NSAID type. Neurology, 70(1): 17-24.

Szekely CA, Green RC, Breitner JC, et al. 2008. No advantage ofA beta 42-loweringNSAIDs for prevention of Alzheimer dementia in six pooled cohort studies. Neurology, 70 (24): 2291-2298.

SzekelyCA, Breitner JC, Fitzpatrick AL, et al. 2008. NSAID use and dementia risk in the Cardiovascular Health Study: role ofAPOE and NSAID type. Neurology, 70(1): 17-24.

Tobinick E, Gross H, Weinberger A, et al. 2006. TNF-alpha modulation for treatment of Alzheimer's disease: a 6-month pilot study. MedGenMed, 8(2): 25.

Tobinick E. 2009. Tumour necrosis factor modulation for treatment of Alzheimer's disease: rationale and current evidence. CNS Drugs, 23(9): 713-725.

Watson GS, Cholerton BA, Reger MA, et al. 2005. Preserved cognition in patients with early Alzheimer's disease and amnestic mild cognitive impairment during treatment with rosiglitazone: a preliminary study. Am J Geriatr Psychiatry, 13(11): 950-958.

Zhu Y, Bickford PC, Sanberg P, et al. 2008. Blueberry opposes beta-amyloid peptide-induced microglial activation via inhibition of p44/42 mitogen-activation protein kinase. Rejuvenation Res, 11(5): 891-901.

第二十八章　清除自由基和抑制氧化应激相关治疗

氧化应激与AD发病的各个环节都有联系，且与AD病理特征的形成关系十分密切，不难发现氧化应激在AD致病过程中起着非常重要的作用。抗氧化类药物既可以抑制Aβ沉积，又可以减轻Aβ诱导的氧化损伤，显示出较好的治疗效果，从而延缓或减轻AD病程的发展，是AD的重要治疗途径之一。减少自由基生成、增加自由基的清除或提高细胞的生化修复来减少其对细胞造成损害的抗氧化剂除了在其他章节介绍的兼具抗氧化作用的金属螯合剂、钙离子拮抗剂、非甾体抗感染药、美金刚等药物外，目前应用于阿尔茨海默病研究中的抗氧化药物还有以下几种。

1. 维生素E

维生素E能清除自由基，具有很强的抗氧化作用，在体内可保护其他易被氧化的物质（如不饱和脂肪酸、维生素A等），减少过氧化脂质的生成，还可通过影响炎症反应、延缓衰老和提高机体免疫力等机制来发挥作用。研究表明维生素E可预防化学诱导的AD模型小鼠学习记忆能力损伤，可能机制与提高超氧化物歧化酶活性、降低脂质过氧化产物含量、降低乙酰胆碱酯酶活性、降低脑组织中Aβ、转录因子NF-kB的表达等相关。

一项回顾性研究从130例患者中选出40例研究多奈哌齐联合维生素E治疗的效果，并从CERAD数据库中选择非治疗病例进行对照研究，结果显示联合治疗组的认知功能下降率较低。但是一项关于维生素E抗氧化作用的临床Meta分析，发现其中两篇有循证医学证据的文章评估了维生素E治疗AD的疗效和预防MCI向AD的转化治疗作用，临床观察2年，最后得出结论是维生素E治疗AD无效，亦不能延缓MCI发展成AD的速度。该Meta分析在2012年进行了更新，它包含3项有循证医学证据的临床研究。在第一项的临床观察中作者报告了2000U/天维生素E对一些AD患者有效。第二项关于维生素E治疗AD的研究结果显示相较于安慰剂组，治疗后6个月后维生素E降低了患者的氧化应激标志物水平，但简易精神状态检查（MMSE）评分没有显著差异。第三项研究的主要观察2000U/天维生素E对MCI转化为可能或很可能AD过程的效果。结果表明，769名参与者总共有214名受试者发展为AD，212名受试者发展为可能或很可能AD。维生素E组与安慰机组相比，在从MCI转化为AD的可能性方面无显著差异。由此作者得出结论，目前尚无令人信服的证据表明维生素E有益于AD的治疗或MCI向AD发生转化。

2. 维生素C

维生素C又称抗坏血酸，是一种水溶性抗氧化剂。研究证实AD患者脑内维生素C浓度比非痴呆者低，从而推测维生素C可能会影响AD的发生。在动物体内、体外研究中均已证明单独和联合口服维生素C和维生素E可以降低氧化性DNA损伤。2005年Boothby等进行了一项评估维生素C和维生素E单用或联合应用对AD发生的预防或治疗效果的Meta分析，其中包含的一项前瞻性观察研究中4740人联合应用400U/d维生素E和500mg/d维生素C达3年以上，AD的患病率（OR 0.22；95% CI：0.05～0.60）和发病率（HR 0.36；95% CI：0.09～0.99）均减少，但这一结果与另一项前瞻性观察结果相矛盾，该研究纳入980名受试者，他们均服用维生素C和维生素E，4年之后发现维生素C和维生素E对降低AD

的发生率方面无效，同时该 Meta 分析还显示维生素 E≥400U/d 服用 1 年以上会增加全因死亡率。另外，巨型试验结果表明，维生素 E 剂量≥400U/d 6.9 年，患者先前存在的血管疾病或糖尿病增加了心脏衰竭的发生率，且其他方面无益处。shelly L 等报道维生素 E 和维生素 C 单用或合用 5.5 年以上均不会降低痴呆或 AD 的发生风险。因此我们认为虽然一些研究证据表明维生素 C 有可能减少 AD 的发生，但研究结果并不一致，因此目前暂不宜长期服用维生素 C 来预防或治疗 AD。

3. 司来吉兰

司来吉兰是一种可逆性选择性单胺氧化酶 B 抑制剂。研究证实 AD 脑内海马区单胺物质浓度升高，单胺物质对认知功能影响很大。从药理作用机制上，司来吉兰可以抑制单胺物质氧化，提高记忆力，具有神经保护作用。2003 年 Jacqueline Birks 等进行的一项 meta 分析包含了 17 项司来吉兰平行或交叉安慰剂对照的临床研究，所有研究均观察了司来吉兰在认知方面的疗效，另外有 12 项研究还观察了行为和情绪方面的作用。观察期限为 3～105 周，患者人数为 10～341 人，患者年龄范围为 63～83 岁。研究观察评定量表包括认知功能，情感状态、日常生活能力和整体功能状态。结果显示司来吉兰治疗 AD 患者 4～6 周后，对日常生活活动能力方面和记忆方面有改善，而对情绪状态和整体功能方面则无疗效。而治疗 3 个月后，各种量表评定均无显著差异。最后作者得出结论认为没有证据能够表明司来吉兰对阿尔茨海默病患者能够带来临床益处。

4. 褪黑素

褪黑素（melatonin，MT）是松果体分泌的一种神经内分泌激素，具有十分强大的抗氧化应激作用，其清除自由基的能力是维生素 E 的 2 倍，谷胱甘肽的 4 倍，甘露醇的 14 倍。MT 通过直接或间接途径清除自由基，起到神经保护的作用。MT 可以明显减少星型胶质细胞产生的反应性氧化物，增加 Aβ 注入鼠的淋巴细胞和肝细胞中的自由基清除酶如超氧化物歧化酶、过氧化氢酶和谷胱甘肽过氧化物酶的水平。免疫组织化学的研究显示，MT 可以阻止 Aβ 注入鼠的大脑皮层中神经胶质酸性蛋白和肝脏及大脑皮层细胞中的转录因子 NF-κB 的激活。临床试验证实其可以改善 AD 患者的睡眠质量，减缓认知功能障碍的进一步发展，是一种很有潜力的脑保护剂。该药不良反应少，患者耐受性好。

一项多中心随机双盲、安慰对照的临床研究观察了褪黑素对 AD 伴睡眠障碍患者的有效性和安全性。157 例 AD 伴睡眠障碍患者纳入本次观察研究，随机分为服用褪黑素缓释剂 2.5mg/次组、褪黑素 10mg/次组和安慰剂组。2 个月后客观睡眠质量评定方面褪黑素的 2 个治疗组较安慰剂组有所改善，但无统计学意义，并且 AD 患者的照料者主观睡眠质量评定方面褪黑素缓释剂 2.5mg/次组较安慰剂组有改善，但是最后结论为依据客观评定参数褪黑素治疗 AD 患者伴失眠障碍无效。

5. 姜黄素

姜黄素（curcumin）是从姜科姜黄属植物姜黄、莪术、郁金等的根茎中提取出来的一种黄色小分子植物多酚，为二酮类化合物。姜黄素是一种天然的抗氧化剂，其含有的酚性羟基可以直接捕获或清除自由基，其自由基清除能力甚至高于维生素 E。体外实验表明，姜黄素能够清除自由基，并使大脑大分子免于脂类及蛋白质过氧化反应造成的损害。此外，姜黄素还可通过与 Cu^{2+}、Fe^{2+}结合形成复合物，降低金属离子所引起的氧化损伤及 Aβ 的聚集，从而起到预防 AD 的功能，并且形成的 Cu^{2+} 姜黄素复合物也具有一定的清除大脑内自由基的功能。有研究指出，姜黄素可以上调转录因子红系衍生核因子相关因子(Nrf)2 的表达，使得一些编码细胞保护蛋白及抗氧化酶的基因表达量上升，从而达到神经保护的作用。

姜黄素耐受性良好，作为一种抗氧化剂已见于相关临床随机双盲安慰对照试验报道，在 Baum L 等的一项随机安慰对照研究中因观察时间、观察终点指标不同和样本数少，得出的结论并不令人十分满意。目前由 Ringman 等和美国老年学会牵头分别正在进行姜黄素治疗轻到中度 AD 和 MCI 的临床Ⅱ期双盲安慰对照研究，结果值得期待。

6. α-硫辛酸

α-硫辛酸是 1951 年由 Reed 首次从猪肝中分离出来的天然产物，它作为辅酶参与三羧酸循环中 α-酮酸的氧化脱羧反应。最初 α-硫辛酸被列为维生素类，但随后的研究发现，人和动物均能自行合成。40 年来，对它的认识一直停留在其能量代谢方面的作用。而今，大量的研究工作转向 α-硫辛酸的抗氧化作用以及其在多种疾病中的预防和治疗作用中。α-硫辛酸可以通过与过渡金属螯合来抑制羟自由基的产生，同时对活性氧进行清除，从而增加还原型谷胱甘肽的水平。另外，可下调包括肿瘤坏死因子在内的氧化还原敏感的促炎蛋白的表达，同时诱导一氧化氮合酶的产生；还可清除脂质过氧化产物如羟基壬烯酸以及丙烯醛，可通过对胆碱乙酰基转移酶的激活以及增加葡萄糖的摄取产生更多的乙酰辅酶 A，从而使乙酰胆碱的产生增加。一项对小鼠的开放性记忆试验表明 α-硫辛酸对老龄化小鼠的疗效较年幼小鼠好。另一项研究表明，α-硫辛酸不仅能保护神经系统，还能促进神经再生。Hage K 等在 2007 年发表的一项研究结果显示，通过 12 个月的治疗，AD 患者给予 600mg/d 的 α-硫辛酸时，患者的认知功能稳定，MMSE 以及 ADAS-cog 评分稳定，同时经过 48 个月的样本扩大试验后发现，α-硫辛酸的应用使 MMSE 以及 ADAS-cog 评分的下降速度明显变缓。

7. 辅酶 Q

辅酶 Q 是生物体内广泛存在的脂溶性醌类化合物，不同来源的辅酶 Q 其侧链异戊烯单位的数目不同，人类和哺乳动物是 10 个异戊烯单位，故称辅酶 Q_{10}。辅酶 Q 在体内呼吸链中质子移位及电子传递中起重要作用，它是细胞呼吸和细胞代谢的激活剂，也是重要的抗氧化剂和非特异性免疫增强剂。但据现有证据可以推断，辅酶 Q 与维生素 E 在抗氧化作用方面有协同作用，其机制可能是通过还原维生素 E 在清除自由基时产生的 α-生育酚酰基自由基，节约和再生维生素 E 而起抗氧化作用的。

2012 年 Galasko DR 等进行的一项双盲，安慰对照临床试验将符合纳入标准的轻到中度 AD 患者随机分为维生素 E 800U/d 加维生素 C 500mg/d 加 α-硫辛酸 900mg/d(简称 E/C/ALA)的治疗组、辅酶 Q 400mg 3 次/天的治疗组或安慰剂组。观察指标为认知功能(简易精神状态检查)、日常生活功能力(日常生活能力量表)及脑脊液生物标志物。治疗 16 周后，结果显示各项治疗药物均耐受性良好，但 E/C/ALA 组在简易精神状态检查分数方面出现加速下滑情况，潜在的安全性值得关注。脑脊液中 $A\beta_{42}$，Tau 蛋白和 P-Tau 蛋白水平在 3 组之间无显著性差异。脑脊液中另一个氧化应激标志物 F2-异前列烷水平在 E/C/ALA 组平均下降 19%，但在其他 2 组则维持不变。在 E/C/ALA 组出现降低脑脊液中 F2-异前列烷水平表明在大脑中氧化应激水平下降。由此作者得出结论抗氧化剂并不影响 $A\beta_{42}$ 或 Tau 蛋白病理相关的脑脊液生物标志物水平。这种疗法引起认知功能下降加速，因此如果将来进行长期的临床试验需要更加谨慎的评估。

大量的临床和实验证据表明，Aβ 神经毒性及其诱导的氧化应激在 AD 的发病机制中具有重要作用，一方面自由基等产物直接或间接造成神经元损伤，另一方面 Aβ 诱导的氧化应激反应又可以加速 APP 水解，使 Aβ 产生增多，神经毒性作用增强。抗氧化类药物可以通过多种途径抗氧化损伤、降低 Aβ 神经毒性，从而保护神经细胞。因此，积极探索和开发抗氧化类药物，对 AD 的治疗具有积极意义。

（韩景献　贾玉洁）

参考文献

Baum L, Lam CW, Cheung SK, et al. 2008. Six-month randomized, placebo-controlled, double-blind, pilot clinical trial of curcumin in patients with Alzheimer disease. J Clin Psychopharmacol, 28(1): 110-113.

Baum L, Ng A. 2004. Curcumin interaction with copper and iron suggests one possible mechanism of action in Alzheimer's disease animal models. J Alzheimers Dis, 6: 367-377.

Boothby LA, Doering PL. 2005. Vitamin C and vitamin E for Alzheimer's disease. Ann Pharmacother, 39(12): 2073-2080.

Farina N, Isaac MG, Clark AR, et al. 2012. Vitamin E for Alzheimer's dementia and mild cognitive impairment. Cochrane Database Syst Rev, 11: CD002854.

Galasko DR, Peskind E, Clark CM, et al. 2012. Antioxidants for Alzheimer's disease: a randomized clinical trial with cerebrospinal fluid biomarker measures. Arch Neurol, 69(7): 836-841.

Gunasingh MJ, Philip JE, Ashok BS, et al. 2008. Melatonin prevents amyloid protofibrillar induced oxidative imbalance and biogenic amine catabolism. LifeSci, 83(3-4): 96-102.

Hage K, Kenklies M, McAfoose J, et al. 2007. alpha-lipoic acid as a new treatment option for Alzheimer's disease: a 48 months follow-up analysis. J Neural Transm Suppl, (72): 189-193.

Holmquist L, Stuchbury G, Berbaum K, et al. 2007. Lipoic acid as a novel treatment for Alzheimer's disease and related dementias. Pharmacol Ther, 113(1): 154-164.

Isaac MG, Quinn R, Tabet N. 2008. Vitamin E for Alzheimer's disease and mild cognitive impairment. Cochrane Database Syst Rev, 16: CD002854.

Jacqueline Birks, Leon Flicker. 2003. Selegiline for Alzheimer's disease. Cochrane Database Syst Rev, (1): CD000442.

Klatte ET, Scharre DW, Nagaraja HN, et al. 2003. Combination therapy of donepezil and vitamin E in Alzheimer's disease. Alzheimer Dis Assoc Disord, 17(2): 113-116.

Lee JS, Surh YJ. 2005. Nrf2 as a novel molecular target for chemo-prevention. Cancer Lett, 224(2): 171-184.

Maczurek A, Hager K, Kenklies M, et al. 2008. Lipoic acid as an anti-inflammatory and neuroprotective treatment for Alzheimer's disease. Adv Drug Deliv Rev, 60(13-14): 1463-1470.

Ringman JM, Frautschy SA, Cole GM, et al. 2005. A potential role of the curry spice curcumin in Alzheimer's disease. Curr Alzheimer Res, 2(2): 131-136.

Singer C, et al. 2003. A multicenter, placebo-controlled trial of melatonin for sleep disturbance in Alzheimer's disease. Sleep, 26(7): 893-901.

Wei QY, Chen WF, Zhou B, et al. 2006. Inhibition of lipid peroxidation and protein oxidation in rat liver mitochondria by curcumin and its analogues. Biochim Biophys Acta, 1760(1): 70-77.

第二十九章　干细胞及基因治疗

1. 干细胞移植治疗 AD

干细胞研究是近年来整个生命科学领域的研究热点。选择性的神经元丢失是阿尔茨海默病的病理特征之一。由于干细胞具有自我更新和高分化潜能,这为阿尔茨海默病的治疗提供了新的思路,即利用干细胞的特性对阿尔茨海默病进行治疗。干细胞治疗阿尔茨海默病的可能机制为:分化成神经样细胞、分泌营养因子、促进内源性修复、刺激血管再生及作用于炎性细胞等。目前将干细胞移植技术应用于治疗 AD 实验研究的干细胞主要有如下几种。

(1) 胚胎干细胞:胚胎干细胞(embryonic stem cells, ESCs)是来源于着床前囊胚期的内细胞团或早期胚胎原始生殖嵴的一种多潜能细胞,具有体外无限增生和高度自我更新两个显著特征。当前,ESCs 向神经元诱导分化主要采用体外诱导,包括基质细胞源性诱导法,生长因子诱导,应用谱系限制性发育控制基因控制 ESCs 向各类神经元分化和中药诱导等。但 ESCs 技术涉及伦理争议,而且术后易发生畸胎瘤,目前尚无法用于临床。

(2) 神经干细胞:神经干细胞(neural stem cell, NSCs)可以进行自我更新并且能够在一定的微环境中分化产生神经元、星形胶质细胞及少突胶质细胞。NSCs 治疗 AD 的目的是修复和替代受损神经元,重建细胞环路和功能。新近研究表明,NSCs 具有独特的生物学特征:①自我复制更新和多向分化潜能:NSCs 是具有增殖和分化潜能的原始神经细胞,其分化受内在基因调控,并受所处环境(包括细胞因子、缺血、炎症、损伤等微环境)的影响;②向周围组织迁移:移植后,干细胞能向病灶移动并产生新的神经细胞;③趋化性:NSCs 根据所到达位置而分化为特异性的神经组织细胞;④低免疫原性:在移植区,NSCs 免疫排斥反应较轻,利于存活。NSCs 的研究途径包括:①体外直接扩增 NSCs 或将其将定向分化为所需神经元后移植到大脑损伤部位;②诱导激活内源性 NSCs 使其迁移、增殖和分化来修复损伤神经。③将 NSCs 作为载体,导入外源性基因,使表达传递营养因子、生长因子,阻止神经元变性坏死,或释放并补充所缺失的神经递质。目前神经干细胞在动物实验上取得了很大的进展。

潘学兵等应用免疫毒素 192-IgG-saporin 注射入 SD 大鼠脑内建立胆碱能系统损伤的阿尔茨海默病模型,对其进行基底前脑神经干细胞移植治疗。移植后,损伤侧内侧隔核、斜角带核 $p75^{NGFR}$ 阳性神经元计数的面积、周长、灰度均增加;SD 大鼠学习、记忆能力较之前有所改善。移植的神经干细胞对 192-IgG-saporin 阿尔茨海默病模型大鼠基底前脑退变的 $p75^{NGFR}$ 阳性神经元数目具有补充和保护的作用。Xuan 等将神经胶质干细胞和从海马分离出的神经干细胞分别标记 Brdu 后,将其移植入 AD 模型大鼠的前脑基底部,结果发现神经干细胞移植组的胆碱能神经元数目明显高于神经胶质干细胞移植组,通过迷宫实验检测大鼠的记忆和学习能力都有所改善,这说明了神经干细胞能分化成胆碱能神经元,从而提高鼠的认知能力。虽然动物实验证明 NSCs 治疗 AD 可行,但它在实际临床应用上还面临着许多问题,如怎样在损伤部位定向诱导使其分化为胆碱能神经元,如何对脑中内源性 NSCs 进行定位,另外也缺乏充分证据评价 NSCs 移植在 AD 治疗中的作用。

(3) 间充质干细胞:间充质干细胞(mesenchymal stem cells, MSCs)来源于中胚层,为一种具有自我更新和多向分化潜能的未分化细胞。在特定条件下,可向成骨细胞、心肌细胞和神经元样细胞等细胞分化,不同来源的 MSCs 生物学性质不完全相同。

1）骨髓间充质干细胞:骨髓间充质干细胞(bone mesenchymal stem cells,BMSCs)在体内外都可向神经系统分化,作为一种多潜能干细胞对中枢神经系统缺血或外伤等造成的功能缺失治疗作用显著,与其他来源干细胞相比具有明显的优点:①取材方便,可从患者本人骨髓获取;②可在体外快速培养并定向诱导分化;③可在宿主脑组织中长期生存并整合;④无免疫排斥;⑤可通过基因工程技术加工;⑥可分泌对神经有重要保护作用的神经因子。因此,成人 BMSCs 移植是治疗 AD 等神经系统疾病的理想细胞来源。邬伟等观察利用切断双侧穹窿海马伞制作 AD 大鼠模型,移植 BMSCs,4 周后基底前脑胆碱能神经元和海马胆碱能神经元神经纤维明显增加,且应用免疫组化法发现 BMSCs 移植治疗后大鼠基底前脑胆碱能神经元神经生长因子(nerve growth factor,NGF)mRNA 表达升高,这说明了 BMSCs 移植治疗对 AD 模型大鼠中枢胆碱能系统有保护作用。

2）人羊膜间充质干细胞:人羊膜间充质干细胞(human amnionmembrane mesenchymal stem cells,hAM-MSCs):Anker 等从羊膜培养出 MSCs,其免疫表型鉴定与 BMSCs 相似,但比 BMSCs 具有更强的扩增能力,随后发现 hAM-MSCs 具有向神经元分化潜能。研究发现将 hAM-MSCs 经尾静脉移植后,可明显改善 AD 小鼠的学习记忆能力,心、肝、肾功能不受影响,未发生致死致瘤现象,安全可行。但是,AD 小鼠行为学改善的具体机制尚不清楚,hAM-MSCs 在 AD 小鼠体内的迁移,及其是否在脑内分化或诱导神经因子的释放等问题均需深入研究。

3）人脐带来源间充质干细胞:人脐带来源间充质干细胞(human umbili-cal cord blood-derived mesenchymal stem cells,HUCB-MSCs)与 BMSCs 一样,具有自我更新和多向分化潜能,在特定条件下,可向成骨细胞、心肌细胞和神经元样等分化,还具有免疫调节、肿瘤取向等特点。研究显示,HUCB-MSCs 的自我更新和多向分化潜能为细胞移植治疗提供了基础,而其免疫调节功能也极大地拓展了治疗方向和范围。Niu Y 等进行的研究显示 HUCB-MSCs 可以使 AD 小鼠大脑内神经胶质激活标志物、氧化应激水平和细胞凋亡出现下降,对神经元有保护作用,使 AD 小鼠的学习和记忆能力有所恢复。尽管如此,对 HUCB-MSCs 用于 AD 治疗还需进行更多的研究,如规范细胞采集培养流程、优化细胞移植方式、移植干预措施等,以便获得更多的实验数据,全面揭示细胞移植治疗 AD 的机制,最终实现应用于临床治疗的目的。

4）诱导多能干细胞:诱导多能干细胞(induced pluripotent stem cells,iPS)是一种类 ESCs,可自我更新,分化为任意胚层细胞。jaenisch 等的研究小组向小鼠注射 iPS 细胞,8 周后发现在 5 只接受治疗的小鼠中,4 只功能得到显著恢复,此研究中病理结果显示 iPS 细胞可分化为胆碱能神经元,用于治疗 AD。iPS 细胞来源广泛,操作简单,不涉及伦理问题,具有传统 ESCs 无法比拟的优势,但具有致癌性和诱导效率低下是目前 iPS 技术存在的两大缺陷,因此安全性问题是将来 iPS 细胞应用于临床前需解决的首要问题。

2. 基因治疗进展

基因突变被认为是 AD 的根本原因,从基因入手,有望根治 AD。目前认为编码淀粉样前体蛋白的 APP 基因、早老素基因 1(PS-1)、早老素基因 2(PS-2)和载脂蛋白 E(ApoE)基因与 AD 有关。目前基因治疗 AD 的研究主要有以下几种。

(1) 针对 APP 基因治疗:APP 基因突变会形成新的酶切位点,易为 β、γ 分泌酶(尤其是 γ 分泌酶)水解,进而产生大量的 $A\beta_{40}$ 和 $A\beta_{42}$,促进了淀粉样斑块的形成。HongCS 等用携带 siRNA 的单纯疱疹病毒载体封闭 APP 突变基因的表达有效阻断了 AD 小鼠海马淀粉样斑块的形成。

（2）针对 ApoE 基因治疗：ApoE 基因被认为与晚发型和散发型 AD 有关，且晚发型和散发型 AD 占所有 AD 患者的 90% 以上，因此研究 ApoE 基因意义重大。主流学说认为，ApoE 基因主要是影响了 Aβ 聚集和清除，其他机制还有参与了神经毒性和神经炎症的产生，促进了 Tau 的形成，影响突触重塑等。由于对 ApoE 的具体机制还未研究清楚，因此针对 ApoE 开发的药物很少，研究方向主要有 3 个：①开发一种小分子结构调节剂能够破坏 ApoE 区域相互作用，从而减少因 ApoE 区域相互作用产生的有害效应；②开发蛋白酶抑制剂来抑制一种可以裂解 ApoE 并产生有毒片段的酶 mo；③人工合成具有神经保护作用的 ApoE 类似物。目前上述研究都还处于临床前阶段，需要进一步研究其疗效。

（3）神经生长因子基因转移：已有大量研究表明，AD 患者脑内胆碱能神经元功能丧失甚至死亡，而神经生长因子（nerve growth factor，NGF）对基底前脑胆碱能神经元的生长和功能维持具有重要影响。在过去的 30 年中 NGF 一直被认为是治疗 AD 的候选药，但迟迟没有很好的 NGF 产品上市，原因是其需要定向给药到受损伤的神经组织才能避免不良反应的产生。因此，如何定向给予 NGF 成为一个难题。最初的给药方式是脑内灌注，但临床研究中患者仍然会出现疼痛、体重减轻等不良反应。现在转向采用基因和细胞疗法，如 Ceregene 公司开发的 CERE-110（AAV2-NGF）是携带了 NGF 编码基因的腺病毒载体，通过开颅手术的方式进入机体后可编码 NGF。为期 3、6、9、12 个月的动物试验表明，CERE-110 进入脑内靶部位后能稳定且持续产生 NGF，通过改变剂量可以控制 NGF 的表达量，且在较长的观察期内未见记忆缺失或某种蛋白的积累。本品的Ⅰ期临床研究中，6 例轻中度 AD 患者脑内注射 CERE-110，1 年后检测发现与对照组相比 CERE-110 组智力衰退现象有所改善，且都没有发现长时间的不良反应。本品目前已进入Ⅱ期临床研究中。

（4）加速 Aβ 降解的基因治疗

1）脑啡肽酶：脑啡肽酶（neprilysin，NEP）属中性 M13Zn 金属蛋白酶家族，是位于脑神经轴突和突触膜上的Ⅱ型跨膜糖蛋白，主要在黑质纹状体通路表达，海马和大脑皮质也有表达。NEP 的催化位点暴露在细胞外，是脑中细胞外不溶性 Aβ 的主要降解酶。研究发现，AD 患者大脑皮层和海马处 NEP 的活性和水平显著降低。用慢病毒载体、腺相关病毒载体或单纯疱疹病毒载体将 NEP 基因导入 AD 模型小鼠脑中，显著降低脑内 Aβ 水平，减少淀粉样斑块的沉积，降低氧化应激和炎症反应，抑制海马和额叶的神经病变，提高了 AD 小鼠的空间识别能力。

2）内皮素转化酶：内皮素转化酶（endothelin-converting enzyme，ECE）也是 M13Zn 金属蛋白酶家族的一员，参与脑内 Aβ 的降解。细胞学研究显示，抑制 ECE 的活性，Aβ 的聚集增加；ECE 过表达，Aβ 的聚集减少。动物实验研究显示，ECE 基因缺失的小鼠脑内 Aβ 的水平升高；相反，将表达 ECE 的重组腺相关病毒注射到 AD 模型小鼠大脑皮层及海马中，注射部位 Aβ 水平显著降低。

3）胰岛素降解酶：胰岛素降解酶（insulin degrading enzyme，IDE）位于神经元细胞膜上，主要参与细胞内可溶性 Aβ 单体的降解。敲除 IDE 基因，小鼠脑中 Aβ 的降解下降，脑内 Aβ 水平显著升高。IDE 基因缺陷也将导致 AD 患者皮层微血管 Aβ 累积，形成脑淀粉样血管病变。LeissringMA 等通过转基因技术使 AD 模型小鼠脑 IDE 的表达增加了约 2 倍，显著降低脑 Aβ 的水平，延迟或完全预防脑中淀粉样斑块的形成。

4）纤维蛋白溶酶（plasmin）：纤维蛋白溶酶（plasmin）介导的酶解过程除了在纤溶、细胞迁移等病理生理过程发挥作用外，也参与脑内 Aβ 的降解。有活性的 plasmin 是由组织型纤溶酶原激活剂（tissue plasminogen acti-vator，tPA）和尿激酶型纤溶酶原激活剂（urokinase-type plas-minogen activator,uPA)催化没有活性的血纤维蛋白溶酶原(plasminogen)而形成的。在AD模型小鼠脑中可见tPA和plasminogen共同表达于淀粉样沉积部位,对$Aβ_{42}$降解起了重要的作用。在AD患者或AD模型动物脑内,plasmin的表达与正常个体相比均显著降低。而用uPA或tPA和plasminogen联合应用均可显著降低AD模型小鼠脑内Aβ的沉积及淀粉样斑块的形成。

5）组织蛋白酶B(cathepsin B,CatB):组织蛋白酶B(cathepsin B,CatB)也可以降解Aβ,尤其是Aβ42。抑制AD模型小鼠CatB基因的表达,$Aβ_{42}$的表达升高,淀粉样蛋白沉积加剧。用慢病毒介导CatB基因转染老年AD模型小鼠,显著降低了已有的Aβ沉积。

（5）加速Aβ转运的基因治疗

1）低密度脂蛋白受体相关蛋白:胞外可溶性Aβ与血管内皮细胞表达的低密度脂蛋白受体相关蛋白(LRP)结合,经转胞作用过血脑屏障进入血液循环;脑内可溶性Aβ通过脑间质液进入脑脊液同样需要LRP的介导;血清中还存在一种可溶性的LRP可以结合血清中70%~90%的Aβ,抑制血液中的Aβ进入脑内。AD患者或AD模型小鼠脑微血管LRP的表达与正常个体相比显著降低。Sagare等利用重组型sLRP-IV对AD模型小鼠进行治疗,显著降低了血管壁和脑中Aβ的沉积,改善了AD小鼠的学习记忆能力。

2）晚期糖基化终产物受体:晚期糖基化终产物受体(receptor for advanced glycation end products,RAGE)是一种多功能的细胞表面受体,属于免疫球蛋白家族,分胞外域、跨膜域和胞内域。AD患者脑中过度的Aβ数量可上调RAGE的表达。Arancio等通过转基因技术使AD小鼠脑中表达的RAGE缺乏胞内域,不能触发细胞内信号转导,缓解了Aβ诱导的神经功能损伤,使AD小鼠的学习记忆力得到了部分保留,神经病理表现也较轻微。此外,机体内还会在一定条件下形成可溶性RAGE(sRAGE),sRAGE与全长RAGE竞争和血液中的Aβ结合形成sRAGE-Aβ复合物,但是sRAGE不能穿过血脑屏障,抑制了Aβ向脑内移动,从而间接抑制了RAGE的功能。目前,Deane等将通过转基因技术获得的sRAGE对AD模型小鼠连续注射3个月,小鼠表现出较正常的空间识别和学习能力。

随着干细胞研究深入,新的干细胞不断被发现并研究用于AD治疗,选择合适的干细胞变得尤为重要。干细胞中以MSCs的研究最为成熟,但其应用于临床尚缺乏安全可靠的措施,目前还没有应用MSCs移植治疗AD患者获益的证据,仍有待于进一步的研究。将基因治疗真正应用于临床,同样需要克服许多技术上的困难。例如,携带目的基因的病毒载体本身会引起机体抗病毒的免疫反应,从而对组织器官产生损害。此外,上调或抑制Aβ代谢相关基因的表达,其表达水平改变给治疗带来的副作用也不容忽视。虽然干细胞移植及基因疗法从基础研究到临床应用仍有一定的距离,我们相信随着对AD病因研究的不断深入,随着科技水平的不断进步,作为治疗AD新技术的干细胞移植及基因疗法应用于临床必将实现。

（韩景献　贾玉洁）

参考文献

蒋炀,张艺,曾浪.2013.干细胞移植治疗阿尔茨海默病的研究进展.中国神经免疫学和神经病学杂志,20(6):431-433.

潘学兵,龙大宏,罗秀梅,等.2010.神经干细胞移植对192-IgG-saporin阿尔茨海默病模型鼠基底前脑神经元$p75^{NGFR}$IsR性神经元和行为学的影响.中国组织工程研究与临床康复,14(45):8426-8430.

邹伟,杨景全,张艳梅,等.2009.骨髓间充质干细胞移植对老年性痴呆大鼠中枢胆碱能系统的保护作用研究.解放军医学杂志,34(6):752-754.

ArancioO,ZhangHP,Chen X,et al.2004.RAGE potentiatesAbeta-induced perturbation of neuronal function in transgenic mice.

EMBO J,23(20):4096-4105.

Bishop KM,Hofer EK,Mehta A,et al. 2008. Therapeutic potential of CERE-110 (AAV2-NGF):Targeted,stable,and sustained NGF delivery and trophic activity on rodent basal forebrain cholinergic neurons. Exp Neurol,211(2):574-584.

CartyNC,Nash K,Lee D,et al. 2008. Adeno-associated Viral (AAV) Sero-type 5 VectorMediated GeneDelivery ofEndothelin-convertingEnzyme ReducesAbeta Deposits in APP+ PS1 TransgenicMice. MolTher,16(9):1580-1586.

Deane R,Du Yan S,Submamaryan RK,et al. 2003. RAGE mediates amyloid-beta peptide transportacross the blood-brain barrierand accumulation in brain. NatMed,9(7):907-913.

Deane R,Sagare A,Zlokovic BV. 2008. The role of the cell surface LRP and soluble LRP in blood-brain barrierAbeta clearance in Alzheimer's disease. CurrPharm Des,14(16):1601-1605.

Eckman EA,WatsonM,Marlow L,et al. 2003. Alzheimer's disease beta-amyloid peptide is increased in mice deficient in endothelin-converting enzyme. J BiolChem,278(4):2081-2084.

El-Amouri SS,Zhu H,Yu J,et al. 2008. Neprilysin:an enzyme candidate to slow the progression of Alzheimer's disease. Am J Pathol,172(5):1342-1354.

Hersh LB,Rodgers DW. 2008. Neprilysin and amyloid beta peptide degradation. CurrAlzheimerRes,5(2):225-231.

HongCS,GoinsWF,Goss JR,et al. 2006. Herpes simplex virus RNAi and neprilysin gene transfervectors reduce accumulation of Alzheimer's disease related amyloid-beta peptide in vivo. Gene Ther,13 (14):1068-1079.

Huang Y. 2006. Molecular and cellular mechanisms of apolipoprotein E4 neurotoxicity and potential therapeutic strategies. Drug Discov Devel,9(5):627-641.

Isaacson LG,Saffran BN,Crutcher KA. 1990. Intracerebral NGF infusion induces hyperinnervation of cerebral blood vessels. Neurobiol Aging,11(1):51-55.

Jang J,Yoo JE,Lee JA,et al. 2012. Disease-specific induced pluripotent stem cells:a platform for human disease modeling and drug discovery. Exp Mol Med,44(3):202-213.

KillianRL,FlippinJD,HerreraCM,et al. 2012. Kinesin light chain 1 suppression impairs human embryonic stem cell neural differentiation and amyloid precursor protein metabolism. PLoS One,7(1):e29755.

Kim J,Basak JM,Holtzman DM. 2009. The role of apolipoprotein E in Alzheimer's disease. Neuron,63(3):287-303.

Laskowitz DT,McKenna SE,Song P,et al. 2007. COG1410,a novel apolipoprotein E-based peptide,improves functional recovery in a murine model of traumatic brain injury. J Neurotrauma,24(7):1093-1107.

Lee HJ,Lee JK,Lee H,et al. 2010. The therapeutic potential of human umbilical cord blood-derived mesenchymal stem cells in Alzheimer's disease. Neurosci Lett,481(1):30-35.

Lee JY,KweonHS,Cho E,et al. 2007. Upregulation of tPA/plasminogen proteolytic system in the periphery of amyloid deposits in theTg2576mouse model of Alzheimer's disease. NeurosciLett,423(1):82-87.

LeissringMA,FarrisW,ChangAY,et al. 2003. Enhanced proteolysis of beta-amyloid in APP transgenic mice prevents plaque formation,secondary pathology,and premature death. Neuron,40(6):1087-1093.

Mahley RW,Weisgraber KH,Huang Y. 2006. Apolipoprotein E4:a causative factor and therapeutic target in neuropathology,including Alzheimer's disease. Proc Natl Acad Sci,103(15):5644-5651.

Mandel RJ. 2010. CERE-110,an adeno-associated virus-based gene delivery vector expressing human nerve growth factor for the treatment of Alzheimer's disease. Curr Opin Mol Ther, 12(2):240-247.

Mueller-SteinerS, Zhou Y, AraiH, et al. 2006. Antiamyloidogenic and neuroprotective functions of cathepsin B: implications forAlzheimer's disease. Neuron,51(6):703-714.

Niu Y,Gong K,Ao Q. 2009. Adipose derived mesenchymal stem cell transplantation for Alzheimer's disease. Chinese Journal of Tissue Engineering Research,13:5389-5892.

SagareA,Deane R,BellRD,et al. Clearance of amyloid-beta by circulating lipoprotein receptors. NatMed,2007,13(9):1029-1031.

Taupin P. 2011. Neurogenesis,NSCs,pathogenesis and therapies for Alzheimer's disease. Front Biosci (Schol Ed),3:178-190.

Xuan AG,Luo M,Ji WD,et al. 2009. Effects of engrafted neural stem cells in Alzheimer's disease rats. Neurosci Lett,450(2):167-171.

第三十章 免疫治疗

有效的疾病修饰治疗方法可以终止疾病的病理生理过程。在AD的病理损害中，淀粉样蛋白β(Aβ)可能是起始的病理损害，Tau蛋白的高磷酸化是其必要的下游效应。因此，Aβ是最新研究的治疗靶点，针对Aβ的免疫治疗方法正成为研究热点，应该具有十分期待的临床治疗前景。

1. 淀粉样蛋白靶向免疫治疗

第一个试用于患者的抗Aβ疫苗(AN1792)包括全长Aβ42多肽，它能改善T细胞介导的免疫反应。但结果却存在较大的个体间的免疫反应差异，其中抗体反应者不足20%，6%患者可能因促炎T细胞的激活而发生了严重的脑膜脑炎。尽管该试验因此被终止，但其后12个月的随访研究却发现了较好的治疗效果，这是因为针对Aβ的细胞免疫反应并没有被评估，而涉及这一现象的免疫机制并不十分清楚。疫苗反应者10～11个月时容量MRI结果显示，患者的脑和海马容量丧失加速，但是并没有认知评分的减低。当历时4年的实验结束时，疫苗反应组与安慰剂组相比较，神经功能减退较慢，但两组皮质容量丧失程度并无明显差异。其中有8位疫苗治疗者的神经病理检查结果显示，他们脑内的淀粉样斑块明显消除。为避免因全长肽段所引起的非特异性免疫反应，研究人员设计出了新一代针对小片段表位的疫苗。CAD106仅前6个氨基酸作为致敏序列($A\beta_{1-6}$)。在52周的实验中，该疫苗治疗并没有引起副反应。采用两种不同的治疗剂量，抗体反应明显者达75%。该疫苗目前已经完成了二期临床实验(NCT00956410;NCT01097096)。

采用人源抗Aβ单克隆抗体静脉输注进行被动免疫治疗是另一种治疗选择。但因被动免疫治疗并不会产生内源性免疫反应，故输注须重复。Bapineuzumab是一种人源化针对Aβ的N端的抗Aβ单克隆抗体。它是第一个用于AD治疗的被动免疫治疗方法。但对它的二期临床实验并没有结论性结果，其中APOE ε4携带者治疗效果并不明显，而非携带者的认知功能却得到改善。分析认为产生这种结果的原因可能因为APOE ε4携带者淀粉样斑块负荷更为严重所致。三期临床研究在研究终点时，不论APOE ε4基因型如何也没有发现有意义的差异性。但对该两项临床研究结果分析时发现，与安慰剂组相比较，Bapineuzumab却显著降低了磷酸化Tau蛋白水平，而Aβ水平无明显差异。其中对3位Bapineuzumab治疗者的神经病理检查发现，免疫者与非免疫者在斑块的密度和分布上并无差异，但可溶性具有低Aβ42/Aβ40比值的Aβ沉积却增加，表明Bapineuzumab对Aβ形成动力学具有影响。Solanezumab是治疗AD的第二个正在研究之中的抗Aβ抗体。二期临床实验并没有发现任何治疗相关的效果。但是其产生了一种剂量依赖性血浆与脑脊液中Aβ42浓度增加。鉴于这个结果随后进行了两项三期研究(EXPEDITION 1和EXPEDITION 2)。这两项研究的共同的终点结果并没有达到显著性结果，但是数据分析发现，经被动免疫的患者的认知功能下降显著减轻。Gantenerumab(Hoffmann-LaRoche)是另一个临床前研究显现前景的寡克隆抗体。它所具有的与脑内凝集Aβ相互作用而不影响血浆Aβ水平表明其具有的系统特异性。它的疗效呈剂量依赖性。目前正在对其进行三期临床研究。

静脉免疫球蛋白治疗甚至在健康志愿者的血浆里面也可发现抗Aβ抗体。只是AD患者的抗体滴度是减低的。一项历时6个月对5位患者的研究首次报道了IVIG治疗对AD的疗效。尽管患者的MMSE评分并无显著变化，但脑脊液中Aβ水平减少而血清中总Aβ水平增高。随后一项研究采用IVIG注射15个月，中间有3个月间歇期的治疗方法。发现患者脑脊液Aβ水平降低和MMSE评分明显改善。但遗憾的是间歇期Aβ水平又重回基线水平。

2. 针对Tau蛋白的免疫治疗

最近，对研究改善Tau蛋白缠结免疫清除方法的兴趣明显增加。这个兴趣的产生源于免疫接种了野生型Tau蛋白表位的实验动物发生了中枢神经系统浸润和脑炎样反应。之后，研究人员对以上方法进行了修饰改进，采用病理磷酸化的表位作为免疫源。一项采用不同病理表位的鸡尾酒疗法在两种不同的动物模型中能使Tau病理变化显著减轻且无明显的副反应。采用针对磷酸化Tau分子的寡克隆抗体进行被动免疫的方法在Tau转基因动物模型中也显示出良好的效果。接种处理后的动物表现出较少的运动损害、Tau磷酸化和非可溶性凝集物减少。尽管这种治疗理念和初步的结果令人鼓舞，但鉴于Aβ疫苗人类实验的现状，该项治疗的临床应用只能寄希望于今后的研究证据。

（任明山）

参考文献

Anekonda TS, Quinn JF. 2011. Calcium channel blocking as a therapeutic strategy for Alzheimer's disease: The case for isradipine. Biochimica et Biophysica Acta, 1812: 1584-1590.

Gary S, Roger B. 2011. Defining optimal treatment with cholinesterase inhibitors in Alzheimer's disease. Alzheimer's & Dementia, 7: 177-184.

Gauthier S, Leuzy A, Racine E, et al. 2013. Diagnosis and management of Alzhermer's disease: Past, present and future ethical issues. Progress in Neurobiology, 110: 102-113.

Mancuso C, Siciliano R, Barone E, et al. 2012. Natural substances and Alzhermer's disease: From preclinical studies to evidence based medicine. Biochimica et Biophysica Acta, 1822: 616-624.

Manjinder S, Maninder K, Hitesh K, et al. 2013. Acetylcholinesterase inhibitors as Alzheimer therapy : From nerve toxins to neuroprotection. Euro J Med Chem, 70: 165-188.

Nygaard HB. 2013. Current and emerging therapies for Alzheimer's disease. Clin Ther, 35: 1480-1489.

Palmer AM. Neuroprotective therapeutics for Alzhermer's disease: Progress and prospects. Trends in Pharmacological Sciences, 2011, 32: 141-147.

Reddy PH, Tripathi R, Troung Q, et al. 2012. Abnormal mitochondrial dynamics and synaptic degenerateon as early events in Alzheimer's disease: Implications to mitochondria-targeted antioxidant therapeutics. Biochimica et Biophysica Acta, 1822: 639-649.

Sarazin M, Dorothee G, Souza LC, et al. 2013. Immunotherapy in Alzheimer's diaease: Do we have all the pieces of the puzzle?. Biol Psychiatry, 74: 329-332.

Tayeb HO, Yang HD, Price BH, et al. 2012. Pharmacotherapies for Alzheimer's disease: Beyond cholinesterase inhibitors. Pharmacology & Therapeutics, 134: 8-25.

Todd EG, Lon SS, Edward HK. 2011. Anti-Aβ Therapeutics in Alzheimer's Disease: The Need for a Paradigm Shift. Neuron, 69:203-213.

Valera E, Masliah E. 2013. Immunotherapy for neurodegenerative diseases: Focus on α-synucleinopathies. Pharmacology & Therapeutics, 138: 311-322.

Wu TY, Chen CP, Jinn TR. 2011. Traditional chinese medicines and Alzhermer's disease. Taiwanese J Obstetrics & Gynecology, 50: 131-135.

第三十一章　可能对 AD 有益的其他药物

目前,美国食品药品管理局批准治疗阿尔茨海默病的药物只有 2 大类 5 种,分别为胆碱酯酶抑制剂(他克林、多奈哌齐、加兰他敏、利凡斯地明)和 NMDA 受体拮抗剂(美金刚)。但这些药物均只是在一定程度改善 AD 患者症状。阿尔茨海默病病因复杂,影响发病因素众多,除了之前论述的相关药物之外,研究人员发现其他一些药物对 AD 患者症状也具有改善作用,但其疗效还需要更多高质量的循证医学证据来证明。

1. 降压药物

(1) 血管紧张素转换酶抑制剂和血管紧张素-1 受体阻滞剂:目前研究证实脑内存在独立的肾素-血管紧张素系统(renin-angiotensin system,RAS),并在脑内发现了几乎所有的 RAS 成分,它们影响正常的神经可塑性和学习记忆等认知功能。Savaskan 等通过免疫组化的方法研究发现 AD 患者大脑顶叶皮质血管紧张素转换酶(angio-tensin-converting enzyme,ACE)、血管紧张素Ⅱ(Angiotensin Ⅱ,Ang Ⅱ)和血管紧张素Ⅰ型(angiotensin type1,AT1)受体表达水平增加,皮质血管周围的 AngⅡ和 ACE 活性增强,该研究表明 AD 患者脑内 RAS 在发病过程中被激活,这在另外的一些研究中也同样得到证实。RAS 被激活后,脑内 ACE 和 AngⅡ表达增加,增加的 AngⅡ将增强对乙酰胆碱的释放产生抑制作用,增加的 ACE 会使参与 AD 发病的缓激肽、脑磷脂、P 物质、神经减压素等物质水平升高,这一改变可以直接损害 AD 患者的认知功能。

Kumaran 等进行的动物实验研究发现血管紧张素转换酶抑制剂(angiotensin converting enzyme inhibitors,ACEI)能改善胆碱能神经元功能障碍,提高动物学习记忆能力。而 Takeda S 等发现血管紧张素-1 受体阻滞剂(angiotensin receptor blockers,ARB)能够改善 AD 转基因小鼠学习记忆能力。一些临床试验研究也发现通过对 RAS 的干预可以降低 AD 发病率,延缓 AD 患者认知功能的损害,改善 AD 患者的症状,提高生活质量。Ohrui 等对 162 例使用胆碱酯酶抑制剂治疗的轻、中度 AD 患者进行了为期 1 年的随访调查,其中合用培哚普利或卡托普利(可以透过血脑屏障)的 51 例,合用依那普利或咪达普利(不能透过血脑屏障)53 例,合用钙拮抗剂(硝苯地平或尼伐地平)58 例,结果与其他 2 组相比,培哚普利或卡托普利组患者的简易智能状态检测(MMSE)评分降低明显延缓。另一项研究将伴有原发性高血压的 AD 患者随机分为替米沙坦组和氨氯地平组,分别在治疗前和治疗 24 周后评估患者的认知评估,并用 ELISE 方法检测患者脑脊液的 $A\beta_{1-42}$,IL-1β and 和 TNF-α 水平,结果发现,两者的降压效果疗效相当,无显著性差异,替米沙坦组较氨氯地平组可以延缓脑脊液的 $A\beta_{1-42}$ 增多,降低 IL-1β 和 TNF-α 水平,在 MMSE、ADAS-cog 方面改善也有显著性差异,能够较好地改善伴有原发性高血压的 AD 患者的认知水平。但 Khachaturian AS 等对 3000 例以上老年患者应用降压药物的结果进行了分析,其结论与此不同。在经过年龄、性别、教育程度、胆固醇含量、糖尿病、心肌梗死和中风等因素矫正后,β 受体阻断剂和利尿药组 AD 发病危险最低(矫正后危险比分别为 0. 53 和 0. 61),其次为钙拮抗剂,ACEI 可轻度增加 AD 发病率(最高,危险比近 1. 13)。因此此类药物用于阿尔茨海默病的治疗还需要进一步研究,目前暂不推荐用于本病的治疗。

（2）尼莫地平：在正常情况下，细胞膜具有将细胞内的钙离子泵出细胞外的功能，从而维持内环境的稳定。AD 患者这一功能受损，Kuwako 等研究揭示大鼠海马神经过度表达 APP 导致谷氨酸盐介导的细胞内钙离子的积聚，脑内钙蛋白酶异常增高，使细胞内钙离子超载，造成神经细胞的损伤和凋亡。钙离子拮抗剂通过阻断钙通道或者拮抗钙蛋白酶（caipain），减少因钙内流所致的神经细胞损伤和死亡，从而改善患者认知功能。

尼莫地平（nimodipine）是第二代双氢吡啶类拮抗剂，能有效调节细胞内钙离子浓度，易透过血脑屏障，对抗脑血管收缩和局部缺血，防止神经元的变性和死亡。对 2492 例受试者的结果分析显示，尼莫地平组老年临床评定量表评分显著改善，其中临床综合印象评分和认知功能评分改善最显著。安全性终点分析显示，尼莫地平安全性良好，其脑血管不良事件发生率低于安慰剂组。该荟萃分析的结论为：尼莫地平治疗可使血管性认知损害患者和（或）阿尔茨海默病患者受益，且安全性良好。目前缺乏单独应用尼莫地平治疗阿尔茨海默病的循证医学证据，因此多数阿尔茨海默病治疗指南未予推荐。

2. 降糖药物

越来越多的研究提示糖尿病与 AD 发病相关。大样本的研究发现糖尿病患者发生 AD 的风险是非糖尿病患者的 1.6~2 倍，在非痴呆的人群中，糖尿病患者的认知、记忆、视空间功能也低于非糖尿病人群。Rita 等通过对 2574 例样本观察发现 2 型糖尿病患者患 AD 的危险性增加，2 型糖尿病和载脂蛋白 E（ApoE）基因 ε4 联合，危险性更强，同时具有两个危险因素的患者大脑皮质和海马的 NFT、和 SP 的数量明显增多。另有研究表明糖尿病不仅与 AD 发生相关，且可以加快 AD 患者认知功能下降的速度。其机制尚不清楚，可能是糖尿病引起动脉硬化和血管病变，造成脑灌注不足；高血糖加强其他原因引发的细胞死亡，促进 Aβ 的细胞毒性；糖异常代谢产物降低蛋白的可溶性，通过蛋白间交联作用促进 Aβ 沉积和异常 Tau 蛋白形成，加重氧化应激等 AD 病理过程；胰岛素和胰岛素样生长因子促进神经元生长，胰岛素受体通过上调海马处胰岛素受体 mRNA 参与记忆，但 AD 患者脑内胰岛素信号传递异常所致。

（1）二甲双胍：二甲双胍作为糖尿病患者特别是肥胖患者的首选药物之一，已在国际、国内各个指南中均被推荐为 2 型糖尿病治疗的一线基础用药。然而最近相关研究显示二甲双胍对阿尔茨海默病的关键病理产物产生作用，这为 AD 的治疗提供了一个新的途径。胰岛素可以调节神经元 Aβ 代谢，降低其在神经元细胞内的积累。Chen Y 等研究发现在胰岛素缺乏情况下，二甲双胍可引起神经元细胞 BACE1 转录，Aβ 产生增加。虽然二甲双胍和胰岛素对 Aβ 作用相反，但当两者合用时，二甲双胍可以提高胰岛素降低 Aβ 的效果。另外，二甲双胍在大脑中具有活性已得到论证。PP2A 是大脑中主要的 Tau 蛋白磷酸酯酶，它负责从 Tau 蛋白中移除磷酸基群。AD 患者该酶活性减低，Kickstein et coll 等研究发现二甲双胍通过提高 PP2A 的功能，预防了 Tau 蛋白磷酸基的积累，而这这正是 AD 发病的关键点之一。

（2）利拉鲁肽：2010 年由美国食品与药物管理局（FDA）批准上市的胰高血糖素样肽-1 类似物（GLP-1）利拉鲁肽是一种长效的用于 2 型糖尿病的治疗药物。在 Han WN 进行的实验研究发现该药物通过上调大鼠大脑中的 GLP-1 信号，保护了空间记忆能力，延长了晚期突触长时间增强（late-phase long-term potentiation，L-LTP）的持续时间，并且还激活 cAMP 信号通路，与对照组相比 cAMP 含量几乎增加了一倍，从而较好的改善了模型鼠的记忆和学习功能。而 McClean 的研究中给 AD 小鼠腹腔注射利拉鲁肽，在该模型中观察到利拉鲁肽可以防止记忆损伤，大脑皮层和致密核总体的 β 淀粉样蛋白斑计数分别减少了 40%～50%，而可溶性淀粉样蛋白寡聚体的水平分别降低了 25%，炎症反应减少，齿状回的神经元数目增加。这些结果表明利拉鲁肽在预防或治疗 AD 方面作用较大。然而 GLP-1 类似物利拉鲁肽作为一种新的治疗策略还需要进一步的临床研究来证实其对阿尔茨海默病的防治作用。

(3) 吡格列酮：多项研究表明，胰岛素可调节 β 淀粉样蛋白和 Tau 蛋白的代谢，而且大脑中胰岛素及血糖水平异常也可导致 AD 的形成。还有研究发现随着脑老化可能伴随胰岛素信号传导通路功能失常，导致中枢神经内 β 淀粉样蛋白(Aβ)的积聚和 Tau 蛋白的异常磷酸化，引发 AD。目前以改善胰岛素信号传导通路作为 AD 的治疗成为研究的热点，过氧化物酶体增殖激活受体 γ(PPARγ)可增强胰岛素的敏感性，改善胰岛素信号转导通路，噻唑烷二酮类药物可激活 PPARγ，从而改善胰岛素信号转导通路。一项旨在观察吡格列酮对 AD 患者安全性的双盲、随机安慰对照临床研究中，主要观察指标为不良反应，次要指标为吡格列酮对患者的日常生活能力、精神行为症状，以及整体功能的影响。治疗 18 个月后结果显示，与安慰剂相比，外周性水肿是吡格列酮组主要的不良反应，这与吡格列酮的已知副作用是一致的。对临床疗效的探索性分析显示吡格列酮无显著治疗效果。而 Sato T 等进行了一项随机，开放对照临床试验纳入 42 名轻度阿尔茨海默病伴 2 型糖尿病患者，随机分为吡格列酮组(15～30mg/d)和安慰对照组，治疗 6 个月后，结果显示吡格列酮组认知功能和顶叶的脑血流均得到改善，而这种改善在对照组中并没有出现。对照组的血浆 $A\beta_{40/42}$ 水平升高，但吡格列酮组却无显著变化，且耐受性良好。

3. 高胆固醇血症

研究表明高胆固醇血症是导致 AD 发病的重要危险因素之一，其机制可能是体内高胆固醇水平会直接干扰类淀粉样蛋白前体的代谢，过量产生 Aβ 和 SPs；导致动脉粥样硬化，从而造成管腔狭窄，影响脑细胞血氧供应。目前应用降脂药物治疗阿尔茨海默病临床实验研究的主要是他汀类药物，但实验结果并不完全一致，因此在各项阿尔茨海默病治疗指南中提出现有证据尚不支持他汀类药物用于 AD 的治疗。

(1) 阿托伐他汀：在第一个关于他汀类药物治疗阿尔茨海默病的延长试验(the Alzheimer's disease cholesterol-lowering treatment，ADCLT)中，98 例轻中度 AD 患者患者随机分为服用 80mg/天阿托伐他汀组和安慰剂组治疗 1 年，期间无剂量调整。主要观察指标为 ADAS-Cog、临床总体印象变化量表，次要指标包括简易精神状态检查，老年抑郁量表，神经精神量表量表，第三项观察指标包括总胆固醇，低密度脂蛋白胆固醇和极低密度脂蛋白胆固醇水平。在 ADCLT 实验中接受阿托伐他汀治疗的患者与安慰剂组患者相比，其体内胆固醇水平降低，且每一项临床观察指标均有肯定效果，老年抑郁量表、ADAS-Cog 在 6 个月时有显著性差异，在 12 个月时评估 ADAS-cog、临床总体印象变化量表和神经精神量表量表同样具有显著性差异。而 Feldman 应用阿托伐他汀/多奈哌齐对 AD 进行治疗的一项实验(LEADe)中，640 名轻中度 AD 患者在服用胆碱酯酶抑制剂多奈哌齐 10mg/d 至少 3 个月的基础上，随机分为不做剂量调整服用阿托伐他汀 80mg/d，或安慰剂治疗 18 个月，结果接受阿托伐他汀治疗的患者低密度脂蛋白水平下降了 50%，与安慰剂相比 ADAS-cog 得分提升，但并无统计学意义。

(2) 辛伐他汀：Sano 等在一项旨在观察辛伐他汀是否可减缓 AD 进程的随机、双盲、安慰对照的研究中，患者服用辛伐他汀 20mg/d 6 周，然后在之后的 16.5 个月中服用辛伐他汀

40mg/d。主要观察指标为 ADAS-Cog，次要指标为临床总体印象、认知及行为改变。在 18 个月的研究期结束之后发现辛伐他汀可以降低脂质水平，但 ADAS-cog 或次要观察指标均无显著改变。该项研究为辛伐他汀 40mg/d 不能减缓轻到中度 AD 患者的 ADAS-Cog 得分下降提供了 I 级证据。而一项 26 周随机、双盲、安慰剂对照试验纳入 44 名 AD 患者，治疗组接受辛伐他汀 80mg/d 治疗，结果表明辛伐他汀并没有显著改变脑脊液中 $A\beta_{40}$ 和 $A\beta_{42}$ 的水平，但治疗组 MMSE 下降幅度低于对照组。事后分析显示，辛伐他汀能够显著下降轻度 AD 患者脑脊液中的 $A\beta_{40}$ 水平，同时伴 24S-羟基胆固醇的降低。

4. 脑代谢增强剂

AD 患者存在代谢障碍，其脑血流量、耗氧量及葡萄糖代谢率明显低于正常同龄人。脑代谢增强剂可以促进脑神经细胞对氨基酸、磷脂及葡萄糖的利用，从而增强患者的反应性、兴奋性和记忆力，达到改善临床症状的目的。尽管此类药物应用时间较长，但其疗效至今未被阐明，在各类阿尔茨海默病治疗指南中均未予推荐。

（1）尼麦角林（nicergoline）：为半合成的麦角生物碱，具有 α_1 受体阻滞作用，能扩张脑血管，增加脑血流量；改善脑细胞能量代谢，增加血氧和葡糖糖的摄取和利用；能抑制神经元突触乙酰胆碱酯酶活性，提高纹状体内乙酰胆碱浓度，具有胆碱能作用。一项纳入 14 项循证医学证据的系统综述证实，尼麦角林治疗阿尔茨海默病和慢性脑血管病引起的认知和行为症状具有肯定的疗效，60mg/d 具有良好的安全性和耐受性。但缺少更加有利的临床试验证据证实该药可单独用于阿尔茨海默病的治疗。

（2）脑活素（cerebrolysin）：是一种从猪大脑中提取的多种氨基酸混合物的水溶液，其具有与内源性神经营养因子相似的药效学作用，可直接通过血脑屏障进入脑神经细胞，促进神经细胞蛋白质合成，使已损失但未变性的神经细胞恢复功能；同时可加速葡萄糖通过血脑屏障的运转速度，改善脑能量供应，增加腺苷酸环化酶的活性，从而有利于改善患者记忆功能。一篇系统综述包含了 6 项随机双盲安慰剂对照试验，评估了脑活素治疗 AD 临床疗效，初步结果显示其在改善临床总体印象方面的作用优于安慰剂，但对日常生活能力和认知功能方面与安慰剂无统计学差异，因此还需要更多的临床试验来证明脑活素对 AD 的治疗作用。

（3）吡拉西坦、奥拉西坦、茴拉西坦：吡拉西坦（piracetam）、奥拉西坦（oxiracetam）、茴拉西坦（aniracetam）有着相似的药理作用，能够调节代谢型谷氨酸受体和 α - 氨基羟甲基恶唑丙酸（AMPA）型谷氨酸受体，并具有增强胆碱能传递的作用，促进脑代谢，从而改善认知功能下降的相关症状。虽然有吡拉西坦、茴拉西坦、奥拉西坦治疗轻中度阿尔茨海默病的随机、双盲、安慰对照的临床研究证实其有效性，但这些研究质量均不高。

（4）阿米三嗪/萝巴新（almirtine and raubasine）：是一种由阿米三嗪和萝巴新组成复方制剂的抗缺氧药，通过阿米三嗪提高肺部血液带氧量，从而增加动脉氧分压和动脉血氧饱和度，提高脑组织氧浓度。萝巴新具有改善微循环作用，两药配合，可使脑组织血氧浓度提高且作用持久。但迄今为止，尚无循证医学证据证明应用该药物治疗阿尔茨海默病的有效性。

（5）胞二磷胆碱：胞二磷胆碱（citicoline）作为细胞膜结构成分磷脂尤其是卵磷脂生物合成的必需物质，可通过血脑屏障，激活神经细胞膜磷脂的生物合成，从而增加脑代谢，调节不同神经递质（如乙酰胆碱）的水平。一项随机双盲安慰对照试验纳入 30 例轻中度 AD 患者，使用胞二磷胆碱（1000mg/d）治疗 12 周后，评价指标 ADAS-cog 优于对照组，且携带 ApoE 4 者的疗效更好。但该项试验样本量较少，证据并不充分，尚需要更加有利的证据来证明其疗效。

5. 雌激素

流行病学研究表明,女性 AD 患者明显多于男性,AD 的发病可能与雌激素(estrogen)的缺乏有关。一些研究表明雌激素可减少 Aβ 的沉积,促进 APP 分解;抑制 Tau 蛋白高度磷酸化;增加 AD 患者胆碱乙酰化转移酶的活性及乙酰胆碱水平;可间接作用于星形胶质细胞和小胶质细胞,抑制其介导的炎症反应;增加脑的能量代谢等方面作用。一篇系统综述包括了 7 项试验,共纳入 351 例 AD 女患者,雌激素治疗仅有短暂的改善记忆功能的作用,大于 3 个月的治疗无效,某些研究中激素治疗组的总体评估还差于安慰剂组。且一些研究发现长期应用激素治疗还会增加患者患子宫内膜癌、卵巢癌、乳腺癌、冠心病、卒中、静脉血栓等的危险。因此,雌激素对于阿尔茨海默病的防治还存在争议,还不能大规模的应用于临床。

6. 促性腺激素(GnRH)

各种研究已经报道了继发于生殖再生能力衰退而产生的 AD 和体内激素失衡之间的关系。睾酮、雌激素与孕酮等激素均具有神经保护的作用。但是它们的体内水平随着年龄的增长而减少。另一方面,促黄体激素(LH)却随着年龄的增加而增加并可能加重 AD 的病理过程。尽管激素的作用并不十分直接与明显,但是它对 AD 的发病具有明显的作用。激素替代疗法(HRT)的作用比较矛盾。有研究报道,预先应用 HRT 干预可减少女性 AD 发病的风险。并且有报道称应至少事先应用 10 年以上方才有效。另一项研究报道,应用小剂量雌激素可减少 AD 发病的危险,尤其这对于 ApoE ε4 的亚组人群更加有效。给予男性 AD 患者睾酮治疗可改善认知功能和生活质量。尽管周期性雌激素与孕酮治疗,促黄体激素和卵泡刺激素依然是维持升高的。故促性腺激素(GnRH)水平的调节较个体激素本身更有价值。GnRH 拮抗剂亮丙瑞林(leuprolide)可减轻 AD 转基因鼠的认知功能下降和减少 Aβ 沉积。在二期临床实验中,该药可改善女性患者的认知功能。目前,一种该药的缓释片正在进行三期临床验证,其结果尚未揭晓(NCT00231946)。

7. 神经节苷脂

单唾液酸四己糖神经节苷脂(ganglioside)是神经细胞膜的组成部分,可以保护细胞膜不受损伤。阿尔茨海默病患者大脑组织中胆碱能神经分布区域神经节苷脂的含量显著下降,近年来的研究表明神经节苷脂参与了 AD 病理过程,补充该物质能抑制淀粉样蛋白的形成。一篇双盲安慰剂对照研究选择了 12 例可能的 AD 患者,经 12 周神经节苷脂治疗,结果显示组间无明显差异。另一项研究用神经节苷脂脑室内注射,配合认知功能训练治疗早发型 AD,经 12 个月治疗患者的病情得到了改善。因此还需要更多高质量的临床研究来证实其临床疗效。

8. 生长因子

胆碱能神经元呈生长因子(NGF)敏感和依赖性。因此,在对神经变性疾病的治疗中常采用神经生长因子注射以维持神经形成与细胞存活。试图通过转运 NGF 基因的治疗已经在动物和人类中进行试验。最初的基因转运通过自体成纤维细胞完成。该方法可减慢受试者认知功能的下降。PET 影像也证实脑的功能活动增加。病毒介导的基因转运技术也正在发展,CERE-110 是一种基于腺病毒的 NGF 基因转运载体,经立体定向技术导入该基因载体在动物实验中已经成功。对于人的二期临床实验也正在进行之中(NCT00876863)。最近,一种更为先进复杂的 NGF 转运模式已经出现,这种新的细胞包囊生物转运技术可将能产生 NGF 的人类细胞株立体脑功能定位地植入相应的脑区内。这种包囊是一种半通透膜,它允许在靶区域内使营养物内流和 NGF 的外流。它的植入与回收均是安全的,并且一年后仍可发现持续的 NGF 的分泌。

上述药物对阿尔茨海默病患者症状同样具有一定的改善作用,但其疗效还需要更多高质量的循证医学证据来证明。相信随着人们对阿尔茨海默病发病机制的深入研究,未来会有更多高疗效、低副作用的新药出现并应用于临床。

(韩景献　贾玉洁　任明山)

参考文献

王澎伟,梁庆成,吴云. 2013. 雌激素在阿尔茨海默病中神经保护作用机制的研究进展. 卒中与神经疾病, 20(1):59-61,52.

王荫华. 2003. 阿尔茨海默病的危险因素. 中华神经科杂志, 36(6):477-479.

吴月峨,宋成成,李婷婷,等. 2009. 阿尔茨海默病治疗的研究进展. 承德医学院学报, 26(1):100-103.

Alvarez XA, Mouzo R, Pichel V, et al. 1999. Double-blind placebo-controlled study with citicoline in APOE genotyped Alzheimer's disease patients. Effects on cognitive performance, brain bioelectrical activity and cerebral perfusion. Methods Find Exp Clin Pharmacol, 21(9):633-644.

Arvantitakis Z, Wilson RS, Bienias JL, et al. 2004. Diabetes mellitus and risk of Alzheimer disease and decline in cognitive function. Arch Neurol, 61(5):661-666.

Chen Y, Zhoua K, Wang R, et al. 2009. Antidiabetic drug metformin (GlucophageR) increases biogenesis of Alzheimer's amyloid peptides via up-regulating BACE1 transcription. Proc Natl Acad Sci U S A, 106(10): 3907-3912.

Feldman HH, Doody RS, Kivipelto M, et al. 2010. Randomized controlled trial of atorvastatin in mild-to-moderate Alzheimer's disease: LEADe. Neurology, 74(12):956-964.

Fioravanti M, Flicker L. 2001. Efficacy of nicergoline in dementia and other age associated forms of cognitive impairment. Cochrane Database Syst Rev. (4):CD003159.

Flicker C, Ferris SH, Kalkstein D, et al. 1994. A double-blind, placebo-controlled crossover study of ganglioside GM1 treatment for Alzheimer's disease. Am J Psychiatry, 151(1):126-129.

Flynn BL, Ranno AE. 1999. Pharmacologic management of Alzheimer disease, Part II: Antioxidants, antihypertensives, and ergoloid derivatives. Ann Pharmacother, 33(2):188-197.

Gareia-Lara JM, Aauilar-Navarro S, Gutiemez-Robledo LM, et al. 2010. The metabolic syndrome, diabetes, and Alzheimer's disease. Rev Invest Clin, 62(4): 343-349.

Geldmacher DS, Fritsch T, McClendon MJ, et al. 2011. A randomized pilot clinical trial of the safety of pioglitazone in treatment of patients with Alzheimer disease. Arch Neurol, 68(1):45-50.

Han WN, Hölscher C, Yuan L, et al. 2013. Liraglutide protects against amyloid-protein-induced impairment of spatial learning and memory in rats. Neurobiol Aging, 34(2):576-588.

Helzner EP, Lueheinaer JA, Searmeae N, et al. 2009. Contribution of vascular risk factors to the progression in Alzheimer disease. Arch Neurol, 66(3): 343-348.

Hogervorst E, Yaffe K, Richards M, et al. 2009. Hormone replacement therapy to maintain cognitive function in women with dementia. Cochrane Database Syst Rev, (1):CD003799.

Khachaturian AS, Zandi PP, Lyketsos CG, et al. 2006. Antihypertensive medication use and incident Alzheimer's disease: the Cache County Study. Arch Neurol, 63(5):686-692.

Kickstein E, Krauss S, Thornhill P, et al. 2010. Biguanide metformin acts on tau phosphorylation via mTOR/protein phosphatase 2A (PP2A) signaling. Proc Natl Acad Sci U S A, 107(50): 21830-21835.

Kumaran D, Udayabanu M, KumarM, et al. 2008. Involvement of angiotensin converting enzyme in cerebral hypoperfusion in duced anterograde memory impairment and cholinergic dysfunction in rats. Neuroscience, 155(3): 626-639.

Lee CR, Benfield P. 1994. Aniracetam. An overview of its pharmacodynamic and pharmacokinetic properties, and a review of its therapeutic potential in senile cognitive disorders. Drugs Aging, 4(3):257-273.

Li W, Zhang JW, Lu F, et al. 2012. Effects of telmisartan on the level of Aβ1-42, interleukin-1β, tumor necrosis factor α and cognition in hypertensive patients with Alzheimer's disease. Zhonghua Yi Xue Za Zhi, 92(39):2743-2746.

López-Arrieta JM, Birks J. 2002. Nimodipine for primary degenerative, mixed and vascular dementia. Cochrane Database Syst Rev, (3):CD000147.

McClean PL, Parthsarathy V, Faivre E, et al. 2011. The Diabetes drug liraglutide prevents degenerative processes in a mouse model of Alzheimer's Disease. J Neurosci, 31(17): 6587-6594.

Ohrui T, Tomita N, Sato-Nakagawa T, et al. 2004. Effects of brain-penetrating ACE inhibitors on Alzheimer disease progression. Neurology. 63(7):1324-1325.

Rita P, BeatrizL, Rodriguez J, et al. 2002. Type 2 diabetes, APOE gene, and the risk for dementia and related pathologies. Dlabetes, 51(4):1256-1262.

Sano M, Bell KL, Galasko D, et al. 2011. A randomized, double-blind, placebo-controlled trial of simvastatin to treat Alzheimer disease. Neurology, 77(6):556 - 563

Sato T_1, Hanyu H, Hirao K, et al. 2011. Efficacy of PPAR-γ agonist pioglitazone in mild Alzheimer disease. Neurobiol Aging, 32(9):1626-1633.

Savaskan E, Hock C, Olivieri G. 2001. Cortical alternations of angiotensin converting enzyme, angiotensin 2 and AT1 receptor in Alzheimer's dementia. Neurobiol Aging, 22(4): 541-546.

Secades JJ. 2011. Citicoline: pharmacological and clinical review, 2010 update. Rev Neurol, 52 Suppl 2:S1-S62.

Simons M, Schwärzler F, Lütjohann D, et al. 2002. Treatment with simvastatin in normocholesterolemic patients with Alzheimer's disease: A 26-week randomized, placebo-controlled, double-blind trial. Ann Neurol, 52(3):346-350.

Sparks DL, Sabbagh MN, Connor DJ, et al. 2005. Atorvastatin for the treatment of mild-to-moderate Alzheimer's disease: preliminary results. Arch Neurol, 62(5):753-757.

Svennerholm L, Bråne G, Karlsson I, et al. Alzheimer disease - effect of continuous intracerebroventricular treatment with GM1 ganglioside and a systematic activation programme. Dement Geriatr Cogn Disord, 2002, 14(3):128-136.

Takeda S, Sato N, Rakugi H, et al. 2008. Improvement of cognitive decline and cerebrovascular dysfunction in a mouse model of Alzheimer's disease by the angiotensin receptor blocker, olmesartan. Alzheimers Dement, 4 (4): T479.

Tsolaki M, Pantazi T, Kazis A. 2001. Efficacy of acetylcholinesterase inhibitors versus nootropics in Alzheimer's disease: a retrospective, longitudinal study. J Int Med Res, 29(1):28-36.

Villardita C, Grioli S, Lomeo C, et al. 1999. Clinical studies with oxiracetam in patients with dementia of Alzheimer type and multi-infarct dementia of mild tomoderate degree. Neuropsychobiology, 25(1):24-28.

Wei ZH, He QB, Wang H, et al. 2007. Meta-analysis: the efficacy of nootropic agent Cerebrolysin in the treatment of Alzheimer's disease. J Neural Transm, 114(5):629-634.

Wright JW, Harding JW. 2004. The brain angiotensin system and extracellular matrix molecules in neural plasticity, learning, and memory. Prog Neurobiol, 72(4): 263-293.

Wright JW, Reichert JR, Davis CJ, et al. 2002. Neural plasticity and the brain rennin-angiotensin system. Neurosci Biobehav Rev, 26(5): 529-552.

第三十二章　中医药治疗

根据阿尔茨海默病的临床症状,通过与中医学相关病症的比较研究,该病属于中医学的"痴呆"、"呆病"、"善忘"、"癫病"、"郁证"等病症的范畴。中医学认为老年痴呆的病因主要是由精、气、血亏损不足,髓海空虚,气血不足,神明失主,或气、火、痰、瘀诸邪内阻,上扰清窍所致。其病位在脑,但与肾、肝、心、脾等脏腑密切相关。病机为本虚标实,本虚当以肾虚致衰之说为最广泛。肾虚致衰是肾元之阳气和肾藏之精气亏损虚少,五脏气血津液生化无源。标实则多为气、火、痰、瘀等病理产物堆积所致气滞血瘀、痰阻清窍等终致元神失聪,神识昏蒙。中医中药治疗阿尔茨海默病历史悠久且经验丰富。

1. 辨证论治

(1) 脏腑辨证要点:应辨明虚实与主病之脏腑。本虚者,辨明是气血亏虚,还是阴精衰少,阳气匮乏;标实者,辨明是痰浊或痰火为病,还是瘀血、浊毒、气滞为患。而本病多虚实夹杂者,应分清主次。同时还应详辨主要受病之脏腑。

(2) 主要治法及方药:治疗原则:补虚泻实,即补益气血阴阳虚损,兼行气、化痰、活血、解毒为其治疗大法。而对于虚中挟实者,实邪不去之证,贵在乎调。同时在用药上应重视血肉有情之品的应用,以填精补髓。鉴于肾与脑髓的密切关系,补肾成为治疗虚证痴呆的重要一环;另外由于本病多虚中挟实,故而祛邪同时又当兼顾正气。

分证论治(参照田金洲教授主编的《中国痴呆诊疗指南》):

1) 髓海不足

症状:智能减退,记忆力和计算力明显减退,口齿含糊,词不达意,定向不能,失用,重者失认,头晕耳鸣,懈惰思卧,齿枯发焦,腰酸骨软,步行艰难,舌瘦色淡,苔薄白,脉沉细弱。

治法:补肾益髓,填精养神。

方药:七福饮(明·张景岳《景岳全书》卷五十一)。若尚嫌填补脑髓之力不足,可选加鹿角胶、龟板胶、阿胶、紫河车等血肉有情之品,以填精补髓。本病为渐进性疾病,疗程较长,故也可以本方制蜜丸或膏滋以图缓治,或用河车大造丸大补精髓。

2) 脾肾两虚

症状:表情呆滞,沉默寡言,行动迟缓,记忆减退,失认失算,伴气短懒言,肌肉萎缩,食少纳呆,口涎外溢,腰膝酸软,或四肢不温,腹痛喜按,泄泻,舌质淡白,舌体胖大苔白,或舌红苔少或无苔,脉沉细弱。

治法:补肾健脾,益气生精。

方药:还少丹(宋·洪遵《洪氏集验方》卷一)。若偏于脾肾阳虚为主者,方用金贵肾气丸加减,酌情加入干姜、黄芪、伏龙干、白豆蔻等;若兼脾胃阴虚者,可加用天花粉、玉竹、石斛等滋养脾胃之阴的药物;如兼有肌肉萎缩,气短乏力较甚者,可配伍紫河车、阿胶、川断、杜仲、鸡血藤、首乌、黄芪等。若伴有腰膝酸软,颧红盗汗,耳鸣如蝉,舌瘦质红,少苔,脉弦细数者,是为肝肾阴虚,可用知柏地黄丸滋养肝肾。

3) 痰浊蒙窍

症状:表情呆钝,智力衰退,或哭笑无常,喃喃自语,或终日无语,呆若木鸡,伴不思饮食,脘腹胀痛，痞满不适，口多涎沫，头重如裹，面色恍白或不泽，舌质淡，苔白腻，脉细滑。

治法：健脾化浊，豁痰开窍。

方药：洗心汤（清·陈士铎《辨证录》卷四）。若头痛如裹、哭笑无常、喃喃自语、口多涎沫者，痰浊壅塞较著，重用陈皮、半夏，配伍胆南星、莱菔子、佩兰、白豆蔻、全瓜蒌、贝母等豁痰理气之品。若兼痰郁久化火，蒙蔽清窍，扰动心神，症见心烦躁动，言语颠倒，歌笑不休，甚至反喜污秽等，宜用涤痰汤涤痰开窍，并加黄芩、黄连、竹沥以增强清化热痰之力。脾气亏虚明显者，可加党参、茯苓、黄芪、白术、山药、麦芽、砂仁等健脾益气之品，以断生痰之源。

4）瘀血内阻

症状：表情迟钝，言语不利，善忘，易惊恐，或思维异常，行为古怪，伴肌肤甲错，口干不欲饮，双目晦暗，舌质暗或有瘀点瘀斑，舌苔薄白，脉细涩或细弦。

治法：活血化瘀，开窍醒脑。

方药：通窍活血汤（清·王清任《医林改错》卷上）。若久病气血不足，可适当减少破血药物，加党参、黄芪、熟地、当归以补益气血。若瘀血日久血虚明显者，除重用生地、当归外，尚宜配伍鸡血藤、阿胶、鳖甲、制首乌、紫河车等品以补血活血；若瘀血日久，郁而化热者，症见头痛、呕恶，舌红苔黄等，加丹参、丹皮、夏枯草、竹茹等清热凉血、清肝和胃之品。

5）气血不足

症状：表情呆滞，沉默寡言，记忆减退，失认失算，词不达意，伴头晕目眩，少气懒言，乏力自汗，不思饮食，四肢不温，面色淡白或萎黄，心悸失眠，舌淡而嫩，苔白边有齿痕，脉细弱。

治法：益气养血安神。

方药：归脾汤（明·薛已《正体类要》卷下方）。如伴有不思饮食，大便不畅明显者，可加助脾气、畅气机的焦三仙、枳壳等药，同时可使补气血之药补而不滞，得以流通。

6）心肝火盛

症状：表情呆钝，智力衰退，遇事善忘，或心中烦怒，甚则狂躁谵语，夜寐不安，溲黄便干，脉数有力；或见胁肋灼痛，急躁易怒，头晕胀痛，面红目赤，口苦口干，舌红或绛，苔黄或黄腻，脉弦数或弦滑。

治则：清心平肝、安神定志。

方药：天麻钩藤饮（胡光慈《杂病证治新义》）。该方适用于以肝阳上亢表现为主者，如以心火盛为主者，则应去钩藤、石决明等清肝之品，加用黄连、莲子心、栀子等清心火之品；如兼急躁易怒者，可加用龙胆、莲子心、丹参、合欢皮等清心肝火之类；如伴肢体麻木或半身不遂者，加用地龙、羌活、桑枝等以疏通经络。此证常是多为本虚患者的标实表现，周期较短，而苦寒之品的应用以祛邪为目的，权宜之计，及病即可．不宜久服，以防伤阴。

7）毒损脑络

症状：表情呆钝，智力衰退，失认，失用，或面红目赤，口中秽臭，躁狂谵语，或心烦躁动，言语颠倒，头晕目眩，或见语言错乱，哭笑无常，喜笑不休，甚至反喜污秽，不避亲疏，狂躁妄动，打人毁物，力逾常人，舌红或绛或暗，苔黄腻或见秽浊，脉滑数或弦数。

治则：清热排毒，通络透邪。

方药：黄连解毒汤（唐·王焘《外台秘要方》卷一）。如为痰浊化热，可加菖蒲、胆星、竹茹、天竺黄等豁痰化痰之品；如有热结便秘之症，可加大黄、芒硝、全瓜蒌等清泻通腑之类；如热毒入营，神智错乱，可加生地、水牛角粉、丹皮、玄参或合用安宫牛黄丸清营解毒开窍。

2. 中药提取物治疗

(1) 银杏叶提取物:银杏叶提取物(EGb761)中含有机酸、银杏萜和黄酮类物质。相关研究表明银杏叶提取物具有抑制 β 淀粉样蛋白对神经元和突触的毒性作用,保护脑部的神经元功能和突触间联系;此外还可以增加脑组织的血液供应,加强脑组织的供氧供能,保护神经的 ATP 酶活性,消除自由基,防止过氧化物在脑组织内的蓄积,抑制其对神经元线粒体和核糖体等亚细胞器的损害,从而延缓脑组织的衰老,改善 AD 患者脑神经功能。一项 24 周的随机,双盲对照研究将轻度到中度 AD 患者随机分成三组:银杏叶提取物 160mg/d,多奈哌齐 5mg/天和安慰剂组。评价指标为简易精神状态检查和临床总体印象量表。结果显示银杏叶提取物和多奈哌齐对轻度至中度阿尔茨海默患者疗效无显著性差异。

(2) 石杉碱甲:石杉碱甲(huprrzine A)是从中药千层塔中分离得到的有效单体,是一种可逆、高效的选择性 ChEI,具有易通过血脑屏障,口服生物利用度好,药效时间长,且在治疗剂量下未发现 AD 患者有明显的外周胆碱能毒副作用,是我国开发的最为成功的阿尔茨海默病的治疗药物。对 ChEI 的抑制作用强度和作用时间优于毒扁豆碱、加兰他敏及他克林。相关研究发现该药具有多靶点的作用,除抑制乙酰胆碱酯酶活性外,还可通过抗氧化应激和抗细胞凋亡途径对神经元产生保护作用,对多种实验性记忆损害均有改善作用。任晓蕾等进行的一项评估石杉碱甲治疗轻中度阿尔茨海默病的有效性和安全性的 meta 分析结果显示石杉碱甲能有效改善和提高轻中度阿尔茨海默病患者的记忆和认知功能,和对照组相比具有显著性差异,发表偏倚影响较小。在药物安全性方面,石杉碱甲组较安慰剂组更易产生一些副作用,但多为轻度不良反应,对治疗影响不大。

(3) 金思维:金思维(GETO)主要由菟丝子、枸杞子、桑葚、全瓜蒌、竹沥、酒大黄、肉苁蓉等组成,具有化痰补肾,通腑降浊作用。相关研究显示 GETO 能有效调节 APPV717I 转基因小鼠 Aβ 生成和清除平衡,并减少 Aβ 在脑内的沉积,可增强乙酰胆碱转移酶活性及其依赖的神经生长因子,增加海马区胆碱的重吸收。田金洲教授等进行了一项为期 24 周的随机双盲平行对照临床研究显示,金思维提取物治疗前驱型 AD(遗忘型轻度认知障碍)患者 201 例,ADAS-cog 分值与基线比较下降了 4. 19 分(95% CI:-5. 74 ~ -2. 63),与多奈哌齐组比较无统计学差异,显示了其良好的疗效。

3. 中药复方治疗

(1) 灵芝益寿丸:童晓云等将 61 例 AD 患者随机分为治疗组(口服灵芝益寿丸)与对照组(口服脑复康)。评价指标为简易智能量表(MMSE)、日常生活活动量表(ADL)的评分情况及主要临床症状积分。结果治疗 16 周后,与对照组比较,治疗组 MMSE、ADL 评分有显著性差异($P<0.05$),并能有效减轻症状。

(2) 参乌胶囊:参乌胶囊由制何首乌、人参、淫羊藿、石菖蒲、川芎、丹参等中药组成,具有补肾益气、豁痰开窍、活血化瘀的功能。一项随机、双盲、平行对照Ⅱ期临床研究显示,参乌胶囊可以改善轻度认知损害患者的认知功能。小样本的临床试验提示其可以改善轻中度 AD 患者的认知功能,疗效优于多奈哌齐(5mg/d)。

(3) 太白洋参颗粒:太白洋参具有滋阴补肾,补中益气,健脾和胃,止痛等功效。雷国莲等将 AD 患者随机 40 例分为 2 组,治疗组口服太白洋参颗粒,对照组口服脑复康片。治疗 3 个疗程后治疗组总有效率明显高于对照组,两组在智能量表积分、生活自理能力积分、中医症状积分等方面有显著性差异。

(4) 癫狂梦醒汤:癫狂梦醒汤出自清王清任的《医林改错》,药物组成为桃仁、柴胡、香附、木通、赤芍、半夏等,可理气化痰、开窍宁神。孔令海等用癫狂梦醒汤加减治疗 AD 患者 50 例,结果显效 48 例、有效 2 例,临床症状均明显改善甚至消失。

(5) 天竺醒脑胶囊:李文彪等设天竺醒脑胶囊治疗组与常规西药对照组,采用许氏记忆量表检测记忆商。结果总有效率治疗组 83.3%,对照组 26.7%。

4. 针刺疗法

(1) 体针治疗:韩景献教授提出三焦气化失司是阿尔茨海默病的基本病机。治疗上采用三焦针法(原"益气调血、扶本培元"针法),主穴为膻中、中脘、气海、足三里、血海、外关。组方中膻中以疏利上焦气机,调补宗气,以行气血;中脘、足三里以促进中焦气化,益气和中,以生气血,化痰浊;气海以总调下焦气化,培补、振奋和升发元气,外关通调三焦。六穴既各司其气,又上下贯通,使全身气化功能的通畅条达,加之血海的行血养血,共奏益气调血、扶本培元之功,从而恢复大脑正常智能状态。其研究团队应用快速老化模型小白鼠(senescence accelerated mouse,SAM)进行的基础研究证实,"三焦针法"可显著提高 SAM 的认知功能,改善氧化应激反应,抑制神经元凋亡、促进神经细胞再生,良性调节基因组学及蛋白组学的表达。一项随机对照临床试验表明"三焦针法"可改善 AD 患者的学习记忆能力和生活自理能力。

欧阳颀教授认为 AD 多因肾虚精亏,不能上充于脑,导致脑髓空虚而发为呆症,临床上治以补肾填精、益髓增智之法。他将 30 例 AD 患者随机分为补肾益髓法针刺组和对照组。补肾益髓法针刺组以百会或四神聪、肾俞为主穴,太冲、关元、三阴交及足三里为配穴;对照组口服尼莫地平。评价指标为长谷川量表、韦氏记忆量表、日常生活能力量表及临床疗效总评量表。两组连续治疗 8 周后观察疗效,结果发现针刺组临床总体疗效与尼莫地平组比较无显著差异,提示针刺治疗 AD 临床疗效确切。

(2) 电针疗法:电针疗法单独运用者较少,多在针刺治疗基础上进行。如董洪涛等将 32 例 AD 患者分为三组:针刺组(针刺治疗)、药物组(哈伯因治疗)和对照组(心理咨询),各治疗 3 个月。A 组取百会、大椎、肾俞、神门、内关、三阴交;B 组取四神聪、风池、太溪、足三里、丰隆、太冲。其中百会与大椎、四神聪与风池,给予连续波电刺激 15min 后改为疏密波。其他穴位,得气后,稍加提插捻转,留针 40min。每日 1 次,每周 5 次,4 周为 l 疗程,连续治疗 3 个疗程。结果显示针刺组和药物组简易精神状态检查积分明显提高、日常生活能力量表和症状积分明显降低,而对照组没有明显变化。提示针刺和哈伯因对 AD 均有一定疗效。

(3) 穴位注射:穴位注射治疗 AD,有与其他针灸疗法并用者,亦有单用者。董宇翔在针刺后,穴位注射脑活素,甲组取左风池、鸠尾、肾俞、足三里;乙组取右风池、大椎、肝俞、三阴交。每日 1 组交替注射脑活素 1ml/次,30 次为 1 疗程,治疗 46 例,MMSE 得分提高较显著。董俊峰取双侧肾俞、足三里、三阴交,穴位常规消毒后,用注射器抽取乙酰谷酰胺 2ml、复方当归注射液 4ml,将两液混合,在上述穴位进行穴位注射,每穴 1.5ml。隔天 1 次,10d 为 1 疗程,休息 3d 后行第 2 疗程。共治疗 86 例,治疗 1 ~ 3 疗程后,痊愈 56 例,好转 28 例,无效 2 例。

综上所述,近年来中药治疗阿尔茨海默病取得了一定的进展,但也存在一些问题:①对单味中药及其有效成分的研究不够深入,局限于对其药效的评价,而从药物动力学方面的研究比较缺乏;②对 AD 的发病机制认识比较模糊,各家自拟组方,符合循证医学规范、多中心大样本的临床研究较少,疗效标准不统一,在一定程度上制约了中医中药治疗 AD 的推广和应用。阿尔茨海默病的发病因素较多,发病机制复杂,涉及多系统、多靶点的异常病理变化,单一作用点的药物一般很难取得满意的治疗效果,而中药以其整体观念、辨证论治,多环节、多靶点、多途径的整合效应在防治 AD 方面具有巨大潜力。

(韩景献　贾玉洁)

参 考 文 献

卜渊,陈洁,耿德勤. 2010. 银杏叶提取物对 β-淀粉样蛋白致阿尔茨海默病模型大鼠学习记忆的影响及其作用机制研究. 现代生物医学进展,10(6):1047-1051.

褚芹,于建春,韩景献. 2005. 针刺对快速老化模型鼠 SAMP8 认知功能的改善作用. 中国行为医学科学, 14(11):964-965, 994.

董洪涛,金渊光,白英. 2002. 针刺治疗老年性痴呆 11 例. 上海中医药大学学报, 16(3):26-28.

胡起超,孙兆元,孟媛,等. 2010. 益气调血、扶本培元针法治疗老年性痴呆 40 例. 陕西中医. 31(3):343-344.

孔令海,孙金华. 癫狂梦醒汤加减治疗老年性痴呆 50 例. 中医中药,2009,6(16):131.

雷国莲,杨文娟,等. 2008. 太白洋参颗粒治疗老年性痴呆的临床观察. 国外医药 · 植物药分册, 23(5):208-210.

李文彪,和姬苓,等. 2006. 天竺醒脑胶囊治疗老年性痴呆临床观察与疗效评价. 实用老年医学,20(6):380-381.

牟玲丽,寇俊萍,朱丹妮,等. 2008. 银杏叶的化学成分及其抗氧化活性. 中国天然药物,6(1):26-29.

欧阳颀, 李忠仁, 穆艳云, 等. 1999. 针刺治疗阿尔茨海默病临床疗效对照研究. 中国针灸, 19(7): 399.

任晓蕾,张海英,李玉珍. 2010. 石杉碱甲治疗轻中度阿尔茨海默病有效性和安全性的 meta 分析. 中国药房, (10): 3025-33.

童晓云,李晓,和春芳,等. 2013. 灵芝益寿丸治疗阿尔茨海默病临床观察. 辽宁中医药大学学报,15(11):87-89.

王琛,李昌煜. 2009. 银杏叶提取物药理作用研究新进展. 中国现代中药,11(3) : 10-12.

钟剑,朱爱华,杨承芝,等. 2007. 参乌胶囊治疗老年轻度认知损害临床对照研究. 中国中药杂志,32(17):1800-1803.

周婧. 2009. 参乌胶囊治疗老年性痴呆脾肾两虚痰浊血瘀证的Ⅲ期临床研究. 湖北中医学院硕士学位论文.

Ding Xiaorong, Yu Jianchun, Yu Tao, et al. 2006. Acupuncture regulates the aging-related changes in gene profile expression of the hippocampus in senescence-accelerated mouse (SAMP 10). Neurosci Lett. 399(1-2):11-16.

Haiyan Cheng, Jianchun Yu, Zhiguo Jiang. 2008. Acupuncture improves cognitive deficits and regulates the brain cell proliferation of SAMP8 mice. Neuroscience Letters. 432(2):111-116.

Liu Cunzhi, Yu Jianchun, Zhang Xuezhu, et al. 2006. Acupuncture prevents cognitive deficits and oxidative stress in cerebral multi-infarction rats. Neurosci Lett. 393(1):45-50.

Mazza M, Capuano A, Bria P ,et al. 2006. Ginkgo biloba and donepezil: a comparison in the treatment of Alzheimer's dementia in a randomized placebo-controlled double-blind study. Eur J Neurol, 13(9):981-985.

Tian J, Shi J, Zhang X,et al. 2010. Herbal therapy: a new pathway for the treatment of Alzheimer's disease. Alzheimers Res Ther, 2(5):30-33.

Wang T, Liu CZ, Yu JC, Jiang W, Han JX. 2009. Acupuncture protected cerebral multi-infarction rats from memory impairment by regulating the expression of apoptosis related genes Bcl-2 and Bax in hippocampus. Physiol Behav. 96(1):155-161.

Yu Jianchun, Yu Tao, Han Jingxian. 2005. Aging-related changes in the transcriptional profile of cerebrum in senescence-accelerated mouse (SAMP10) is remarkably retarded by acupuncture. Acupuncture & Electro-Therapeutics Research. 30(1-2): 27-42.

第三十三章　非药物疗法

非药物疗法着重于患者、照顾者和环境在治疗中的相互作用，借助于一些手段或措施最大限度地保持 AD 患者的功能水平，提高其生活质量。该疗法主要包括心理疗法、饮食疗法、环境疗法、认知疗法、刺激疗法等，此外针灸疗法也有一定的治疗作用（该部分在中医中药治疗篇中已做介绍）。这些干预措施也为 AD 患者家属提供了很多行之有效的护理和照料手段。

1. 认知疗法

中枢神经系统随年龄增加出现相应的结构和功能改变，与老年人认知功能下降有关。一些研究结果提示认知训练可以为认知障碍患者提供干预措施，大脑在记忆方面仍然具有可塑性。该方法适用于轻度认知损害患者和轻度阿尔茨海默病患者。包括记忆、益智、策略等三项训练内容。

（1）记忆训练：可反复让患者辨认熟悉的生活场景，如卧室、厕所等；反复手把手地教患者做一些力所能及的家务，如整理床铺、擦桌子、扫地等；可根据患者的病情、文化程度及往日的喜好，设立记忆任务和通过 Loci 记忆法训练。记忆任务包括顺叙数字、倒叙数字、图形记忆、词组记忆、数字运算等。而 Loci 记忆法是训练被试者产生和保持视觉空间想象，然后指导他们将想象的场景和所要记的目标或名字结合起来。其原理是通过学习记忆法掌握简单的策略方法，包括形象和视觉联想。Cipriani 等评估了一个以计算机为基础的认知训练计划。在这个计划中，轻度认知障碍患者和多系统萎缩症患者作为老年性痴呆患者的对照。这个认知训练包括刺激学习新知识和从语义记忆中回收信息的练习。结果显示，轻度认知障碍患者表现出行为记忆力的提高和精神运动功能学习的增强；与之相对的老年性痴呆症患者表现出口头流畅性、执行能力等整体认知状态上的提高。多系统萎缩症患者则不受认知训练的影响。

（2）益智训练：可根据老人的不同兴趣爱好，选择适合自己的活动进行锻炼，如围棋、象棋、扑克等棋牌类活动或听音乐、绘画、书法、读书看报等。可制定活动时间表，有规律、定时定量进行锻炼。Sattler 等应用前瞻性研究将受试对象按参加读书读报、职业培训等益智类活动的频率作为影响因素，观察 MCI 或 AD 在正常人群中发生情况，结果于 2012 年发现适量益智类活动训练者 MCI 或 AD 发病率低于非暴露人群，因此适当的读书读报等益智类活动能够改善老年人的认知状态。

（3）策略训练：老年人常常不能选择有效的策略，而且在记忆任务中也不会不断调整策略。好的记忆策略常常能够达到事半功倍的效果，这就要求不同事情运用不同策略，如想象、联系、分类等。Clare 等进行了一项评估早期老年性痴呆患者是否可通过策略训练提高脸面或姓名联想记忆力的试验。结果显示，患者在面容姓名联想记忆方面有重大的提高，并且在试验结束后仍可以保持 9 周。后续的研究证实这种提高在随后的数年内仍然保持得很稳定。Noonan 等进行的一项简单的随机对照研究提示，在老年性痴呆患者中策略性的学习可以使患者将相似的名字记忆得更清楚。

2. 回忆疗法

回忆疗法是通过诱导患者回忆可引起并保持正性情感反应的事件，从而为其提供刺激、快乐以及社会互动，对于专业照料者则是确认了每个患者生活的历史和场景。此法可以分期进行，既可以是单个患者也可以是一组患者，但都经常（应至少每星期一次）应用个人相片或纪念物、新闻剪报以及旧的录音带等作为激发手段，让患者谈论自己过去的经历或历史事件，从而增强其对生活的体验。该疗法是目前较为流行的针对痴呆状态的社会心理干预措施之一。一项循证医学系统综述评估了回忆的作用。该综述包括了 5 项研究，其中 4 项研究有可用资料，包括 144 位受试者。结果表明，患者的认知功能和情绪有明显改善，但效应仅是使用胆碱酯酶抑制剂的 1/5，因此回忆训练不能替代药物治疗，仅可作为辅助方法。

3. 确认疗法

确认疗法是由 Naomi Feil 提出的和老年认知障碍或痴呆患者进行沟通交流的方法。这种方法通过与患者的交流，使对方的意见被承认、尊重（不管听者是否真正同意内容），这是他们感情的真实体现，而不要使患者感到被边缘化或被排斥，从而减少对患者的不良刺激。此疗法的关键是要“同意”他们，但也可以通过交流让他们去做一些他们没有意识到已经改变的事情。如一位患者说，她需要打一个电话给她的祖母（事实上他的祖母已去世），可以说：“好”；一位老人说他需要找汽车钥匙，照顾者不要提及他没有汽车或他不开汽车很多年了，可以和他一起找找看。但 Neal M 等针对确认疗法进行的一项荟萃分析的结论为没有高质量的证据证明这种方法对痴呆患者有效。该疗法可以应用于单个患者或在群组环境中，且可以与其他活动（如音乐或按摩）相结合。其主要优势在于恢复患者自我价值感，降低其退缩行为的程度，提高患者与外界沟通和相互作用的能力，缓解压力和焦虑。

4. 环境疗法

AD 患者所生活的环境会影响他们的生活质量和行为，不适当的生活环境可能激发异常的行为症状，从而加重照料者负担。对于在一个不安全的居住环境中徘徊的患者来说，使用化学药品进行束缚有可能会进一步加重症状，并伴有其他不良反应。因此为 AD 患者设置一个安全舒适的环境是很有必要的。Gitlin LN 等进行的一项关于居家环境干预对痴呆患者日常生活功能和照料者的烦躁影响的随机对照试验表明，与常规治疗对照组相比，经过职业治疗人员环境调整的痴呆患者 3 个月后，工具性日常生活能力得到改善（$P=0.030$），并且可以让照料者感到工作更有效（$P=0.038$），减少了他们的不安情绪（$P=0.049$）。在患者所处环境布置一般应做到：①家庭式氛围，②应配合患者长期记忆相对保留的特点，尽量使家庭装修风格同数十年前相似；③视野应开阔，无遮挡，能很好地观察到患者在居住区的活动，④使患者拥有自己的独立空间，并尽可能提供更多的隐私空间；⑤应保证患者活动区域尽可能安全，如路面应防滑、环境应整洁；⑥如果患者存在徘徊症状，应隐藏出口或使出口的门不易打开。总之，一个安全、舒适、安静的环境会对患者的行为障碍有一定的改善作用。

5. 刺激疗法

该疗法通过为患者安排丰富多彩的日间活动，从听觉、嗅觉、触觉、味觉、视觉等多个方面刺激患者感官，从而减慢其病情发展速度，提高其生活质量。活动的安排最好可以使患者能将目前的活动与自己以往记忆中的活动联系起来，这样他们参加活动的积极性就会大为提高。

（1）音乐刺激：音乐刺激又称为音乐疗法。该疗法具有坚实的理论基础，在欧美国家已成为一个独立和成熟的学科。痴呆患者即使在其他认知功能都已退化的情况下，通常还保留了对音乐的反应能力。音乐治疗师利用这一点，用患者以往喜欢的老歌，往往能激发患者对以前生活的许多回忆。此外，学习新歌曲也可以刺激和改善患者的短时记忆。痴呆患者通常伴有语言功能减退，而音乐刺激可能会对此有所改善。研究表明，音乐刺激能改善大脑皮质功能,使大脑供血供氧增加,较好地调节自主神经功能。此外,一项短期的随机对照试验显示,尽管音乐刺激没有改善痴呆患者的神经精神问卷评分,但其中的妄想、激越、焦虑、淡漠、夜间行为异常等单项症状得到了明显改善。

(2) 芳香疗法:主要指利用芳香植物(如薄荷、熏衣草、玫瑰等)提取的精油来改善 AD 患者的精神行为障碍。但目前该疗法在改善痴呆患者的精神行为症状方面的研究结果并不一致。Snow 等的研究并不支持芳香物质的嗅觉刺激会改善痴呆患者的行为症状。而一项随机交叉对照试验纳入 70 例老年痴呆患者,采用 Cohen-Mansfield 激越问卷进行测评,3 周治疗后结果显示芳香疗法(熏衣草)明显改善了患者的激越量表评分。因此,还需要更多高质量的证据来证明该疗法的作用。

(3) 光照疗法:光照疗法指利用光刺激来改善痴呆患者的一些临床症状,如睡眠障碍、抑郁情绪等。有研究发现早晨的光照刺激可能改善痴呆患者的睡眠质量,缩短睡眠潜伏期,增加睡眠时间。另有一项研究发现光照疗法的反应可能与性别有关,如接受早晨光照的女性痴呆患者抑郁症状可能会减少,但这一结果可能是受试者的个体因素而非治疗方案产生的作用,目前认为光照治疗对痴呆患者伴随的抑郁症状很可能没有治疗作用。此外,虽然光照治疗安全性较好,但也有应用该种治疗出现激越症状加重的报道。

(4) 触觉疗法:主要通过按摩、触摸等手段来改善痴呆患者的认知、情绪状态。对于中重度的 AD 患者,某些运动功能减退,行动不便,如果不及时加以锻炼,其运动能力将进一步减低,以致患者最后只能卧床,这不仅增加了患者感染的风险,加速了其生理功能衰退的速率,也加重了家属的护理负担。利用按摩的手法可以加速局部的血液循环,营养神经供氧肌肉,改善其运动功能。其手法主要采用按法、摩法、推法、拿法、擦法、搓法、揉法、振法、拍击法、捏法等的综合方法,部位可按循经、穴位、疼痛点等综合选择。另外,和患者拥抱,给患者按摩的过程等刺激也有利于患者的情绪平稳。

除这些疗法之外,还有饮食疗法,如适量食用香蕉有利于保持快乐、平和的情绪,有利于改善痴呆患者的抑郁等不良情绪;开心疗法,如给患者讲笑话,或使用肥皂泡机械装置和患者玩耍等活动增加患者的感官刺激。

6. 非侵入性脑刺激

调节大脑皮质活动的非侵入性脑刺激技术包括经颅磁刺激和直接经颅电流刺激。经颅磁刺激和直接电流刺激都可以通过改变自主神经活动来瞬时性地影响个体的行为。Cristina Solé-Padullés 等进行的一项研究证实,高频率的重复经颅刺激对记忆功能障碍的老年人和神经心理记忆测试表现很差的个体具有一定的积极作用。这研究将重复经颅刺激和功能磁共振技术结合起来,证实了对双边额前皮质的离线刺激可以改善患者的行为活动,但是安慰剂组却表现的不明显。Boggio PS 等探索阳极直接电流刺激对老年性痴呆患者长期记忆力的效果,发现对左额皮质和颞皮质实施一过性的直接电流刺激,患者的视觉记忆力得到了改善;对颞皮质反复的直接电流刺激也能够改善患者的视觉记忆力。更重要的是,记忆力的改善可以在实验结束后持续 4 周。但该疗法的长期效应还有待进一步验证。

目前,已得到循证医学证据表明对阿尔茨海默病具有治疗作用的手段比较局限,疗效尚不能令人满意。非药物治疗的干预措施,作为药物治疗的一个有益补充,尽管一些研究已经证实非药物的干预措施在一定程度上能够改善 AD 患者的认知、精神行为等症状,但目前还没有关于非药物疗法的大样本随机对照研究，其效应还有待于进一步观察。

（韩景献　贾玉洁）

参考文献

Alfredo Raglio, Giuseppe Bellelli, Daniela Traficante, et al. 2008. Efficacy of music therapy in the treatment of behavioral and psychiatric symptoms of dementia. Alzheimer Dis Assoc Disord, 22(2):158-162.

Boggio PS, Valasek CA, Campanhã C, et al. 2011. Non-invasive brain stimulation to assess and modulate neuroplasticity in Alzheimer's disease. Neuropsychol Rehabil, 21(5):703-716.

Cipriani G, Bianchetti A, Trabucchi M. 2006. Outcomes of a computer-based cognitive rehabilitation program on Alzheimer's disease patients compared with those on patients affected by mild cognitive impairment. Arch Gerontol Geriatr, 43(3):327-335.

Clare L, Wilson BA, Carter G, et al. 2003. Cognitive rehabilitation as a component of early intervention in Alzheimer's disease: a single case study. Aging Ment Health, 7(1):15-21.

Cristina Solé-Padullés, David Bartrés-Faz, Carme Junqué, et al. 2006. Repetitive Transcranial Magnetic Stimulation Effects on Brain Function and Cognition among Elders with Memory Dysfunction. A Randomized Sham-Controlled Study. Cerebral Cortex, 16(10):1487-1493.

Dennis NA, Hayes SM, Prince SE, et al. 2008. Effects of aging on the neural correlates of successful item and source memory encoding. Journal of Experimental Psychology, 34(4):791-808.

Fontana Gasio P, Kräuchi K, Cajochen C, et al. 2003. Dawn-dusk simulation light therapy of disturbed circadian rest-activity cycles in demented elderly. Exp Gerontol, 38(1-2):207-216.

Gitlin LN, Corcoran M, Winter L, et al. 2001. A randomized, controlled trial of a home environmental intervention: effect on efficacy and upset in caregivers and on daily function of persons with dementia. Gerontologist, 41(1):4-14.

Hickman SE, Barrick AL, Williams CS, et al. 2007. The effect of ambient bright light therapy on depressive symptoms in persons with dementia. J Am Geriatr Soc, 55(11):1817-1824.

Li Z, Moore AB, Tyner C, et al. Asymmetric connectivity reduction and its relationship to "HAROLD" in aging brain. Brain Res, 2009, 129(5):149-158.

Lin PW, Chan WC, Ng BF, Lam LC. Efficacy of aromatherapy (Lavandula angustifolia) as an intervention for agitated behaviours in Chinese older persons with dementia: a cross-over randomized trial. Int J Geriatr Psychiatry, 2007, 22(5):405-410.

Manenti R, Tettamanti M, Cotelli M, et al. 2010. The neural bases of word encoding and retrieval: A fMRI-guided transcranial magnetic stimulation study. Brain Topogr, 22(4):318-332.

McKinley RA, Bridges N, Walters CM, et al. 2012. Modulating the brain at work using noninvasive transcranial stimulation. Neuroimage, 59(1):129-137.

Neal M, Briggs M. 2003. Validation therapy for dementia. Cochrane Database Syst Rev. (3): CD001394.

Noonan KA, Pryer LR, Jones RW, et al. 2012. A direct comparison of errorless and errorful therapy for object name relearning in Alzheimer's disease. Neuropsychol Rehabil, 22(2):215-234.

Okada K, Kurita A, Takase B, et al. 2009. Effects of music therapy on autonomic nervous system activity, incidence of heart failure events, and plasma cytokine and catecholamine levels in elderly patients with cerebrovascular disease and dementia. Int Heart J, 50(1):95-110.

Sattler C, Toro P, Schönknecht P, et al. 2012. Cognitive activity, education and socioeconomic status as preventive factors for mild cognitive impairment and Alzheimer's disease. Psychiatry Res, 196(1):90-95.

Schindler SD, Graf A, Fischer P, et al. 2002. Paranoid delusions and hallucinations and bright light therapy in Alzheimer's disease. Int J Geriatr Psychiatry, 17(11):1071-1072.

Snow LA, Hovanec L, Brandt J. 2004. A controlled trial of aromatherapy for agitation in nursing home patients with dementia. J Altern Complement Med, 10(3):431-437.

Tero Tapiola, Corina Pennanen, Mia Tapiola, et al. 2008. MRI of hippocampus and entorhinal cortex in mild cognitive impairment: A follow-up study. Nrurobiol Aging, 29(1):31-38.

Woods B, Spector A, Jones C, et al. 2005. Reminiscence therapy for dementia. Cochrane Database Syst Rev. (2):CD001120.

第三十四章　关爱和关怀是AD的重要治疗措施

研究发现社会心理因素对阿尔茨海默病的发生、发展有推动作用，而家庭关系和社会支持网络便是社会心理因素的重要内容。社会支持指建立在社会网络机构上的各种社会关系对个体的客观和或主观的影响力，可分为两大类，一类为客观的、可见的或实际的支持，如物质上的直接援助、社会团体的存在和参与等；另一类是主观的、体验到的情感上支持，指的是个体在社会中受尊重、被支持、理解的情感体验和满意程度，与个体的主观感受密切相关。良好的家庭关系和丰富完善的社会支持网络所带给AD患者的关爱和关怀有利于提高生活质量，使患者保持一种自我感和归属感，从而延缓阿尔茨海默病的发展。

1. 家庭关怀

我国的老年福利体系和社会医疗保障体系还不够健全，患者不可能长期住院接受治疗，致使绝大部分AD患者只能在家中接受一般的护理照顾。然而目前国内还没有专门的机构对居家照顾者进行系统的照护培训，大部分照顾者尚缺乏对AD患者的护理知识和照顾技巧，使患者长期得不到有效的照护，生活质量低下，这加速了AD的进程。良好的家庭护理有利于阿尔茨海默病患者的治疗。

日常生活护理：照顾者应尽可能让患者自己料理生活。选择患者熟悉的、常用的生活内容来训练其日常生活自理能力，如进食、穿衣、洗漱、沐浴、如厕、家务等，从简单到复杂，循序渐进，切不可操之过急，也不能禁锢不前。对于无法自理的患者，照顾者还要掌握使其舒适和安全的日常护理技巧，包括床上擦浴、床上洗头、口腔护理、排泄护理等。

认知训练：此部分可参照非药物疗法的认知疗法部分。

饮食护理：由于不同患者的病情轻重不同，看护人员在护理患者时应针对不同情况对患者进行不同的饮食护理。针对病情较轻，尚可生活自理的患者，应每日定时定点为患者提供营养丰富、易于消化的清淡食品；若有带骨、带刺的食物，应提前将骨刺剔除；同时，注意因饭菜过冷或过热导致的肠胃不适和食道烫伤。针对病情较重，生活难以自理的患者，看护人员应帮助其进食，喂食过程中应注意患者的进食速度，防止患者呛、咳、噎食，并对进食总量有所控制，防止患者暴饮暴食。

环境改善：尽可能给患者提供安全的生活环境，比如房屋地面减少障碍物，避免有尖锐突出的地方，装饰简单，每个房间有明显的标志物，避免经常改动家居环境，尽量保持之前的装饰格调，以保持和唤醒记忆；环境设计应有家庭式气氛，可充分看到患者；卫生间的设施应安全、方便、易冲洗。

用药护理：照顾者应熟悉患者常用的药物名称、作用、用药方法、注意事项、不良反应观察及简要的紧急处理方法。由于老人常拒绝服药或出现误服等异常行为，服药时必须有照顾者在一旁陪伴，监督和帮助患者将药物全部服下。此外，照顾者还应做好药物的管理，以免患者错服。

安全护理：阿尔茨海默病患者多缺乏生活自理和自我保护能力，容易发生意外情况，危及患者的生命安全。尽量避免患者单独外出。如果要外出，一定为患者携带联系卡，联系卡标注清楚患者的住址和电话，以防走失时备用。阿尔茨海默病患者在环境不熟悉、疲倦、紧张焦虑时，往往会出现漫游的情况，受患病后出现的定向力障碍、智能障碍等功能性障碍的影响，患者容易出现走失、摔伤、自伤等事故，看护人员对患者进行护理时应尽可能为患者创造一个相对独立的固定生活区，为患者提供安全、无障碍的居住、活动场地，防止患者自伤、走失、摔伤甚至窒息等事故的发生。看护人员还应结合患者的兴趣爱好和过去的生活经历为患者定期安排活动，增加患者与旁人的交流，使患者获得愉快感，减少患者的漫游次数，增强患者参与社会活动的积极性。此外，在某些情况下，如患者出现意识障碍时，可对患者的漫游采取躯体约束的方法制止其行动。

心理护理：看护人员应在理解并尊重阿尔茨海默病患者的前提下每日与患者交流、建立良好的信任关系，了解造成患者情绪波动、行为异常的原因，并对该原因进行针对性心理疏导，要有耐心，给予宽容，不要使用伤害患者自尊心的话语；若疏导无效，也不应强迫患者做不愿做的事，若对患者的不合理行为进行数落、谩骂甚至暴力制止，有可能会导致患者出现紧张情绪，对家人产生敌视感，反而会造成一些不必要的症状；针对具有妄想、幻想等精神症状现象的患者，看护人员应鼓励患者参加一些社会活动，调整患者的不良状态；与患者观点出现分歧导致患者情绪激动时，看护人员不要与其争辩，而应设法转移患者的注意力，再耐心解释，同时及时找老年病专家或精神科医师进行诊治；针对具有暴力、攻击行为的患者，看护人员应主要以疏导、解释、转移其注意力的方法缓和患者情绪，并在医生的指导下，尝试短期应用镇静药物控制患者情绪，找出患者不愉快的原因，防止此类事件的再次出现。

睡眠护理：家庭照顾者应为患者安排感兴趣的娱乐活动，使其保持兴奋，减少患者白天的睡眠时间，在睡前避免他人与患者进行长久、激动的谈话，避免患者睡前大量饮水及浓茶、咖啡、吸烟等情况，并应在睡前帮助患者小便。若患者错将夜晚认作是白天而不愿入睡，看护人员应陪患者安静地坐一会儿，使用轻柔的语言劝导患者入睡，还可通过温水泡脚等帮助患者改善睡眠质量。另外保持睡眠环境安静，光线暗淡，温度适宜，必要时可酌量给予镇静催眠剂助其入睡。

并发症的预防：指导照顾者针对晚期 AD 患者容易出现的并发症，如褥疮、泌尿系感染、肺部感染等，进行预防性的照顾护理和肢体被动的功能锻炼等，力求最大限度地提高患者的生活质量。对于长期卧床的患者，看护人员应为患者定期翻身、按摩骨突部位皮肤，防止褥疮的发生，同时及时为大小便失禁的患者更换衣物、床单等，防止泌尿系统感染。对于肢体瘫痪的患者，看护人员应为患者定期按摩、活动关节，防止患者关节僵硬变形或肌肉萎缩。而对生活自理能力下降的患者，看护人员应及时根据天气情况为患者增减衣物，防止患者出现呼吸道疾病等。

沟通技巧：对待 AD 患者，照顾者语调要平稳，态度要和蔼，用关爱的语言，让痴呆患者感到家庭的温馨、增强信赖感，使自己成为他们倾吐的对象，及时地掌握老人的病情动态，减少刺激性语言，有利于照顾者与患者之间的沟通交流。与患者沟通要理解、关心、鼓励、安慰患者，学会运用非语言行为进行交流，如微笑、握手、拥抱或轻拍，要懂得倾听患者的诉说，对于患者的反复提问要给予耐心的回答，尽量满足其要求。

2. 社会关爱

社区护理人员应加强对家庭照顾者的指导，普及老年痴呆患者的专业的护理知识。为配合各种不同的需要，可以制作录像带、幻灯片、录音带、光盘等视听资料，海报、小册子、单张等印刷资料以及各种医疗健康主题的展览板等，通过各种方式解决家庭照顾 AD 患者的实际困难。如认知训练、日常生活护理、沟通技巧、心理调节等。

加大社区服务体系建设力度，建立完善的社区服务网络。可借鉴美国的"与社区为伙伴的概念架构"和德国的"社区内治疗和康复集于一体"等发达国家的模式，从我国国情出发，逐步开展各层次的社区护理服务，以弥补家庭照料功能的不足或缺失。政府应培训一定数量的具备专业知识和爱心的工作人员，同时针对不同程度的护理需求，建立多种形式的服务机构，如日间护理服务中心能够暂时缓解家庭照顾者的压力，向痴呆患者提供日间照顾及支援服务，开展现实导向、多感官治疗、记忆训练、运动、音乐、手工及游戏等活动；家居助理服务中心向照顾者提供帮助家庭照顾服务、到户训练服务；建立 AD 照顾者服务中心，提供 AD 患者照顾的专业知识的指导、讲座及如何应对突发事件；召开照顾者座谈会，让照顾者走出家门，相互交流，共同分享有益于解决问题的信息、照顾技巧；开通照顾者热线，进行心理咨询服务，有效心理疏导，以舒缓长期繁重的日常护理工作给照顾者心身健康带来的巨大压力。此外，社区还应为痴呆老人建立档案，包括基本信息、病情、治疗、联系方式、家庭成员、照护者、照护者与患者的关系等；对患者进行充分的评估，制定护理方案并安排家庭访视人员，负责每月上门访视指导 2～3 次。结合患者病情及照护者照护能力，在医生的指导下制定居家护理干预措施。

通过专业机构照料，能给予痴呆照料者尤其子女照料者休息、工作及参与社会活动的时间，缓解照料中的客观负担；对痴呆患者照料者进行知识宣教、技能指导及情感支持，均有助于提升照料者的适应能力，缓解照料者的主观负担。总之，通过在政府的主导下所构建的医院-社区-家庭老年照护的立体网络系统，使痴呆患者可享受到疾病治疗、临终关怀、生活照顾及情绪支持等多服务，以满足不同程度痴呆患者的多元化需求。

中国科技大学生命科学院神经生物学周江宁教授曾在北京召开的阿尔茨海默病国际高级论坛上说："阿尔茨海默病患者面对的最大困难是缺少患者家属和护理人员的支持，真正能让老年人生活质量得到提高的，并不是药物，而是家属和护理人员的照顾"。因此全社会特别是家庭的关爱和关怀比药物更重要。

（韩景献　贾玉洁）

第三十五章　预　　防

阿尔茨海默病从临床前阶段发展为主观认知障碍，进展为轻度认知损害，直至最终出现痴呆症状是一个持续发展的渐进性过程，其病理改变往往在几十年前就已出现。这种改变具有不可逆性，因此预防比治疗更加重要。预防的关键是要识别痴呆的危险因素和处于疾病早期的症状。一方面，要定期进行体检，使高危因素尽早得到诊治；另一方面，如出现认知功能下降等方面症状要及早进行干预，做到早发现和早治疗，使病情得到及时有效地控制。

痴呆的预防包括三个层次的预防，即三级预防。一级预防是指预防认知功能正常的个体未来发生认知功能障碍，即对于认知正常人群或高危人群采取相应措施以延缓认知功能障碍症状的发生。二级预防是指预防已经发生轻度认知损害但非痴呆的对象发展成为痴呆患者。三级预防是防止病情进一步恶化及并发症的出现。主要是通过使用药物、认知训练等方法控制病情，延缓疾病进展。

1. 一级预防

阿尔茨海默病有些危险因素（如年龄、性别、遗传基因等）无法改变，而有些危险因素，如血管性危险因素（如高血压、高胆固醇血症、吸烟、糖尿病、心房颤动和肥胖等），生活方式，心理状态，头部外伤等是可以改变的。服用抗高血压药，非甾体抗感染药、他汀类药物，激素替代治疗、高等教育、锻炼及参与社会益智活动等是AD发病保护性因素。针对认知功能未下降但伴有多个AD风险因素的个体进行干预性治疗属于一级预防。

（1）祛除血管性危险因素

1）降压治疗：高血压作为心脑血管疾病的危险因素在目前已得到公认，同时在AD的研究中发现，高血压对AD的发生发展有促进作用。一项关于降压药物与阿尔茨海默病（AD）关系的研究对5种常用降压药物［包括利尿剂、血管紧张素-1受体阻滞剂（ARB）、血管紧张素转换酶抑制剂（ACEI）、钙通道阻滞剂（CCB）和β受体阻滞剂（BB）］与阿尔茨海默病（AD）的发病风险进行了相关性分析。结果表明，在认知正常的受试者中，应用利尿剂、ARB和ACEI均可使AD的发生风险下降，在已经存在轻度认知障碍（MCI）患者中，仅有利尿剂能够使AD的发生风险下降。该研究纳入了2248例患者，所有患者年龄均在75岁以上，其中认知正常者1928例，存在MCI的患者320例，利用Cox比例危险模型校正混杂因素后，中位随访>6.1年。结果显示，利尿剂、ARB、ACEI、CCB和BB应用率分别为15.6%、15.6%、15.1%、14.8%和20.5%。在2248例受试者中，有290例（13%）进展成AD。在认知正常的受试者中，利尿剂、ARB、ACEI、CCB和BB应用者的突发AD性痴呆的危险比分别为0.51、0.31、0.50、0.62和0.58；而在MCI受试者中，仅利尿剂应用与AD性痴呆风险下降相关（危险比为0.38）。但PROGRESS的试验研究中联合使用培哚普利和吲达帕胺的卒中患者痴呆事件的风险下降无统计学意义，但减少了认知功能下降的风险。一项更新的循证医学综述结论认为尚无确切证据表明应用降压药物可以降低没有明显脑血管病的高血压患者的痴呆或认知损害的发生率。

2）降糖治疗：相关研究表明糖尿病不仅与AD发生相关，且可以加快AD患者认知功能下降的速度。其机制尚不清楚。但应用降糖药物是否可以降低阿尔茨海默病的发病率已在研究之中。Li W 等随机抽取了台湾的全民健康保险研究资料库中 1 000 000 人队列的数据集,随机确定了71,433 例糖尿病患者与71,311 名非糖尿病受试者匹配。以是否发生 AD 为主要观察终点。经过最长 11 年的随访发现糖尿病患者 AD 的发生率显著高于非糖尿病患者(0. 48% ：0. 37% ,$P<0.001$)。经过 Cox 比例风险回归模型分析,糖尿病患者患 AD 的风险比(hazard ratio,HR)为 1. 76(95% CI:1. 50 ~2. 07,$P<0.001$)。在调整潜在风险因素和糖尿病诊断持续时间之后,结果显示口服降糖药物无论是单药治疗,或联合疗法均与 AD 的风险相关。然而,应用胰岛素的联合治疗也会导致 AD 的风险增加(HR=2. 17,95% CI:1. 04 ~4. 52,$P=0.039$)。因此得出结论使用降糖药物并不能降低罹患 AD 的风险。

3）降脂治疗:高胆固醇血症是导致 AD 发病的又一重要危险因素。流行病学调查也表明高胆固醇及饱和脂肪酸的摄入会提高患 AD 的风险。一些研究者观察了应用降脂药物尤其是他汀类药物是否可以降低阿尔茨海默病的发病风险。Etminan 等通过检索 MEDLINE 和 EMBASE 数据库文献,对 7 个观察性研究数据进行了分析,结果显示与未接受降脂药物的患者相比,接受降脂药物患者认知功能损伤的相对危险比为 0. 62,但无统计学意义(95% CI:0. 28 ~1. 38),服用他汀类药物患者认知功能损伤的相对危险比为 0. 43,统计学分析有显著性差异(95% CI:0. 31 ~0. 62)。由此作者得出结论他汀类药物与痴呆患病率低有关。然而却有随机对照研究得出了相反的结论。一项为期 5 年的心脏保护研究登记了 20 536 名年龄在 40 ~80 岁的对象,或有冠心病高风险、接受抗高血压治疗、糖尿病,或有闭塞性非冠脉疾病,接受他汀类药物治疗或安慰剂治疗,将认知功能下降和痴呆作为次要终点,5 年后并未发现降脂治疗能降低痴呆的发病风险。因此,McGuinness 等认为高质量的证据表明具有血管风险因素人群接受他汀类药物治疗并不能减低认知功能下降和痴呆的风险。

4）降低同型半胱氨酸水平治疗:目前研究已表明,高同型半胱氨酸血症是冠状动脉疾病、脑血管疾病、外周血管疾病独立的危险因,然而在 AD 的发病过程中,高同型半胱氨酸血症同样对其发生、发展都起到了促进作用。另有研究证实同型半胱氨酸的水平和 AD 的严重程度呈正相关。一般来说,降低同型半胱氨酸水平主要依靠叶酸,维生素 B_{12} 和维生素 B_6。Kwok T 和 Vicari S 作为项目牵头人分别进行的 2 项中长期随机对照临床试验提示,叶酸、VB6、VB12 在能使 AD 患者血浆同型半胱氨酸平均浓度下降的基础上,并不能显著减缓认知功能下降的速度。目前尚无相关临床研究从正面证实降低 Hcy 水平可以预防阿尔茨海默病的发病。

（2）改变生活方式

1）合理膳食:研究显示,科学合理的膳食有助于预防痴呆。其中地中海式饮食(mcdit-crrancan dict,McDi)是目前备受推崇的饮食之一。McDi 源于西班牙、意大利等地中海地区,由清淡而富含营养的食物组成,包括水果、蔬菜、坚果、豆类、谷类,适量鱼类、肉类、禽类和乳类产品,食用油以菜子油和橄榄油为主,用餐时辅以适量葡萄酒。近期意大利学者前瞻性研究报告揭示 McDi 可降低认知功能衰退,从而减少阿尔茨海默病的发生。红酒富含黄酮类(花青素、黄烷醇等)与非黄酮类(白黎芦醇、五倍子酸)等多酚类物质。黄酮类具有抗氧化作用,能抑制 Aβ 形成、DNA 和线粒体损伤及 Tau 蛋白异常聚集导致的神经元凋亡。白黎芦醇是 Sirturns 的天然激活剂。Sirtuins 是一种抗衰老酶,对寿命延长、细胞凋亡起着调控作用。蔬菜、水果和全谷类食物作为维生素、矿物质、膳食纤维的重要来源,有助于保持肠道功能,提高免疫力及降低患肥胖、糖尿病、心脑血管疾病等慢性病的风险。减少以上相关疾病,能够降低罹患 AD 的风险。

有研究发现铝可以导致脑组织神经元纤维缠结和老年斑形成,在动物实验和 AD 患者中也发现神经原纤维缠结有铝的蓄积。因此,我们在日常生活中最好不要长期服用含铝高的食物;少吃或不吃使用含铝食品添加剂制作的粉丝、油饼、油条、糕点、面包及饼干等食物;正确使用铝制品炊具等。

诸多研究结果表明,节制饮食是延缓衰老的良好方法,而长期饱食会导致大脑早衰。人们饱食后,胃肠道循环血量增加,造成大脑血液供应相对不足,从而使脑细胞生理代谢受到影响,引起记忆力下降等症状。同时中医认为脾胃乃后天之本,气血生化之源,节制饮食可保护脾胃,从而使脑髓得充,延缓大脑衰老。因此节食也有利于预防痴呆。

2)加强体育锻炼:坚持规律的体力活动能有效抑制衰老所导致的认知障碍。加拿大健康和衰老研究报道,规律运动的老年人比不运动的老年人患 AD 的风险更低,而且体力活动水平的增加和认知障碍和痴呆风险的降低也有关联,进行更高水平体力活动的老年人患 AD 的风险减半。同时,体力活动的量比体力活动的形式更重要。Nemati 等将 273 名 55 岁以上的老年人根据体力活动水平分为不活动组和活动组,活动组又进一步分为专业组和非专业组,对他们进行 MMSE 评分。调查结果显示,活动组的 MMSE 评分显著高于不活动组,而专业组和非专业组受试者的 MMSE 评分则无显著性差异。澳大利亚的老龄化脑健康研究(fitness for the aging brain study)将 170 名记忆力减退或患有轻度认知功能障碍的研究对象分为运动组和对照组。根据美国运动医学会(ACSM)体力活动推荐指南,运动组每周至少应进行 150min 中等强度运动,因此,运动组受试者每次进行 50min 的步行或其他中等强度有氧运动,每周 3 次,持续 6 个月;对照组保持原有的习惯生活。研究结果显示,运动组的认知评分略有提高,而对照组的认知功能按照正常速度老化下降,而且在干预结束 12 个月后,运动组的认知评分仍较高。运动延缓 AD 发病的可能机制包括改善脑部血液供应,增强神经系统的功能,如促进神经元再生、增加海马回体积、突触发生及减少 β 淀粉样蛋白沉积。然而,关于痴呆老年人进行体力活动的强度、频率、时间和类型等,目前还缺乏明确统一的结论,还需要进一步深入研究不同类型体力活动对老年人的具体影响如哪些体力活动对老年人的认知功能作用最佳,哪些体力活动对延缓 AD 的发展最有效等。

3)保持社交联系:研究结果表明,保持丰富的社会关系可能会降低痴呆的风险。瑞典的一个长期人口研究项目结果显示,晚年持续频繁地参加社会或生产活动与痴呆较低的发生率显著相关。而较少或有限的社交活动则可增加痴呆风险 60%(95% CI:1.2~2.1)。此外,抑郁症可能也是 AD 的危险因素之一。而以社会交往为主体的社会支持系统对抑郁的防治也有非常重要的作用。

(3)戒烟:相关研究显示吸烟具有基因依赖性,对 ApoE ε4 基因携带者有保护性,但对非 ApoE4 基因型者为危险因素,可增加 20% 患 AD 的危险性。虽然尚无足够证据得出吸多少烟会增加痴呆风险的结论,但吸烟似乎可以增加阿尔茨海默病和认知功能下降的风险。尼古丁成瘾性所导致的生理和心理方面原因减少了戒烟的初步成功率。联合使用尼古丁替代品和戒烟药物(安非他酮或伐尼克兰),辅以心理治疗。

(4)头部创伤:头颅外伤导致 AD 尚无明确定论,虽然头颅外伤不能直接导致 AD,但它可以通过与某些危险因素基因共同作用而增加 AD 的风险,并且其损伤的严重程度与 AD 的发病呈正相关。头部外伤史伴意识丧失一个小时或以上的人患痴呆的风险加倍。此外,一项研究比较了业余足球运动员和游泳运动员(他们遭受冲击性头外伤的几率较低)发现,超过 30% 足球运动员有记忆障碍,而游泳运动员则低于 10%。一项纳入了 15 个病例对照研究的荟萃分析研究发现 AD 患者中均有过多次颅脑外伤史。因此,预防阿尔茨海默病应避免发生头部外伤。可以在驾驶时使用安全带,进行撞击性运动时佩戴头盔,并尽量减少跌倒的危险。①尽量减少台阶、门槛,在经常活动的地方,不堆放杂物;②固定地毯,卫生间加防滑垫,保持居室地面干燥;③加强照明,卧室和走道留夜灯,室内光线均匀、柔和等。

(5) 正确的中医调理:中医认为,肾主骨生髓,脑为髓海。肾精充足,则精力充沛,记忆力增强,肢体强劲;肾精不足,则记忆力下降,失眠多梦,委靡不振。因此补益肾精可有效地预防老年性痴呆的发生,可常服大枣、枸杞子、黄精、山药、刺五加等或中成药六味地黄丸、杞菊地黄丸、刺五加片等,以补肾益精,延缓脑衰老。有研究表明,每天艾灸神阙、关元、肾俞、足三里可有效地改善衰老症状,每天灸时对准穴位,距离皮肤 1 ~ 2cm,以皮肤有温热感而无痛为度,每穴灸 10 ~ 15min,每天一次,坚持以往,可有效地对抗衰老,对于老年性痴呆的预防和康复有很大的帮助。此外,有研究表明,耳穴的压丸法可以有效地改善衰老症状,提高老年痴呆患者的记忆力,延缓病程的发展,对于痴呆的康复和预防有着积极的作用。取穴时一般以心、肝、脾、肺、肾、内分泌、额、皮质下、神门为主穴,每周更换耳贴 2 ~ 3 次,患者平日可自行按压,每次 1min 即可。利用按摩,配合导引或气功也可治疗老年痴呆。患者或患者家属也可每日自行按摩以下穴位:双侧风池、翳风、委中、足三里、涌泉以及百会、印堂、命门。每穴按摩 1 ~ 2min,双侧穴位可同时按摩,每天 1 ~ 2 次。长期坚持,不仅可以预防痴呆,也可起到强身健体之功效。

2. 二级预防

在这方面研究最多的是 MCI 患者。Raschetti 等对胆碱酯酶抑制剂(包括多奈哌齐、利斯的明和加兰他敏)治疗 MCI 的实验进行了系统评估,结果显示治疗组 2 年、3 年的转化率与安慰组无显著差异。还有大样本实验结果显示银杏叶提取物对预防 MCI 向 AD 转化为阴性结果;而非甾体抗炎药罗非考昔对 MCI 患者也未能延迟其 AD 发病。目前还没有肯定的可供推荐的痴呆二级预防方案,反而有证据表明 ChEIs、维生素 E、银杏叶提取物和抗感染药无明显帮助。

我国已经逐步进入老龄化社会,阿尔茨海默病的发病率日益增多,势必加重社会负担。应以“治未病不治已病”态度,提倡保持积极的心态,以健康的生活方式,中西医并重预防高危人群发展为阿尔茨海默病。

(韩景献 贾玉洁)

参考文献

刘莹莹,李珍,张红,等. 2009. 艾灸对老年患者抗衰老的临床研究. 河北医学,15(4):431-433.

孟立. 2000. 点穴导引治疗老年痴呆. 按摩与导引,3(93):24.

王正珍,周誉,王娟. 2013. 体力活动与阿尔茨海默病. 北京体育大学学报,36(7):1-6.

徐安平,李璐,李卫宁,等. 2012. 阿尔茨海默病患者血清同型半胱氨酸水平变化. 循环医学杂志,22(1):52-53.

薛定明. 2005. 耳穴按摩法及其在中老年保健方面的应用. 中国针灸学会、香港国际耳穴诊治暨美容保健研讨会论文集, 23-26.

Buchman AS, Boyle PA, Yu L, et al. 2012. Total daily physical activity and the risk of AD and cognitive decline in older adults. Neurology, 78(17):1323-1329.

Deksoky ST, Williamson JD, Fitzpatrick AL, et al. 2008. Ginkgo biloba for prevention of dementia: a randomized controlled trial. JAMA, 300(19):2253-2262.

Etminan M, Gill S, Samii A. 2003. The role of lipid-lowering drugs in cognitive function: a meta-analysis of observational studies.

Pharmacotherapy, 23(6):726-730.

Fleminger S, Oliver DL, Lovestone S, et al. 2003. Head injury as a risk factor for Alzheimer's disease: the evidence 10 years on; a partial replication. J Neurol Neurosurg Psychiatr, 74:857-862.

Fratiglioni L, Wang HX, Ericsson K, et al. 2000. Influence of social network on occurrence of dementia: a community-based longitudinal study. Lancet, 355(9212):1315-1319.

Frisardi V, Panza F, Scripa D, et al. 2010. Nutraccutical propcrtics of Mediterranean diet and cognitive decline: possible underlying mechanisms. Alzheimers Dis, 22(3):715-740.

Gareia-Lara JM, Aauilar-Navarro S, Gutiemez-Robledo LM, et al. 2010. The metabolic syndrome, diabetes, and Alzheimer's disease. Rev Invest Clin, 62(4):343-349.

Heart Protection Study Collaborative Group. MRC/BHF Heart Protection Study of cholesterol lowering with simvastatin in 20,536 high-risk individuals: a randomised placebo-controlled trial. Lancet, 2002, 360(9326):7-22.

Helzner EP, Lueheinaer JA, Searmeae N, et al. 2009. Contribution of vascular risk factors to the progression in Alzheimer disease. Arch Neurol, 66(3):343-343.

Huang CC, Chung CM2, Leu HB, et al. 2014. Diabetes mellitus and the risk of Alzheimer's disease: a nationwide population-based study. PLoS One, 9(1):e87095.

Kwok T, Lee J, Law CB, et al. 2011. A randomized placebo controlled trial of homocysteine lowering to reduce cognitive decline in older demented people. Clin Nutr, 30(3):297-302.

Larson EB, Wang L, Bowen JD, et al. 2006. Exercise is associated with reduced risk for incident dementia among persons 65 years of age and older. Ann Iintern Med, 144(2):73-81.

Lautenschlager NT, Cox KL, Flicker L, et al. 2008. Effect of physical activity on cognitive function in older adults at risk for Alzheimer disease: a randomized trail. JAMA, 300(9):1027-1037.

Matser EJ, Kessels AG, Lezak MD, et al. 1999. Neuropsychological impairment in amateur soccer players. JAMA, 282(10):971-3.

Mayeux R. 1998. Gene-environment interaction in late-onset Alzheimer disease: the role of apolipoprotein-epsilon4. Alzheimer Dis Assoc Disord, 12 Suppl 3:S10-5.

McGuinness B, Craig D, Bullock R, et al. 2009. Statins for the prevention of dementia. Cochrane Database Syst Rev, (2):CD003160.

McGuinness B, Todd S, Passmore P, et al. 2009. Blood pressure lowering in patients without prior cerebrovascular disease for prevention of cognitive impairment and dementia. Cochrane Database Syst Rev, (4):CD004034.

Merrill DA, Small GW. 2011. Prevention in Psychiatry: Effects of Healthy Lifestyle on Cognition. Psychiatr Clin North Am, 34(1):249-261.

Ownby RL, Crocco E, Acevedo A, et al. 2006. Depression and risk for Alzheimer disease: systematic review, meta-analysis, and metaregression analysis. Arch Gen Psychiatry 63(5):530-538.

Raschetti R, Albanese E, Vanacore N, et al. 2007. Cholinesterase inhibitors in mild cognitive impairment: a systematic review of randomized trials. PLoS Med, 4(11):1818-1828.

Thal LJ, Ferris SH, Kirby L, et al. 2005. A randomized, double-blind, study of rofecoxib in patients with mild cognitive impairment. Neruopsychopharmacology, 30(6):1204-1215.

Tzourio C, Anderson C, Chapman N, et al. 2003. Effects of blood pressure lowering with perindopril and indapamide therapy on dementia and cognitive decline in patients with cerebrovascular disease. Arch Intern Med, 163(9):1069-1075.

Vicari S, Ala T, Luster K, et al. High-dose B vitamin supplementation and cognitive decline in Alzheimer disease: a randomized controlled trial. JAMA, 2008, 300(15):1774-1783.

Wang HX, Karp A, Winblad B, et al. 2002. Late-life engagement in social and leisure activities is associated with a decreased risk of dementia: a longitudinal study from the Kungsholmen Project. Am J Epidemiol, 155(12):1081-1087.

Yasar S, Xia J, Yao W, et al. 2013. Antihypertensive drugs decrease risk of Alzheimer disease: Ginkgo Evaluation of Memory Study. Neurology, 81(10):896-903.